U0315222

SHIYONGBENCAOGANGMUCAISETUJIAN

实用 本草纲目

彩色图鉴

上

- 权威诠释传承久远的医学巨著
- 轻松步入博大精深的医学殿堂

主编
韦桂宁：广西中医药研究院
路军章：中国人民解放军总医院中医院副院长

中医古籍出版社
Publishing House of Ancient Chinese Medical Books

图书在版编目（CIP）数据

实用本草纲目彩色图鉴 / 路军章主编 . — 北京：
中医古籍出版社，2013.7
 ISBN 978-7-5152-0390-4

Ⅰ.①实…　Ⅱ.①路…　Ⅲ.①《本草纲目》—图解
Ⅳ.①R281.3-64
中国版本图书馆CIP数据核字（2013）第082478号

实用本草纲目彩色图鉴

主编：路军章　韦桂宁

责任编辑：朱定华
封面设计：博艺轩
出版发行：中医古籍出版社
社　　址：北京市东直门内南小街16号（100700）
印　　刷：北京通州皇家印刷厂
发　　行：全国新华书店发行
开　　本：889×1194mm　1/16
印　　张：33
字　　数：800千字
版　　次：2013年5月第1版　2013年5月第1次印刷
书　　号：ISBN 978-7-5152-0390-4
定　　价：346.00元（上中下）

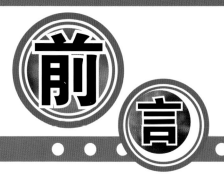

《本草纲目》是我国明代伟大的医学家李时珍（1518～1593），穷毕生精力，广收博采，实地考察，对以往历代本草学进行全面的整理和总结，历时27载编撰而成的。全书共五十二卷，约二百万字，收录药物1 892种（新增374种），附图1 100多幅，附方1 1000多种，是集我国16世纪以前的药物学成就之大成，在训诂、语言文字、历史、地理、植物、动物、矿物、冶金等方面也有突出的成就。

《本草纲目》从出书第一版至今，已有四百多年的历史，先后出版过数十种版本，并被美国、前苏联、日本、德国、法国等翻译成英、俄、日、德、法语等出版。李时珍的伟大学术成就还受到世界人民的好评，并被评为世界上对人类最有贡献的科学家之一，《本草纲目》被誉为"东方药学巨典"，是我国医药宝库中一份珍贵遗产，直至今天还有很多实用价值。

《本草纲目》是中国医药宝库中的一份珍贵遗产，是对16世纪以前中医药学的系统总结，被誉为"东方药物巨典"，对人类近代科学影响最大。英国生物学家达尔文称《本草纲目》为"1596年的百科全书"！被誉为"20世纪的伟大学者"、"百科全书式的人物"——英国剑桥大学李约瑟研究所名誉所长李约瑟博士在评价《本草纲目》时写道："毫无疑问，明代最伟大的科学成就，是李时珍那部在本草书中登峰造极的著作《本草纲目》。""中国博物学家中'无冕之王'李时珍写的《本草纲目》，至今这部伟大著作仍然是研究中国文化史的化学史和其他各门科学史的一个取之不尽的知识源泉。"

近年来，由于"绿色食品"、"天然药物"的兴起，中医中药备受青睐。随着社会的不断进步和科学技术的飞跃发展，人类的自我保健意识不断增强，回归自然的愿望也越来越强烈，人们更加赏识和注重中医中药预防疾病和养生保健的功效。有鉴于此，为了让更多的读者朋友能够轻松应用经

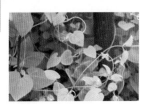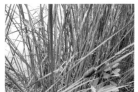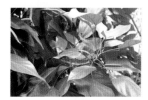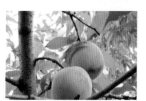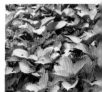

典，能够给广大的医药爱好者及广大家庭提供一部系统的中草药应用读本，更好地继承和发扬我国中草药学的宝贵遗产，使它能够在更大范围内传播和传承，并且能够更好地为广大人民的生活与健康服务，经过精心的策划和调研，我们特聘请相关专业人员编辑了《实用本草纲目彩色图鉴》，本书收录数百种常见及常用的中药品种，精编和整合了传统中药的知识精华，以《中华人民共和国药典》（2010年版一部）为准绳，力求内容更准确，层次更清晰，阅读更方便，操作更简单。我们衷心希望本书能够更好地为现代人们的生活和健康服务。

本书是学习和研究我国传统中医文化的理想参考书，对继续发掘和发扬我国的中医药文化及现实价值都会起到不可小视的作用，对于中医临床应用及各种研究都会起到积极的作用。

本书的主要读者对象是广大家庭成员和办公室从业人员，其次还可供医务工作者、医学研究机构的从业人员、相关院校的师生参考和阅读，还可供全国各种类型的图书馆收藏。

另外，由于我国的中医药文化博大精深，且时间跨度较长，书中需要考证的地方也较多，加上编者知识水平所限，书中的错漏之处，还请读者批评指正！同时，我们也希望本书的出版能够起到抛砖引玉的作用，希望有更多的有识之士加入我们的行列，为我国中医药文化的传承和传播出谋划策。

编　者

目录
CONTENTS

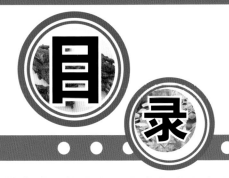

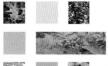

CONTENTS >>>

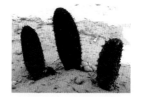
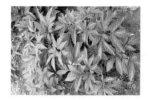

实用
本草纲目
彩色图鉴

SHIYONGBENCAOGANGMUCAISETUJIAN

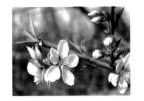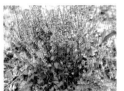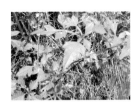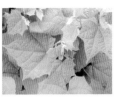

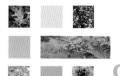
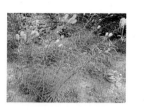
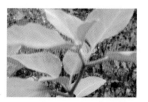

CONTENTS >>>

实用本草纲目彩色图鉴

SHIYONGBENCAOGANGMUCAISETUJIAN

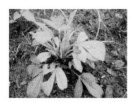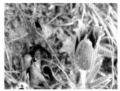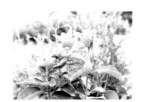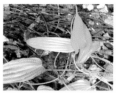

第九章　消食药

第十章　止血药

一、凉血止血药

二、收敛止血药

三、化瘀止血药

四、温经止血药

第十一章　活血化瘀药

一、活血止痛药

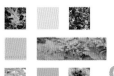

CONTENTS >>>

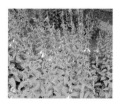
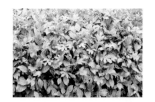

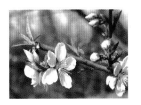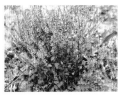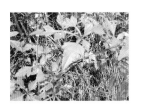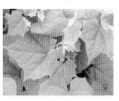

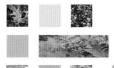

CONTENTS >>>

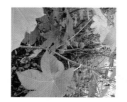
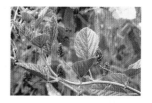

实用本草纲目彩色图鉴

SHIYONGBENCAOGANGMUCAISETUJIAN

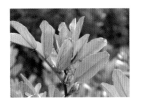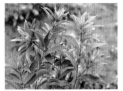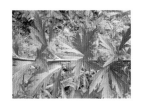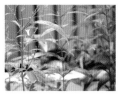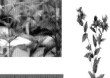

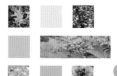

CONTENTS >>>

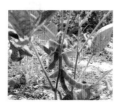 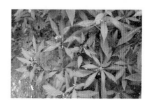

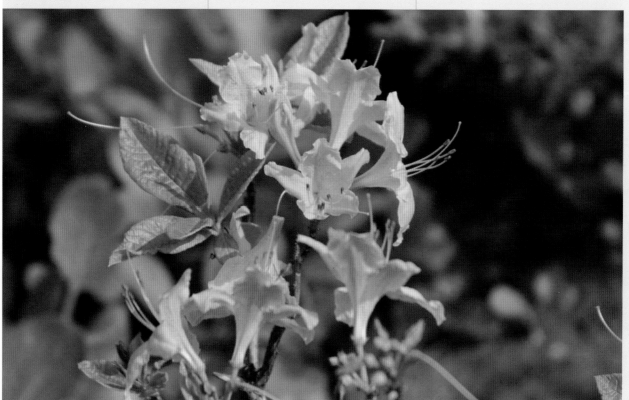

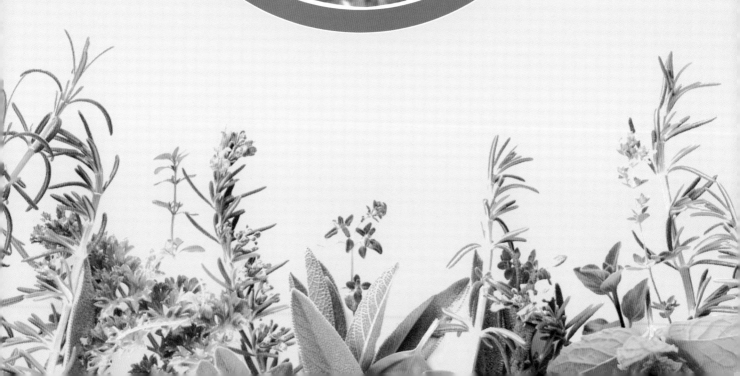

SHI YONG BEN CAO GANG MU CAI SE TU JIAN

第一章

解表药

一、发散风寒药

麻黄 Ma Huang

别　名　卑相、狗骨、龙沙、麻黄绒、净麻黄、炙麻黄。

来　源　本品为麻黄科草本状小灌木草麻黄、木贼麻黄和中麻黄的草质茎。

形态特征　草麻黄：小灌木，常呈草本状，木质茎短小，匍匐状；小枝圆，对生或轮生，节间长2.5～6厘米，叶膜质鞘状，上部1/3～2/3分离，2裂（稀3），裂片锐三角形，反曲。雌雄异株；雄球花有多数密集雄花，或成复穗状，雄花有7～8枚雄蕊，雌球花单生枝顶，有苞片4～5对，上面一对苞片内有雌花2朵，雌球花成熟时苞片肉质，红色；种子藏于苞片内，通常为2粒。中麻黄：茎高达1米以上，叶上部约三分之一分裂，裂片通常3（稀2）钝三角形或三角形；雄球花常数个密集于节上，呈团状；雌球花2～3生于茎节上，仅先端一轮苞片生有2～3雌花。种子通常3粒（稀2）。木贼麻黄：直立灌木，高达1米，节间短而纤细，长1.5～2.5厘米，叶膜质鞘状，仅上部约1/4分离，裂片2，呈三角形，不反曲；雌花序常着生于节上成对，苞片内有雌花1朵。种子通常为1粒。

生境分布　生长于干燥的山冈、高地、山田或干枯的河床中。分布于吉林、辽宁、内蒙古、河北、河南、山西等地。

采收加工　8～10月割取地上绿色草质茎，通风处晾干或晒干。

性味归经　辛、微苦，温。归肺、膀胱经。

功能主治　发汗解表，宣肺平喘，利水消肿。本品辛温质轻，去表性浮，善散束表之风寒，能发汗以解表，疏散肺气以平喘，通调水道以利水消肿。

药理作用　麻黄碱、伪麻黄碱能舒张支气管平滑肌而有平

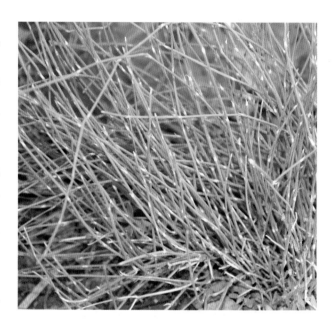

喘作用。伪麻黄碱有明显利尿作用。挥发油有发汗解热作用。麻黄碱并能收缩血管，使血压升高，兴奋中枢神经系统，引起兴奋、不安、失眠。

用量用法　3～10克，水煎服。发汗解表常用生麻黄，止咳平喘多用炙麻黄。

配伍应用　①小儿腹泻：麻黄2～4克，前胡4～8克，水煎，加少量白糖送服，每日1剂。②冬天久咳：麻黄60克，胡椒20粒，老姜15克，研为细末，然后与米酒、面粉再炒至成饼状，贴于患者后背上。每日换药1次，连续贴数日，以愈为度。③小儿百日咳：麻黄、甘草各3克，橘红5克，杏仁、百部各9克，水煎服。④荨麻疹：麻黄、蝉衣、槐花、黄柏、乌梅、板蓝根、甘草、生大黄各10克，水煎服。⑤头痛发热（恶风无汗而喘）：麻黄9克，桂枝6克，炙甘草3克，杏仁10克，煎服发汗。

使用注意

　　本品发散力强，多汗、虚喘病人当慎用。能升高血压、兴奋中枢神经系统，故高血压、失眠患者也需慎用。

桂 枝 Gui Zhi

别　　名 柳桂、桂枝尖、嫩桂枝。

来　　源 本品为樟科植物肉桂的干燥嫩枝。

形态特征 常绿乔木，高12～17米。树皮呈灰褐色，有芳香，幼枝略呈四棱形。叶互生，革质；长椭圆形至近披针形，长8～17厘米，宽3.5～6厘米，先端尖，基部钝，全缘，上面绿色，有光泽，下面灰绿色，被细柔毛；具离基3出脉，于下面明显隆起，细脉横向平行；叶柄粗壮，长1～2厘米。圆锥花序腋生或近顶生，长10～19厘米，被短柔毛；花小，直径约3厘米；花梗长约5毫米；花被管长约2毫米，裂片6，黄绿色，椭圆形，长约3毫米，内外密生短柔毛；发育雄蕊9，3轮，花药矩圆形，4室，瓣裂，外面2轮花丝上无腺体，花药内向，第3轮雄蕊外向，花丝基部有2腺体，最内尚有1轮退化雄蕊，花药心脏形；雌蕊稍短于雄蕊，子房椭圆形，1室，胚珠1，花柱细，与子房几等长，柱头略呈盘状。浆果椭圆形或倒卵形，先端稍平截，暗紫色，长约12～13毫米，外有宿存花被。种子长卵形，紫色。花期5～7月，果期至次年2～3月。

生境分布 生长于常绿阔叶林中，但多为栽培。分布于广东、广西、云南等省区。

采收加工 春夏季节剪取嫩枝，去叶，切成小段或切片，晒干。

性味归经 辛、甘，温。归心、肺、膀胱经。

功能主治 发汗解肌，温通经脉，通阳化气。本品辛散温通，走于表，专散肌表风寒而发汗解肌；行于里，一则活血通经、散寒止痛，二则温助阳

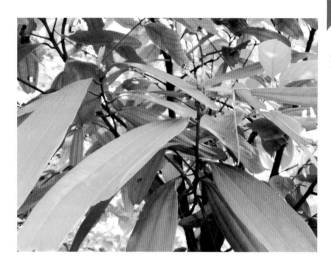

气、通阳复脉、化气利水。

药理作用 能扩张皮肤血管，促进汗腺分泌，故有发汗解热作用；有中枢镇静、镇痛作用；能促进唾液、胃液分泌，故有健胃助消化作用；能缓解胃肠平滑肌痉挛而解除腹部疼痛；有强心、利尿作用；对金黄色葡萄球菌、白色葡萄球菌、伤寒杆菌、痢疾杆菌、霍乱弧菌、常见皮肤真菌、流感病毒等病原微生物有抑制作用。

用量用法 3～10克，水煎服。

配伍应用 ①面神经麻痹：桂枝30克，防风20克，赤芍15克，水煎，趁热擦洗患部，每次20分钟，每日2次，以局部皮肤潮红为度。②关节炎疼痛：桂枝、熟附子各9克，姜黄、威灵仙各12克，水煎服。③低血压症：桂枝、肉桂各40克，甘草20克，混合煎煮，分3次当茶饮服。④闭经：桂枝10克，当归、川芎各8克，吴茱萸、艾叶各6克，水煎服。⑤冠心病胸闷胸痛：桂枝、枳实、薤白各10克，生姜3克，水煎服。

使用注意

本品辛温助热，易伤阴动血，温热病、阴虚火旺和血热妄行者忌服。孕妇及月经过多者慎用。

紫 苏 Zi Su

别　　名 苏叶、苏梗、苏茎、紫苏叶、全紫苏、紫苏草。

来　　源 本品为唇形科植物紫苏的干燥叶片，或带部分嫩枝。若叶、茎同用，则称为全紫苏。

形态特征 一年生直立草本，高1米左右，茎方形，紫色或绿紫色，上部被有紫色或白色毛。叶对生，有长柄；卵形或圆卵形，长4～11厘米，宽2.5～9厘米，先端长尖，基部楔形，微下延，边缘有粗锯齿，两面均带紫色，下面有油点。总状花序顶生或腋生；苞片卵形；花萼钟状，具5齿；花冠2唇形，红色或淡红色；雄蕊4

枚，2强。

生境分布 生长于山地、路旁、村边或荒地，多为栽培。分布全国，以江苏、湖北、广东、广西、河南、河北、山东、山西、浙江、四川为分布区。

采收加工 九月（白露前后）枝叶茂盛，花序刚长出时采收，阴干。

性味归经 辛，温。归肺、脾经。

功能主治 发汗解表，行气宽中。本品辛温芳香而善行散，归于肺行于表则散在表风寒，入于脾走于里则行脾胃滞气而宽中焦。

用量用法 3～10克，水煎服。不宜久煎。

药理作用 能扩张皮肤血管，刺激汗腺神经，有缓和发汗

解热作用；能减少支气管分泌，缓解支气管痉挛而祛痰止咳；能促进消化液分泌，增强胃肠蠕动；对葡萄球菌、大肠杆菌、痢疾杆菌有抑制作用。

配伍应用 ①妊娠胸闷呕恶：紫苏梗、姜制竹茹各10克，砂仁6克，水煎服。②妊娠呕吐：紫苏梗9克，竹茹、陈皮各6克，制半夏5克，生姜3片，水煎服，每日1剂。③习惯性流产：紫苏梗10克，陈皮6克，莲子60克，将莲子去皮、蕊后放入锅内，加水500毫升煮至八成熟，然后加入紫苏梗、陈皮，再煮3～5分钟，食莲、饮汤，每日1～2次。④风热感冒：紫苏梗、荆芥各15克，大青叶、四季青、鸭跖草各30克，加清水500毫升，浓煎服，每日3～4次。⑤打呃：紫苏梗、橘皮各6克，生姜3片，水煎温服。⑥湿疹：紫苏梗30克，水煎浓汁泡洗患处；苏叶15克，冰片3克，共研细末，用香油调匀涂患处。

使用注意

脾虚便溏者慎用紫苏子。

生 姜　Sheng Jiang

别　名 姜、鲜姜、鲜生姜。

来　源 本品为姜科植物姜的新鲜根茎。

形态特征 多年生宿根草本，根茎肉质，肥厚，扁平，有芳香和辛辣味。叶互生，披针形至条状披针形，长15～30厘米，宽约2厘米，先端渐尖，基部渐狭，平滑无毛，有抱茎的叶鞘；无柄。花茎直立，被以覆瓦状疏离的鳞片；穗状花序卵形至椭圆形，长约5厘米，宽约2.5厘米；苞片卵形，淡绿色；花稠密，长约2.5厘米，先端锐尖；萼短筒状；花冠3裂，裂片披针形，黄色，唇瓣较短，长圆状倒卵形，呈淡紫色，有黄白色斑点；雄蕊1枚，挺出，子房下位；花柱丝状，为淡紫色，柱头呈放射状。蒴果长圆形，长约2.5厘米。花期6～8月。

生境分布 生长于阳光充足、排水良好的沙质地。全国各地均产，其中以四川、广东、山东、陕西为分布地。

采收加工 秋冬季节采挖，除去茎叶及须根，洗净泥土。

性味归经 辛，温。归肺、脾、胃经。

功能主治 发汗解表，温中止呕，温肺止咳。本品性味辛温，行于表则发散风寒以发汗解表；走于里则双温肺胃，降逆气，在肺为温肺化饮止咳，在胃为温中止呕。

药理作用 能促进消化液的分泌以增加食欲；抑制肠内异常发酵，促进肠管蠕动，排出气体；有镇吐、镇痛、抗炎消肿作用；有兴奋中枢神经系统作用，能拮抗催眠剂、增进血液循环、升高血压，使代谢旺盛；对伤寒杆菌、霍乱弧菌、堇色毛癣菌、阴道滴虫有抑制杀灭作用。

用量用法 3～10克，水煎服，或捣汁服。外用：可捣敷、擦、熨患处。

配伍应用 ①牙痛：牙痛时，切一片生姜咬在痛牙处即可止痛。②咽喉肿痛：热姜水加少许盐，以此漱口，每日早、晚各1次，可消炎止痛。③口腔溃疡：生姜20克，捣汁，频频漱口吐出，每日2～3次。④斑秃：生姜切片，近火烤热擦患处，每日2次。⑤止呕：生姜片少许，放口中即可。⑥呃逆：鲜姜30克，取汁，蜂蜜30克，调服。⑦未破冻疮：生姜切片，烤热后用其平面摩擦冻伤处即可。

使用注意

阴虚内热者忌服。

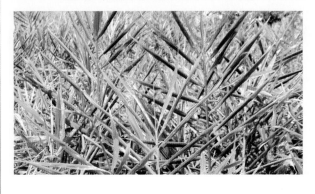

香薷 Xiang Ru

别　名 香薷。

来　源 本品为唇形科植物青香薷和江香薷的干燥地上部分。

形态特征 青香薷：一年生草本，高15～45厘米。茎多分权，稍呈四棱形，略带紫红色，被逆生长柔毛。叶对生，叶片线状长圆形至线状披针形，长1.3～2.8厘米，宽2～4厘米，边缘具疏锯齿或近全缘，两面密生白色柔毛及腺点。轮伞花序聚成顶生短穗状或头状，苞片圆倒卵形，长4～7毫米；萼钟状，外被白色柔毛及腺点；花冠2唇形，淡紫色，外被短柔毛；能育雄蕊2；花柱2裂。小坚果4，球形，褐色。江香薷：多年生草本，高30～50厘米。茎直立，四棱形，黄紫色，被短柔毛。单叶对生，叶片卵状三角形至披针形，长3～6厘米，宽0.8～2.5厘米，先端渐尖，基部楔形，边缘具疏锯齿，两面被短柔毛，下面密布凹陷腺点。轮伞花序密集成穗状，顶生或腋生，偏向一侧。苞片广卵形，边缘有睫毛，萼钟状，外被白色短硬毛，五齿裂；花冠唇形，淡紫红色至紫红色，外密被长柔毛。雄蕊4枚，2强；子房上位，四深裂。小坚果近卵形或长圆形，棕色至黑棕色。

生境分布 生长于山野。分布于江西、河南、河北、安徽等地。

采收加工 夏、秋季果实成熟时割取地上部分，除去杂质，晒干或阴干。

性味归经 辛，微温。归肺、脾、胃经。

功能主治 发汗解表，化湿和中，利水消肿。本品辛香疏散，外祛风邪，发汗以解表；内能疏散脾胃湿滞，运脾和中；其宣散肺气，开启水道上源则利水以消肿。

药理作用 其挥发油有发汗解热作用，能刺激消化腺分泌，调节胃肠运动，促进其蠕动；使肾小球充血，滤过压增高，从而产生利尿作用。

用量用法 3～10克，水煎服。

配伍应用 ①小便不利、头面浮肿：香薷、白术各等份，研粉，炼蜜为丸，每服9克，每日2～3次。②水肿：香薷25 000克，锉入锅中，加水久煮，去渣再浓煎，浓到可以捏丸时，即做成丸子，如梧子大。每服五丸，每日3次，药量可以逐日加一点以小便能畅为愈。③心烦胁痛：用香薷捣汁1～2升服。④鼻血不止：用香薷研细，水冲服5克。

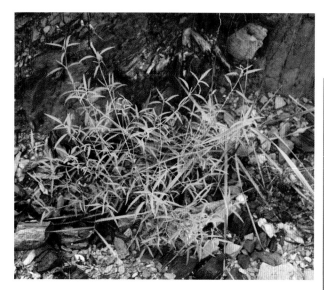

使用注意

表虚有汗及阳暑忌用。解表不宜久煎，用于水肿宜久煎浓缩服。

荆 芥 Jing Jie

别　名 荆芥、炒荆芥、荆芥炭。

来　源 本品为唇形科植物荆芥的干燥地上部分。

形态特征 一年生草本，有香气。茎直立，方形有短毛。基部带紫红色。叶对生，羽状分裂，裂片3～5，线形或披针形，全缘，两面被柔毛。轮伞花序集成穗状顶生。花冠唇形，淡紫红色，小坚果三棱形。茎方柱形，淡紫红色，被短柔毛。断面纤维性，中心有白色髓部。叶片大多脱落或仅有少数残留。枝的顶端着生穗状轮伞花序，花冠多已脱落，宿萼钟形，顶端5齿裂，淡棕色或黄绿色，被短柔毛，内藏棕黑色小坚果。

生境分布 全国各地均有出产，其中以江苏、浙江、江西、湖北、河北为主要产区。

采收加工 秋季花开到顶、穗绿时割取地上部分，晒干或阴干。或先单取花穗，再割茎枝，分别晒干，前者即"荆芥穗"。

性味归经 辛，微温。归肺、肝经。

功能主治 散风解表，透疹消疮，炒炭止血。本品质轻芳香，以辛散见长，善疏散肌表皮肤之风，而有发汗解表、透疹止痒、消疮之功。炒炭后辛散之性消失，入血分而止血。

药理作用 有增强皮肤血液循环，增加汗腺分泌而解热的

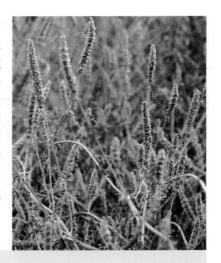

作用；对金黄色葡萄球菌、白喉杆菌有较强抑制作用，对伤寒杆菌、痢疾杆菌、绿脓杆菌、人型结核杆菌也有一定抑制作用；其增强皮肤血液循环，有利于皮肤疮、癣等病变组织的破坏和吸收；其炒炭后，能使出血、凝血时间缩短。

用量用法 3～10克，水煎服。本品宜轻煎。发表透疹消疮宜生用，止血宜炒炭用。

配伍应用 ①皮肤瘙痒：荆芥、薄荷各6克，蝉蜕5克，白蒺藜10克，水煎服。②痔疮肿痛：荆芥30克，煎汤熏洗。③预防流行性感冒：荆芥9克，紫苏6克，水煎服。④感冒发热头痛：荆芥、防风各8克，川芎、白芷各10克，水煎服。⑤风瘙瘾疹：荆芥穗、赤小豆等份，为末，鸡蛋清调涂。⑥风寒型荨麻疹：荆芥、防风各6克，蝉衣、甘草各3克，银花10克，每日1剂，水煎分2次服。

使用注意

本品性主升散，凡表虚自汗、阴虚头痛忌服。

防风 Fang Feng

别　名 关防风、东防风、口防风、西防风、防风炭。

来　源 本品为伞形科植物防风的干燥根。

形态特征 多年生草本，高达80厘米，茎基密生褐色纤维状的叶柄残基。茎单生，二歧分枝。基生叶有长柄，2～3回羽裂，裂片楔形，有3～4缺刻，具扩展叶鞘。复伞形花序，总苞缺如，或少有1片；花小，白色。双悬果椭圆状卵形，分果有5棱，棱槽间有油管1，结合面有油管2，幼果有海绵质瘤状突起。

生境分布 生长于丘陵地带山坡草丛中或田边、路旁，高山中、下部。分布于黑龙江、吉林、辽宁、内蒙古、河北、山西、河南等省（区）。

采收加工 春、秋季节采挖，去净残茎、泥土、须根等杂质，晒干。

性味归经 辛、甘，微温。归膀胱、肝、脾经。

功能主治 散风胜湿，解表，止痛，止痉。本品以辛为用，药性温和，以疏散风邪为长，故有防风之名。该药外能祛风寒风热而解表、止痒，中能祛风湿以止痛，内能祛风以止痉。

药理作用 本品有发汗、解热镇痛作用；有抗惊厥作用；对绿脓杆菌、金黄色葡萄球菌有一定抑制作用，对痢疾杆菌、枯草杆菌、溶血性链球菌有抑制作用，对流感病毒、某些皮肤癣菌也有抑制作用。

用量用法 3～10克，水煎服。治泄泻、肠风下血时可炒炭。

配伍应用 ①麻疹、风疹不透：防风、荆芥、浮萍各10克，水煎服。②痔疮出血：防风8克，荆芥炭、地榆炭各10克，水煎服。③酒糟鼻：防风、白蒺藜、白僵蚕、甘草各1克，荆芥穗4克，黄芩6克，茶叶1撮，水煎服。④感冒头痛：防风、荆芥各10克，紫苏叶、羌活各8克，水煎服。⑤霉菌性阴道炎：防风、大戟、艾叶各25克，水煎，熏洗，每日1次。⑥下肢痿弱无力：防风、赤芍各5克，生黄芪60克，水煎服，每日1剂。

使用注意

血虚发痉及阴虚火旺者禁服。

实用本草纲目彩色图鉴

SHIYONGBENCAOGANGMUCAISETUJIAN

羌 活　Qiang Huo

别　名 川羌、条羌、蚕羌、竹节羌、西羌活、大头羌。

来　源 本品为伞形科植物羌活或宽叶羌活的干燥根茎和根。

形态特征 羌活为多年生草本，高60~150厘米；茎直立，淡紫色，有纵沟纹。基生叶及茎下部叶具柄，基部两侧成膜质鞘状，叶为2~3回羽状复叶，小叶3~4对，卵状披针形，小叶2回羽状分裂至深裂，最下一对小叶具柄；茎上部的叶近无柄，叶片薄，无毛。复伞形花序，伞幅10~15；小伞形花序约有花20~30朵，花小，白色。双悬果长圆形，主棱均扩展成翅，每棱槽有油管3个，合生面有6个。宽叶羌活与上种区别点为：小叶长圆状卵形至卵状披针形，边缘具锯齿，叶脉及叶缘具微毛。复伞形花序，伞幅14~23；小伞形花序上生多数花，花淡黄色。双悬果近球形，每棱槽有油管3~4个，合生面有4个。

生境分布 生长于海拔2600~3500米的高山、高原之林下、灌木丛、林缘、草甸。分布于四川、甘肃、青海、云南等地。

采收加工 春、秋季采挖，除去茎叶、细根、泥土，晒干或烘干。

性味归经 辛、苦，温。归膀胱、肾经。

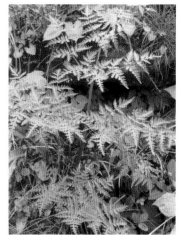

功能主治 祛风散寒胜湿，解表止痛。本品辛苦性温，气味并重且浓烈，善能祛除风寒湿邪，而有解表、止痛之功能。

药理作用 本品挥发油有发汗、解热、镇痛作用；对皮肤真菌、布氏杆菌有抑制作用，对结核杆菌也有抑制作用。本品水溶成分有抗实验性心律失常、心肌缺血作用。

用量用法 3~10克，水煎服。

配伍应用 ①眼胀：羌活适量，水煎服。②产后腹痛、产肠脱出：羌活100克，煎酒服。③历节风痛：羌活、独活、松节各等份，用酒煮服，每日空腹饮1杯。④风湿性关节炎：羌活、当归、桂枝各6克，松子仁10~15克，加黄酒和水等量合煎，每日1剂，分2次服。⑤头痛：羌活12克，绿豆根15克，五味子3克，水煎服，每日1~2次。⑥感冒发热、扁桃体炎：羌活5克，板蓝根、蒲公英各6克，水煎，每日1剂，分2次服。

使用注意

　　本品气味浓烈，温燥性强，易耗阴血，故表虚汗出、阴虚外感、血虚痹痛者需慎用。过量应用易致呕吐，脾胃虚弱者不宜服用。

白 芷　Bai Zhi

别　名 川白芷、香白芷、杭白芷。

来　源 本品为伞形科植物白芷或杭白芷的干燥根。

形态特征 白芷：多年生草本，高1~2米；根圆锥形；茎粗壮中空。基生叶有长柄，基部叶鞘紫色，叶片2~3回3出式羽状全裂，最终裂片长圆形或披针形，边缘有粗锯齿，基部沿叶轴下延成翅状；茎上部叶有显著膨大的囊状鞘。复伞形花序顶生或腋生，伞幅18~40~70，总苞片通常缺，或1~2，长卵形。膨大成鞘状。花白色，双悬果椭圆形，无毛或极少毛，分果侧棱成翅状，棱槽中有油管1，合生面有2。杭白芷与白芷的主要区别，在于植株较矮，茎及叶鞘多为黄绿色。根上方近方形，皮孔样突起大而明显。根为圆锥形，上部近方形。表面淡灰棕

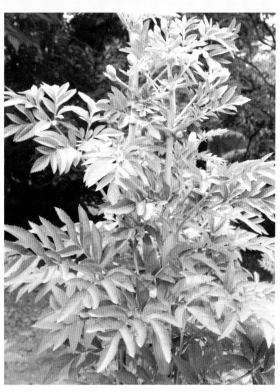

色，有多数皮孔样横向突起，排列成行，质重而硬。断面富粉性，形成层环明显，并有多数油室点。

生境分布 生长于山地林缘。分布于四川、浙江、河南、河北、安徽等地。

采收加工 于夏、秋季叶黄时采集，去除残茎、须根、泥土，晒干或烘干。

性味归经 辛，温。归肺、胃经。

功能主治 散风解表，通窍，止痛，燥湿止带，消肿排脓。本品辛香温燥，善疏散燥湿，能外散风寒表邪，解表、通窍、止痛；内燥湿邪止带，消肿、散结、排脓。

药理作用 本品对大肠杆菌、痢疾杆菌、伤寒杆菌、副伤寒杆菌、绿脓杆菌、变形杆菌和奥杜盎小芽胞癣菌等致病性真菌有一定抑制作用；小量白芷毒素能兴奋中枢神经，大剂量则使肢体僵直、间歇性痉挛，并最终导致全身麻痹；能对抗蛇毒引起的中枢神经系统抑制；对蛋清、甲醛、二甲苯所致炎症有抑制作用；对致热动物有解热作用；能减少醋酸所致动物扭体次数，提高对热刺激的痛阈值。

用量用法 3~10克，水煎服。外用：适量。

配伍应用 ①牙痛：白芷、细辛或吴茱萸各8克，水煎漱口，或研末塞牙。②肝炎：白芷、大黄各等份，研末，每次5克，每日2次，口服。③外感风寒引起的头痛、眉棱骨痛：白芷60克，水煎服，每日3次。④白癜风：白芷30~50克，水煎服，每日1剂。⑤疮疡、乳痛：白芷、当归各8克，金银花、蒲公英各15克，水煎服。⑥头风头痛：白芷、川芎各3克，大葱15克，白芷、川芎研为细末，加入大葱共捣如泥，外敷贴太阳穴。

使用注意

阴虚血热者慎服。

细 辛　Xi Xin

别　名 细辛、辽细辛、北细辛。

来　源 本品为马兜铃科植物北细辛、汉城细辛或华细辛的干燥全草。

形态特征 北细辛：多年生草本，高10~25厘米，叶基生，1~3片，心形至肾状心形，顶端短锐尖或钝，基部深心形，全缘，两面疏生短柔毛或近于无毛；有长柄。花单生，花被钟形或壳形，淡紫色，顶端3裂，裂片由基部向下反卷，先端急尖；雄蕊12枚，花丝与花药等长；花柱6。蒴果肉质，半球形。华细辛：与上种类似，唯叶先端渐尖，上面散生短毛，下面仅叶脉散生较长的毛。花被裂片由基部沿水平方向开展，不反卷。花丝较花药长1.5倍。

生境分布 生长于林下腐殖层深厚稍阴湿处，常见于针阔叶混交林及阔叶林下、密集的灌木丛中、山沟底稍湿润处、林缘或山坡疏林下的湿地。前2种分布于辽宁、吉林、黑龙江等省，习称辽细辛；后一种分布于陕西等众多省（区）。

采收加工 夏季果熟期或初秋采集，除去泥土，置阴凉通风处晾干。

性味归经 辛，温。有小毒。归肺、肾、心经。

功能主治 祛风散寒，解表，通窍，止痛，温肺化饮。本品味辛香窜，性温而烈，既能外散风寒，解表、通窍、止痛，又能内助阳气，温肺化饮。

药理作用 本品有明显中枢抑制作用，能镇静、镇痛；有局部麻醉作用；有解热作用；对豚鼠离体气管有显著松弛作用，增加肺灌流量，镇咳；对革兰氏阳性菌、枯草杆菌、伤寒杆菌、结核杆菌有抑制作用；有强心、扩张血管、增强脂代谢，升高血糖等作用。

用量用法 2~5克，水煎服。0.5~1克，入丸、散用。外用：适量。

配伍应用 ①小儿目疮：细辛末适量，醋调，贴脐上。②阳虚感冒：细辛、麻黄各3克，附子10克，水煎温服。③口舌生疮：细辛、黄连各等份，为末。先以布揩净患处，掺药在上，涎出即愈。④牙痛：细辛3克（后下），白芷、威灵仙各10克，水煎2次，混合后分上、下午服，每日1剂。⑤鼻塞不通：细辛末少许，吹入鼻中。

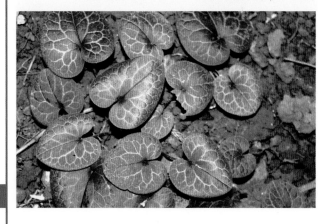

使用注意

阴虚干咳、阴虚阳亢头痛，肾功能不良者忌用。反藜芦。

藁 本 Gao Ben

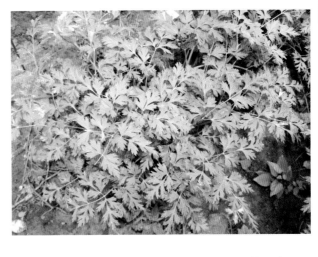

别　　名 西芎、西芎藁本。

来　　源 本品为伞形科植物藁本或辽藁本的干燥根茎及根。

形态特征 藁本为多年生草本，高约1米。根茎呈不规则团块状，生有多数须根。基生叶3角形，2回奇数羽状全裂。最终裂片3~4对，边缘不整齐羽状深裂；茎上部叶具扩展叶鞘。复伞形花序，具乳头状粗毛，伞幅15~22，总苞片及小总苞片线形，小总苞片5~6枚；花白色，双悬果，无毛，分果具5棱，各棱槽中有油管5个。辽藁本与上种不同点为，根茎粗壮，基生叶在花期凋落，茎生叶广三角形；2~3回羽状全裂。复伞形花序，伞幅6~19，小总苞片10枚左右。双悬果，果棱具笙翅，每棱槽有油管1~2个，合生面有2~4个。藁本根呈不规则结节状圆柱形。有分枝长3~10厘米，直径1~2厘米。辽藁本较小，根茎具多数细长弯曲的根，呈团块状。

生境分布 生长于润湿的水滩边或向阳山坡草丛中。分布于湖南、湖北、四川、河北、辽宁等地。

采收加工 秋季茎叶枯萎时或春季出苗时采挖，除去茎叶和泥土，晒干或烘干。

性味归经 辛，温。归膀胱、肝经。

功能主治 祛风，散寒，胜湿，解表，止痛。本品辛温香燥，升散力雄，并兼有胜湿之能，善于发散在表、在上之风寒邪气，祛除肌肉经络之痹阻，故有解表、止痛、除痹之功效。

药理作用 本品有中枢性镇静、镇痛作用；有解热降温作用；有抗炎作用；有降压作用；能抑制肠和子宫平滑肌；能减少组织耗氧速度，增加组织耐缺氧能力；对常见致病性皮肤真菌有抗菌作用。

用量用法 3~10克，水煎服。

配伍应用 ①胃痉挛、腹痛：藁本25克，苍术15克，水煎服。②头屑：藁本、白芷各等份，为末，夜掺发内，第二天早晨梳之，垢自去。③风寒头痛及巅顶痛：藁本、川芎、细辛、葱头各等份，水煎服。④鼻上、面上赤：藁本研细末，先以皂角水擦动赤处，拭干，以冷水或蜜水调涂，干再用。⑤疥癣：藁本煎汤浴之，及用浣衣。

使用注意

血虚头痛忌服。

苍耳子 Cang'erzi

别　　名 苍耳实、苍耳仁、野茄子、刺儿棵、疔疮草、胡苍子、黏黏葵。

来　　源 为菊科植物苍耳的带总苞的果实。

形态特征 一年生草本，高30~90厘米，全体密被白色短毛。茎直立。单叶互生，具长柄；叶片三角状卵形或心形，通常3浅裂，两面均有短毛。头状花序顶生或腋生。瘦果，纺锤形，包在有刺的总苞内。

生境分布 生长于荒地、山坡等干燥向阳处。分布于全国各地。

采收加工 9~10月割取地上部分，打下果实，晒干，去刺，生用或炒用。

药材特征 本品呈纺锤形或卵圆形，长1~1.5厘米，直径0.4~0.7厘米。表面黄棕色或黄绿色，全体有钩刺，顶端有2枚较粗的刺，分离或相连，基部有果梗痕。质硬而韧，横切面中央有纵隔膜，2室，各有1枚瘦果。瘦果略呈纺锤形，一面较平坦，顶端具1突起的花柱基，果皮薄，灰黑色，具纵纹。种皮膜质，浅灰色，子叶2，有油性。气微，味微苦。

性味归经 辛、苦，温；有毒。归肺经。

功能主治 散风除湿，通鼻窍，祛风湿。用于风寒头痛，鼻渊流涕、鼻鼽，风疹瘙痒，湿痹拘挛。

用量用法 3~10克，煎服，或入丸、散。

化学成分 本品含苍耳苷、脂肪油、生物碱、苍耳醇、蛋白质、维生素C等。

现代药理 苍耳苷对正常大鼠、兔和犬有显著的降血糖作用。煎剂有镇咳作用。小剂量有呼吸兴奋作用，大剂量则抑制。本品对心脏有抑制作用，使心率减慢，收缩力减弱。对兔耳血管有扩张作用；静脉注射有短暂降压作用。对金黄色葡萄球菌、乙型链球菌、肺炎双球菌有一定抑制作用，并有抗真菌作用。

配伍应用 ①风寒感冒：与防风、羌活、白芷、藁本等其他发散风寒药同用。②鼻渊：与白芷、辛夷等配伍，如苍耳子散（《济生方》）。若鼻渊证属风热外袭或湿热内蕴者，常与黄芩、薄荷等同用。③风湿痹证、关节疼痛、四肢拘挛：可单用；或与羌活、木瓜、威灵仙等药同用。④风疹瘙痒：与地肤子、白蒺藜、白鲜皮等药同用。⑤疥癣麻风：本品研末，用大风子油为丸。

【使用注意】

血虚头痛不宜服用。过量服用易致中毒。

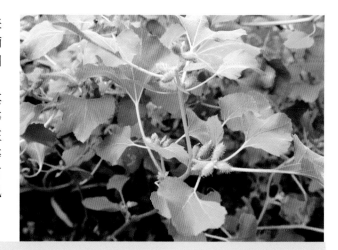

辛夷 Xin Yi

別　名 辛夷、辛夷花、木笔花。

来　源 本品为木兰科植物望春花、玉兰或武当玉兰的干燥花蕾。

形态特征 望春花：落叶乔木，干直立，小枝除枝梢外均无毛；芽卵形，密被淡黄色柔毛。单叶互生，具短柄；叶片长圆状披针形或卵状披针形，长10～18厘米，宽3.5～6.5厘米，先端渐尖，基部圆形或楔形，全缘，两面均无毛，幼时下面脉上有毛。花先叶开放，单生枝顶，直径6～8厘米，花萼线形，3枚；花瓣匙形，白色，6片，每3片排成1轮；雄蕊多数；心皮多数分离。武当玉兰：与望春花相似，但叶倒卵形或倒卵状长圆形，长7～15厘米，宽5～9厘米，先端钝或突尖，叶背面中脉两侧和脉腋密被白色长毛。花大，直径12～22厘米，萼片与花瓣共12片，二者无明显区别，外面粉红色，内面白色。玉兰：叶片为倒卵形或倒卵状矩圆形，长10～18厘米，宽6～10厘米，先端宽而突尖，基部宽楔形，叶背面及脉上有细柔毛。春季开大形白色花，直径10～15厘米，萼片与花瓣共9片，大小近相等，且无显著区别，矩圆状倒卵形。

生境分布 生长于较温暖地区，野生较少。分布于河南、四川、安徽、浙江、陕西、湖北等省。

性味归经 辛，温。归肺、胃经。

功能主治 发散风寒，宣通鼻窍，止痛。本品辛香性温，主归肺经，上通于鼻，善能发散风寒，宣通鼻窍，有解表、止痛之功效。

药理作用 本品挥发油有收缩鼻黏膜血管，促进粘膜分泌物吸收，减轻炎症，畅通鼻腔作用。本品有麻醉作用；有降压作用；有镇静、镇痛作用；对横纹肌有乙酰胆碱样作用，并能兴奋子宫平滑肌；对流感病毒、白色念珠菌、金黄色葡萄球菌、乙型溶血性链球菌、痢疾杆菌、多种致病性真菌有抑制作用。

用量用法 3～9克，水煎服（内服煎剂煎煮时应用纱布将本品包裹）。外用：适量。

配伍应用 ①感冒头痛鼻塞：辛夷花、白芷、苍耳子各9克，水煎服。②鼻炎、鼻窦炎：辛夷15克，鸡蛋三个，同煮，吃蛋饮汤。③鼻塞：辛夷、皂角、石菖蒲各等份，为末，绵裹塞鼻中。④过敏性鼻炎：辛夷3克，藿香10克，开水冲泡，浸闷5～10分钟，频饮，每日1～2剂。⑤鼻炎：辛夷花6克，紫苏叶9克，姜、葱适量，上几味共制成粗末，用纱布包好，以沸水冲泡。

使用注意

阴虚火旺者忌服。

葱白 CongBai

别　名 葱白。

来　源 本品为百合科植物葱近根部的鳞茎。

形态特征 多年生草本，高可达50厘米，通常簇生。须根丛生，白色，鳞茎圆柱形，先端稍肥大，鳞叶成层，白色，上具白色纵纹。叶基生，圆柱形，中空，长约45厘米，径1.5～2厘米，先端尖，绿色，具纵纹；叶鞘浅绿色。花茎自叶丛抽出，通常单一，中央部膨大，中空，绿色，也有纵纹；伞形花序圆球状；总苞膜质，卵形或卵状披针形；花披针形，白色，外轮3枚较短小，内轮3枚较长大，花被片中央有一条纵脉。蒴果三棱形，种子黑色，三角状半圆形。

生境分布 生长于肥沃的砂质壤土里。全国各地均有出产。

采收加工 采挖后除去须根和叶，剥去外膜。鲜用。

性味归经 辛，温。归肺、胃经。

功能主治 发散风寒，发汗解表，通阳。本品辛温通散，能宣通上下，通达表里，外可散风寒发汗以解表，内能散寒凝通阳气以止痛。

药理作用 本品能刺激汗腺分泌，有发汗解热作用；有利尿作用；能轻度刺激支气管分泌，而有祛痰作用；对痢疾杆菌、白喉杆菌、结核杆菌、葡萄球菌、链球菌、皮肤真菌和阴道滴虫有抑制作用。

用量用法 3～10克，水煎服。外用：适量。

使用注意

本品辛温，易耗伤气阴，故鼻病见有气虚或阴虚火旺者慎服用。

配伍应用 ①小儿消化不良：取生葱1根，生姜25克，同捣碎，加入茴香粉15克，混匀后炒热（以皮肤能忍受为度），用纱布包好敷于脐部，每日1～2次，直到治愈为止。②蛔虫性急腹痛：鲜葱白50克捣烂取汁，用麻油50克调和，空腹1次服下（小儿酌减），每日2次。③感冒：葱白、生姜各25克，盐5克，捣成糊状，用纱布包裹，涂擦五心（前胸、后背、脚心、手心、窝、肘窝）一遍后安卧，次日可完全恢复。④胃痛，胃酸过多，消化不良：大葱头四个，赤糖200克，将葱头捣烂，混入红糖，放在盘里用锅蒸熟，每次15克，每日3次。⑤霍乱烦躁，卧不安稳：葱白20茎，大枣20枚，水3000毫升，煮取2000毫升顿服之。

胡荽 Hu Sui

别　名 胡荽、芫荽。

来　源 本品为伞形科植物芫荽的全草。

形态特征 一年生或二年生草本，高30～100厘米，全株无毛。根细长，有多数纤细的支根。茎直立，多分枝，有务纹。基生叶一至二回羽状全列，叶柄长2～8厘米；羽片广卵形或扇形半裂，边缘有钝锯齿、缺刻或深裂。伞形花序顶生或与叶对生，花序梗长2～8厘米，无总苞，花白色或带淡紫色，萼齿通常大小不等，卵状三角形或长卵形；花瓣倒卵形。果实近球形。

生境分布 生长于有机质丰富的土壤里。全国各地均有栽培。

采收加工 春季采集，或夏季果实成熟时采集，鲜用或晒干。

性味归经 辛，温。归肺、胃经。

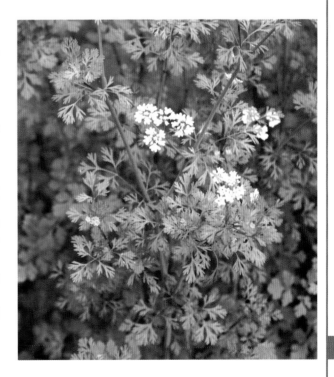

功能主治	发表透疹，开胃消食。本品辛香疏散，入肺走表，能宣散表邪，以透发疹毒；入胃走里，能疏散郁滞以开胃消食。

药理作用	本品能促进外周血液循环，使病毒向皮肤毛细血管输送，引起皮肤毛细血管内皮细胞增生，血清渗出，形成皮疹。此时可相对减轻病毒对内脏的侵害。

用量用法	3～6克，水煎服。外用：适量。

配伍应用	①呕吐反胃：鲜香菜适量，捣汁一匙，甘蔗汁二匙，温服，每日2次。②小儿出疹痘：可取香菜制成香菜酒擦皮肤，或水煎，趁热熏鼻，或蘸汤擦面及颈部。③消化不良：香菜、橘皮、生姜共入粳米粥内，制成粥，每日2次。④眼角膜生翳：胡荽种子1～2粒，洗净，纳入眼眦内，闭目少顷，种子湿胀了，粘连目眵而出。⑤高血压：鲜香菜10克，葛根10克，水煎服，早、晚各1次，每次服50毫升，服10日为1个疗程。

使用注意

热毒壅盛疹出不透者忌服。

柽柳 Cheng Liu

别　名	西河柳。
来　源	本品为柽柳科植物柽柳的细嫩枝叶。
形态特征	柽柳为落叶灌木或小乔木。柽柳的老枝红紫色或淡棕色。叶互生，披针形，鳞片状，小而密生，呈浅蓝绿色。总状花序集生于当年枝顶，组成圆锥状复花序；花小而密，花粉红色。
生境分布	生长于坡地、沟渠旁。全国各地均有分布，主要分布于河北、河南、山东、安徽、江苏、湖北、云南、福建、广东等地。
采收加工	5月前后花欲开时剪取细嫩枝叶，晒干或阴干。
性味归经	辛，平。归肺、胃、心经。
功能主治	发表透疹，祛风除湿。本品味辛性散，善于疏散祛除肌表、筋肉邪气，而有发表透疹和祛风湿除痹功效。
药理作用	本品能调节体温中枢，扩张皮肤血管，起发汗解热作用；对肺炎球菌、甲型溶血性链球菌、白色葡萄球菌、流感杆菌有抑制作用；对中脑、延髓有一定麻醉作用。
用量用法	3～10克，水煎服。外用：适量。
配伍应用	①慢性气管炎：鲜柽柳100克（干者减半），白矾6分，水煎2次（白矾分两次入煎），药液混合，早、晚分服。②肾炎：柽柳30克，水煎，分2次空腹温服，15日为1个疗程，连服1～4个疗程。③慢性气管炎：柽柳（细粉）500克，白矾（细粉）100～200两，混合制成水丸，每次10克，每日2次。④慢性气管炎：

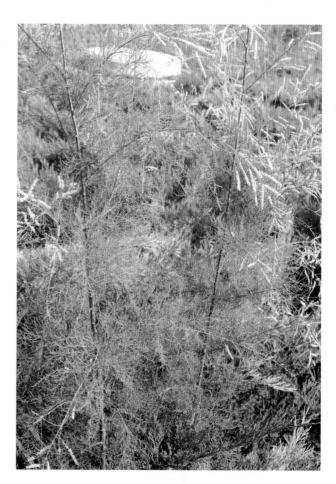

鲜柽柳1500克（干者减半），柽柳（细粉）250克，白矾150克，制成冲剂100包（每包重5～5.5克），开水冲服，每次1包，每日2次。

使用注意

过量应用令人心烦、血压下降、呼吸困难。麻疹已透者不宜服用。

实用本草纲目彩色图鉴

SHIYONGBENCAOGANGMUCAISETUJIAN

荫风轮 Yin Feng Lun

来源 本品为唇形科植物灯笼草的全草。

形态特征 多年生草本，有否气，高50～100厘米，茎直立，方形，有短柔毛。叶对生，卵形，长1.5～4厘米，宽1～2.5厘米，先端钝，基部阔楔形，边缘有粗锯齿，有柄。轮伞花序，有花多数，生于枝顶或叶腋；苞片线形，有长缘毛，不超过萼筒的中部；花萼筒状，5齿裂，分2唇，下唇不短于上唇；花冠唇形，浅红色或紫红色。

生境分布 生长于路旁、草地。分布于华东、西南各省（区）和陕西、甘肃、山西、河北、河南、江西、湖北、湖南等省（区）。

采收加工 夏、秋采收。洗净晒干即可。

性味归经 辛、苦，温。

功能主治 发散风寒，止血，消肿。

药理作用 本品能显著缩短动物凝血时间，收缩动脉血管，而有止血作用；对金黄色葡萄球菌、绿脓杆菌、痢疾杆菌有杀灭作用。

用量用法 15～30克，水煎服。外用：适量。

配伍应用 ①止血：一方用全草拣洗干净，晒干、粉碎，过100目筛，去粗末，取细末外用。用时洗净创面，将药粉撒于患处，稍加压迫后包扎；或用多层纱布、绷带包裹药粉加水煎煮后，填入宫腔、鼻腔内压迫止血。二方是按上法制得细末水泛为丸，烘干。每次2～3钱，每日2～3次。②止血：将荫风轮全草洗净，切碎，加水过药面，煎沸24小时，去渣，煎汁浓缩收膏，烘干，粉碎，过200目筛，细末装囊，每粒含生药5克，每次2～3粒，每日2～3次。③白喉：取鲜全草用冷开水洗净捣烂，挤汁内服（药汁贮放阴凉处，不超过2日，冬季不超过4日，逾期禁用）。剂量和服药次数视病情轻重而定，每次5～40毫升不等，每隔1～4小时1次，直至痊愈。

鹅不食草 E Bu Shi Cao

来源 本品为菊科一年生植物石胡荽的全草。

形态特征 一年生匍匐状柔软草本，枝多广展，高8～20厘米，近秃净或稍被绵毛。叶互生；叶片小，匙形，长7～20毫米，宽3～5毫米，先端钝，基部楔形，边缘有疏齿。头状花序无柄，直径3～4毫米，腋生；花杂性，淡黄色或黄绿色，管状；花冠钟状，花柱裂片短，钝或截头形。瘦果四棱形，棱上有毛，无冠毛。

生境分布 生长于稻田或阴湿处、路旁。分布于浙江、湖北、江苏、广东等地。

采收加工 五六月花开放时采收，去净泥土，晒干。

性味归经 辛，微温。归肺、肝经。

功能主治 散风寒湿，解表，透窍，止痛，止咳化痰。本品味辛轻浮，性善发散疏通，归于肺，行于肌表，能发散风寒而解表、宣透鼻窍、止咳化痰；行于肌肉筋骨则祛除风湿、消除瘀滞，能除痹止痛。

药理作用 本品挥发油和乙醇提取液有止咳、平喘、化痰作用；本品对绿脓杆菌、变形杆菌、伤寒杆菌、痢疾杆菌、金黄色葡萄球菌及流感病毒等病原微生物有抑制作用。

用量用法 3～6克，水煎服。外用：适量。

配伍应用 ①伤风头痛、鼻塞，目翳：鹅不食草（鲜或干均可）搓揉，嗅其气，即打喷嚏，每日2次。②翳肉攀睛：鲜鹅不食草100克，捣烂，取汁煮沸澄清，加梅片一分调匀，点入眼内。③脾寒疟疾：鹅不食草一把，杵汁半碗，入酒半碗，和服。④疳积腹泻：鲜鹅不食草15克，水煎服。⑤牛皮癣：鹅不食草捣涂。⑥跌打肿痛：鹅不食草适量，捣烂，炒热，敷患处。⑦鼻炎：将鹅不食草研成细粉吸入鼻孔，每日数次；或用棉花浸湿拧干后，包药粉少许，卷成细条塞鼻，20～30分钟后取出，每日1次；或制成油膏纱条，放置鼻腔内，1小时后取出。

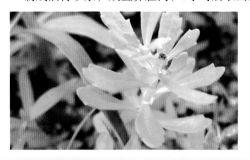

使用注意

内服本品对胃有刺激性。

杜 衡 Du Heng

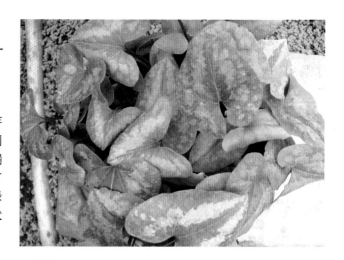

别　名 土细辛、马蹄香。

来　源 本品为马兜铃科植物杜衡的全草。

形态特征 多年生草本，根茎短。叶柄长3～15厘米；芽胞叶肾状心形或倒卵形，边缘有睫毛；叶片阔心形至肾状心形，长和宽各为3～8厘米，先端钝或圆，基部心形，上面深绿色，中脉两旁有白色云斑，脉上及其近缘有短毛，下面浅绿色。花暗紫色；花梗长1～2厘米；花被管钟状或圆筒状，长1～1.5厘米，直径8～10毫米，喉部不缢缩，喉孔直径4～6毫米，膜环极窄，宽不足1毫米，内壁具明显格状网眼，花被裂片直立，卵形，平滑，无乳突皱褶；药隔稍伸出；子房半下位，花柱离生，先端2浅裂。柱头卵状，侧生。花期4～5月。

生境分布 生长于阴湿有腐殖质的林下或草丛中。分布于江苏、浙江、安徽、江西、湖南等省。

采收加工 春夏季采挖收集全草，洗去泥土，晒干。

性味归经 辛，温。

功能主治 散风寒解表，除痹，化痰。本品味辛气香质轻性浮散，作用于肌表、筋骨能发散风寒邪气，而有解表、除痹止痛之效；其作用于肺，则能温肺散寒，以化痰定喘。

药理作用 本品所含黄樟醚有中枢麻痹作用，能使试验动物呼吸中枢麻痹。

用量用法 3～6克，水煎服。

配伍应用 ①风寒头痛，伤风伤寒，头痛、发热初觉者：杜衡为末，每服一钱，热酒调下，少顷饮热茶一碗，催之出汗。②蛀齿疼痛：杜衡鲜叶捻烂，塞入蛀孔中。③哮喘：杜衡，焙干研为细末，每服二、三钱。如正发时，用淡醋调下，少时吐出痰涎为效。④暑天发痧：杜衡根（研粉）三至四分，开水吞服。⑤损伤疼痛及蛇咬伤：杜衡（研末）每次吞服二分；外用鲜杜衡，捣敷患处。

使用注意

体虚多汗、咯血等病忌服。孕妇慎服。

水 苏 Shui Su

别　名 野紫苏。

来　源 本品为唇形科植物水苏的全草。

形态特征 多年生草本，高达30厘米。茎直立呈方状，一般不分枝，四棱粗糙。叶对生有短柄；叶片呈长椭圆状披针形，先端钝尖，基部呈心脏形，或近圆形，边缘有锯齿，上面皱缩，脉有刺毛。花数层轮生，集成轮伞花序，顶端密集成头状；萼如钟形，5齿裂，裂片先端锐尖刺，花冠淡紫红色，成筒状唇形，上唇圆形，全缘，下唇向下平展，3裂，有红点，雄蕊4枚；花柱着生子房底，顶端2裂。小坚果呈倒卵圆形，黑色光滑。花期为夏季。

生境分布 生长于田边、水边潮湿地。分布于南方各省（区）。

采收加工 夏季采收，晒干。

性味归经 辛，微温。归肺、胃经。

功能主治 疏风解表，止血，消肿，解毒。本品味辛香散，药性平和，入肺行于肌表，而有疏散风邪解表之功效。

药理作用 所含总黄酮甙可促进胆汁分泌。本品可使妊娠期、分娩后的子宫收缩加强，张力上升。

用量用法 10～15克，水煎服。外用：可适量研末撒布或捣敷。

配伍应用 ①吐血、下血：用水苏茎叶适量，煎汁服。②吐血咳嗽：用水苏焙干研细，每服一钱，米汤送下。③头生白屑：用水苏煮汁或烧灰淋汁洗头。

使用注意

本品易走散真气，虚者宜慎。

齿裂，外面被灰白色绒毛；花冠淡紫色，外有微柔毛，先端5裂，二唇形；雄蕊伸于花冠管外；子房近无毛。核果褐色，近球形，径约2毫米，等于或稍短于宿萼。花期4~6月，果期7~10月。

生境分布 生长于山坡、路旁或灌丛中。分布于广东、广西省（区）。

采收加工 夏季末开花时采叶，堆叠踏实，使其发汗，倒出晒至半干，再堆叠踏实，待叶片绿色变黑润时，晒至足干。

性味归经 辛、苦，平。归肺、胃、大肠经。

功能主治 疏散风热，止痛，止咳平喘，化湿，清热解毒。

使用注意

寒症或体弱不适用。

药理作用 本品有杀灭疟原虫环状体作用，对大鼠甲醛性关节炎有抗炎作用。

用量用法 干品10~20克，鲜品30~60克，煎服。适量捣烂敷、擦局部。

配伍应用 ①急性细菌性痢疾：取鲜黄荆叶250克洗净，加水800毫升，煎煮1.5小时后过滤，再浓缩至100~120毫升。成人每次30~40毫升，每日3次。②急性肠炎：取鲜黄荆嫩叶5片煎服，每日1剂；或用黄荆梗、叶500克，煎成7500毫升，每日150毫升。③疟疾：黄荆叶300克，煎水取浓汁一碗半服，发作前4小时服一半，2小时服一半。

水蜈蚣 Shui Wu Gong

来　源 本品为莎草科植物水蜈蚣的全草。

形态特征 多年生草本，丛生。根茎带紫色，生须根。茎瘦长，秃净，高10~50厘米，三棱形，芳香。叶质软，狭线形，长短不一，长3~10厘米，宽1.5~3毫米，末端渐尖，下部带紫色，鞘状。头状花序，单生，卵形，绿色，长4~8毫米，稠密；总苞3片，叶状，连接穗下，长2~16厘米，往往外向开展；小穗极多数，长椭圆形，长约3毫米，成熟后全穗脱落；花颖4枚，呈舟状的卵形，脊无翼，具小刺，2列，相对排列于轴上，背浅绿色，先端尖，下部2枚具不发育花，中部1枚具发育花，上端的仅具雄蕊；花无被，雄蕊3，花丝细长丝状，药椭圆形；雌蕊1，花柱细长，与花丝等长，柱头二歧。瘦果呈稍压扁的倒卵形，褐色。花期夏季，果期秋季。

生境分布 生长于水边、路旁、水田及旷野湿地。全国大部分地区均有分布。

性味归经 辛，平。

功能主治 发汗解表退热，清热解毒。主治疟疾、感冒、支气管炎、百日咳、痢疾、肝炎、乳糜尿、热淋、沙淋、肾炎、风湿关节炎、疔疮等症。

药理作用 本品辛平，有疏风解表、清热利湿、止咳化痰、祛瘀消肿的功用。

使用注意

服药期间，忌高脂肪及高蛋白饮食。

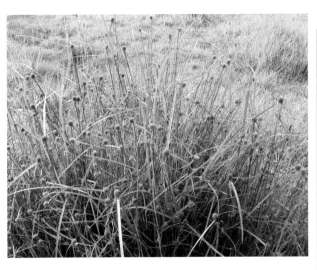

用量用法 15~30克，煎服。外用：适量。

配伍应用 ①疟疾：取水蜈蚣全草连根（晒至半干）100~150克，水煎3~4小时。于疟疾发作前2小时或前1日顿服，连服3日。②乳糜尿：取干水蜈蚣根茎、桂圆各100克，水煎服，每日1剂，或代茶，连服15日。③菌痢：取水蜈蚣、白粉藤（即独角乌桕）各50克，水煎分2次服（重症可每日2剂）。④慢性气管炎：取地杨梅（水蜈蚣）500克，香叶树（别名山苍树）根、叶各250克，加水1000毫升蒸馏，取中段蒸馏液500毫升，每日3次，每次20毫升，10日为1个疗程。

剪刀草　Jian Dao Cao

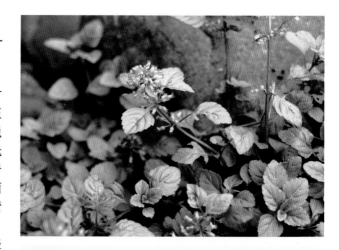

来　源 本品为唇形科植物光风轮或瘦风轮的全草。

形态特征 光风轮为多年生草本，高7～25厘米。茎方形，光滑或有微柔毛。叶对生；叶片菱形至卵形，长0.8～2厘米，宽6～15毫米，先端锐尖或钝，基部楔形，边缘有圆锯齿，两面光滑，有柄。花10余朵排成轮伞花序，对生于叶腋或顶生于枝端；花萼管状，紫色，外面无毛，5齿裂，下唇齿缘有羽状缘毛；花冠紫红色，2唇形，上唇很短，下唇3裂，稍长；能育雄蕊2，退化雄蕊2，小坚果倒卵形，淡黄色，光滑。花期5～6月，果期7～8月。瘦风轮为一年生草本，高10～30厘米。形态与上种近似，唯茎细而柔软，单一，稀分枝，无显著的四棱。萼外面脉上有短毛。花期3～4月，果期5～6月。

生境分布 生长于路边、山脚下、荒地。主要分布于江苏、浙江、福建等地。

采收加工 6～8月采收，晒干。

性味归经 苦、辛，凉。

功能主治 疏散风热，清热解毒。本品辛凉轻清疏散，能疏散风热解表；苦凉清泻，能消散火热解毒。

药理作用 本品对志贺氏和斯密氏痢疾杆菌有显著抗菌作用。

用量用法 干品15～30克，鲜品30～60克，煎服。外用：煎水洗或鲜品捣烂敷。

配伍应用 菌痢、肠炎：取剪刀草9000克和仙鹤草3500克，粉碎，过120目筛，得4000克细粉，将所剩之粗粉再与瘦风轮11000克混合水煎2次，合并2次滤液浓缩到一定程度后拌入4000克细粉，烘干研粉，过120目筛后装入0号胶囊中，每粒胶囊相当于瘦风轮生药2克，仙鹤草0.35克，每次4～5粒，每日4次。

实用本草纲目彩色图鉴

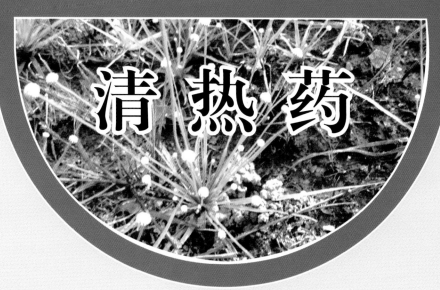

SHI YONG BEN CAO GANG MU CAI SE TU JIAN

第二章

清热药

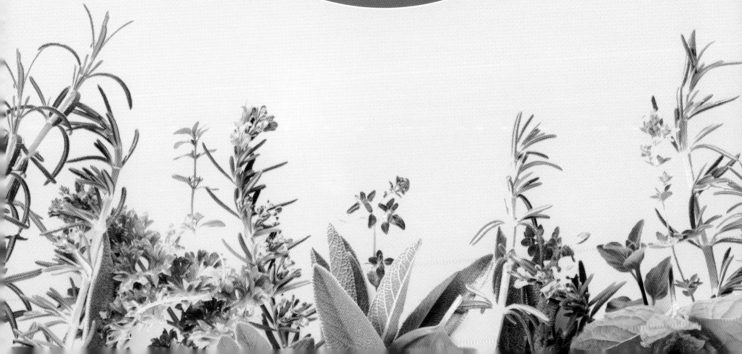

一、清热泻火药

石膏 Shi Gao

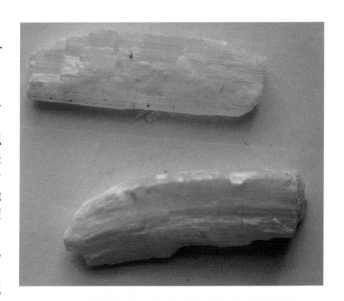

别　　名 白虎、煅石膏、生石膏、细理石、熟石膏。

来　　源 本品为硫酸盐类矿物硬石膏族石膏，主含含水硫酸钙（$CaSO_4 \cdot 2H_2O$）。

形态特征 本品为纤维状的结晶聚合体，呈长块状或不规则块状，大小不一。全体白色、灰白色或淡黄色，有白半透明或夹有蓝灰色或灰黄色片状杂质。体重、质脆，易纵向断裂，手捻能碎，纵断面具纤维状纹理，并有丝样光泽。硬度1.5～2，比重2.3，条痕白色。加热至107℃时，失去部分结晶水，变成熟石膏，而呈白色不透明块状或粉末。气无，味淡。

生境分布 主生长于海湾盐湖和内陆湖泊中形成的沉积岩中。分布极广，几乎全国各省区皆有蕴藏，主要分布湖北、甘肃及四川，以湖北应城产者最佳。

采收加工 全年可挖。挖出后去净泥土、杂石，碾碎或敲成小块。

性味归经 辛、甘，大寒。归肺、胃经。

功能主治 清热泻火，除烦止渴。用于外感热病，高热烦渴，肺热喘咳，胃火亢盛，头痛，牙痛。

用量用法 15～60克，生石膏煎服。宜先煎。煅石膏适量外用，研末撒敷患处。

药理作用 生石膏退热的动物实验，结论不甚一致。白虎汤有明显的解热作用；石膏浸液对离体蟾蜍心及兔心小剂量时兴奋，大剂量时抑制；石膏有提高肌肉和外周神经兴奋性的作用；对家兔离体小肠和子宫，小剂量石膏使之振幅增大，大剂量则紧张度降低，振幅减小；石膏在Hands液中能明显增强兔肺泡巨噬细胞对白色葡萄球菌死菌及胶体金的吞噬能力，并能促进吞噬细胞的成熟；石膏液能使烧伤大鼠降低了的T细胞数、淋转百分率、淋转CPM值显著恢复；石膏有缩短血凝时间、利尿、增加胆汁排泄等作用。

配伍应用 ①胃火头痛、牙痛、口疮：生石膏15克，升麻12克，水煎服。②热盛喘嗽：石膏100克，炙甘草25克，为末，每服15克，生姜、蜜调下。③鼻衄头痛：石膏、牡蛎50克，为末，每新汲水服10克，并滴鼻内。④痰热而喘：石膏、寒水石等量，为细末，煎人参汤，调下3克，饭后服。⑤乳腺炎、腮腺炎、淋巴管炎：生石膏30克，新鲜败酱草叶适量，共捣烂，加鸡蛋清调敷患处，每日2次。⑥脑炎发热：生石膏50克，金银花、连翘、元参各20克，栀子15克，生地黄25克，水煎，频冷服。

使用注意

脾胃虚寒及阴虚内热者忌用。

30

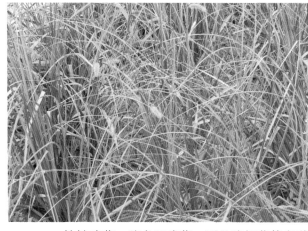

知 母 Zhi Mu

别　名	毛知母、肥知母、光知母、盐知母、知母肉。
来　源	本品为百合科植物知母的干燥根茎。
形态特征	本植物为多年生草本，根茎横走，密被膜质纤维状的老叶残基。叶丛生，线形，质硬。花茎直立，从叶丛中生出，其下散生鳞片状小苞片，2～3朵簇生于苞腋，成长形穗状花序，花被长筒形，黄白色或紫堇色，有紫色条纹。蒴果长圆形，熟时3裂。种子黑色。毛知母呈长条状，微弯曲，略扁，少有分枝，长3～15厘米，直径0.8～1.5厘米，顶端有残留的浅黄色叶痕及茎痕，习称"金包头"，上面有一凹沟，具环节，节上密生残存的叶基，由两侧向上方生长，根茎下有点状根痕。质硬，断面黄白色。无臭，味甘、苦，有粘性。知母肉表面黄白色较平滑，有扭曲的沟纹，有的可见叶痕及根痕。
生境分布	生长于山地、干燥丘陵或草原地带。分布于河北、山西及东北等地。
采收加工	春、秋两季采挖，除去茎苗及须根，保留黄绒毛，晒干，为"毛知母"。鲜时剥去外皮晒干者，称"光知母"或"知母肉"。
性味归经	苦、甘，寒。归肺、胃、肾经。
功能主治	清热泻火，滋阴润燥。本品苦寒能清热泻火，甘寒质润能滋阴润燥，以清润为专长。入肺胃肾三经，故能上清肺热而泻火，中清胃热而除烦渴，下润肾燥而滋阴。
药理作用	有解热、镇静、祛痰、降血糖、利尿及抗痢疾杆菌、伤寒杆菌、副伤寒杆菌、霍乱弧菌、大肠杆菌、绿脓杆菌、葡萄球菌、溶血性链球菌、肺炎双球菌、百日咳杆菌等广谱抗菌作用。
用量用法	6～12克，煎服。清热泻火宜生用，滋阴降火宜盐水炒用。
配伍应用	①咳嗽（肺热痰黄黏稠）：知母12克，黄芩9克，鱼腥草、瓜蒌各15克，水煎服。②血淋涩痛：知母、黄柏、木通、滑石各6克，水煎服。③骨蒸劳热、五心烦热：知母、熟地黄各12克，鳖甲、银柴胡各10克，水煎服。④烦渴不止：知母18克，生山药30克，生黄芪15克，生鸡内金6克，葛根5克，五味子、天花粉各9克，水煎服，每日1剂。⑤老年干燥综合症：知母、黄柏各20克，熟地黄15克，山茱萸、山药、泽泻、茯苓、丹皮各10克，水煎服，每日1剂。⑥前列腺肥大症：知母、黄柏、牛膝各20克，丹参30克，大黄15克，益母草50克，水煎服，每日1剂。

使用注意

本品性寒质润，有滑肠之弊，故脾虚便溏者不宜用。

栀 子 Zhi Zi

别　名	越桃、生栀子、黑栀子、生山栀、焦栀子、栀子仁、炒栀子、栀子皮、姜栀子。
来　源	本品为茜草科常绿灌木植物栀子的干燥成熟果实。
形态特征	叶对生或3叶轮生；托叶膜质，联合成筒状。叶片革质，椭圆形、倒卵形至广倒披针形，全缘，表面深绿色，有光泽。花单生于枝顶或叶腋、白色、香气浓郁；花萼绿色。圆筒形，有棱，花瓣卷旋，下部联合呈圆柱形，上部5～6裂；雄蕊通常6枚；子房下位，1室。浆果，壶状，倒卵形或椭圆形，肉质或革质，金黄色，有翅状纵棱5～8条。

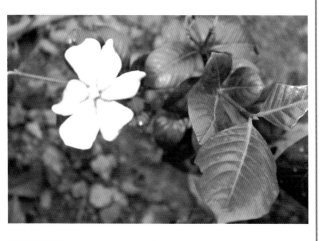

| 生境分布 | 生长于山坡、路旁，南方各地有野生。分布浙江、江西、湖南、福建等我国长江以南各省（区）。以江西产者为地道产品。 |

采收加工 9~11月果实成熟呈红黄色时采收，除去果梗及杂质，蒸至上汽或置沸水中略烫，取出干燥即得。

性味归经 苦，寒。归心、肺、肝、胃经。

功能主治 泻火除烦，清热利湿，凉血解毒，消肿止痛。本品苦寒，以清泻为功。能清心肺胃三焦之火而利小便；泻心肺胸膈之热而除烦；入心肝走血分凉血止血，清利肝胆湿热而退黄疸；栀子外用又善消肿止痛而用治疮疡肿毒。

药理作用 本品能增强胆汁分泌，有利胆作用。并有镇静、降压、止血作用。体外实验对痢疾杆菌、绿脓杆菌、金黄色葡萄球菌及各种癣菌有抑制作用，其水煎液可杀死钩端螺旋体及血吸虫的成虫。

用量用法 6~10克，煎服。外用：适量。生用清热泻火强；炒焦后止血；姜汁炒用止烦呕。栀子皮偏于达表祛肌热；栀子仁偏于走里清内热。

配伍应用 ①血淋涩痛：生山栀子末、滑石各等份，葱汤下。②热毒下血：栀子30枚，水1500毫升，煎取500毫升，去滓服。③小便不通：栀子仁27枚，盐少许，独头大蒜1枚。捣烂，摊纸花上贴脐，或涂阴囊上，良久即通。④急性胰腺炎：栀子、丹皮、木香、厚朴、延胡索各25克，大黄、赤芍各40克，芒硝15克，取上方药用水800毫升，煎取药汁约500毫升。轻者每日1剂，分2次服用。⑤毛囊炎：栀子粉、穿心莲粉各15克，冰片2克，凡士林100克，调匀外涂，每日2次。⑥结节性红斑：栀子粉20克，赤芍粉10克，凡士林100克，调匀外涂，每日2次。⑦软组织挫伤：取栀子粉适量，用食醋或凉茶调成糊状，外涂患处，干后即换。

使用注意

脾虚便溏、食少者忌用。

天花粉 Tian Hua Fen

别　名 花粉、瓜蒌根、栝蒌根。

来　源 本品为葫芦科多年生宿根草质藤本植物栝蒌或日本栝楼的干燥块根。

形态特征 多年生草质藤本，根肥厚。叶互生，卵状心形，常掌状3～5裂，裂片再分裂，基部心形，两面被毛，花单性雌雄异株，雄花3～8排，成总状花序，花冠白色，5深裂，裂片先端流苏状，雌花单生，子房卵形，果实圆球形，成熟时橙红色。

生境分布 生长于向阳山坡、石缝、山脚、田野草丛中。分布于我国南北各地。

性味归经 甘、微苦，微寒。归肺、胃经。

功能主治 清热生津，清肺润燥，消肿排脓。本品苦寒清热泻火，甘寒养阴生津。入肺胃能清肺润燥，养胃生津。以其苦寒之性，又有清热解毒，消肿排脓之效。

药理作用 有致流产和抗早孕作用，对动物移植性肿瘤的生长有抑制作用；体外对溶血性链球菌、肺炎双球菌、白喉杆菌有一定抑制作用。

用量用法 10～15克，煎服；或入丸、散。外用研末，水

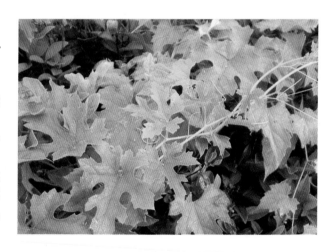

或醋调敷。

配伍应用 ①肺燥咳嗽、口渴：天花粉、天门冬、麦门冬、生地黄、白芍、秦艽各等份，水煎服。②胃及十二指肠溃疡：天花粉10克，贝母6克，鸡蛋壳5个，共研粉，每服6克，每日3次。③天疱疮、痱子：天花粉、连翘、金银花、赤芍、淡竹叶、泽泻、滑石、车前子、甘草各等份，水煎服。④乳头溃疡：天花粉6克，研细末，鸡蛋清调敷。⑤肺热燥咳、干咳带血丝：天花粉、麦门冬各15克，仙鹤草12克，水煎服。

使用注意

脾胃虚寒、大便滑泻者及孕妇忌服。不宜与乌头、附子同用。

寒水石 Han Shui Shi

别　　名 凝水石、方解石。

来　　源 为天然产的三方晶系碳酸钙的矿石（方解石）或硫酸钙的矿石（红石膏）。

形态特征 方解石：多为规则的块状结晶，常呈近立方体状菱面体，也可为扁平的菱面体或尖锥状多面体。有棱角，白色或黄白色表面平滑，有玻璃样光泽，微透明。有完全解理，故晶体可沿三个不同方向劈开，碎片多呈带斜角扁方块。质坚硬而脆，硬度3，比重2.7，条痕为白色或淡灰色。断面平坦。气无、味淡。红石膏：呈不规则的扁平块状，大小不一，半透明。表面灰白色或粉红色，凹凸不平，常附灰色泥土。质硬脆，用手指甲可以刻划。敲击时垂直向断裂，断面呈纤维状。略带泥土气，味淡稍咸，嚼之显粉性。

生境分布 广泛形成于沉积作用，如海盆或湖盆地中化学沉积的石膏，常与石灰岩、红色页岩、泥灰岩等成层出现。方解石分布于河南、安徽、江苏、浙江等省；红石膏分布于辽宁、吉林、内蒙古、山东、甘肃等省（区）。

采收加工 全年可采，挖出后除去泥土，拣去杂石。

性味归经 辛、咸，寒。归心、胃、肾经。

功能主治 清热泻火，除烦止渴。本品性寒凉而清热，走心、胃、肾经，故可清三经之热而除烦止渴。外用尚可治丹毒烫伤。

药理作用 对降温作用的影响：对人工发热兔有一定降温作用，而对正常体温无明显影响。对机体免疫功能的影响：水煎液在体外培养试验中能明显增强兔肺泡巨噬细胞对白色葡萄球菌及胶体金的吞噬能力。并能促进吞噬细胞的成熟。对心血管系统影响：对离体蟾蜍心及兔心，小剂量石膏浸液有兴奋作用，大剂量则有抑制作用。

用量用法 10～15克，煎服。外用：适量。

配伍应用 ①牙齿内出血：寒水石粉、朱砂、甘草各等份，为细末，以少许掺于出血处。②水火烫伤：寒水石、石膏、炉甘石各30克，冰片3克，共研细末，撒于创面；或寒水石、炉甘石、赤石脂、生石膏各150克，共研细末，梅片6克另研，混匀，装瓶备用。均在无菌条件下进行。用时加植物油调成糊状，涂于伤面，每日早、晚换药（1%碱水洗净陈药），直至伤面愈合。③疖、湿疹疮面红肿者：寒水石30克，黄连12克，滑石18克，冰片3克，共研细末，用麻油或凡士林调成含量50%的软膏，外搽患处，每日1次，治愈为止。

使用注意

脾胃虚寒者忌服。

芦根 Lu Gen

别　　名 苇根、苇茎、鲜芦根。

来　　源 本品为禾本科多年生草本植物芦苇的新鲜或干燥根茎。

形态特征 多年生高大草本，具有匍匐状地下茎，粗壮，横走，节间中空，每节上具芽。茎高2～5米，节下通常具白粉。叶2列式排列，具叶鞘；叶鞘抱茎，无毛或具细毛；叶灰绿色或蓝绿色，较宽，线状披针形，粗糙，先端渐尖。圆锥花序大形，顶生，直立，有时稍弯曲，暗紫色或褐紫色，稀淡黄色。

生境分布 生长于池沼地、河溪地、湖边及河流两岸沙地及湿地等处，多为野生。全国各地均有分布。

采收加工 全年均可采挖其地下根茎，除去芽、须根及膜状叶，切成3～4厘米小段，鲜用或晒干。

性味归经 甘，寒。归肺、胃经。

功能主治 清热生津，除烦止呕，祛痰排脓。本品甘寒则清热养阴。入肺胃二经，则能清肺热、宣肺气而祛痰排脓，清胃热而生津止呕除烦。

药理作用 体外试验对β—溶血性链球菌有抗菌作用。

用量用法 干品15～30克，鲜品30～60克，煎服。鲜品捣汁内服尤佳。

配伍应用 ①肺热咳嗽，痰多黄稠：芦根、瓜蒌各12克，半夏、黄芩各10克，甘草6克，水煎服。②肺脓疡：干芦根300克，小火煎2次，取汁分3次服完。③口疮：芦根16克，黄柏、升麻12克，生地黄20克，水煎口含之。④风疹不透：芦根、柽柳各30克，胡荽10克，煎汤内服或外洗。⑤胃热呕吐：芦根15克，竹茹、葛根各10克，生姜、甘草各3克，水煎服。⑥温热病后，余热未尽，胸脘微闷，知饥不食，苔腻：芦根30克，佩兰叶、藿香叶、薄荷叶、鲜荷叶、枇杷叶各10克，加水煎汤，不可久煎，取汁，加白糖调味饮。⑦胃热呃逆、呕吐：芦根汁、姜汁各适量口服。⑧肺痈，咳嗽胸痛，吐腥臭脓痰：芦根30克，薏苡仁20克，桃仁6克，冬瓜仁9克，水煎服。

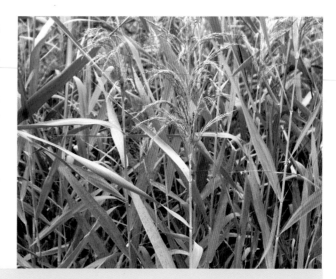

使用注意

脾胃虚寒者忌服。

竹 叶 Zhu Ye

SHIYONGBENCAOGANGMUCAISETUJIAN

别　　名	苦竹叶、鲜竹叶、竹叶卷心。
来　　源	为禾本科常绿乔木或灌木植物淡竹的叶。其卷而未放的幼叶，也供药用，称竹叶卷心。
形态特征	茎高至丈余，茎中空，有节外显。叶披针形，有平行脉，头端尖锐。其笋籜有斑点，刮取新竹的外皮名"竹茹"，古称"竹皮"。新竹置火上烧之，两端滴出之汁名"竹沥"。枝梢之嫩叶名"竹叶卷心"，均供药用。
生境分布	通常栽植于庭园。分布于长江流域各省。
采收加工	鲜叶可随时采摘，竹叶卷心以清晨摘采为佳，生用。
性味归经	甘、淡，寒。归心、肺、胃经。
功能主治	清心除烦，清热利尿。本品甘寒则清热生津，味淡则渗湿利尿。入心故可清心除烦，入肺胃则清肺胃而养阴生津，并可导湿热下行而利尿。
用量用法	6～12克，鲜品15～30克，煎服。入药以鲜者为佳，不宜久煎。
配伍应用	①热病伤津，烦热口渴：常配石膏、玄参、知母等药用，如清瘟败毒饮。②热病后期，余热未清，气津两伤之证：配麦冬、人参等药用，如竹叶石膏汤。③外感风热，烦热口渴：配金银花、薄荷、连翘等，如银翘散。④口疮尿赤：常配生地黄、木通等药用，

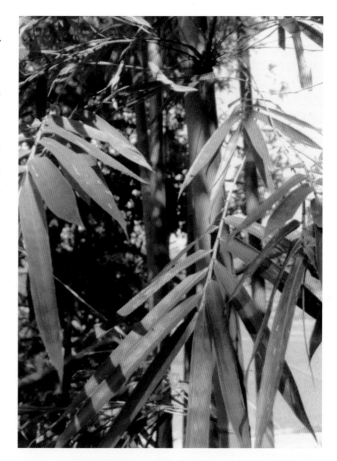

如导赤散。⑤温病热陷心包，神昏谵语之证：常配玄参、连翘心、莲子心等用，如清宫汤。

使用注意

阴虚火旺、潮热骨蒸者忌用。

淡竹叶 Dan Zhu Ye

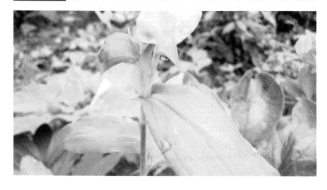

来源 本品为禾本科植物淡竹叶的干燥茎叶。

形态特征 多年生草本，高40～100厘米。根茎短缩而木化。秆直立，中空，节明显。叶互生，广披针形，先端渐尖，基部收缩成柄状，无毛蕨，两面有小刺毛，脉平行并有小横脉；叶舌短小，质硬，具缘毛。圆锥花序顶生，小枝开展；小穗狭披针形。颖果深褐色。

生境分布 生长于林下或沟边阴湿处。分布于长江流域至南方各省（区）。

采收加工 夏季未抽花穗前采割，晒干，切段生用。

性味归经 甘、淡，寒。归心、胃、小肠经。

功能主治 清热除烦，利尿。本品性味甘寒，归心胃经，故能清心胃之热而除烦；又淡渗利尿，归经小肠，故可通利小便。

用量用法 10～15克，煎服。

药理作用 对人工发热的动物有退热作用；其利尿作用较弱，但能增加尿中氯化物的排出；尚有增高血糖的作用。

使用注意

虚寒证忌用。

配伍应用 ①发热心烦口渴：淡竹叶10～15克，水煎服。②肺炎高热咳嗽：淡竹叶30克，麦冬15克，水煎，冲蜜服，每日2～3次。③尿血：淡竹叶12克，鲜茅根30克，仙鹤草15克，水煎服。④火热牙痛、牙龈溃烂：淡竹叶50克，生姜5克，盐2克，生石膏30克，水煎，药液频频含咽。⑤脂溢性皮炎：淡竹叶、茵陈蒿、白花蛇舌草各20克，水煎取汁，洗头或患处，每日1～2次，每日1剂。⑥黄疸型肝炎：淡竹叶根、胡颓子根各等份，水煎服。

鸭跖草 Ya Zhi Cao

别名 鸭食草、鸭脚掌、竹叶水草。

来源 为鸭跖草科一年生草本植物鸭跖草的全草。

形态特征 一年生草本，高20～60厘米。茎基部匍匐，上部直立，微被毛，下部光滑，节稍膨大，其上生根。单叶互生，披针形或卵状披针形，基部下延成膜质鞘，抱茎，有缘毛；无柄或几无柄。聚伞花序有花1～4朵；总苞心状卵形，长1.2～2厘米，边缘对合折叠，基部不相连，有柄；花瓣深蓝色，有长爪。蒴果椭圆形。

生境分布 生长于田野间。全国各地均有分布。

采收加工 夏、秋两季采收，洗净鲜用或晒干切段用。

性味归经 甘、苦，寒。归肺、胃、膀胱经。

功能主治 清热解毒，利水消肿。本品苦寒之性而有清热之能，归肺胃走气分而能清热泻火以退热，入肺走表又能疗邪在卫气之证，归膀胱利水道故有利水消肿之效。

药理作用 对金黄色葡萄球菌、八联球菌有抑制作用，有明显解热作用。

用量用法 15～30克，鲜品30～60克，煎服。外用：适量。

配伍应用 ①流感性腮腺炎并发脑膜炎：鸭跖草每日60克，煎服。②感冒：鸭跖草30～60克（鲜草60～120克），水煎2次分服。③急性病毒性肝炎：鸭跖草30～60克，水煎2次分服，15～20日为1个疗程。④麦粒肿：鲜鸭跖草茎1枝或1段，洗净。手持约45°于酒精灯上燃烧上段，顷刻间下段即有水珠泡液体沸出，随即将沸出液体滴于睑结膜及睑缘（麦粒肿局部肿胀处及周围）。睑皮表面趁热涂之更好。滴药前睑结膜用生理盐水冲洗。涂药后患者有症状减轻的舒适感，无须冲药液或作其他任何处理。⑤急性扁桃体炎：用鸭跖草鲜品60克（干品30克），浓煎去渣，加冰糖30克，然后服用，每日3次，吞咽困难者用鲜全草绞汁调米醋少许，频频咽下。

使用注意

脾胃虚弱者，用量宜少。

西瓜皮 Xi Gua Pi

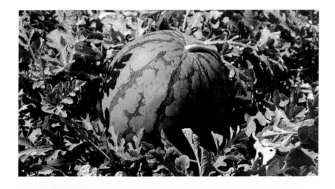

别　　名 西瓜青、西瓜翠衣。

来　　源 为葫芦科草本植物西瓜的外层果皮。

形态特征 一年生蔓性草本。茎细弱，匍匐，有明显的棱沟。卷须2歧；叶片三角状卵形、广卵形，长8～20厘米，宽5～18厘米，3深裂或近3全裂，中间裂片较长，两侧裂片较短，裂片再作不规则羽状分裂，两面均为淡绿色，边缘波状或具疏齿。雌雄同株，雄花、雌花均单生于叶腋，雄花直径2～2.5厘米，花梗细，被长柔毛；花萼合生成广钟形，被长毛，先端5裂，裂征窄披针形或线状披针形；花冠合生成漏状状，外面绿色，被长柔毛，上部5深裂，裂片卵状椭圆形或广椭圆形，先端钝，雄蕊5，其中4枚成对合生，1枚分离，花丝粗短；雌花较雄花大，花和雄花相似；子房下位，卵形，外面多少被短柔毛，花柱短，柱头5浅裂，瓠果近圆形或长椭圆形，径约30厘米，表面绿以、渚绿色，多具深浅相间的条纹。种子多数，扁形，略呈卵形，黑色、红色、白色或黄色，或有斑纹，两面平滑，基部圆，边缘经常稍拱起。果期夏季。

生境分布 全国各地均产。

采收加工 夏季收集西瓜皮，削去内层柔软部分，洗净、晒干。

性味归经 甘、淡，寒。归心、胃经。

功能主治 清热解暑，利水。本品味甘性寒，善清暑热，能解烦渴；淡则渗湿利水，故有此功。

药理作用 有利尿、降压作用。

用量用法 10～30克，煎服。

配伍应用 ①心火亢盛，烦躁不安，口舌生疮：配炒栀子、黄连同用。②暑热尿赤：配金银花、滑石同用。③黄疸，水肿：配白茅根、茵陈同用。④暑热耗气伤津：配西洋参、石斛同用。

使用注意

中寒湿盛者忌用。

夏枯草 Xia Ku Cao

别　　名 枯草穗。

来　　源 本品为唇形科多年生草本植物夏枯草的全草或果穗。

形态特征 多年生草本，有匍匐茎。直立茎方形，高约40厘米，表面暗红色，有细柔毛。叶对生，卵形或椭圆状披针形，先端尖，基部楔形，全缘或有细疏锯齿，两面均披毛，下面有细点；基部叶有长柄。轮伞花序密集顶生成假穗状花序；花冠紫红色。小坚果4枚，卵形。

生境分布 均为野生，多生长于路旁、草地、林边。分布于浙江、江苏、安徽、河南等省。

采收加工 夏季当果穗半枯时采收，晒干入药。

性味归经 辛、苦，寒。归肝、胆经。

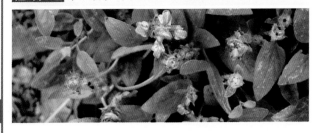

功能主治 泻肝火，散郁结，清肝明目。本品苦寒泄热，辛能散结。主入肝经，能清肝火，散郁结，为治肝热痰火郁结之瘰疬、目珠疼痛之要药。

药理作用 有降压、利尿、收缩子宫、增加肠蠕动、兴奋心脏等作用。对结核杆菌、伤寒杆菌、大肠杆菌及痢疾杆菌有抑制作用。

用量用法 10～15克，煎服；或熬膏服。

配伍应用 ①肝虚目痛（冷泪不止，羞明畏日）：夏枯草25克，香附子50克，共研为末，每服5克，茶汤调下。②黄疸型肝炎：夏枯草、金钱草各30克，丹参18克，水煎，分3次服，连服7～15日，未愈，再服7日。③跌打伤、刀伤：把夏枯草在口中嚼碎后敷在伤处。④巩膜炎：夏枯草、野菊花各30克，水煎，分2～3次服。⑤急性乳腺炎：夏枯草、败酱草各30克，赤芍18克，水煎服，每日2次。⑥急慢性结膜炎：夏枯草、菊花各18克，山栀子15克，蝉蜕9克，甘草6克，水煎服，每日2次。

使用注意

脾胃虚弱者慎用。

决明子　Jue Ming Zi

别　　名	草决明、生决明、炒决明。
来　　源	本品为豆科一年生草本植物决明或小决明的干燥成熟种子。
形态特征	决明：一年生半灌木状草本；高1~2米，上部多分枝，全体被短柔毛。双数羽状复叶互生，有小叶2~4对，在下面两小叶之间的叶轴上有长形暗红色腺体；小叶片倒卵形或倒卵状短圆形，长1.5~6.5厘米，宽1~3厘米，先端圆形，有小突尖，基部楔形，两侧不对称，全缘。幼时两面疏生柔毛。花成对腋生，小花梗长1~2.3厘米；萼片5，分离；花瓣5，黄色，倒卵形，长约12毫米，具短爪，最上瓣先端有凹，基部渐窄；发育雄蕊7，3枚退化。子房细长弯曲，柱头头状。荚果4棱柱状，略扁，稍弯曲。长15~24厘米，果柄长2~4厘米。种子多数，菱状方形，淡褐色或绿棕色，有光泽，两侧面各有一条线形的宽0.3~0.5毫米浅色斜四纹。小决明：与决明形态相似，但植株较小，通常不超过130厘米。下面两对小叶间各有1个腺体；小花梗、果实及果柄均较短；种子较小，两侧各有1条宽1.5~2毫米的绿黄棕色带。具臭气。
生境分布	生长于村边、路旁和旷野等处。分布于安徽、广西、四川、浙江、广东等省（区），南北各地均有栽培。
采收加工	秋季果实成熟后，将全株割下或摘下果荚晒干，打出种子，扬净荚壳及杂质，再晒干。
性味归经	甘、苦、咸、微寒。归肝、肾、大肠经。

使用注意

气虚便溏者慎用。

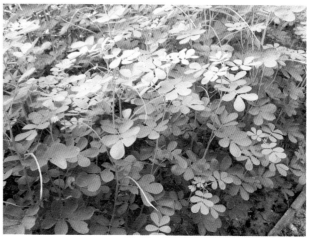

功能主治	清肝明目，润肠通便。本品苦寒可降泄肝经郁热，清肝明目作用好而为眼科常用药；味甘质润而有润肠通便之功。
药理作用	有降压及轻度泻下作用。其醇提取物对葡萄球菌、白喉杆菌及伤寒、副伤寒、大肠杆菌等均有抑制作用，其1：4水浸剂对皮肤真菌有抗菌作用。
用量用法	10~15克，煎服。
配伍应用	①急性结膜炎：决明子、菊花、蝉蜕、青葙子各15克，水煎服。②夜盲症：决明子、枸杞子各9克，猪肝适量，水煎，食肝服汤。③雀目：决明子100克，地肤子50克，上药捣细罗为散，每于食后，以清粥饮调。④习惯性便秘：决明子、郁李仁各18克，沸水冲泡代茶。⑤外感风寒头痛：决明子50克，用火炒后研成细粉，然后用凉开水调和，擦在头部两侧太阳穴处。⑥口腔炎：决明子20克，煎汤，一直到剩一半的量为止，待冷却后，用来漱口。

谷精草　Gu Jing Cao

别　　名	谷精珠。
来　　源	本品为谷精草科一年生草本植物谷精草的干燥带花茎的头状花序。
形态特征	多年生草本；叶通常狭窄，密丛生；叶基生，长披针状线形，有横脉。花小，单性，辐射对称，头状花序球形，顶生，总苞片宽倒卵形或近圆形，花苞片倒卵形，顶端聚尖，蒴果膜质，室背开裂；种子单生，胚乳丰富。蒴果长约1毫米，种子长椭圆形，有毛茸。
生境分布	生长丁溪沟、田边阴湿地带。分布于浙江、

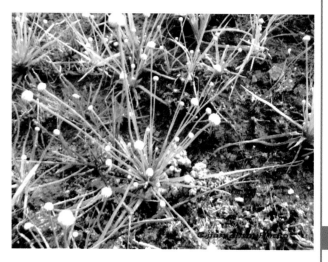

江苏、安徽、江西、湖南、广东、广西等省（区）。

采收加工 秋季采收，将花序连同花茎拔出，除去泥土和须根，晒干，切段，生用。

性味归经 甘，平。归肝、胃经。

功能主治 清肝明目，疏散风热。本品甘平主归肝经，善清肝火而明目；又药用花序轻浮上达，善散风热而疗风热目疾。

药理作用 谷精草水浸剂体外试验对某些皮肤真菌有抑制作用，煎剂对绿脓杆菌、大肠杆菌、肺炎球菌

有抑制作用。

用量用法 6～15克，煎服。

配伍应用 ①偏正头痛：谷精草适量，研为末，加白面糊调匀搜摊纸上贴痛处，干了再换。②鼻血不止：谷精草为末，每服10克，熟面汤送下。③夜盲症：谷精草、苍术各15克，夜明砂9克，猪肝200克，同煮，空腹食肝喝汤。④偏正头痛：谷精草末、铜绿各5克，硝石半分，混匀，随头痛的左、右边，吸入左右鼻孔中。⑤目中翳膜：谷精草、防风各等份，为末，米汤冲服。

使用注意

阴虚血亏目疾者不宜用。

密蒙花　Mi Meng Hua

别　名 蒙花。

来　源 本品为马钱科落叶灌木密蒙花的干燥花蕾及花序。

形态特征 本植物为灌木，高约3米，可达6米。小枝微具四棱，枝及叶柄、叶背、花序等均密被白色至棕黄色星状毛及茸毛。单叶对生，具柄；叶片矩圆状披针形至披针形，长5～12厘米，宽1～4.5厘米，先端渐尖，基部楔形，全缘或有小齿。聚伞花序组成圆锥花序，顶生及腋生，长5～12厘米；花小，花萼及花冠密被毛茸；花萼钟形，4裂；花冠淡紫色至白色，微带黄色，筒状，长1～1.2厘米，直径2～3毫米，先端4裂，裂片卵圆形；雄蕊4，近无花丝，着生于花冠筒中部；子房上位，2室，被毛，蒴果卵形，2瓣裂。种子多数，细小，具翅。小花序花蕾密集，有花蕾数朵至十数朵。

生境分布 生长于山坡、杂木林地、河边和丘陵地带，通常为半阴生。分布于湖北、四川、陕西、河南、广东、广西、云南等省（区）。

采收加工 多在春季花蕾紧密尚未开放时采收。除去杂质，晒干。

性味归经 甘，微寒。归肝经。

功能主治 清热养肝，明目退翳。本品甘寒则清热养阴。主入肝经则清肝热，养肝阴，润肝燥以明目退翳。

药理作用 本品所含刺槐素与槲皮素相似，有维生素PP样作用，能降低皮肤、血管的通透性。以减轻

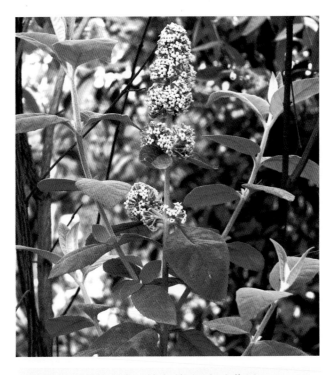

甲醛性炎症，并有利尿和解痉作用。

用量用法 6～10克，煎服。

配伍应用 ①眼障翳：密蒙花、黄柏根（洗锉）各50克，上二味捣罗为末，炼蜜和丸，如梧桐子大。每服十丸至十五丸，食后，临卧熟水下，或煎饧汤下。②结膜炎：密蒙花、菊花、谷精草、桑叶、生地黄、赤芍各9克，山栀、川黄连、桔梗各6克，金银花、连翘、茅根各15克，每日1剂，水煎服。③眼底出血：密蒙花、菊花各10克，红花3克，鲜开水冲泡，加冰糖适量，代茶饮。

使用注意

肝经风热目疾不宜用。

青葙子 Qing Xiang Zi

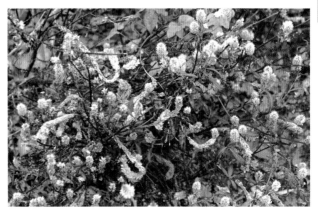

别　　名	鸡冠苋、草决明。
来　　源	本品为苋科一年生草本植物青葙的干燥成熟种子。
形态特征	一年生草本，高达1米。茎直立，绿色或带红紫色，有纵条纹。叶互生，披针形或椭圆状披针形。穗状花序顶生或腋生；苞片、小苞片和花被片干膜质，淡红色，后变白色。胞果卵形，盖裂。种子扁圆形，黑色，有光泽。
生境分布	生长于平原或山坡。分布于我国中部及南部各省（区）。
采收加工	秋季种子成熟时，割下全株或剪下果穗，搓出种子，除去杂质，晒干。
性味归经	苦，微寒。归肝经。
功能主治	清泄肝火，明目退翳。本品苦寒入肝，其性清降，功专清泄肝经实火而明目退翳。
药理作用	其油脂有扩瞳作用。青葙子水煎液（每毫升相当于1克生药）对正常家兔瞳孔无明显影响，连续用药6日后，眼压有轻度下降，和对照组比较差异显著，但不能阻止水负荷后的眼压升高。本品煎剂对绿脓杆菌有较强抑制作用。
用量用法	3～15克，煎服。
配伍应用	①慢性葡萄膜炎：青葙子、白扁豆各15克，元明粉（冲）4.5克，酸枣仁、茯苓各12克，密蒙花、决明子各9克，水煎服。②风毒气眼，翳膜遮睛，不计久新，及内外障眼：青葙子、车前子、五味子、枸杞子、地肤子、菟蔚子、决明子、葶苈子（炒）、麦冬（去心）、细辛（去苗）、官桂（去粗皮）、生地黄、赤茯苓、泽泻（去土）、防风（去叉）、黄芩（去黑心）各30克。上为细末，炼蜜和丸，如梧桐子大，每服20丸，加至30丸。茶清送下，温米饮也得，每日3次。③肝心毒热，丁翳入黑睛，兼治内外一切眼病：青葙子、蓝实、枳实（炒）、炒大黄、菊花、炙甘草各60克，草决明、黄连、菟蔚子、细辛、麻黄、车前子各45克，鲤鱼胆、鸡胆（阴干）各1枚，羚羊角90克。为细末，炼蜜为丸，梧桐子大。每服20丸，饭后茶水送下，每日3次。

使用注意

瞳孔散大及肝肾不足之目疾忌用。

千里光 Qian Li Guang

别　　名	九里光、千里明。
来　　源	为菊科草本植物千里光的地上部分。
形态特征	多年生草本，有攀援状，木质茎，高1～5米，有微毛，后脱落。叶互生，卵状三角形或椭圆状披针形，长4～12厘米，宽2～6厘米，先端渐尖，基部楔形至截形，边缘有不规则缺刻状齿裂或微波状或近全缘，两面疏被细毛。花序顶生，排成伞房状；总苞筒形，总苞片1层；花黄色，舌状花雌性，管状花两性。瘦果圆柱形，有纵沟，被短毛，冠毛白色。花果期秋冬季至次年春。
生境分布	生长于路旁及旷野间。分布于江苏、浙江、安徽、江西、湖南、四川、贵州、云南、广东、广西等地。
采收加工	夏、秋季采收，扎成小把或切段，晒干。

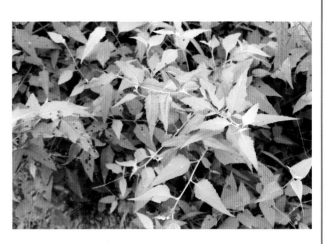

性味归经	苦，平；有小毒。归肝经。
功能主治	清肝明目，清热解毒。本品苦平之性，主归肝经，以其清泄之力而具清肝明目，清热解毒之功。
药理作用	对革兰氏阳性、阴性细菌均有明显抑制作用；对金黄色葡萄球菌、伤寒杆菌、副伤寒杆菌也有

较强抑制作用；还可抗钩端螺旋体和阴道滴虫。

用量用法 15～30克，煎服。外用：适量，捣敷或熬膏服。

配伍应用 ①上呼吸道感染、急性咽炎扁桃体炎、急性支气管炎、肺炎：可单用本品煎服。②急性睑板腺炎、急性、亚急性结膜炎，慢性结膜炎、角膜溃疡、沙眼等：常与夏枯草、野菊花、甘草等配用。也可用千里光鲜叶捣汁灭菌点眼，或煎水熏洗，或配制50%千里光眼药水点眼。③急性尿路感染以及手术后感染：可单用本品煎服。④滴虫性阴道炎、宫颈炎：用千里光15克（或配花椒5克），煎液涂阴道周壁，并用棉球蘸药液塞入阴道，12～24小时后取出，每日1次，5次为1个疗程。⑤疮毒痈肿、丹毒等：用本品捣敷，或煎汁内服、外洗；也可与野菊花配用。⑥足癣及合并症：用千里光配白矾、葛根等量，烘干研末，密闭包装，每袋40克，每晚用1袋倒入盆中，加温水约3000毫升混匀，浸泡患足20分钟，7日为1个疗程，连用3个疗程。

使用注意

脾胃虚寒者慎服。

荷 叶 He Ye

别　　名 干荷叶、荷叶炭、鲜荷叶。

来　　源 本品为睡莲科草本植物的干燥叶。

形态特征 荷叶叶多折成半圆形或扇形，展开后呈类圆形，直径20～50厘米，全缘或稍波状。上表面深绿色或黄绿较粗糙；下表面淡灰棕色，较光滑，有粗脉21～22条，由中心向四周射出，质脆，易破碎。微有清香气，味微苦。

生境分布 生长于水泽、池塘、湖沼或水田内，野生或栽培。全国大部分地区均产。

采收加工 夏、秋两季采收，晒至七、八成干时，除去叶柄，折成半圆形或折扇形，干燥。

性味归经 苦，平。归肝、脾、胃经。

功能主治 清热解暑，升发清阳，止血。本品味苦性平，其气清香，善清夏季之暑邪；药性升浮，归经脾胃，以升发清阳；干品或炒炭用又有止血作用，且止血而不留瘀，用于各种出血症。

药理作用 其浸剂和煎剂可扩张血管，引起中度降压。

用量用法 3～9克，鲜品15～30克，荷叶炭3～6克，煎服。鲜者偏解暑热；干者偏升清阳；炒炭用于止血。

配伍应用 ①黄水疮：荷叶烧炭，研成细末，香油调均，涂敷于患处，每日2次。②腹泻：荷叶洗净，置锅内焖炒成炭，放凉研成细末，取10～15克用白糖冲服，每日3次，数日即愈。③漆疮：干燥荷叶500克，用水5000毫升，煮至2500毫升，擦洗患处，并用贯众末和油涂患部，每日2次，数次即愈。④水肿：枯萎荷叶，烧干研末，每次10克，小米汤冲服，每日3次。

使用注意

胃酸过多、消化性溃疡和龋齿者，及服用滋补药品期间忌服用。尽量少吃生的荷叶，尤其是胃肠功能弱的人更应该谨慎。脾胃虚弱者慎服。

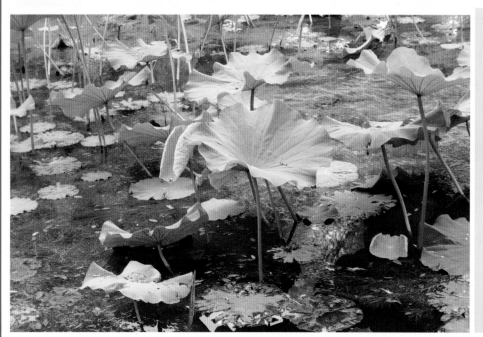

菱角 Ling Jiao

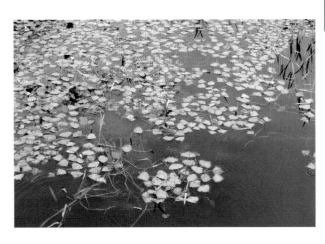

别　名	菱、水菱、水栗。
来　源	本品为菱科植物菱的果肉。
形态特征	菱是一年生草本水生植物，又称"水中落花生"，果实"菱角"为坚果，垂生于密叶下水中，必须全株拿起来倒翻，才可以看得见。秋后成熟，果实变硬，野生菱角如不采摘则渐渐从茎上脱落沉于水底，来年发芽。
生境分布	生长在湖里，各地多有种植。
采收加工	8～9月采收，晒干备用。
性味归经	甘、淡，平。归肠、胃经。
功能主治	清暑解热，除湿祛风，益气健脾。本品甘补淡渗，平而偏凉，主归肠胃，故有此功。
药理作用	其种子的醇浸水液有抗癌作用。
用量用法	30～60克，生食或煮食。
配伍应用	①小儿头部疮毒，也可解酒：鲜菱草茎（去叶及须根）120克，水煎服。②头面黄水疮：老

菱角烧炭存性，研成细末，用麻油调敷患处。③痢疾：红菱角晒干研末，空腹服10克，红痢用老酒送下，白痢用米汤送下。④赘疣（青年性扁平疣、多发性寻常疣）：鲜菱蒂（菱柄），搓擦患处，每日数次。⑤因酗酒引起之口苦、烦渴、咽痛等：菱角粉10～50克，白糖适量，水煎成糊状食用。

使用注意

胃寒脾弱者不宜生食。

第二章 清热药

SHIYONGBENCAOGANGMUCAISETUJIAN

二、清热凉血药

生地黄 Sheng Di Huang

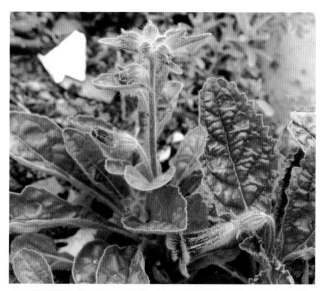

别　名 生地、鲜地黄、鲜生地。

来　源 本品为玄参科多年生草本植物怀庆地黄或地黄的根。

形态特征 多年生草本，全株有白色长柔毛和腺毛。叶基生成丛，倒卵状披针形，基部渐狭成柄，边缘有不整齐钝齿，叶面皱缩，下面略带紫色。花茎由叶丛抽出，花序总状；萼5浅裂；花冠钟形，略2唇状，紫红色，内面常有黄色带紫的条纹。蒴果球形或卵圆形，具宿萼和花柱。花期4～6月，果期7～8月。

生境分布 喜温和气候及阳光充足之地，分布于我国河南、河北、东北及内蒙古，大部分地区有栽培。尤以河南产怀地黄为地道药材。

采收加工 春、秋两季采挖，除去须根，鲜用，为鲜地黄；或将其大小分开，烘焙干燥，为生地黄。

性味归经 甘、苦，寒。归心、肝、肾经。

功能主治 清热凉血，养阴生津。本品苦寒入心肝血分，能清热凉血而泻火；甘寒质润入肾经，能滋阴养血而润燥，故为凉血滋阴之主药。

药理作用 有一定的强心、利尿、升高血压、降低血糖等作用。地黄醇提取物可加速血液凝固，对实验性四氯化碳中毒性肝炎小鼠有保护肝脏、防止肝糖元减少作用；尚能抑制毛状小芽胞癣菌等多种真菌的生长。

用量用法 煎服，10～30克，鲜品用量加倍，或以鲜品捣汁入药。清热生津宜生用，止血宜炒炭用。

配伍应用 ①病后虚汗、口干心躁：熟地黄250克，水三盏，煎一盏半，每日3次。②骨蒸劳热：生地黄一升，捣三度，绞取汁尽，分再服。若利即减之，以凉为度。③吐血咳嗽：熟地黄末，酒服5克，每日3次。④血热生癣：地黄汁频服之。⑤肝肾阴亏，虚热动血，胸腹膨胀：地黄、白茅根各30克，丹参15克，川楝子9克，水煎服。⑥风湿性关节炎：干生地黄90克，切碎，加水600～800毫升，煮沸约1小时，滤去药液约300毫升，为1日量，1次或2次服完。

使用注意

本品性寒滞腻，脾虚腹满便溏及胸闷食少者不宜用。

玄　参 Xuan Shen

别　名 玄台、馥草、黑参、逐马、元参。

来　源 为玄参科多年生草本植物玄参的根。

形态特征 多年生草本，根肥大。茎直立，四棱形，光滑或有腺状毛。茎下部叶对生，近茎顶互生，叶片卵形或卵状长圆形，边缘有细锯齿，下面疏生细毛。聚伞花序顶生，开展成圆锥状，花冠暗紫色，5裂，上面2裂片较长而大，侧面2裂片次之，最下1片裂片最小，蒴果卵圆形，萼宿存。

生境分布 生长于溪边、山坡林下及草丛中。分布于我国长江流域及陕西、福建等省，野生、家种均有。

采收加工 冬季茎叶枯萎时采挖，除去根茎、幼芽、须根及泥沙，晒或烘至半干。堆放3~6日，反复数次至干燥。

性味归经 甘、苦、咸，寒。归肺、胃、肾经。

功能主治 清热凉血，滋阴解毒。本品苦寒能清热泻火解毒，甘寒能滋水养阴，咸寒质润，能软坚润燥。入肾经，能壮肾水以制浮游之火，具有清上彻下之功，为滋阴降火要药。

药理作用 能扩张血管、降血压、降血糖。对多种皮肤真菌和绿脓杆菌有抑制作用；在体外有中和白喉毒素作用。

用量用法 10~15克，煎服。

配伍应用 ①慢性咽喉肿痛：玄参、生地黄各15克，连翘、麦冬各10克，水煎服。②热毒壅盛、气血两燔、高热神昏、发斑发疹：玄参、甘草各10克，石膏30克，知母12克，水牛角60克，粳米9克，水煎服。③瘰疬、颈部淋巴结肿大：玄参、牡蛎、贝母各等份，研粉，炼蜜为丸，每服9克，每日2次。④腮腺炎：玄参15克，板蓝

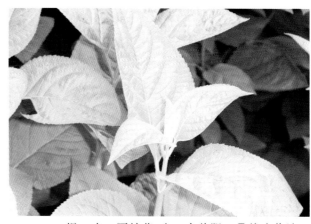

根12克，夏枯草6克，水煎服。⑤热病伤津、口渴便秘：玄参30克，生地、麦冬各24克，水煎服。⑥急性扁桃体炎：玄参15克，连翘、射干、牛蒡子、黄芩、桔梗各10克，薄荷6克，甘草5克，水煎服。⑦热毒炽盛、瘀阻经脉之血栓闭塞性脉管炎：玄参、金银花各30克，当归15克，甘草6克，水煎服。

使用注意

脾胃虚寒、食少便溏者不宜服用。反黎芦。

牡丹皮 Mu Dan Pi

别　名 丹皮、丹根、牡丹根皮。

来　源 本品为毛茛科多年生落叶小灌木植物牡丹的干燥根皮。

形态特征 落叶小灌木，高1~2米，主根粗长。叶为2回3出复叶，小叶卵形或广卵形，顶生小叶片通常3裂。花大型，单生枝顶；萼片5；花瓣5至多数，白色、红色或浅紫色；雄蕊多数；心皮3~5枚，离生。聚合蓇葖果，表面密被黄褐色短毛。根皮呈圆筒状或槽状，外表灰棕色或紫褐色，有横长皮孔及支根痕。去栓皮的外表粉红色，内表面深棕色，并有多数光亮细小结晶（牡丹酚）附着。质硬脆，易折断。

生境分布 生长于向阳、不积水的斜坡、沙质地。分布于

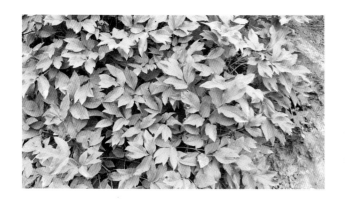

河南、安徽、山东等地，以安徽凤凰山等地的质量最佳。

采收加工 秋季采挖根部，除去细根，剥取根皮，晒干。生用、炒用或炒炭用。

性味归经 辛、苦，微寒。归心、肝、肾经。

功能主治 清热凉血，活血散瘀。本品苦寒清泻，辛香行散，归心肝走血分，故有清热凉血、活血散瘀之功。

用量用法 6~12克，煎服。清热凉血宜生用，活血化瘀酒炒用，止血宜炒炭用。

药理作用 具镇静、催眠、抗惊厥、镇痛、退热、降低血管通透性、降血压和抑菌作用。

配伍应用 ①通经：牡丹皮6~9克，仙鹤草、六月雪、槐花各9~12克，水煎，冲黄酒、红糖，经行时早晚空腹服。②肾虚腰痛：牡丹皮、萆薢、白术、桂（去粗皮）各等份，上四味，捣罗为散。每服15克，温酒调下。③过敏性鼻炎：牡丹皮9克，水煎服，连服10日为1个疗程。④牙痛：牡丹皮、防风、生地黄、当归各20克，升麻15克，青皮12克，细辛5克，水煎服。⑤阑尾炎初起、腹痛便秘：牡丹皮12克，生大黄8克，红藤、金银花各15克，水煎服。

使用注意

血虚有寒，月经过多及孕妇不宜用。

赤芍 Chi Shao

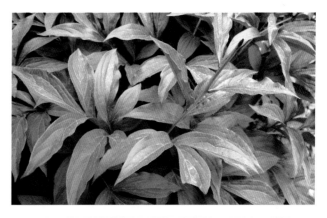

别　名 红芍药、山芍药、草芍药、木芍药、赤芍药。

来　源 本品为毛茛科多年生草本植物草芍药或川芍药的根。

形态特征 川赤芍为多年生草本。茎直立。茎下部叶为2回3出复叶，小叶通常二回深裂，小裂片宽0.5~1.8厘米。花2~4朵生茎顶端和其下的叶腋；花瓣6~9，紫红色或粉红色；雄蕊多数；心皮2~5。蓇葖果密被黄色绒毛。根为圆柱形，稍弯曲。表面暗褐色或暗棕色，粗糙，有横向突起的皮孔，手搓则外皮易破而脱落（俗称糟皮）。

生境分布 生长于山坡林下草丛中及路旁。分布于内蒙古、四川及东北各地。

采收加工 春、秋两季采挖，除去根头、须根及泥土，晒干。

性味归经 苦、辛，微寒。归肝经。

功能主治 清热凉血，散瘀止痛。本品辛散苦降，主入肝经血分，故能清血分实热，散瘀血留滞，为凉血祛瘀之要药。

药理作用 有解热、镇静、镇痛、解痉、抗惊厥、扩张血管等作用，并能抗菌及抑制流感病毒。

用量用法 煎服，6~15克。

配伍应用 ①血热炎症、热蕴疮痈：赤芍、金银花各9克，天花粉、白芷、陈皮、防风、当归、贝母、没药、乳香、甘草各3克，水、酒各半煎为仙方活命饮，温服。②血瘀疼痛、血瘀痛经：赤芍、延胡索、香附、乌药、当归各6克，水煎服。③胁肋瘀痛：赤芍9克，青皮、郁金各6克，水煎服。④血瘀头痛：赤芍、川芎各9克，当归、白芷、羌活各6克，水煎服。⑤冠心病、心绞痛：赤芍10克，丹参20克，降香、川芎各15克，水煎服。⑥顽固性口腔溃疡：赤芍、茯苓、土贝母各15克，黄连、青皮各10克，苍术、枳壳各12克，莱菔子20克，甘草6克，水煎服200毫升，2次分服，每日1剂。⑦子宫肌瘤：赤芍、茯苓、桂枝各15克，丹皮10克，桃仁、莪术、三棱各12克，水煎服，每日1剂。

使用注意

血寒经闭不宜用。反藜芦。

紫草 Zi Cao

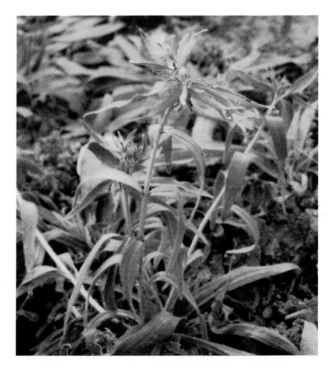

别　名 紫丹、紫根、山紫草、紫草茸、紫草根、硬紫草。

来　源 本品为紫草科多年生草本植物紫草和新疆紫草及内蒙古紫草的干燥根。

形态特征 紫草为多年生草本。高50~90厘米。全株被糙毛。根长条状，略弯曲，肥厚，紫红色。茎直立，上部分枝。叶互生，具短柄或无柄，叶片粗糙，卵状披针形，全缘或稍呈不规则波状。总状聚伞花序；苞片叶状，披针形或窄卵形，两面具粗毛；萼片5极针形，基部微合生；花冠白色，筒状，先端5裂，喉部有5个小鳞片，基部被毛；雄蕊5；子房4深裂，花柱单一，线形，柱头2裂，小坚果卵圆形，灰白色或淡褐色，平滑有光泽。花期5~6月，果期7~8月。

生境分布 生长于路边、荒山、田野及干燥多石山坡的灌木丛中。分布于辽宁、湖南、湖北、新疆等地。

采收加工 春、秋两季采挖，除去茎叶，晒干，润透切片用。

性味归经 甘，寒。归心、肝经。

功能主治 凉血活血，解毒透疹。本品甘寒质润，为清润之品。入心、肝走血分，故能凉血、解毒润燥，并有活血透疹作用。

用量用法 其煎剂对心脏有明显兴奋作用；有缓和的解热作用，对金黄色葡萄球菌、流感病毒、羊毛状小芽孢癣等有抑制作用。有避孕作用，对绒毛膜上皮癌及恶性葡萄胎有一定治疗作用。

药理作用 煎服，3～10克。外用：适量，熬膏或用油浸液涂擦。

使用注意

本品性寒滑有通便作用，脾虚便溏者忌服。

配伍应用 ①预防麻疹：紫草10克，水煎服。②小儿麻疹：紫草10克，甘草3克，水煎代茶。③宫颈糜烂：紫草200克，香油750毫升，将紫草炸枯后过滤即得，用时以紫草油棉球涂擦宫颈及阴道中、上端，隔日1次。④湿热黄疸：紫草9克，茵陈30克，水煎服。⑤烧烫伤：紫草80克，麻油500毫升，煎熬后去渣得油，待冷后加入冰片2克，搅匀备用。用时以纱布浸油铺放于创面上，或直接涂于创面上。⑥预防麻疹：紫草6克，甘草1.5～3克，水煎服，连服3日。⑦水火烫伤：紫草、黄连各30克，大黄50克，麻油100毫升，煎熬后过滤，每1毫升，加冰片0.1克，摇匀，涂布患处。

水牛角　Shui Niu Jiao

来　源 本品为牛科动物水牛的角。

形态特征 水牛为大家畜，体壮，蹄大，额方，鼻宽，嘴向前伸，下额和颈几乎与地面平行。公、母牛皆有角，角呈方棱状或成三角形，弧形对生，角面多带纹。上颚无门齿及犬齿，臼齿皆强大，颈较短。体躯肥满，腰隆凸，四肢强健，肢具四趾，各有蹄，前2趾着地，后2趾不着地而悬蹄。毛粗硬，稀疏，皮毛黑灰色而有光泽，冬季则为青灰色，品种不多，毛色以灰青、石板青为多，黑色、黄褐色为少，纯白色则较罕见。

生境分布 全国各地均有饲养，分布华南、华东地区。

采收加工 取角后，水煮，除去角塞，干燥。或劈开，用热水浸泡，捞出，镑片，晒干。

性味归经 咸，寒。归心、肝、胃经。

功能主治 清热，凉血，解毒。本品性寒凉，归心、肝走血分，而有清热凉血解毒之功。

药理作用 有强心、镇静、抗炎、抗感染、缩短出血、降低毛细血管通透性、兴奋垂体肾上腺系统等作用。

用量用法 煎服，6～15克，宜锉碎先煎，或锉末冲服。

配伍应用 ①温热病热入血分，高热神昏谵语，惊风抽搐：可以水牛角浓缩粉配玄参、石膏、羚羊角等药用。②热病神昏，或中风偏瘫，神志不清：配牛黄、黄芩、珍珠母等药用，如清开灵注射液（口服液）。③血热癫狂：可配石菖蒲、连翘、玄参等药用，如抗热解痉丸。④血热妄行斑疹、吐衄：配生地黄、赤芍、牡丹皮等药用，如清热地黄丸。⑤痈肿疮疡，咽喉肿痛：配黄连、连翘、黄芩等药用，如水牛角解毒丸。

使用注意

脾胃虚寒者不宜用。

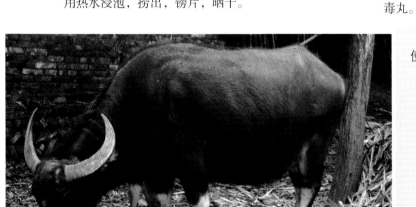

三、清热燥湿药

黄芩 Huang Qin

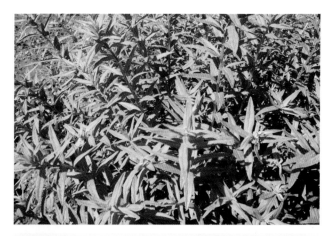

别　名 腐肠、宿肠、子芩、条芩、黄金茶根、土金茶根。

来　源 本品为唇形科多年生草本植物黄芩的根。

形态特征 多年生草本，茎高20～60厘米，四棱形，多分枝。叶披针形，对生，茎上部叶略小，全缘，上面深绿色，无毛或疏被短毛，下面有散在的暗腺点。圆锥花序顶生。花蓝紫色，二唇形，常偏向一侧、小坚果，黑色。

生境分布 生长于山顶、林缘、路旁、山坡等向阳较干燥的地方。分布于河北、山西、内蒙古，以及河南、陕西等地。以山西产量最多，河北承德产者质量最好。

采收加工 春、秋两季采挖，除去残茎、须根，撞去粗皮，晒干。

性味归经 苦，寒。归肺、胃、胆、大肠、小肠经。

功能主治 清热燥湿，泻火解毒，安胎，止血。本品苦燥湿、寒清热，为清热燥湿，泻火解毒常用之品。能清肺胃胆大小肠及诸经之湿热火邪，湿热去则不扰血动胎，故又能止血安胎。

药理作用 有广谱抗菌作用，并能降低血管通透性，降压、利尿、利胆、解痉、镇静、抗过敏和抑制流感病毒

用量用法 3～10克，煎服。清热多生用，安胎多炒用，止血多炒炭用，清上焦热多酒炒用。子芩偏泻大肠火，清下焦湿热；枯芩偏泻肺火，清上焦热。

配伍应用 ①泄泻热痢：黄芩、白芍、葛根各10克，白头翁15克，水煎服。②偏正头痛：黄芩片适量，酒浸透，晒干为末，每服3克，茶、酒下。③慢性气管炎：黄芩、葶苈子各等份，共为细末，糖衣为片，每片含生药0.8克，每日3次，每次5片。④崩中下血：黄芩适量，为细末，每服5克，烧秤锤淬酒调下。⑤胎热胎动不安：黄芩10克，生地黄、竹茹各15克，水煎服。⑥尿路感染、血尿：黄芩片24克，水煎，分3次服。

使用注意

苦寒伤胃，脾胃虚寒者不宜使用。

黄连 Huang Lian

别　名 味连、支连、王连、云连、雅连、川连。

来　源 本品为毛茛科多年生草本植物黄连和三角叶黄连的根茎。

形态特征 黄连，多年生草本，高15～25厘米。根茎黄色、成簇生长。叶基生，具长柄，叶片稍带革质，卵状三角形，三全裂，中央裂片稍呈棱形，具柄，长约为宽的1.5～2倍，羽状深裂，边缘具锐锯齿；侧生裂片斜卵形，比中央裂片短，叶面沿脉被短柔毛。花葶1～2，二歧或多歧聚伞花序，有花3～8朵，萼片5，黄绿色，长椭圆状卵形至披针形，长9～12.5毫米；花瓣线形或线状披针形，长5～7毫米，中央有蜜槽；雄蕊多数，外轮比花瓣略短；心皮

8～12。蓇葖果具柄。三角叶黄连，与上种不同点为：叶的裂片均具十分明显的小柄，中央裂片三角状卵形，4～6对羽状深裂，二回裂片彼此密接；雄蕊长为花瓣之半，种子不育。

生境分布 生长于海拔1000～1900米的山谷、凉湿荫蔽密林中。黄连多系栽培，分布于我国中部及南部各省。四川、云南产量较大。

采收加工 秋季采挖，除去苗叶、须根及泥沙，干燥，撞去残留须根。生用或炒用。

性味归经 苦，寒。归心、肝、胃、大肠经。

功能主治 清热燥湿，泻火解毒。本品性寒能清，味苦能燥，有清热燥湿，泻火解毒之功。主入心胃大肠经，尤长于泻心火，清肠胃湿热，而为清心、止痢、除烦之主药。

药理作用 具广谱抗菌作用，并能抑制钩端螺旋体、阿米巴原虫、流感病毒及各种致病性真菌。小檗碱在体内可增强白血球的吞噬功能，扩张末梢血管、降低血压、利胆、解热、抗利尿、局部麻醉、镇静、镇痛及抗肿瘤作用。

用量用法 煎服，2～10克；或1～1.5克，入丸、散。外用：适量。炒用制其寒性，姜汁炒清胃止呕，

使用注意

苦寒易伤脾胃，故脾胃虚寒者慎用。

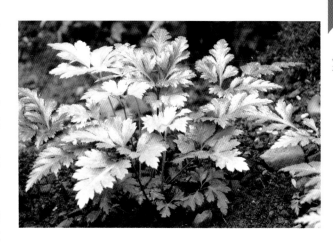

酒炒清上焦火，吴茱萸炒清肝胆火。

配伍应用 ①痔疮：黄连100克，煎膏，加入等份芒硝、冰片5克，痔疮敷上即消。②黄疸：黄连5克，茵陈15克，栀子10克，水煎服。③痈疮、湿疮、耳道流脓：黄连研末，茶油调涂患处。④颈痈、背痈：黄连、黄芩、炙甘草各6克，栀子、枳实、柴胡、赤芍、银花各9克，水煎取药汁。⑤心肾不交失眠：黄连、肉桂各5克，半夏、炙甘草各20克，水煎服。

黄柏　Huang Bai

别　名 元柏、黄檗、檗木。

来　源 本品为芸香科落叶乔木植物黄檗（关黄柏）和黄皮树（川黄柏）的除去栓皮的树皮。

形态特征 黄皮树：落叶乔木，高10～12米。单数羽状复叶，对生；小叶7～15，矩圆状披针形及矩圆状卵形，长9～15厘米，宽3～15厘米，顶端长渐尖，基部宽楔形或圆形，不对称，上面仅中脉密被短毛，下面密被长柔毛，花单性，雌雄异味，排成顶生圆锥花序，花序轴密被短毛；果轴及果枝粗大，常密被短毛；浆果状核果球形，熟时黑色，有核5～6。黄柏：与上种类似，但树皮的木栓层厚，小叶5～13片，下表面仅中脉基部有长柔毛。川黄柏：为板片状或浅槽状，厚3～7毫米。外表面鲜黄色或黄棕色，有不规则裂纹，偶有残留灰棕色木栓。内表面暗黄色或棕黄色，有细密纵线纹，质坚，断面深黄色，层状，纤维性。关黄柏：较上略薄。厚2～4毫米，表面较上色浅，为棕黄色或灰黄色，栓皮厚，往往残留于外表面。

生境分布 生长于沟边、路旁土壤比较肥沃的潮湿地。关

黄柏分布于辽宁、吉林、河北等地；川黄柏分布于四川、贵州、湖北、云南等地。

采收加工 清明前后，剥取树皮，刮去粗皮，晒干压平，润透切丝或切片，生用或盐水炙、炒炭用。

性味归经 苦，寒。归肾、膀胱、大肠经。

功能主治 清热燥湿，泻火解毒，退热除蒸。本品寒以清热，苦以燥湿，有清热燥湿，泻火解毒作用，入肾经，长于泻肾火而退虚热，除骨蒸，故有此功。

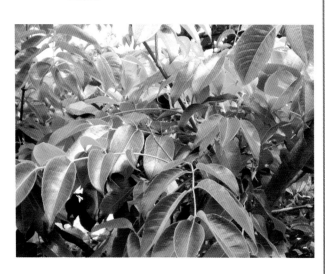

其抗菌谱和抗菌效力弱于黄连，对血小板有保护作用。还有利尿、降压、解热、降血糖作用。

用量用法 煎服，5～10克，或入丸、散。外用：适量。
药理作用 清热燥湿解毒多生用，泻火除蒸退热多盐水炙用，止血多炒炭用。
配伍应用 ①黄水疮：黄柏、煅石膏各30克，枯矾12克，共研细粉，茶油调涂患处，每日1～2次。②消渴尿多能食：黄柏500克，水500毫升，煮三、五沸，渴即饮用，恣饮数日。③口中及舌上生疮：捣黄檗含之。④小儿脐疮不合：黄柏末涂之。⑤新生儿脐炎：黄柏5克，煅石膏1克，枯矾1克，共研极细末，涂患处，每日2～3次。⑥下肢足膝肿痛：黄柏、苍术、牛膝各12克，水煎服。

使用注意

本品苦寒，易伤胃气，故脾胃虚寒者忌用。

龙胆草　Long Dan Cao

别　　名 胆草、草龙胆、山龙胆、水龙胆、龙须草。
来　　源 本品为龙胆科多年生草本植物条叶龙胆、龙胆、三花龙胆或坚龙胆的干燥根及根茎。前三种习称"龙胆"，后一种习称"坚龙胆"。
形态特征 多年生草本，高30～60厘米；黄白色，绳索状，长20厘米以上。茎直立，粗壮，常带紫褐色，粗糙。叶对生，卵形或卵状披针形，长3～7厘米，宽1～2厘米，有3～5条脉，急尖或渐尖，无柄，边缘及下面主脉粗糙。花簇生茎端或叶腋；苞片披针形，与花萼近等长；花萼钟状，长2.5～3厘米，裂片条状披针形，与萼筒近等长；花冠筒状钟形，蓝紫色，长4～5厘米，裂片卵形，尖，褶三角形，稀二齿裂；雄蕊5，花丝基部有宽翅；花柱短，柱头2裂。蒴果矩圆形，有柄；种子条形，边缘有翅。
生境分布 生长于草甸、灌丛或林缘。各地均有分布。以东北产量最大，故习称"关龙胆"。
采收加工 春、秋两季采挖，洗净，晒干，切段，生用。
性味归经 苦，寒。归肝、胆、膀胱经。
功能主治 清热燥湿，泻肝胆火。本品苦寒燥湿而降泄，泻火而清热，归肝胆经而以泻肝经实火为长，故有此功。
药理作用 本品对绿脓杆菌、变形杆菌、伤寒杆菌、金黄色葡萄球菌、某些皮肤真菌及钩端螺旋体均有一定抑制作用，并有抗炎及镇静、降压、保肝、利胆等作用。少量口服，可反射性增强胃液分泌，并能增加游离酸，有助消化、增进食欲作用。

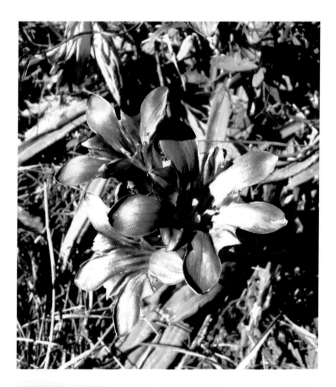

用量用法 3～6克，煎服。外用：适量。
配伍应用 ①目赤肿痛：龙胆草15～30克，捣汁服。②急性黄疸型肝炎：龙胆、茵陈、栀子各12克，郁金、黄柏各6克，大枣6枚，水煎服。③皮肤刀伤肿痛：龙胆草适量，加茶油，捣烂，贴患处。④带状疱疹：龙胆草30克，丹参15克，川芎10克，水煎服。便秘者加大黄12克。⑤腮腺炎：龙胆草、鸭舌草各适量，加红糖共捣烂，贴患处。⑥滴虫性阴道炎：龙胆草、苦参各15克，百部、枯矾、黄柏、川椒各10克，水煎，热熏。

使用注意

脾胃虚寒者忌用；阴虚津伤者慎用。

苦参 Ku Shen

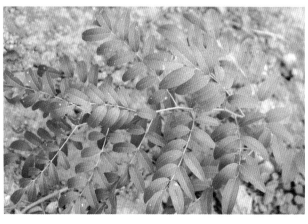

别　名	苦骨、地骨、川参、牛参、地参、山槐根、凤凰爪、野槐根。
来　源	本品为豆科多年生落叶亚灌木植物苦参的根。
形态特征	本植物为落叶灌木，高0.5～1.5米。叶为奇数羽状复叶，托叶线形，小叶片11～25，长椭圆形或长椭圆披针形，长2～4.5毫米，宽0.8～2厘米，上面无毛，下面疏被柔毛。总状花序顶生，花冠蝶形，淡黄色，雄蕊10，离生，仅基部联合，子房被毛。荚果线形，于种子间缢缩，呈念珠状，熟后不开裂。
生境分布	生长于沙地或向阳山坡草丛中及溪沟边。我国各地均产。
采收加工	春、秋两季采收，除去芦头、须根，洗净，切片，晒干生用。
性味归经	苦，寒。归心、肝、胃、大肠、膀胱经。
功能主治	清热燥湿，杀虫利尿。本品苦寒，其性沉降，归心、胃、膀胱经，可泻心胃之火，利膀胱湿热，故有清热燥湿，杀虫利尿之功。
药理作用	苦参对结核杆菌及多种皮肤真菌有抑制作用；有抗滴虫、抗阿米巴原虫及利尿作用。
用量用法	煎服，3～10克，外用：适量。

使用注意

脾胃虚寒及阴虚津伤者忌用或慎用。反藜芦。

配伍应用	①血痢不止：苦参适量，炒焦为末，水丸梧子大，每服十五丸，米饮下。②瘰疬结核：苦参200克，捣末，牛膝汁丸如绿豆大，每暖水下二十丸，日服。③嗜睡眠：苦参150克，白术100克，大黄50克，捣末，蜜丸如梧子大，每食后服三十丸。④婴儿湿疹：先将苦参30克浓煎取汁，去渣，再将打散的1个鸡蛋及红糖30克同时加入，煮熟即可，饮汤，每日1次，连用6日。⑤心悸：苦参20克，水煎服。⑥白癜风：苦参50克，丹参、当归尾各25克，川芎15克，防风20克，粉碎如黄豆大，加入500毫升75%酒精内密封1周，取药液外搽皮损，每日3次。

秦皮 Qin Pi

别　名	秦白皮、青榔木、鸡糠树、白荆树。
来　源	本品为木犀科落叶乔木植物苦枥白蜡树、白蜡树或小叶白蜡树的茎皮。
形态特征	白蜡树为乔木，高10厘米左右。叶对生，单数羽状复叶，小叶5～9枚，以7枚为多数，椭圆或椭圆状卵形，顶端渐尖或钝。花圆锥形，花小；雄性花两性花异株，通常无花瓣，花轴无毛，雌雄异株。
生境分布	生长于山沟、山坡及丛林中。分布于陕西、河北、河南、吉林、辽宁等地。
采收加工	春、秋两季剥取干皮，晒干，生用。
性味归经	苦，寒。归肝、胆、大肠经。
功能主治	清热燥湿，清肝明目。本品苦

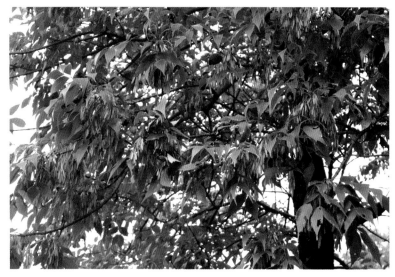

寒能清热燥湿，入肝胆大肠经，能清肝胆之火，泻大肠湿热，故有此功。

药理作用	有利尿、解热、消炎、抑菌、收敛、止泻、止痛、镇静及止咳、祛痰、平喘功能。
用量用法	3～10克，煎服。外用：适量。
配伍应用	①腹泻：秦皮15克，水煎加糖，分服。②麦

粒肿，大便干燥：秦皮15克，大黄10克，水煎服，孕妇忌服。③小儿惊痫发热及变蒸发热：秦皮、茯苓各5克，甘草五分，灯心二十根，水煎服。④阴道炎：秦皮12克，乌梅30克，加水煎煮，去渣取汁，临用时加白糖食

疗，每日2次，空腹食用。⑤慢性细菌性痢疾：秦皮12克，生地榆、椿皮各9克，水煎服。⑥急性菌痢：秦皮、苦参各12克，炒莱菔子、广木香各9克，共为细末，开水调服，每次9～12克，每日3～4次。

使用注意

胃虚食少者不宜用。

白鲜皮 Bai Xian Pi

別　名 藓皮、北鲜皮、臭根皮、白膻皮。
来　源 本品为芸香科多年生草本植物白鲜的根皮。
形态特征 多年生草本，基部木本，高可达1米，全株有强烈香气。根肉质，黄白色，多分枝。茎幼嫩部分密被白色的长毛及凸起的腺点。单数羽状复叶互生，小叶9～13，卵形至卵状披针形，边缘有锯齿，沿脉被柔毛，密布腺点（油室），叶柄及叶轴两侧有狭翅。总状花序顶生，花梗具条形苞片1枚，花白色，有淡红色条纹，萼片5，花瓣5，雄蕊10，蒴果5裂，密被棕黑色腺点及白色腺毛。皮呈卷筒状，少有双卷筒状，长5～15厘米，直径1～2厘米，厚2～5毫米。外表面灰白色或淡灰黄色，具细纵纹及细根痕，常有突起的颗粒状小点，内表面类白色，平滑。质松脆，易折断，折断时有白粉飞扬，断面乳白色，略带层片状，迎光可见细小亮点。
生境分布 生长于土坡、灌木丛中、森林下及山坡阳坡。分布于辽宁、河北、四川、江苏等地。
采收加工 春、秋两季采挖根部，去须根和外部糙皮，纵向剖开，抽去木心，切片，晒干用。
性味归经 苦，寒。归脾、胃经。

功能主治 清热燥湿，祛风解毒。本品性味苦寒，故能清热燥湿，泻火解毒，归脾胃经走肌肉，又能祛风除湿止痒，故有此功。
药理作用 对多种致病真菌有抑制作用，有解热作用。
用量用法 6～10克，煎服。外用：适量。
配伍应用 ①慢性湿疹：白鲜皮、防风各9克，当归、薄荷、甘草各6克，白蒺藜12克，水煎服。②痈黄：白鲜皮、茵陈蒿各等份，水煎服，每日2次。③疥癣、慢性湿疹：白鲜皮、地肤子、苦参、蛇床子各10克，水煎熏洗患处。④湿热黄疸：白鲜皮、茵陈各9克，水煎服。⑤脚癣、湿疹、疥癣：白鲜皮50克，鲜木槿皮150克，加95%乙醇1000毫升浸泡数日即得，每日外涂数次。

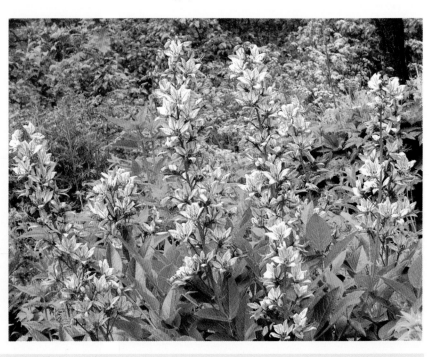

使用注意

虚寒患者慎用。

椿 皮 Chun Pi

别　名 樗白皮、炒椿皮、椿根皮、椿根白皮。

来　源 本品为苦木科落叶乔木植物椿（樗）的根皮或树皮。

形态特征 落叶乔木。树皮灰褐色。叶互生，羽状复叶，小叶13～25，卵状披针形，长7～12厘米，宽2～4.5厘米，先端渐尖，基部截形，近基部有1～2对粗齿，齿尖背面有1腺体，揉碎有臭气。圆锥花序顶生，花小，白色带绿，杂性。翅果扁平，长椭圆形，1～6个着生于1果柄上，每个翅果中部具1种子。花期6～7月，果期9月。

生境分布 生长于山坡、路旁，或栽培于庭院、村边。分布于山西、江苏、甘肃、河北等地。

采收加工 全年均可剥取，晒干，或刮去粗皮晒干。生用或麸炒用。

性味归经 苦，寒。归脾、胃经。

功能主治 清热燥湿，祛风解毒。本品性味苦寒，故能清热燥湿，泻火解毒，归脾胃经走肌肉，又能祛风除湿止痒，故有此功。

药理作用 对多种致病真菌有抑制作用，有解热作用。

用量用法 6～10克，煎服。外用：适量。

配伍应用 ①阿米巴痢疾：干樗根白皮10克，加水至600毫升，煎汁浓缩至100毫升，成为1∶1煎剂，每日3次，每次10毫升，一般7日为1个疗程。②便血：樗根白皮120克，切碎，绿豆芽（生）、萝卜（生）各120克榨取鲜汁，混合后加水煎煮过滤，冲入黄酒适量，临睡时炖温服，小儿酌减。③胃及十二指肠溃疡病：将臭椿树皮剥下后，除去最外一层青皮，用内面厚白皮，晒干炒成老黄色研粉，制成丸、散、片均可，每日3次，每次6～9克。④慢性痢疾、便血：臭椿根皮30克，配金银花（焙）、滑石各15克，研末，面糊为丸，每服3克，每日3次；或单有本品焙干研末，每用9克，开水送服，每日2次。⑤痔瘘便血：将本品研末，醋糊为丸服。⑥疥癣湿疮：用本品煎水外洗。

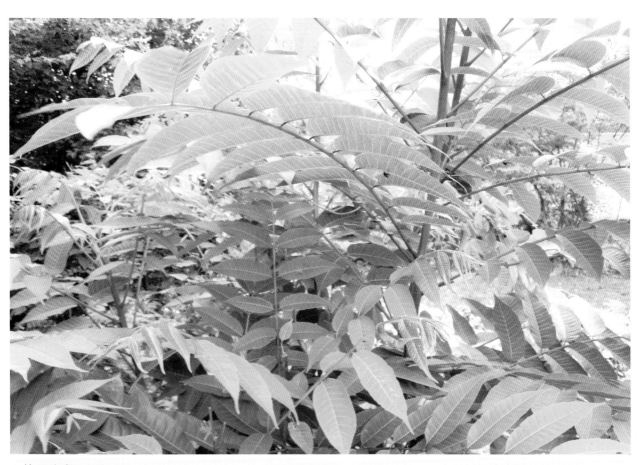

使用注意

虚寒患者慎用。

四、清热解毒药

金银花　Jin Yin Hua

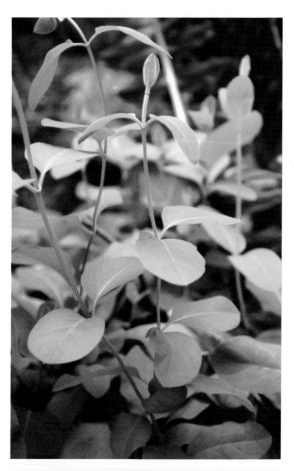

别　　名　银花、双花、二宝花、忍冬花、金银藤。

来　　源　本品为忍冬科多年生常绿缠绕性木质藤本植物忍冬、红腺忍冬、山银花或毛花柱忍冬的干燥花蕾或带初开的花。

形态特征　为半常绿缠绕性藤本，全株密被短柔毛。叶对生，卵圆形至长卵形，常绿。花成对腋生，花冠2唇形，初开时呈白色，二三日后转变为黄色，所以称为金银花，外被柔毛及腺毛。浆果球形，成熟时呈黑色。花蕾呈棒状略弯曲，长1.5～3.5厘米，表面黄色至浅黄棕色，被短柔毛，花冠筒状，稍开裂，内有雄蕊5枚，雌蕊1枚。

生境分布　生长于路旁、山坡灌木丛或疏林中。我国南北各地均有分布，以山东产量大，河南新密所产质佳。

采收加工　夏初当花苞未发时采摘，阴干，或用硫磺熏后干燥。生用、炒用或制成露剂使用。

性味归经　甘，寒。归肺、胃、心经。

功能主治　清热解毒，疏散风热，凉血止血。本品甘可缓急解毒，寒可清热泻火，其质轻气芳香，入肺能宣散风热，归心经走血分又能凉血止血，故有此功。

药理作用　具广谱抗菌作用，对金黄色葡萄球菌、痢疾杆菌等有较强抑制作用，对钩端螺旋体、流感病毒及致病霉菌等多种病原微生物也有抑制作用；有明显抗炎、解热作用及一定降低胆固醇作用；其水及酒浸液对肉瘤180及艾氏腹水瘤有明显的细胞毒作用。

用量用法　10～15克，煎服。外用：适量。清热解毒宜生用，凉血止痢宜炒炭用。

配伍应用　①咽喉炎：金银花15克，生甘草3克，煎水含漱。②感冒发热、头痛咽痛：金银花60克，山楂20克，煎水代茶饮。③痢疾：金银花15克，焙干研末，水调服。④热闭：金银花60克，菊花30克，甘草20克，水煎服，代茶频饮。⑤胆囊炎肋痛：金银花50克，花茶叶20克，沏水当茶喝。⑥热结所致的便秘：金银花15克，蜜糖30克，先将金银花煎水，去渣放凉，分次加入蜜糖溶化后饮用。煎时不要太浓，一般煎成两碗银花汁，瓶贮分冲，冲蜜糖服。⑦慢性咽喉炎：金银花、人参叶各15克，甘草3克，开水泡，代茶饮。

使用注意

脾胃虚寒及气虚疮疡脓清者忌用。

连翘 Lian Qiao

别　名 空壳、空翘、落翘、黄花条、旱莲子。

来　源 本品为木犀科落叶灌木植物连翘的干燥果实。

形态特征 落叶灌木，高2～3米。茎丛生，小枝通常下垂，褐色，略呈四棱状，皮孔明显，中空。单叶对生或3小叶丛生，卵形或长圆状卵形，长3～10厘米，宽2～4厘米，无毛，先端锐尖或钝，基部圆形，边缘有不整齐锯齿。花先叶开放。一至数朵，腋生，金黄色，长约2.5厘米。花萼合生，与花冠筒约等长，上部4深裂；花冠基部联合成管状，上部4裂，雄蕊2枚，着生花冠基部，不超出花冠，子房卵圆形，花柱细长，柱头2裂。蒴果狭卵形，稍扁，木质，长约1.5厘米，成熟时2瓣裂。种子多数，棕色、扁平，一侧有薄翅。

生境分布 生长于山野荒坡或栽培。分布于我国东北、华北及长江流域。

采收加工 秋季果实初熟尚带绿色时采收，除去杂质，蒸熟，晒干，习称青翘；果实熟透时采收，晒干，除去杂质，习称老翘。以青翘为质佳，生用。

性味归经 苦，微寒。归肺、心、胆经。

功能主治 清热解毒，消痈散结，疏散风热。本品味苦性寒则清热解毒，质轻上浮以散上焦风热；入心经则清心火而有消痈散结之功。

药理作用 有广谱抗菌作用，对流感病毒、真菌有一定抑制作用；有抗炎作用；所含齐墩果酸有强心、利尿及降压作用；有抗肝损伤作用及镇吐作用。

用量用法 3～15克，煎服。

配伍应用 ①肠痈：连翘15克，黄芩、栀子各12克，金银花18克，水煎服。②舌破生疮：连翘25克，黄柏15克，甘草10克，水煎含漱。③麻疹：连翘6克，牛蒡子5克，绿茶1克，研末，沸水冲泡。④阴道滴虫：连翘100克，放砂锅中加水600～700毫升，煎取200毫升，过滤去渣，温度适宜时用小块无菌纱布浸药汁后塞入阴道，每日1次，每次保留3～4小时，连用至愈。⑤风热感冒：连翘、金银花各10克，薄荷6克，水煎服。⑥乳腺炎：连翘、蒲公英、川贝母各6克，水煎服。

使用注意

脾胃虚寒及气虚脓清者不宜用。

紫花地丁 Zi Hua Di Ding

别　名 地丁、地丁草、紫地丁、堇堇草。

来　源 本品为堇菜科多年生草本植物紫花地丁的干燥全草。

形态特征 多年生草本，全株具短白毛、主根较粗。叶基生，狭叶披针形或卵状披针形，顶端圆或钝，稍下延于叶柄成翅状，边缘具浅圆齿，托叶膜质。花两侧对称、具长梗，卵状披针形，基部附器矩形或半圆形、顶端截形、圆形或有小齿。蒴果椭圆形，熟时3裂。

生境分布 生长于路旁、田埂和圃地中。分布于江苏、浙江、安徽及东北地区。

采收加工 夏秋果实成熟时采收，洗净鲜用或晒干，切段生用。

性味归经 苦、辛，寒。归心、肝经。

功能主治 清热解毒，消痈散结。本品苦泄辛散，寒以清热，入心肝走血分，而能清热解毒，凉血消肿。

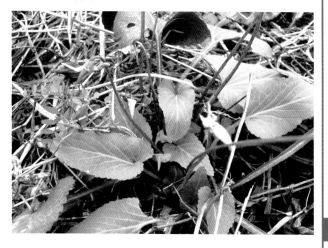

第二章　清热药

SHIYONGBENCAOGANGMUCAISETUJIAN

53

| 药理作用 | 对结核杆菌、痢疾杆菌、金黄色葡萄球菌、肺炎球菌、皮肤真菌及钩端螺旋体有抑制作用。此外，尚有解热、消肿、消炎作用。 |

| 用量用法 | 15～30克，煎服。外用：适量。 |

| 配伍应用 | ①中耳炎：紫花地丁12克，蒲公英10克（鲜者加倍），将上药捣料，置热水瓶中，以沸水冲泡大半瓶，盖闷10多分钟后，1日内数次饮完。②丹毒：紫花地丁、半边莲各 |

12克，蒲公英10克，把上药捣碎，放入热水瓶中，冲入适量沸水闷泡15分钟，代茶频饮，每日1剂。③前列腺炎：紫花地丁16克，车前草12克，海金沙10克，水煎服，每日1剂，分早、晚2次服用，6日为1个疗程。④疔肿疮毒：将鲜紫花地丁100克捣碎成泥调米泔水过滤，将滤液分早、中、晚3次内服。药渣外敷患处，每日1剂，连服3～6日。

使用注意

体质虚寒者忌服。

蒲公英　Pu Gong Ying

| 别　名 | 蒲公草、蒲公丁、黄花草、婆婆丁、羊奶奶草、黄花地丁。 |

| 来　源 | 本品为菊科多年生草本植物蒲公英及其多种同属植物的带根全草。 |

| 形态特征 | 本植物为多年生草本，富含白色乳汁；直根深长。叶基生，叶片倒披针形，边缘有倒向不规则的羽状缺刻。头状花序单生花茎顶端，全为舌状花；总苞片多层，先端均有角状突起；花黄色；雄蕊5枚；雌蕊1枚，子房下位。瘦果纺锤形，具纵棱，全体被有刺状或瘤状突起，顶端具纤细的喙，冠毛白色。 |

| 生境分布 | 生长于道旁、荒地、庭园等处。全国各地均有分布。 |

| 采收加工 | 夏秋两季采收，除去杂质，洗净，晒干。 |

| 性味归经 | 苦、甘、寒。归肝、胃经。 |

| 功能主治 | 清热解毒，消痈散结，利尿通淋。本品性味苦寒，有较强的清热解毒、消痈散结功效，兼有清湿热利尿通淋之功。 |

| 药理作用 | 对多种致病菌，某些病毒、真菌及钩端螺旋体有抑制作用；此外，尚有利胆、利尿及苦味健胃及轻度泻下作用。煎剂在体外能显著提高人 |

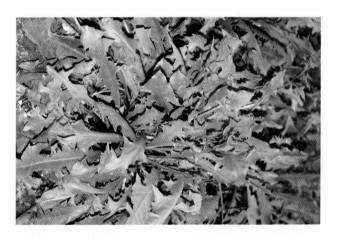

外周血淋巴细胞母细胞转化率。

| 用量用法 | 10～30克，煎服。外用：适量。 |

| 配伍应用 | ①感冒伤风：蒲公英30克，防风、荆芥各10克，大青叶15克，水煎服。②眼结膜炎：蒲公英15克，黄连3克，夏枯草12克，水煎服。③腮腺炎：蒲公英30～60克，水煎服或捣烂外敷。④小便淋沥涩痛：蒲公英、白茅根、金钱草各15克，水煎服。⑤淋病：蒲公英、白头翁各30克，车前子、滑石、小蓟、知母各15克，水煎服。⑥肝胆热引发肾虚耳鸣、耳聋：蒲公英30克，龙胆草、黄芩、赤芍、栀子各15克，水煎服。 |

使用注意

用量过大，可致缓泻。

大青叶 Da Qing Ye

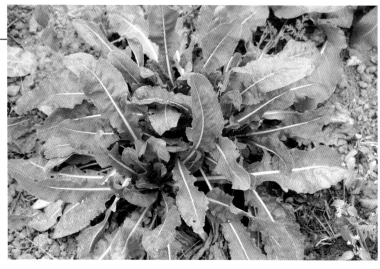

别　名 蓝菜、蓝叶、大青、靛青叶、菘蓝叶、板蓝根叶。

来　源 本品为十字花科植物菘蓝的干燥叶片。

形态特征 两年生草本，茎高40～90厘米，稍带粉霜。基生叶较大，具柄，叶片长椭圆形，茎生叶披针形，互生，无柄，先端钝尖，基部箭形，半抱茎。花序复总状；花小，黄色短角果长圆形，扁平有翅，下垂，紫色；种子一枚，椭圆形，褐色。

生境分布 生长于山地林缘较潮湿的地方。野生或栽培。分布于江苏、安徽、河北、河南、浙江等地。

采收加工 夏、秋两季分2～3次采收，除去杂质，晒干。

性味归经 苦、咸，大寒。归心、肺、胃经。

功能主治 清热解毒，凉血消斑。本品味苦、咸，性寒，既走气分，又走血分，善解心胃二经实火热毒及瘟疫时毒，又能凉血消斑，故有此功。

药理作用 有抗菌、抗病毒、解热、抗炎作用，对乙肝表面抗原有抑制作用。

用量用法 煎服，10～15克，鲜品30～60克。外用：适量。

使用注意

脾胃虚寒者忌用。

配伍应用 ①预防乙脑、流脑：大青叶25克，黄豆50克，水煎服，每日1剂，连服7日。②乙脑、流脑、感冒发热、腮腺炎：大青叶25～50克，海金沙根50克，水煎服，每日2剂。③热甚黄疸：大青叶100克，茵陈、秦艽各50克，天花粉40克，水煎服。④无黄疸型肝炎：大青叶100克，丹参50克，大枣10枚，水煎服。⑤防治暑疖、痱子：鲜大青叶50克，水煎代茶。⑥肺炎高热喘咳：鲜大青叶50～100克，捣烂绞汁，调蜜少许，炖热，温服，每日2次。⑦血淋、小便尿血：鲜大青叶50～100克，生地黄25克，水煎调冰糖服，每日2次。

青黛 Qing Dai

别　名 花露、淀花、靛花、蓝靛、青缸花、青蛤粉。

来　源 本品为爵床科植物马蓝、蓼科植物蓼蓝或十字花科植物菘蓝的叶或茎叶经加工制得的干燥粉末或团块。

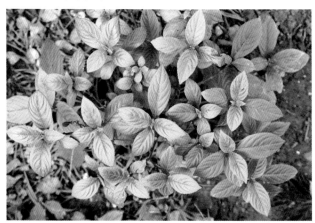

形态特征 马蓝：多年生草本，高达1米。根茎粗壮。茎基部稍木质化，略带方形，节膨大。单叶对生，叶片卵状椭圆形，长15～16厘米，先端尖，基部渐狭而下延。穗状花序顶生或腋生；苞片叶状；花冠漏斗状，淡紫色；裂片5；雄蕊4；子房上半部被毛，花柱细长。蒴果匙形，无毛。种子卵形，褐色，有细毛。
蓼蓝：一年生草本，高50～80厘米。须根细，多数。茎圆柱形，具显明的节，单叶互生；叶柄长5～10毫米；基部有鞘状膜质托叶，边缘有毛；叶片椭圆形或卵圆形，长2～8厘米，宽1.5～5.5厘米，先端钝，基部下延，全缘，干后两面均蓝绿色。穗状花序顶生或腋生；总花梗长4～8厘米；苞片有纤毛；花小，红色，花被5裂，裂片卵圆形；雄蕊6～8，着生于花被基部，药黄色，卵圆形；雌蕊1，花柱不伸出，柱头3歧。瘦果，具3棱，褐色，有光泽。花期7月，果期8～9月。

55

菘蓝：二年生草本。茎直立，上部多分枝。叶互生，基生叶具柄，叶片长圆状椭圆形，全缘或波状；茎生叶长圆形或长圆状披针形，先端钝或尖，基部垂耳圆形，抱茎，全缘。复总状花序顶生，花黄色；萼片4；花瓣4；雄蕊6，四强。长角果矩圆形，扁平，边缘翅状。

生境分布 生长于路旁、山坡、草丛及林边潮湿处。分布福建、江苏、安徽等地，以福建所产质量最佳。

采收加工 秋季采收以上植物的落叶，加水浸泡，至叶腐烂，叶落脱皮时，捞去落叶，加适量石灰乳，充分搅拌至浸液由乌绿色转为深红色时，捞取液面泡沫，晒干而成。

性味归经 咸，寒。归肝、肺、胃经。

功能主治 清热解毒，凉血消斑，清泻肝火，定惊。本品咸寒，归肺、胃走气分清热解毒，归肝走血分凉血消斑，清肝定惊，故有此功。

药理作用 其抗癌有效成分靛玉红，对动物移植性肿瘤有中等强度的抑制作用。青黛煎剂对金黄色葡萄球菌、炭疽杆菌、志贺氏痢疾杆菌、霍乱弧菌等有抗菌作用。靛蓝有一定保肝作用。

用量用法 内服1.5～3克，本品难溶于水，一般作散剂冲服，或入丸剂服用。外用：适量。

配伍应用 ①湿疹溃烂：青黛、煅石膏各适量，外撒患处。②百日咳：青黛、海蛤粉各30克，川贝、甘草各15克，共为末，每服1.5克，每日3次。③腮腺炎：青黛10克，芒硝30克，醋调，外敷患处。④湿疹、带状疱疹：青黛20克，蒲黄、滑石各30克，共研粉，患处渗液者，干粉外扑；无渗液者，麻油调搽。⑤腮腺炎：青黛、大黄各等份，冰片少许，共研匀，以食醋调成糊状涂患处。⑥腮腺炎：青黛适量，醋调涂患处。⑦瘰疬未穿：用青黛、马齿苋同捣烂，每日敷患处。⑧口腔溃疡：青黛、白矾各24克，冰片2.4克，分别研粉，套研均匀，撒布患处，每日2～3次。

使用注意

胃寒者慎用。

板蓝根　Ban Lan Gen

别　名 大青、靛根、大蓝根、靛青根、蓝靛根、菘蓝根、北板蓝根。

来　源 本品为十字花科植物菘蓝的干燥根。

形态特征 两年生草本，茎高40～90厘米，稍带粉霜。基生叶较大，具柄，叶片长椭圆形，茎生叶披针形，互生，无柄，先端钝尖，基部箭形，半抱茎。花序复总状；花小，黄色短角果长圆形，扁平有翅，下垂，紫色；种子一枚，椭圆形，褐色。

生境分布 生长于山地林缘较潮湿的地方。野生或栽培。分布于河北、江苏、安徽等地。

采收加工 秋季采挖，除去泥沙及残茎、须根，晒干。

性味归经 苦，寒。归心、胃经。

功能主治 清热解毒，凉血利咽。本品苦寒，既走气分，又入血分，故有清热解毒，凉血利咽之功。

药理作用 对多种革兰氏阳性菌、革兰氏阴性菌及病毒均有抑制作用；可增强免疫功能，对由ADP诱导的血小板聚集有一定的抑制作用。

用量用法 10～15克，煎服。

配伍应用 ①流行性感冒：板蓝根50克，羌活25克，煎汤，每日2次分服，连服2～3日。②肝炎：板蓝根50克，水煎服。③肝硬化：板蓝根50克，

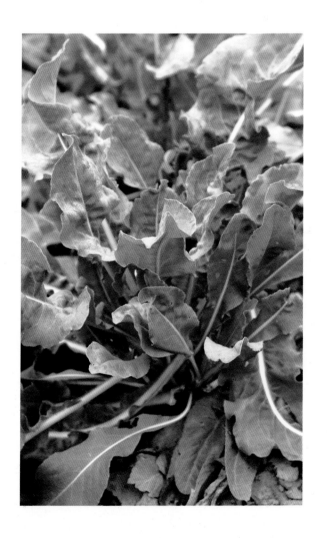

茵陈20克，郁金10克，薏苡仁15克，水煎服。④流行性乙型脑炎：用板蓝根15克煎服，每日1剂，连服5日。⑤偏头痛：板蓝根30克，

生石膏15克，豆豉10克，水煎分2次服，每日1剂。⑥病毒性肺炎高热：板蓝根30克，鱼腥草20克，菊花25克，甘草10克，水煎服。

使用注意

脾胃虚寒者忌服。

穿心莲 Chuan Xin Lian

别　　名	斩蛇剑、四方莲、一见喜、榄核莲、苦胆草、春莲秋柳。
来　　源	本品为爵床科1年生草本植物穿心莲的全草。
形态特征	为一年生草本，全体无毛。茎多分枝，且对生，方形。叶对生，长椭圆形。圆锥花序顶生和腋生，有多数小花，花淡紫色，花冠2唇形，上唇2裂，有紫色斑点，下唇深3裂，蒴果长椭圆形，种子多数。
生境分布	生长于湿热的丘陵、平原地区。华南、华东、西南地区均有栽培。
采收加工	秋初刚开花时采割，晒干。
性味归经	苦，寒。归肺、胃、大肠、小肠经。
功能主治	清热解毒，燥湿消肿。本品味苦性寒，能清泻肺胃之热毒，燥化大、小肠之湿热，具较强的清热解毒、燥湿消肿之功。
药理作用	对多种致病菌有抑制作用；有增强人体白细胞对细胞的吞噬能力；有解热、抗炎、利胆、抗蛇毒及毒蕈碱样作用，并有终止妊娠作用等。
用量用法	煎服，6～15克；多作丸、散、片剂。外用：适量。
配伍应用	①痈疖疔疮：穿心莲15～20克，水煎服。②多种炎症及感染：穿心莲9～15克，水煎服。③上呼吸道感染：穿心莲、车前草各15克，水煎浓缩至30毫升，稍加冰糖，分3次服，每日1剂。④支气管肺炎：穿心莲、十大功劳各15克，陈皮10克，水煎取汁100毫升，分早、晚各服1次，每日1剂。⑤阴囊湿疹：穿心莲干粉20克，纯甘油100毫升，调匀擦患处，每日3～4次。

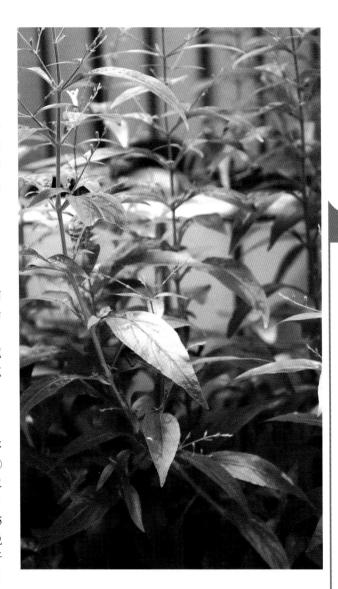

使用注意

脾胃虚寒者不宜用。

野菊花　Ye Ju Hua

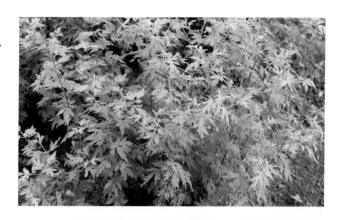

别　名 苦薏、路边菊、黄菊花、甘菊花、山菊花、千层菊。

来　源 本品为菊科多年生草本植物野菊的干燥头状花序。

形态特征 多年生草本。根茎粗厚，分枝，有长或短的地下匍匐枝。茎直立或基部铺展。茎生叶卵形或长圆状卵形，羽状分裂或分裂不明显；顶裂片大；侧裂片常2对，卵形或长圆形，全部裂片边缘浅裂或有锯齿。头状花序，在茎枝顶端排成伞房状圆锥花序或不规则的伞房花序；舌状花黄色。

生境分布 生长于山坡、路旁、原野。全国各地均产。

采收加工 秋、冬两季花初开放时采摘，晒干，或蒸后晒干。

性味归经 苦、辛、微寒。归肺、肝经。

功能主治 清热解毒。本品苦泄辛散，寒能清热，故有此功。

药理作用 有明显降压作用。对金黄色葡萄球菌、白喉杆菌及痢疾杆菌有抑制作用。

用量用法 10～18克，煎服。外用：适量。

配伍应用 ①疔疮：野菊花和红糖捣烂贴患处。如生于发际，加梅片、生地龙同敷。②风热感冒：野菊花、积雪草各15克，水煎服。③头癣、湿疹、天疱疮：野菊花、苦楝根皮、苦参根各适量。水煎外洗。④毒蛇咬伤，流火：野菊花15～30克，水煎代茶饮。⑤预防感冒：取野菊花（干品）6克，用沸水浸泡1小时，煎30分钟，待药液稍凉时内服。经常接触感冒人群者，一般每日服药1次，经常感冒者每周服1次。⑥宫颈炎：先用温水冲洗阴道后，以野菊花粉适量涂敷宫颈，每日1次，连用3～5日。⑦丹毒：野菊花30克，土茯苓、蒲公英各20克，将上药共放入冷水中浸泡半小时后，煎煮滤渣取汁饮用，每日1剂，分2～3次服。

使用注意

脾胃虚寒者，孕妇慎用。

贯众　Guan Zhong

别　名 黄钟、贯节、渠母、贯渠、药渠、绵马贯众。

来　源 本品为鳞毛蕨科多年生草本植物粗茎鳞毛蕨的带叶柄残基的干燥根茎。

形态特征 为多年生草本。地下茎粗大，有许多叶柄残基及须根，密被锈色或深褐色大形鳞片。叶簇生于根茎顶端，具长柄。叶片广倒披针形，最宽在上部1/3处，长40～80厘米，宽16～28

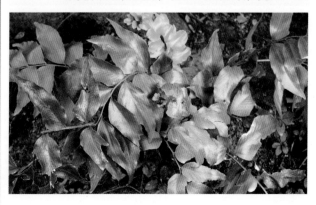

厘米，二回羽状全列或浅裂，羽片无柄，线状披针形，先端渐尖，羽片再深裂，小裂片多数，密接，矩圆形，圆头，叶脉开放。孢子囊群圆形，着生于叶背近顶端1/3的部分，每片有2～4对，近中肋下部着生；囊群盖圆肾形，直径1毫米，棕色。根茎呈长圆锥形，上端钝圆或截形，下端较尖，略弯曲。长约10～20厘米，粗5～8厘米。

生境分布 生长于山阴近水处。分布于黑龙江、吉林、辽宁三省山区。

采收加工 夏秋采挖根茎，除去杂质，晒干。

性味归经 苦，微寒。归肝、脾经。

功能主治 清热解毒，杀虫，止血。本品苦寒，有泄热解毒、杀虫之功，炒炭有凉血止血之效，故有此功能。

药理作用 对多种病毒均有明显抑制作用。对痢疾杆菌、伤寒杆菌、绿脓杆菌、大肠杆菌等可产生较强的抑制。还可使绦虫虫体麻痹；兴奋子宫，缩短兔的凝血时间等。

用量用法 10～15克，煎服。杀虫及清热解毒宜生用；止血宜炒炭用。

配伍应用 ①预防感冒（流行性感冒，流行性脑脊髓膜炎，流行性乙型脑炎）：贯众、金银花各15克，黄芩6克，甘草3克，开水泡服当茶饮。②大吐血不止：贯众、黄连按2∶1的比例配合，共研细粉，以糯米饮调服6克。③钩虫、绦虫、蛲虫病：贯众12克，乌梅9克，大黄6克，水煎空腹服。④预防感冒（流行性感冒，流行性脑脊髓膜炎，流行性乙型脑炎）：贯众30克，大青叶20克，甘草6克，水煎服。⑤预防麻疹：贯众适量，研细末，3岁以下每服0.15克，每日2次，连服3日。⑥大吐血不止：贯众炭15克，血余炭12克，鲜侧柏叶20克，水煎服。

使用注意

本品有小毒，用量不宜过大。服用本品时忌油腻。脾胃虚寒者及孕妇慎用。

败酱草 Bai Jiang Cao

别 名 败酱、黄花败酱、白花败酱。

来 源 本品为败酱科多年生草本植物黄花败酱或白花败酱的带根全草。

形态特征 黄花败酱：为多年生草本，高60～150厘米。地下茎细长，横走，有特殊臭气；茎枝被脱落性白粗毛。基生叶成丛，有长柄；茎生叶对生，叶片披针形或窄卵形，长5～15厘米，2～3对羽状深裂，中央裂片最大。椭圆形或卵形，两侧裂片窄椭圆形至条形，两面疏被粗毛或近无毛。聚伞圆锥花序伞房状；苞片小；花小，黄色，花萼不明显；花冠筒短，5裂；雄蕊4；子房下位，瘦果椭圆形，有3棱，无膜质翅状苞片。白花败酱：与上种主要区别是茎具倒生白色长毛，叶不裂成3裂；花白色；直径4～5毫米。果实有膜质翅状苞片。黄花败酱：长50～100厘米。根茎圆柱形，多向一侧弯曲，有节，节间长不超过2厘米，节上有细根。茎圆柱形，直径0.2～0.8厘米，黄绿色至黄棕色，节明显，常有倒生粗毛。质脆，断面中部有髓，或呈小空洞。叶对生，叶片薄，多卷缩或破碎，完整者展平后呈羽状深裂至全裂，裂片边缘有粗锯齿，绿色或黄棕色；叶柄短或近无柄；茎上部叶较小，常3裂，裂片狭长。有的枝端带有伞房状聚伞圆锥花序。白花败酱根茎节间长3～6厘米。着生数条粗壮的根。茎不分枝，有倒生的白色长毛及纵沟纹，断面中空。茎生叶多不分裂，叶柄长1～4厘米，有翼。

生境分布 生长于山坡草地、路旁。全国各地均有分布。

采收加工 秋季采收，洗净，阴干，切段。

性味归经 辛、苦，微寒。归胃、大肠、肝经。

功能主治 清热解毒，消痈排脓，祛瘀止痛。本品辛散、苦泄，微寒清热。既能清热解毒排脓，又可活血散结消痈，兼行胃肠瘀滞，故为治

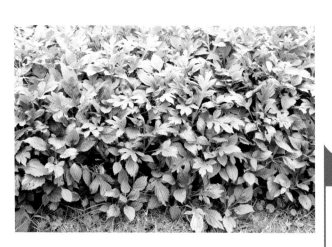

肠痈要药。

药理作用 对葡萄球菌、链球菌有抑制作用，并有抗病毒作用。能促进肝细胞增生，防止肝细胞变性，有降酶、降絮作用。

用量用法 6～15克。重症可用至30克，外用：适量。

配伍应用 ①流行性腮腺炎：黄花败酱（鲜品）适量，加生石膏捣烂，再加鸡蛋清调匀，外敷患处。有并发症者加服黄花败酱煎剂，每次10～15克，每日3～4次。②婴幼儿腹泻：鲜败酱草汁，1岁者每次口服2毫升，每日2次；1～2岁者每次口服3毫升，每日2次。③慢性阑尾炎：用败酱草15克，配伍赤芍、丹皮各9克，薏苡仁18克，水煎服。④细菌性痢疾、肠炎：用败酱草配伍白头翁各30克，水煎服。⑤慢性非特异性结肠炎：用败酱草配伍元胡、公英、黄柏、薏苡仁、川楝子等药，水煎，保留灌肠。⑥肺脓疡对高烧、咳吐脓痰者：败酱草与鱼腥草、芦根、桔梗同用。⑦产后瘀血腹痛：可单用败酱煎服；或用败酱15克，川芎12克，当归、香附、没药各9克，水煎服。

使用注意

本品大剂量使用时可引起头晕、恶心和白血球暂时性减少等副作用。

鱼腥草　Yu Xing Cao

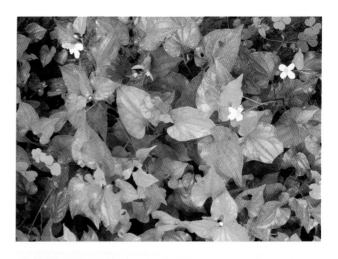

别　名	蕺菜、紫蕺、菹菜、菹子、九节莲、臭猪巢、折耳根。
来　源	本品为三白草科多年生草本植物蕺菜的干燥地上部分。
形态特征	为多年生草本，高15～60厘米，具腥臭气；茎下部伏地，节上生根，上部直立，无毛或被疏毛。单叶互生，叶片心脏形，全缘，暗绿色，上面密生腺点，背面带紫色，叶柄长1～3厘米；托叶膜质条形，下部与叶柄合生成鞘状。穗状花序生于茎上端与叶对生；基部有白色花瓣状总苞片4枚；花小而密集，无花被。蒴果卵圆形，顶端开裂，种子多数。
生境分布	生长于沟边、溪边及潮湿的疏林下。分布于长江流域以南各省（区）。全国其他地区也产。
采收加工	夏季茎叶茂盛花穗多时采割，除去杂质，晒干。
性味归经	辛，微寒。归肺经。
功能主治	清热解毒，消痈排脓，利尿通淋。本品辛散而行，微寒清热，入肺能宣肺散结，既清热解毒，又消痈排脓，并有利尿通淋之效。
药理作用	对多种革兰氏阴性、阳性菌均有抑制作用；能增强白细胞吞噬能力，提高机体免疫力；并有抗炎作用及较强的利尿作用；尚能镇静，止血，镇咳。
用量用法	15～30克，煎服。外用：适量。
配伍应用	①肺热咳嗽，咯痰带血：鱼腥草18克（鲜草36克），甘草6克，车前草30克，水煎服。②黄疸发热：鱼腥草150～180克，水煎温服。③遍身生疮：鱼腥草嫩叶和米粉做成饼，油煎食用。④咳嗽痰黄：鱼腥草15克，桑白皮、浙贝母各8克，石韦10克，水煎服。⑤慢性膀胱炎：鱼腥草60克，瘦猪肉200克，加水同炖，每日1剂，连服1～2周。⑥小儿腹泻：鱼腥草20克，白术、茯苓、炒山药各10克，水煎服。⑦肺炎、支气管炎：鱼腥草、半边莲各30克，甘草20克，水煎服。

使用注意

本品含挥发油，不宜久煎。

金荞麦　Jin Qiao Mai

别　名	天荞麦、野荞麦根。
来　源	本品为蓼科多年生草本植物野荞麦的根茎和块根。
形态特征	金荞麦多年生宿根草本，高0.5～1.5米。主根粗大，呈结节状，横走，红棕色。茎直立，多分枝，具棱槽，淡绿微带红色，全株微被白色柔毛。单叶互生，具柄，柄上有白色短柔毛；叶片为戟状三角形，长宽约相等，但顶部叶长大于宽，一般长4～10厘米，宽4～9厘米，先端长渐尖或尾尖状，基部心状戟形，顶端叶狭窄，无柄抱茎，全线成微波状，下面脉上有白色细柔毛；托叶鞘抱茎。秋季开白色小花，为顶生或腋生、稍有分枝的聚伞花序；花被片5，雄蕊8，2轮；雌蕊1，花柱3。瘦果呈卵状三棱形，红棕色。花期7～8月，果期10月。
生境分布	生长于山坡、旷野、路边及溪沟较阴湿处。分布于长江流域以南方各地。
采收加工	秋季挖取根茎及根，洗净，晒干。切成段或小块用。
性味归经	苦，平。归肺、脾、胃经。
功能主治	清热消痈，清肺化痰。本品味苦性平偏凉，能清热解毒以消痈肿，主入肺经善清肺化痰而为治肺痈要药。

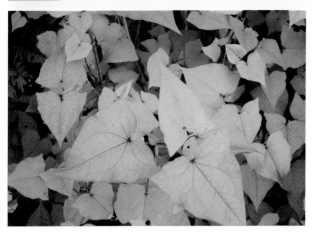

药理作用 对金黄色葡萄球菌、伤寒杆菌、绿脓杆菌、肺炎球菌等有抑制作用。酒剂作用较强,沉淀物抑制作用更强。

用量用法 15～30克,煎服或隔水炖服。

配伍应用 ①肺痈咯痰浓稠腥臭或咳吐脓血为其所长:可单用,或与鱼腥草、金银花、芦根等配伍应用。②肺热咳嗽;与天花粉、矮地茶、射干等同用。③瘰疬痰核:与何首乌等药配伍。④疮痈疔肿或毒蛇咬伤:配蒲公英、紫花地丁等药同用。⑤咽喉肿痛:与射干、山豆根同用。⑥腹胀食少,疳积消瘦等症:与茯苓、麦芽等同用。

金果榄 Jin Guo Lan

别　名 地苦胆、药锁匙、玉锁匙、金锁匙。

来　源 本品为防己科常绿缠绕藤本植物金果榄或青牛胆的干燥块根。

形态特征 金果榄:常绿缠绕藤本。块根卵圆形、椭圆形、肾形或圆形,常数个相连,表皮土黄色。茎圆柱形,深绿色,粗糙有纹,被毛。叶互生,叶柄长2～3.5厘米,略被毛;叶片卵形至长卵形,长6～9厘米,宽5～6厘米,先端锐尖,基部圆耳状箭形,全缘,上面绿色,无毛,下面淡绿色,被疏毛。花近白色,单性,雌雄异株,成腋生圆锥花序,花序疏松略被毛,总花梗长6～9厘米,苞片短,线形;雄花具花萼2轮,外轮3片披针形,内轮3片倒卵形,外侧均被毛;花瓣6,细小,与花萼互生,先端截形,微凹,基部渐狭,雄蕊6,花药近方形,花丝分离,先端膨大;雌花萼片与雄花相同,花瓣较小,匙形,退化雄蕊6,棒状,心皮3。核果球形,红色。花期3～5月,果期9～11月。

青牛胆:缠绕藤本。根深长,块根黄色,形状不一。小枝细长,粗糙有槽纹,节上被短硬毛。叶互生,具柄;叶片卵状披针形,长7～13厘米,宽2.5～5厘米,先端渐尖或钝,基部通常尖锐箭形或戟状箭形,全缘;两面被短硬毛,脉上尤多。花单性,雌雄异株,总状花序;雄花多数,萼片椭圆形,外轮3片细小;花瓣倒卵形,基部楔形,较萼片短;雄蕊6,分离,直立或外曲,长于花瓣,花药卵圆形,退化雄蕊长圆形,比花瓣短;雌花4～10朵,小花梗较长;心皮3或4枚,柱头裂片乳头状。核果红色,背部隆起,近顶端处有时具花柱的遗迹。花期3～5月,果期8～10月。

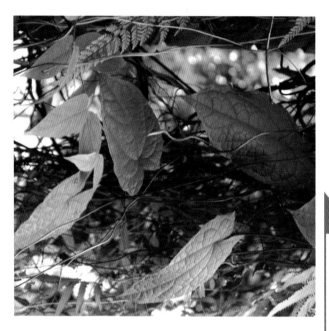

生境分布 生长于疏林下或灌木丛中,有时也生长于山上岩石旁边的红壤地中。分布于广东、广西、贵州等地。

采收加工 秋、冬两季采挖,除去须根,洗净,晒干。

性味归经 苦,寒。归肺、大肠经。

功能主治 清热解毒,利咽,止痛。本品寒能清热,苦能清泄,归肺、大肠经,咽为肺之门户,肺与大肠相表里,故有清热解毒、利咽止痛之功。

药理作用 有降血糖作用。体外能抑制结核杆菌。对金黄色葡萄球菌、抗酸性分歧杆菌均有较强的抑制作用。

用量用法 3～9克,煎服。外用:适量,研末吹喉或醋磨涂敷患处。

配伍应用 ①肺胃蕴热,咽喉肿痛:单用本品煎服;或与冰片共研末吹喉;也可与栀子、甘草、青果等同用。②热毒蕴结,疔毒疮痈,红肿疼痛:将本品与鲜苍耳草,捣汁服用;或将本品醋磨后,外敷患处。

使用注意

脾胃虚弱者慎服。

红藤 Hong Teng

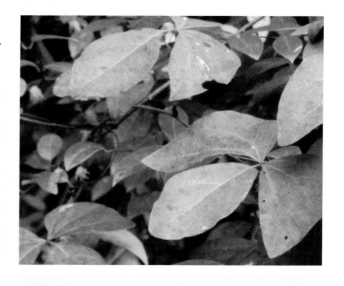

别　名	血通、红皮藤、千年健、红血藤、血木通。
来　源	本品为大血藤科落叶木质藤本植物大血藤的藤茎。
形态特征	落叶木质藤本，长达10米。叶互生；三出复叶，中央小叶有柄，叶片菱状倒卵形至椭圆形，两侧小叶几无柄，比中央小叶为大，斜卵形。总状花序腋生，下垂；花单性，雌雄异株；萼片与花瓣均6片，绿黄色；雄花有雄蕊6枚，与花瓣对生；雌花有退化雄蕊6个，心皮多数，离生，螺旋状排列于球形的花柱上。浆果，成熟时蓝黑色。
生境分布	生长于溪边、山坡疏林等地；有栽培。分布于江西、湖北、湖南、江苏等地区。
采收加工	夏秋季采收茎藤，除去枝叶，砍成短节，趁鲜切片，晒干，生用。
性味归经	苦，平。归大肠经。
功能主治	清热解毒，活血止痛。本品长于清热解毒，消痈散结，并有活血止痛之效。入大肠，善散肠中瘀滞，为治肠痈腹痛要药。
药理作用	对金黄色及白色葡萄球菌、甲型及乙型链球菌、卡他球菌、绿脓杆菌、大肠杆菌等有抑制作用。
用量用法	生用。内服：煎汤，15～30克，或浸酒。外用：适量，捣敷。
配伍应用	①小儿蛔虫腹痛：红藤根研粉，每次吞服5.5克。②风湿筋骨疼痛，经闭腰痛：大血藤30～50克，水煎服。③血崩：大血藤、仙鹤草、茅根各25克，水煎服。④盆腔腹膜炎：大血藤30克，败酱、金钱草各20克，金银花、连翘各15克，水煎服，每日1剂。⑤急性阑尾炎：大血藤60克，蒲公英30克，生大黄、厚朴各6克，每日1剂，分2煎服。

使用注意

孕妇慎服。

射干 She Gan

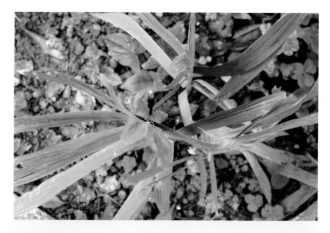

别　名	寸干、鬼扇、乌扇、乌蒲、野萱花、山蒲扇、金蝴蝶。
来　源	本品为鸢尾科多年生草本植物射干的干燥根茎。
形态特征	多年生草本，高50～120厘米，根茎横走，呈结节状。叶剑形，扁平，嵌迭状排成二列，叶长25～60厘米，宽2～4厘米。伞房花序，顶生，总花梗和小花梗基部具膜质苞片，花橘红色，散生暗色斑点，花被片6，雄蕊3枚，子房下位，柱头3浅裂。蒴果倒卵圆形，种子黑色。根茎呈不规则结节状，有分枝，长3～10厘米，直径1～2厘米。
生境分布	生长于林下或山坡。分布于湖北、河南、江苏、安徽等地。
采收加工	春初刚发芽或秋末茎叶枯萎时采挖，除去须根及泥沙，干燥。
性味归经	苦，寒。归肺经。
功能主治	清热解毒，祛痰利咽。本品苦寒，善能清热解毒，归肺经消肿而利咽，祛痰而平喘，故有此功。
药理作用	对常见致病真菌有较强抑制作用，对某些病毒（腺病毒、ECHO11）也有抑制作用；有抗炎、解热及止痛作用。
用量用法	6～12克，煎服。

配伍应用 ①血瘀闭经：射干、莪术各9克，当归、川芎各10克，水煎服。②淋巴结核肿痛：射干9克，玄参、夏枯草各15克，水煎服。③慢性咽喉炎：射干、金银花、玉竹、麦冬、知母各10克，红糖适量，水煎服，10日为1个疗程。④风热郁结、咽喉红肿热痛：射干12克，水煎服。⑤跌打损伤：鲜射干60克，捣烂敷患处。⑥腮腺炎：射干鲜根3～5克，水煎，饭后服，每日2次。

使用注意

孕妇忌用或慎用。

山豆根 Shan Dou Gen

别　名 豆根、黄结、广豆根、小黄连、南豆根、山大豆根。

来　源 本品为豆科蔓生性矮小灌木植物越南槐（广豆根）的干燥根及根茎。

形态特征 为灌木，高1～2米。羽状复叶互生，小叶11～17，卵形或长圆状卵形，长1～2.5厘米，宽0.5～1.5厘米，顶端一小叶较大，上面疏生短柔毛，下面密生灰棕色短柔毛；小叶柄短，被毛。总状花序顶生及腋生，有毛；花萼阔钟形；花冠蝶形，黄白色；雄蕊10；子房密生柔毛，花柱弯曲，柱头上簇生长柔毛。荚果连珠状。花期5～6月，果期7～8月。

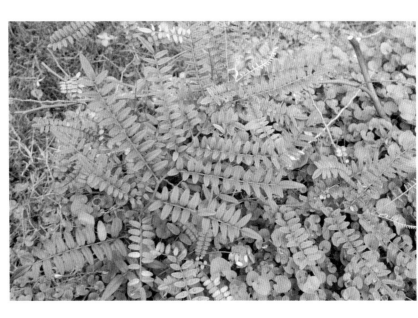

生境分布 生长于坡地、平原等地。分布于广西、广东、江西、贵州等省（区）。

采收加工 全年可采，以秋季采者为佳，除去杂质，洗净，干燥。

性味归经 苦，寒。归肺、胃经。

功能主治 清热解毒，利咽消肿。本品苦寒，性善泄降下行，能清泄肺胃之火而有此功，为治喉症之要药。

药理作用 有抗癌作用，对肉瘤180、吉田肉瘤、腹水肝癌等实验性肿瘤均呈抑制作用；对白血病细胞、金黄色葡萄球菌、絮状表皮癣菌及白色念珠菌均有抑制作用；有抑制胃酸分泌、对实验性溃疡有明显修复作用；还有升高白血球、抗心律失常作用。

用量用法 3～10克，煎服。外用：适量。

配伍应用 ①急性咽喉炎、扁桃体炎：山豆根、板蓝根各10克，金银花、连翘各12克，桔梗6克，甘草5克，水煎服。②慢性咽炎：山豆根、板蓝根、玄参各30克，麦门冬、生地黄、牛蒡子、黄芩各15克，桔梗、橘红各12克，水煎服。③咽喉肿痛、口舌生疮、大便不通：山豆根12克，芒硝、大黄、升麻各6克，水煎服。④食道癌：山豆根、七叶一枝花、夏枯草各30克，水煎服。

使用注意

本品大苦大寒，过量服用易引起呕吐、腹泻、胸闷、心悸等副作用，故用量不宜过大。脾胃虚寒者慎用。

马勃 Ma Bo

别 名 灰包、灰色菌、马粪包。

来 源 本品为灰包科真菌脱皮马勃、大马勃或紫色马勃的干燥子实体。

形态特征 子实体球形至近球形，直径15～45厘米或更大，基部或很小，由粗菌索与地面相连。包被白色，老后污白色。初期有细纤毛，渐变光滑，包被两层，外包被膜状，内包被较厚，成熟后块状脱落，露出浅青褐色抱体。孢子形，具微细小疣，淡青黄色，抱丝分枝，横隔稀少。

生境分布 生长于旷野草地上。分布于内蒙古、甘肃、吉林、辽宁等省（区）。

采收加工 夏、秋两季子实体成熟时及时采收，除去泥沙及外层硬皮，干燥。

性味归经 辛，平。归肺经。

功能主治 清热解毒，利咽，止血。本品味辛质轻，专入肺经，既能宣散肺经风热，又能清泻肺经实火，长于解毒利咽，为治咽喉肿痛之常用药。又有止血之功。

药理作用 有止血作用，对口腔及鼻出血有明显止血效果。对金黄色葡萄球菌、绿脓杆菌、变形杆菌及肺炎双球菌有抑制作用，对少数致病真菌也有抑制作用。马勃素为抗癌物质。

用量用法 3～6克，煎服。外用：适量。

配伍作用 ①外伤出血，鼻衄，拔牙后出血：马勃适量，撕去皮膜，取内部海绵绒样物压迫出血部位或塞入鼻孔，填充牙龈处。②痈疽疮疖：马勃孢子粉，以蜂蜜调和涂敷患处。③咽喉肿痛，不能咽物：马勃一分，蛇蜕一条，浇为末，棉裹5克，含咽。④积热吐血：马勃研为末，加沙糖做成丸如弹子大。每服半丸，冷水化下。⑤妊娠吐血及鼻血：马勃研为末，浓米汤送服半钱。⑥失音：马勃、马牙硝，等份为末，加沙糖和成丸子，如芡子大，噙口内。⑦久咳：马勃研为末，加蜜做成丸子，如梧子大。每服二十丸，白汤送下。

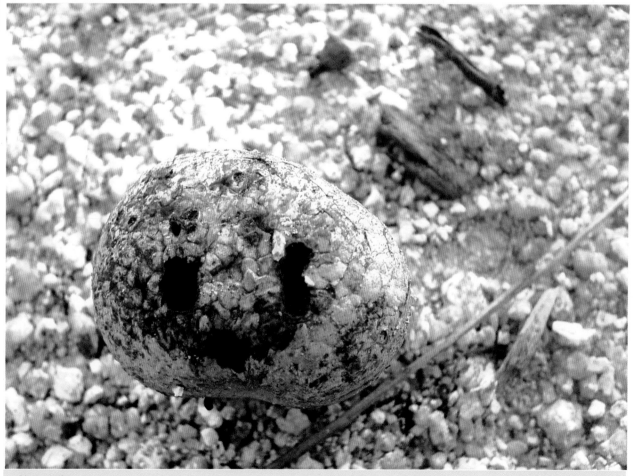

使用注意

风寒伏肺咳嗽失音者禁服。

橄榄 Gan Lan

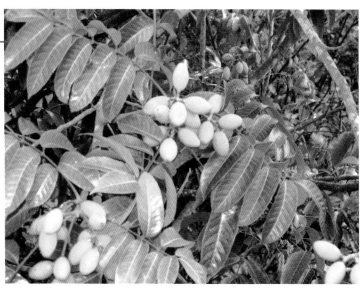

别　　名 青果、忠果、甘榄、黄榄、青橄榄、干青果、橄榄子。

来　　源 本品为橄榄科常绿乔木橄榄的成熟果实。

形态特征 常绿乔木，高10～20v米。羽状复叶互生；小叶9～15，对生，革质，长圆状披针形，先端尾状渐尖，下面网脉上有小窝点。圆锥花序顶生或腋生；花小，两性或杂性；萼杯状，花瓣白色。核果卵形，长约3厘米，青黄色。

生境分布 生长于低海拔的杂木林中；多为栽培。分布于广东、福建、四川等地。

采收加工 秋季果实成熟时采收，鲜用或阴干生用。

性味归经 甘、涩、酸，平。归肺经。

功能主治 清肺利咽，解毒。本品性平偏寒入肺经，故有解毒利咽之功。

药理作用 从青果中提取的熊果-12-烯-32，16β-二醇和齐墩果-12-烯-3α，16β-二醇对由半乳糖胺引起的鼠肝细胞中毒有保护作用。而其短叶苏木酚、并没有子酸和3.3'-二甲氧基并没有子酸也能缓解四氯化碳对鼠肝脏的损害。

使用注意

本品不宜多服，脾胃虚寒及大便秘结者慎服。

本品能兴奋唾液腺，使唾液分泌增加，故有助消化作用。

用量用法 6～12克，或用至30克，煎服。

配伍应用 ①肺胃热毒壅盛，咽喉肿痛：鲜橄榄15克，鲜萝卜250克，切碎或切片，加水煎汤服。②癫痫：橄榄500克，郁金25克，加水煎取浓汁，放入白矾（研末）25克，混匀再煎，约得500毫升，每次20毫升，早、晚分服，温开水送下。

白头翁 Bai Tou Weng

别　　名 翁草、老翁花、野丈人、白头公、犄角花、胡王使者。

来　　源 本品为毛茛科多年生草本植物白头翁的干燥根。

形态特征 多年生草本，高达50厘米，全株密被白色长柔毛。主根粗壮，圆锥形。叶基生，具长柄，叶3全裂，中央裂片具短柄，3深裂，侧生裂片较小，不等3裂，叶上面疏被伏毛，下面密被伏毛。花茎1～2厘米，高10厘米以上，总苞由3小苞片组成，苞片掌状深裂。花单一，顶生，花被6，紫色，2轮，外密被长绵毛。雄蕊多数，雌蕊多数，离生心皮，花柱丝状，果期延长，密被白色长毛。瘦果多数，密集成头状，宿存花柱羽毛状。

生境分布 生长于平原或低山山坡草地、林缘或干旱多

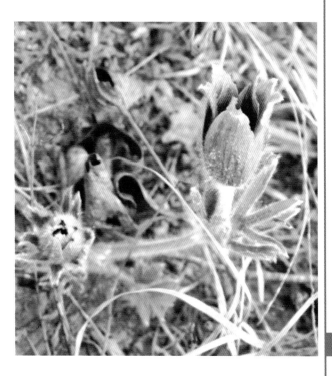

岩石的坡地。分布于我国北方各省。

采收加工 春、秋两季采挖，除去泥沙、花茎和须根，保留根头白绒毛，晒干，生用。

性味归经 苦，寒。归大肠经。

功能主治 清热解毒，凉血止痢。本品苦寒，归经大肠，善清除肠中热毒而止泻痢，治热毒血痢、湿热泻痢要药。

药理作用 有明显抗菌作用及抗阿米巴原虫作用；对阴道滴虫有明显杀灭作用；对流感病毒有轻度抑制作用；还有一定镇静、镇痛作用。

用量用法 9～30克，煎服。

配伍应用 ①气喘：白头翁10克，水煎服。②外痔：白头翁全草，以根捣烂贴之，逐血止痛。③心烦口渴、发热、里急后重：白头翁9克，川黄连、川黄柏、北秦皮各6克，水煎服。④细菌性痢疾：白头翁15克，马齿苋30克，鸡冠花10克，水煎服。⑤小儿湿热腹泻：白头翁15克，生薏苡仁30克，高粱米与白糖各适量；高粱米放锅中爆花，取6克与生薏苡仁、白头翁同煎水，加适量调服，每日1剂，分2～3次服用。⑥伤寒：白头翁18克，紫苏叶10克，水煎服，每日2～3次。⑦非特异性阴道炎：白头翁20克，青皮15克，海藻10克，水煎服，每日2次。

使用注意

虚寒泻痢忌服。

马齿苋 Ma Chi Xian

别　名 酸苋、马齿草、马齿菜、长命菜、马齿龙芽。

来　源 本品为马齿苋科多年生肉质草本植物马齿苋的干燥地上部分。

形态特征 一年生草本，长可达35厘米。茎下部匍匐，四散分枝，上部略能直立或斜上，肥厚多汁，绿色或淡紫色，全体光滑无毛。单叶互生或近对生；叶片肉质肥厚，长方形或匙形，或倒卵形，先端圆，稍凹下或平截，基部宽楔形，形似马齿，故名"马齿苋"。夏日开黄色小花。蒴果圆锥形，自腰部横裂为帽盖状，内有多数黑色扁圆形细小种子。

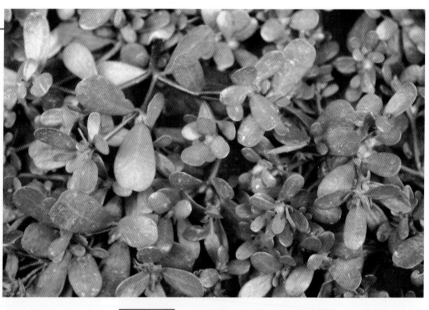

生境分布 生长于田野、荒芜地及路旁。南北各地均产。

采收加工 夏、秋两季采收，除去残根及杂质，洗净，略蒸或烫后晒干。

性味归经 酸，寒。归大肠、肝经。

功能主治 清热解毒，凉血止痢。本品性寒滑利，入肝经走血分，有清热解毒凉血之功。归大肠而有滑利大肠之效，为解毒治痢之常用要药。

药理作用 煎剂在体外对各型痢疾杆菌、伤寒杆菌、金黄色葡萄球菌有抑制作用。对某些致病性真菌也有抑制作用。注射液对子宫平滑肌有明显的兴奋作用。此外，还可增强肠蠕动及利尿作用。

用量用法 煎服，30～60克，鲜品加倍。外用：适量。

配伍应用 ①赤白痢疾：马齿苋60～90克（鲜草加倍），扁豆花3～12克，水煎加红糖，每日2次。②痢疾便血、湿热腹泻：马齿苋250克，粳米60克，粳米加水适量，煮成稀粥，马齿苋切碎后下，煮熟，空腹食。③细菌性痢疾、肠炎：马齿苋150克，水煎服。④妇女赤白带：鲜马齿苋适量，洗净捣烂绞汁约60克，生鸡蛋2个，去黄，用蛋白和入马齿苋汁

中搅和，开水冲服，每日1次。⑤痈肿疮疡、黄水疮、丹毒红肿：马齿苋120克，水煎内

服，并以鲜品适量捣糊外敷。

使用注意

脾胃虚寒，肠滑作泄者忌服。

鸦胆子 Ya Dan Zi

别　　名	老鸦胆、苦榛子、雅旦子、小苦楝、鸭蛋子、苦参子。
来　　源	本品为苦木科常绿大灌木或小乔木鸦胆子的成熟果实。
形态特征	落叶灌木或小乔木，高2～3米，全株被黄色柔毛。羽状复叶互生，卵状披针形，边缘有粗齿，两面被柔毛。花单性异株，圆锥状聚伞花序腋生，花极小，暗紫色。核果椭圆形，黑色。
生境分布	生长于灌木丛、草地及路旁向阳处。分布于福建、广西、云南、台湾、广东等地。
采收加工	秋季果实成熟时采收，除去杂质，晒干。
性味归经	苦，寒；有小毒。归大肠、肝经。
功能主治	清热解毒，截疟，止痢，腐蚀赘疣。
药理作用	有杀灭阿米巴原虫及疟原虫的作用。还能驱杀鞭虫、蛔虫、绦虫、阴道滴虫等。外擦鸦胆子油，对皮肤黏膜均有刺激作用，可使赘疣细胞破坏、细胞核固缩，最后坏死脱落。鸦胆子油有抗肿瘤作用。
用量用法	0.5～2克，用龙眼肉包裹或装入胶囊吞服。外用：适量。
配伍应用	①阿米巴痢疾：鸦胆子仁，用龙眼肉包裹吞服（或装胶囊中），每次15～30粒，每日3次，服时切勿咬碎。②疣：鸦胆子去皮，取白仁之成实者，杵为末，以烧酒和涂少许，小作疮即愈。③阿米巴疟疾：鸦胆子仁，用龙眼肉包裹吞服（或装胶囊中），每次10～15粒，每日3次，服时切勿咬碎。④滴

使用注意

对胃肠及肝肾均有损害，不宜多用久服。

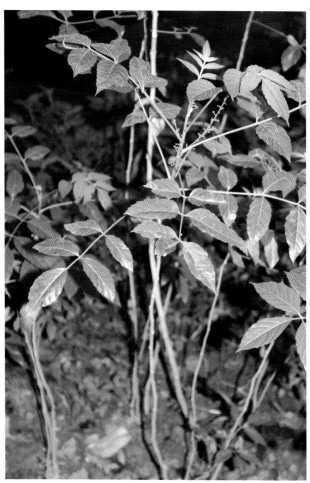

虫性、霉菌性、细菌性阴道炎：鸦胆子仁40粒，打碎，加水煎成40毫升，一次性灌注阴道，每日1次。⑤疟疾：鸦胆子果仁十粒，入桂圆肉内吞服，每日3次，第三日后减半量，连服5日。

地锦草 Di Jin Cao

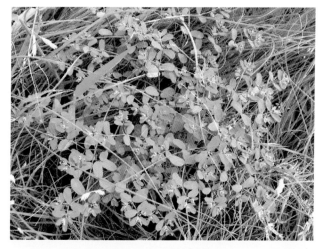

别　　名	地锦、铺地锦、斑地锦。
来　　源	本品为大戟科一年生草本植物地锦或斑地锦的干燥全草。
形态特征	地锦：一年生匍匐草本。茎纤细，近基部分枝，带紫红色，无毛。叶对生；叶柄极短；托叶线形，通常3裂；叶片长圆形，长4～10毫米，宽4～6毫米，先端钝圆，基部偏狭，边缘有细齿，两面无毛或疏生柔毛，绿色或淡红色。杯状花序单生于叶腋；总苞倒圆锥形，浅红色，顶端4裂，裂片长三角形；腺体4，长圆形，有白色花瓣状附属物；子房3室；花柱3，2裂。蒴果三棱状球形，光滑无毛；种子卵形，黑褐色，外被白色蜡粉，长约1.2毫米，宽约0.7毫米。花期6～10月，果实7月渐次成熟。 斑叶地锦：本种与地锦草极相似，主要区别在于：叶片中央有一紫斑，背面有柔毛；蒴果表面密生白色细柔毛；种子卵形，有角棱。花果期与地锦草同。
生境分布	生长于田野路旁及庭院间。全国各地均有分布，尤以长江流域及南方各省（区）为多。
采收加工	夏、秋采集，洗净，晒干，切段用。
性味归经	苦、辛，平。归肝、胃、大肠经。
功能主治	清热解毒，凉血止血。本品苦能清泄，辛散能行，归肝、胃，既清热解毒，又止血活血，故有清热解毒、凉血止血之功。
药理作用	对各种细菌有明显抑制作用，并能明显中和白喉杆菌的外毒素，并抑制钩端螺旋体及流感病毒。粉末局部使用，对实验性犬股动脉切开出血有止血作用。
用量用法	15～30克，煎服。外用：适量。
配伍应用	①湿热泻痢：以本品研末，米饮服之。②血痢、便下脓血者：与地榆、马齿苋等配伍以增强疗效。③妇女崩漏：可单用为末，姜、酒调服。④外伤肿痛出血：可取鲜品捣烂，外敷患处。⑤尿血、血淋：常与小蓟、白茅根等药同用。⑥湿热黄疸，小便不利：单用本品煎服；或与栀子、茵陈、黄柏等同用。

蚤休 Zao Xiu

别　　名	重楼、草河车、七叶一枝花。
来　　源	本品为百合科多年生草本植物蚤休（七叶一枝花）及同属多种植物的根茎。
形态特征	多年生草本。叶6～10片轮生，叶柄长5～20毫米，叶片厚纸质，披针形、卵状长圆形至倒卵形，长5～11厘米，宽2～4.5厘米。花梗从茎顶抽出，顶生一花；花两性，萼片披针形或长卵形，绿色，长3.5～6厘米；花被片线形而略带披针形，黄色，长为萼片的1/2左右至近等长中部以上宽2～6毫米；雄蕊8～10，花药长1～1.5厘米，花丝比药短，药隔突出部分1～2毫米。花期6～7月，果期9～10月。
生境分布	生长于林下阴湿处。我国分布甚广，南北均有，分布长江流域及南方各省（区）。
采收加工	秋末冬初采挖，除去须根，洗净晒干，切片，生用。
性味归经	苦，寒；有小毒。归肝经。
功能主治	解毒消肿，凉肝定惊。本品苦寒，入肝经走血分，故有清热解毒、消肿止痛、凉肝定惊之效，为解毒疗疮之要药。
药理作用	对多种致病菌有抑制作用。其对化脓菌的抑制能力较黄连为优。尚有平喘止咳、镇痛、抗肿瘤，以及抑制精子活性等作用。
用量用法	5～10克，煎服；或1～2克，入丸、散。外

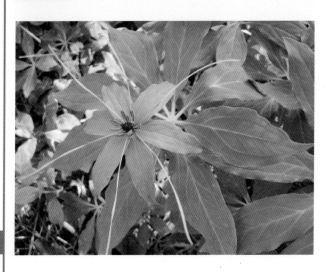

用：适量，研末敷患处。

配伍应用 ①乙脑（用于高热、抽搐，或小儿惊风）：用重楼研末，每服0.6克，每日2次。或与钩藤、蝉蜕等配伍，以增强定惊止痉作用。②跌打外伤及出血：内服、外用本品，以化瘀止血。③疮痈热毒、败血症及腮腺炎、乳腺炎：可用本品研末，醋调涂敷患处；或与黄连、银花等配伍应用，增强抑菌、消炎、解毒的作用。④虫、蛇咬伤：用重楼15克，配地龙3克，水煎服或研末醋调敷。

使用注意

虚证及妊娠慎用。

拳 参　Quan Shen

别　名 石蚕、牡参、紫参、红三七、刀枪药、活血莲。

来　源 本品为蓼科多年生草本植物拳参的干燥根茎。

形态特征 多年生草本，高35～85厘米。根茎服厚，黑褐色。茎单一，无毛，具纵沟纹。基生叶有长柄，叶片长圆披针形或披针形，长10～20厘米，宽2～5厘米，叶基圆钝或截形，延叶柄下延成窄翅，茎生叶互生，向上柄渐短至抱茎。托叶鞘筒状，膜质。总状花序成穗状圆柱形顶生。花小密集，淡红色或白色。瘦果椭圆形，棕褐色，有三棱，稍有光泽。根茎呈扁圆柱形，常弯曲成虾状。长1～1.5厘米，直径1～2.5厘米，两端圆钝或稍细。

生境分布 生长于草丛、阴湿山坡或林间草甸中。分布于东北、华北及山东、江苏、湖北等地。

采收加工 春季发芽前或秋季茎叶将枯萎时采挖，除去泥沙，晒干，去须根。

性味归经 苦，凉。归肺、肝、大肠经。

功能主治 清热解毒，利湿，凉血止痢。本品味苦善于清热解毒去湿。入阳明大肠、厥阴肝经，能降泄其热毒湿邪，以凉血、止痢，故有此功。

药理作用 对多种细菌有抑制作用。外用有一定止血效果。

用量用法 3～12克，煎服。外用：适量。

配伍应用 ①菌痢、肠炎：拳参50克，水煎服，每日1～2次。②肺结核：取拳参洗净晒干粉碎，加淀粉调匀压成0.3克的片剂。成人每次4～6片，小儿酌减。

使用注意

无实火热毒及阴证外疡者忌用。

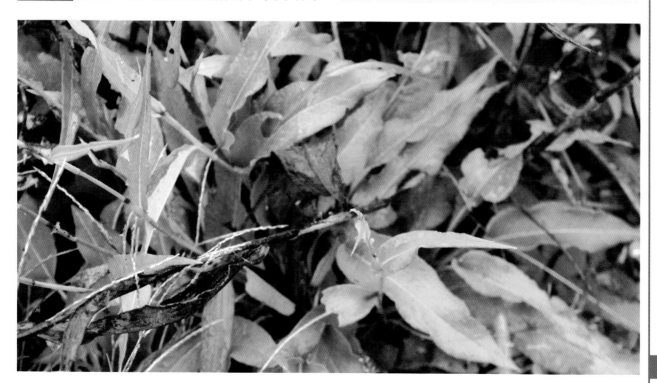

半边莲　Ban Bian Lian

别　名	半边菊、腹水草、细米草、蛇利草、蛇舌草。
来　源	本品为桔梗科多年生蔓生植物半边莲的全草。
形态特征	植株高约1.5米，叶大，二回羽状，长圆形，向基部稍狭。叶脉略开展，二叉或下部的往往二回分叉，叶厚纸质，下面为浅绿色，无鳞片。
生境分布	生长于阳光或局部阴凉环境和肥沃、潮湿、多有机质、排水良好的土壤里。分布于安徽、江苏及浙江等地。
采收加工	夏季采收，除去泥沙，洗净，晒干或用鲜品。
性味归经	甘、淡，寒。归心、小肠、肺经。
功能主治	清热解毒，利水消肿。本品甘淡利湿，性寒清热，故有此功。又为治疗蛇毒之要药。
药理作用	其浸剂有显著而持久的利尿作用，并伴有血压下降，并有抑菌、利胆、催吐及轻泻等作用。
用量用法	煎服，干品10～15克，鲜品30～60克。外用：适量。

配伍应用　①多发性疖肿、急性蜂窝织炎：半边莲30克，紫花地丁15克，野菊花9克，金银花6克，水煎服，并用鲜半边莲适量，捣烂敷患处。②气喘：半边莲、雄黄各10克，共捣成泥，放碗内，盖好，等颜色变青后，加饭做成丸子，如梧子大。每服九丸，空心服，盐汤送下。③蛇咬伤：鲜半边莲30～120克，水煎服，同时用鲜品捣烂敷伤口周围及肿痛处。④黄疸、水肿、小便不利：半边莲、白茅根各30克，水煎加白糖适量服。⑤肝硬化及血吸虫病腹水：半边莲30～45克，马鞭草15克，水煎服。

使用注意

虚证水肿忌用。

苦瓜　Ku Gua

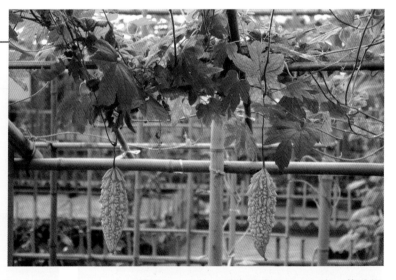

别　名	凉瓜。
来　源	本品为葫芦科植物苦瓜的果实。
形态特征	根系发达，侧根较多，根群分布范围在1.3米以上，茎为蔓性，五棱、浓绿色，有茸毛，分枝力强，易发生侧蔓，侧蔓又发生孙蔓，形成枝叶繁茂的地上部。子叶出土，初生真生对生、盾形、绿色。真叶互生，掌状深裂，绿色，叶背淡绿色，5条放射叶脉，叶长18厘米，宽18～24厘米，叶柄长9～10厘米，柄上有沟。花为单性，雌雄异花同株。先发生雄花，后生雌花，单生。果实为浆果，表面有很多瘤状突起，果形有纺锤形、短圆锥形、长圆锥形等。皮色有绿色、绿白色和浓绿色，成熟时为橘黄色，果肉开裂，露出种子，种子盾形、扁、淡黄色，每果含有

种子20～30粒，千粒重为150～180克。苦瓜整个生育过程需80～100天左右，在抽蔓期以前生长缓慢，绝大部分茎蔓在开花结果期形成。各节自下而上发生侧蔓，形成多级茎蔓。随着茎蔓生长，叶数和叶面积不断增加，在单株叶面积中，其开花结果期就占95%，由此可见，

同化器官是在开花结果中后期形成。一般植株在第4～6节发生第一雄花；第8～14节发生第一雌花，通常间隔3～6节发生一个雌花，但在主蔓50节之前一般具有6～7个雌花者居多。从调整植株营养来看，除去侧蔓，有利于集中养分，提高主蔓的雌花座果率。

生境分布 全国各地均有栽培，分布广东、广西、福建的地。

采收加工 秋后采取，切片晒干中鲜用。

性味归经 苦，寒。归心、肝、脾、胃经。

功能主治 清热涤暑，明目，解毒。本品苦寒，无毒，清热涤暑，明目清心解毒，泻六经实火，除烦止渴。药食兼用，熟则养血滋肝，润脾补肾。

使用注意

脾胃虚寒者忌用，不宜与葱同用。

药理作用 具有降低血糖作用。正常和患有四氧嘧啶性糖尿病的家兔灌服苦瓜汁后，可使血糖明显降低。皮下注射垂体前叶浸膏引起高血糖的大鼠，灌服苦瓜汁的水提物也有降低血糖的作用。其降低血糖的作用包括对胰脏的及非胰脏的两种作用。

用量用法 6～15克，煎汤内服；或煅存性研末，开水冲服。外用：适量，捣烂敷。

配伍应用 ①胃气疼：苦瓜煅为末，开水下。②眼疼：苦瓜煅为末，灯草汤下。③痢疾：鲜苦瓜捣烂绞汁1杯，开水冲服。④烦热口渴：鲜苦瓜1个，剖开去瓤，切碎，水煎服。⑤痈肿：鲜苦瓜捣烂敷患处。

山慈菇 Shan Ci Gu

别　名 毛菇、光慈菇、毛慈菇、山茨菇、冰球子。

来　源 本品为兰科植物杜鹃兰、独蒜兰或云南独蒜兰的干燥假鳞茎。

形态特征 杜鹃兰：陆生植物。假鳞茎聚生，近球形，粗1～3厘米。顶生1叶，很少具2叶；叶片椭圆形，长达45厘米，宽4～8厘米，先端急尖，基部收窄为柄。花葶侧生于假鳞茎顶端，直立，粗壮，通常高出叶外，疏生2枚筒状鞘；总状花序疏生多数花；花偏向一侧，紫红色；花苞片狭披针形，等长于或短于花梗（连子房）；花被片呈筒状，先端略开展；萼片和花瓣近相等，倒披针形，长3.5厘米左右，中上部宽约4毫米，先端急尖；唇瓣近匙形，与萼片近等长，基部浅囊状，两侧边缘略向上反折，前端扩大并为3裂，侧裂片狭小，中裂片长圆形，基部具1个紧贴或多少分离的附属物；合蕊柱纤细，略短于萼片。花期6～8月。独蒜兰：陆生植物，高15～25厘米。假鳞茎狭卵形或长颈瓶状，长1～2厘米，顶生1枚叶，叶落后1杯状齿环。叶和花同时出现，椭圆状披针形，长10～25厘米，芝2～5厘米，先端稍钝或渐尖，基部收狭成柄抱花葶。花葶顶生1朵花。花苞片长圆形，近急尖，等于或长于子房；花淡紫色或粉红色；萼片直立，狭披针形，长达4厘米，宽5～7毫米，先端急尖；唇瓣基部楔形，先端凹缺或几乎不凹缺，边缘具不整齐的锯齿，内面有3～5条波状或近直立的褶片。花期4～5月，果期7月。

生境分布 杜鹃兰生长于山坡及林下阴湿处。分布于长江流域以南地区及山西、陕西、甘肃等地。独蒜兰生长于林下或沟谷旁有泥土的石壁上。分布于华东、中南、西南及陕西、甘肃等地。

采收加工 夏、秋两季采挖，除去地上部分及泥沙，分开大小置沸水锅内蒸煮至透心，干燥。

性味归经 甘、微辛，寒；有小毒。归肝、胃经。

功能主治 清热解毒，消痈散结。本品味辛能散，寒能清热，故有清热解毒、消痈散结之效。

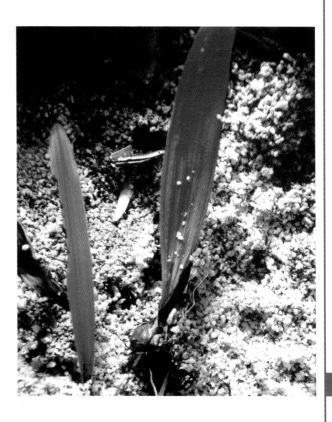

药理作用 秋水仙碱有抗肿瘤及镇静催眠协同作用。尚有止咳、平喘及止痛作用。

用量用法 煎服，3～6克，入丸、散剂减半。外用：适量。

配伍应用 ①急性扁桃腺炎、口腔炎：山慈菇、冰片、硼砂、黄柏各30克，青黛60克，黄连120克，猪苦胆12克，研为细末，吹入患处，每次0.5克。②瘰疬：山慈姑12克，炒大黄、炙山甲各20克，草木鳖（去壳）18克，全蝎15克，红花6克，蜈蚣6条组成。诸药焙干研为细末，装胶囊吞服，每次6粒，温水冲服（或

将上药分为16等份，每份分别装入2只倒出蛋清的鸡蛋内搅匀，用面粉包裹，煨熟食用，每次1只，每日2次）此为1疗程之药量，儿童酌减。③血栓性浅静脉炎：山慈菇假球茎90克，碾碎浸泡在500毫升的75％酒精中，7日后滤出浸液即为山慈菇酊。用时将药酊少许倒入手掌，在患处来回搓擦，直至皮肤发热，每日3～5次，7日为1个疗程。④脓性指头炎：山慈菇（鲜）25克，洗净捣烂加醋3毫升，和匀稍蒸温，用塑料薄膜包敷患指，每日换药1次。

使用注意

气虚体弱者慎用。

土茯苓 Tu Fu Ling

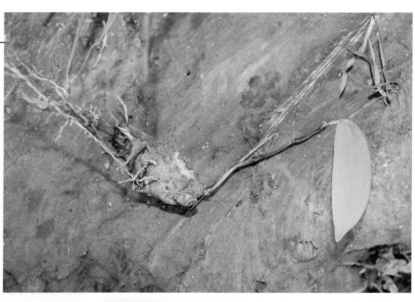

别　名 地茯苓、过山龙、土太片、山地栗、冷饭团。

来　源 本品为百合科多年生常绿藤本植物光叶拔葜的干燥根茎。又称红土茯苓。

形态特征 多年生常绿攀缘状灌木，茎无刺。单叶互生，薄革质，长圆形至椭圆状披针形，先端渐尖，全缘，表面通常绿色，有时略有白粉，有卷须。花单性异株，腋生伞形花序；花被白色或黄绿色。浆果球形，红色，外被白粉。

生境分布 生长于林下或山坡。分布于长江流域南部各省（区）。

采收加工 夏、秋两季采挖，除去须根，洗净，干燥，或趁鲜切成薄片，干燥。

性味归经 甘、淡，平。归肝、胃经。

功能主治 解毒除湿，通利关节。本品淡能利湿，利湿导热之中，更长于解毒，尤善疗梅毒和解汞中毒。

药理作用 解汞中毒。并能明显拮抗棉酚毒性，而对棉酚的抑制精子活性作用则无显著影响。

用量用法 15～60克，煎服。

配伍应用 ①钩端螺旋体病：土茯苓60～150克，甘草6克，水煎服。②疮疖：土茯苓30克，苍耳子、大黄、金银花、蒲公英各9克，水煎服。③阴痒：土茯苓、蛇床子、地肤子各30克，白矾、花椒各9克，煎水，早晚熏洗或坐浴。④天疱疮：土茯苓30克，金银花、蒲公英、紫花地丁、白鲜皮、苦参、地肤子各15克，甘草6克，水煎服。⑤疮疖：土茯苓适量，研末，醋调敷。

使用注意

服药期间忌饮茶，否则可致脱发。

熊胆 Xiong Dan

来源 本品为脊椎动物熊科棕熊和黑熊的干燥胆汁。

形态特征 黑熊：体形较大，长1.5～1.7米，体重约150千克。头部宽圆。吻部短而尖；鼻端裸露，眼小；耳较长且被有长毛，伸出头顶两侧。颈部短粗，两侧毛特别长。胸部有一倒人字形白斑。尾很短。毛较一致漆黑色，有光泽。四肢粗健，前后足均具5趾，前足腕垫宽大与掌垫相连，后足跖垫也宽大且肥厚，前宽后窄，内侧中部无毛间隔。具爪。除其鼻面部棕色、下颌白色、倒人字白斑外，全身均为黑色并带有光泽。棕熊：体形较大，长约2米，重200千克～300千克。头阔而圆，吻部较长鼻也较阔，其端裸出，略侧扁。耳小，能动，内外被毛。肩端隆起，腰粗壮，尾短。四肢粗壮，前后足均具5趾，前足的爪长于后足。爪侧扁而弯曲，呈暗褐色。全身为黑棕色，或近黑色以至很淡的银灰色、棕黄色或棕红色。成体胸部无白色斑纹。

生境分布 黑熊栖息于混交林或阔叶林中。一般居于山上的石洞或大树洞中。分布极广泛，东北、华北、西南、华南及陕西、甘肃、青海、安徽、浙江、江西、福建、台湾、西藏等地均有分布。棕熊栖息于广阔叶林、针叶林或混交林中。有冬眠习性，杂食以植物为主。分布于东北及甘肃、青海、新疆、四川、贵州、西藏等地。

采收加工 夏秋季猎取为宜，迅速取出胆囊，干燥。去净胆囊皮膜，研细用。

性味归经 苦，寒。归肝、胆、心经。

功能主治 清热解毒，息风止痉，清肝明目。本品苦寒主入肝经，能清泄肝热以制止痉挛，清泄肝热以明目退翳，故有此功。

药理作用 有利胆作用，可促进胆汁分泌，显著增加胆汁分泌量，对总胆管、括约肌有松弛作用。本品还有溶解胆结石作用及一定的解毒、抑菌、抗炎、抗过敏、镇咳、祛痰、平喘、助消化、降压作用。

用量用法 1～2.5克，内服，多作丸、散，不入汤剂。外用：适量。

配伍应用 ①肝胆疾病（患有胆结石、胆道炎和黄疸的病人）：可采用熊胆汁配伍郁金、姜黄和茵陈蒿水煎服，进行治疗，有一定疗效。②急性肾性高血压：熊胆汁干粉，每次0.5克，每日2次。③眼科疾病：取20%熊胆注射液结合膜下注射，每次0.2毫升，对晶体混浊、眼

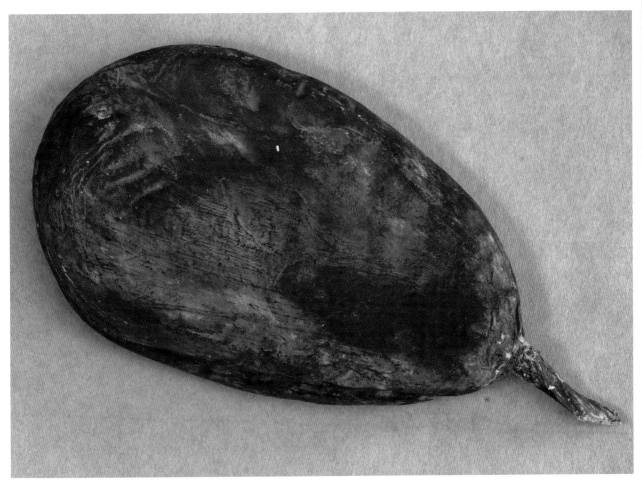

底出血及球后视神经炎有较好疗效。④小儿百日咳：用熊胆抑咳散（熊胆、朱砂、姜半夏、橘红、川贝母、款冬花），1～2岁，每次0.3～0.5克；2～4岁，每次0.6～0.9克，按年龄大小适当增减，每日3次，饭后温开水送服。⑤慢性肝病：用熊胆注射液（2%），每次2毫升，每日2次，肌肉注射，并按中医辨证配以中药治疗，1个月为1个疗程，连续用3个疗程，每疗程间休息3～4日。

使用注意

非实热者不可用。

漏芦 Lou Lu

别　名	毛头、野兰、大头翁、大花蓟、鬼油麻、龙葱根。
来　源	本品为菊科植物祁州漏芦或禹州漏芦的干燥根。
形态特征	本植物为多年生草本，高30～80厘米，全体密被白色柔毛。主根粗大，上部密被残存叶柄。基生叶丛生；茎生叶互生。叶长椭圆形，长10～20厘米，羽状全裂至深裂，裂片矩圆形，边缘具不规则浅裂，两面密被白色茸毛。头状花序，总苞多列，具干膜质苞片，多列，花全为管状花，淡紫色，雄蕊5，聚药。瘦果卵形，有4棱，棕褐色，冠毛刚毛状。根呈圆锥形，多扭曲，长短不一，完整者长10～30厘米，直径1～2厘米。
生境分布	生长于向阳的草地、路边、山坡。祁州漏芦分布于河北、辽宁、山西等地；禹州漏芦分布于湖北、安徽、河南等地。
采收加工	春、秋两季采挖，除去须根及泥沙，晒干。
性味归经	苦，寒。归胃经。
功能主治	清热解毒，消痈散结，通经下乳。本品苦寒，主入胃经，具有清热解毒消痈功效。又能通下乳汁，用于乳汁不下，故有此功。尤为治乳痈的良药。
药理作用	对皮肤真菌有抑制作用；体内外实验均显示显著的抗氧化作用；还有降血脂、抗动脉粥样硬化作用。
用量用法	3～12克，煎服。
配伍应用	①产后乳汁不下：漏芦15克，王不留行、炮甲珠各9克，路路通12克，通草6克，水煎服。②痈肿疮疡：漏芦、金银花、蒲公英各15克，连翘9克，黄柏12克，甘草6克，水煎

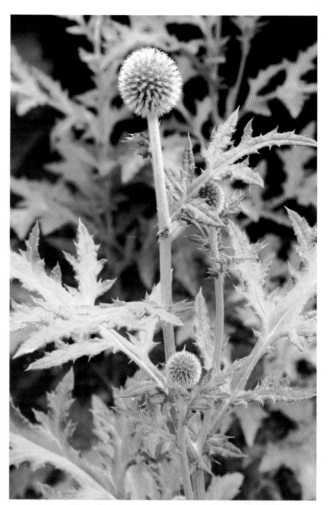

服。③肥胖症：漏芦、决明子、泽泻、荷叶、汉防己各15克，水煎浓缩至100毫升，每日2次。④产后乳汁不下：漏芦12克，鸡蛋2个，水煎冲蛋服。⑤乳腺炎：漏芦9克，白芷、当归、青皮、柴胡各9克，金银花、蒲公英各30克，全瓜蒌15克，橘核12克，甘草6克，水煎服。

使用注意

气虚、疮疡平塌及孕妇忌服。

白蔹 Bai Lian

别 名	白根、昆仑、山地瓜、地老鼠、见肿消、鹅抱蛋。
来 源	本品为葡萄科多年生藤本植物白蔹的块根。
形态特征	木质藤本，茎多分枝，带淡紫色，散生点状皮孔，卷须与叶对生。掌状复叶互生，一部分羽状分裂，一部分羽状缺刻，边缘疏生粗锯齿，叶轴有宽翅，裂片基部有关节，两面无毛。聚伞花序与叶对生，序梗细长而缠绕，花淡黄色，花盘杯状，边缘稍分裂。浆果球形或肾形，熟时蓝色或白色，有针孔状凹点。
生境分布	生长于荒山的灌木丛中。分布于东北、华北、华东及河北、陕西、河南、湖北、四川等省（区）。
采收加工	春、秋两季采挖，除去泥沙及细根，切成纵瓣或斜片，晒干。
性味归经	苦、辛、微寒。归心、胃经。
功能主治	清热解毒，消痈散结，生肌止痛。本品苦寒能清热解毒，味辛则能散结消痈，外用又可敛疮生肌，故有此功。
药理作用	水浸剂对皮肤真菌有不同程度抑制作用。5%煎剂在体外对金黄色葡萄球菌也有抑制作用。
用量用法	3～10克，煎服。外用：适量。
配伍应用	①水火烫伤：白蔹、地榆各等量，共为末，

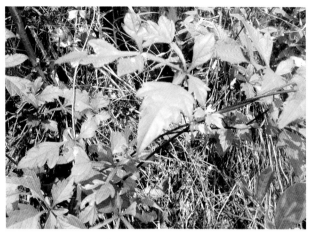

适量外敷，或麻油调敷患处。②痈肿：白蔹、乌头（炮）、黄芩各等份，捣末筛，和鸡子白敷上。③汤火灼烂：白蔹末敷之。④急、慢性细菌性痢疾：白蔹适量，焙干研末，每次1～3克，每日3次。⑤聤耳出脓血：白蔹、黄连（去须）、龙骨、赤石脂、乌贼鱼骨（去甲）各50克，上五味，捣罗为散。先以绵拭脓干，用药一钱匕，绵裹塞耳中。⑥皮肤中热痱、瘰疬：白蔹、黄连各100克，生胡椒粉50克，上捣筛，溶脂调和敷之。

使用注意

反乌头。

四季青 Si Ji Qing

别 名	冬青叶、红冬青叶、野冬青叶。
来 源	本品为冬青科常绿乔木冬青的叶。
形态特征	常绿乔木，高可达12米。树皮灰色或淡灰色，无毛。叶互生；叶柄长5～15厘米；叶片革质，通常狭长椭圆形，长6～10厘米，

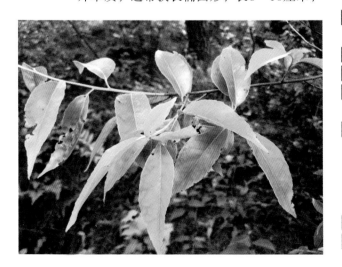

宽2～3.5厘米，先端渐尖，基部楔形，很少圆形，边缘疏生浅锯齿，上面深绿色而有光泽，冬季变紫红色，中脉在下面隆起。花单性，雌雄异株，聚伞花序着生于叶腋外或叶腋内；花萼4裂，花瓣4，淡紫色；雄蕊4；子房上位。核果椭圆形，长6～10毫米，熟时红色，内含核4颗，果柄长约5毫米。花期5月，果熟期10月。

生境分布	生长于向阳山坡林缘、灌丛中。分布于江苏、浙江、广西、广东和西南各省（区）。
采收加工	秋、冬季采收，晒干用。
性味归经	苦、涩，寒。归肺、心经。
功能主治	清热解毒，凉血止血，敛疮。本品苦寒，可清热解毒。外用有止血、敛疮之功。
药理作用	有广谱抗菌作用，对绿脓杆菌、大肠杆菌、伤寒杆菌、福氏痢疾杆菌、产气杆菌、金黄色葡萄球菌等均有抑制作用；对实验性烫伤，有抗感染、防止渗出等作用，还具降压、抗炎等作用。
用量用法	15～30克，煎服。外用：适量。
配伍应用	①水火烫伤，下肢溃疡，皮肤湿疹，热毒疮

疖初起等：可单用制成搽剂外涂患处；也可用本品干叶研粉，麻油调敷；或用鲜叶捣烂，外敷患外。②肺火上壅，咳嗽、咽痛以及风热感冒，或热毒下侵，小便淋沥涩痛，

泄泻痢疾者：单用本品即效。③外伤出血：可单用鲜叶捣敷伤口；也可用干叶研细，撒敷在伤口，外加包扎。

使用注意

脾胃虚寒、肠滑泄泻者慎用。

绿豆　Lü Dou

别　　名	青小豆。
来　　源	本品为豆科1年生草本植物绿豆的种子。
形态特征	一年生直立或顶端微缠绕草本。高约60厘米，被短褐色硬毛。三出复叶，互生；叶柄长9～12厘米；小叶3，叶片阔卵形至菱状卵形，侧生小叶偏斜，长6～10厘米，宽2.5～7.5厘米，先端渐尖，基部圆形、楔形或截形，两面疏被长硬毛；托叶阔卵形，小托叶线形。总状花序腋生，总花梗短于叶柄或近等长；苞片卵形或卵状长椭圆形，有长硬毛；花绿黄色；萼斜钟状，萼齿4，最下面1齿最长，近无毛，旗瓣肾形，翼瓣有渐窄的爪，龙骨瓣的爪截形，其中一片龙骨瓣有角；雄蕊10，二体；子房无柄，密被长硬毛。荚果圆柱形，长6～8厘米，宽约6毫米，成熟时黑色，被疏褐色长硬毛。种子绿色或暗绿色，长圆形。花期6～7月，果期8月。
生境分布	全国大部分地区均产，皆为栽培。
采收加工	秋后种子成熟时采收，洗净晒干。打碎入药或研粉用。
性味归经	甘、寒。归心、胃经。
功能主治	清热解毒，消暑利尿。本品寒可清热，甘寒则可生津解暑。故有此功。
药理作用	能防治实验性高脂血症。对葡萄球菌有抑制作用。
用量用法	15～30克，煎服。外用：适量。
配伍应用	①烧伤：绿豆粉60克和75%酒精（白酒也可）适量调成糊状，30分钟后，加入冰片9克调匀备用，伤面清洗后，将药糊涂于创面约0.5毫米厚，每日2～3次。②烫伤：绿豆粉30克，鸡蛋清适量，上药调匀涂伤处，有水泡者，先刺破水泡，再涂。③腮腺炎：生绿豆60克置小锅内煮至将熟时，加入白菜心2～3个，再煮约20分钟，取汁顿服，每日1～2次。④小儿胃肠炎：鸡蛋清1个，绿豆粉6克，两味调匀。如呕吐不止敷两脚心一晚；泻不止敷囟会穴（位于督脉百会穴前10厘米处）一晚。⑤口疮：绿豆7粒，白矾3克，硼

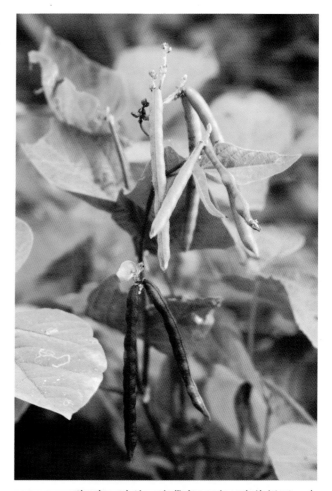

砂2克，冰片、青黛各0.5克。先将绿豆、白矾、硼砂装入一个蚕茧内，用镊子置香油灯上燃烧，以蚕茧焦黑，白矾开花为度，然后掺入少量冰片、青黛，共研细末，贮瓶备用，用时涂撒患处，每日3～4次；或绿豆30～60克，鸡蛋1个，洗净绿豆，加水煮沸3～5分钟，用绿豆水冲鸡蛋温服，每日1～2次。⑥慢性咽炎：绿豆50克，白糖1匙，绿豆洗净，加冷水适量，中火烧开后加白糖1匙，打开锅盖烧20分钟，至绿豆裂开，皮发青（未变黄），绿豆已熟时，离火当点心吃，当日吃完，勿过夜。

使用注意

脾胃虚寒、肠滑泄泻者忌用。

乌蔹莓 Wu Lian Mei

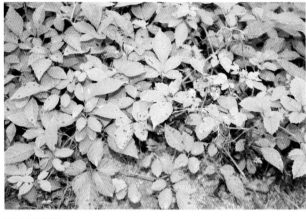

别　名 乌蔹草、五叶藤、五爪龙、母猪藤。

来　源 本品为葡萄科多年生蔓生草本植物乌蔹莓的全草或单用根及叶。

形态特征 多年生草质藤本。茎带紫红色，有纵棱；卷须二歧分叉，与叶对生。鸟趾状复叶互生；小叶5，膜质，椭圆形、椭圆状卵形至狭卵形，长2.5～8厘米，宽2～3.5厘米，先端急尖至短渐尖，有小尖头，基部楔形至宽楔形，边缘具疏锯齿，两面脉上有短柔毛或近无毛，中间小叶较大而具较长的小叶柄，侧生小叶较小；叶柄长可达4厘米以上；托叶三角状，早落。聚伞花序呈伞房状，通常腋生或假腋生，具长梗，有或无毛；花小，黄绿色；花萼不明显；花瓣4，先端无小角或有极轻微小角；雄蕊4，与花瓣对生；花盘肉质，浅杯状；子房陷于4裂的花盘内。浆果卵圆形，径6～8毫米，成熟时黑色。花期5～6月，果期8～10月。

生境分布 生长于旷野、山谷、林下、路旁。分布于我国山东、长江流域至广东、福建等省。

采收加工 夏、秋两季采收，晒干用或鲜用。

性味归经 酸、苦，寒。归肝、脾、膀胱经。

功能主治 清热解毒，凉血消肿，利尿。

药理作用 水煎剂试管内能抑制钩端螺旋体的生长。

用量用法 15～30克，鲜者加倍，煎服。外用：适量。

配伍应用 ①化脓性感染：取新鲜全草或茎叶洗净，捣烂如泥，敷于患处；或取叶、根研成细末，和凡士林调成20%的软膏；或取其原汁烘干碾粉外用，每日换药1次。②接骨及消肿：取洗净泥沙、剔去硬结的新鲜根500克，糯米饭半碗，捶成膏敷患处；或在秋冬时采根洗净切片晒干，研成粉末，密封，用时以白酒调成糊状敷于患处。一般敷药12～24小时，如局部感灼热应立即换药，否则容易发泡，一般敷3～7日即可。

八角莲 Ba Jiao Lian

别　名 鬼臼、八角莲、六角莲、独角莲。

来　源 本品为小檗科多年生草本植物八角莲的根茎及根。

形态特征 多年生草本，茎直立，高20～30厘米。不分枝，无毛，淡绿色。根茎粗壮，横生，具明显的碗状节。茎生叶1片，有时2片，盾状着生；叶柄长10～15厘米；叶片圆形，直径约30厘米，常状深裂几达叶中部，边缘4～9浅裂或深裂，裂片楔状长圆形或卵状椭圆形，长2.5～9厘米，宽5～7厘米，先端锐尖，边缘具针刺状锯齿，上面无毛，下面密被或疏生柔毛。花5～8朵排成伞形花序，着生于近叶柄基处的上方近叶片处；花梗细，长约5厘米，花下垂，花冠深结色；萼片6，外面被疏毛；花瓣6，勺状倒卵形，长约2.5厘米；雄蕊6，蕴含隔突出；子房上位，1室，柱头大，盾状。浆果椭圆形或卵形。种子多数。花期4～6月，果期8～10月。

生境分布 生长于海拔300～2200米的山坡林下阴湿处。分布于我国南部、西南部及东南部，分布四川、广西、贵州等地。

采收加工 秋、冬两季采挖，洗净泥沙，晒干或鲜用。

性味归经 苦、辛，平。归肺经。

功能主治 清热解毒，化痰散结，祛瘀消肿。

药理作用 对离体蛙心有兴奋作用；对兔耳血管有扩张作用；对蛙后肢血管、家兔小肠，及肾血管有轻度收缩作用。全草中含树脂，能引起猫的吐、泻、死亡。

用量用法 6～12克，煎服，或研末服。外用：研末调

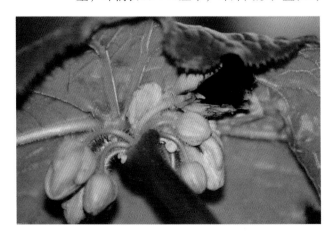

敷、捣敷或浸酒涂敷。

配伍应用 ①肿毒初起：八角莲加红糖或酒糟适量，一同捣烂敷贴，每日2次。②疔疮：八角莲10克，蒸酒服；并用须根捣烂敷患处。③带状疱疹：八角莲根研细末，醋调涂患处。④单

双蛾喉痛：八角莲5克，磨汁吞咽。⑤跌打损伤：八角莲根5~15克，研细末，酒送服，每日2次。⑥痰咳：八角莲20克，猪肺100~200克，糖适量，煲服。

使用注意

孕妇禁服，体质虚弱者慎服。

翻白草 Fan Bai Cao

别　名 鸡腿儿、老鸹爪、叶下白。

来　源 本品为蔷薇科多年生草本植物翻白草的带根全草。

形态特征 多年生草本，高15~30厘米。根多分枝，下端肥厚成纺锤状。茎上升向外倾斜，多分枝，表面具白色卷绒毛。基生叶丛生，单数羽状复叶，小叶3~5；茎生叶小，为三出复叶，顶端叶近无柄，小叶长椭圆形或狭长椭圆形，长2~6厘米，宽0.7~2厘米，先端锐尖，基部楔形，边缘具锯齿，上面稍有柔毛，下面密被白色绵毛；托叶披针形或卵形，也被白绵毛。花黄色，聚伞状排列；萼绿色，宿存，5裂，裂片卵状三角形，副萼线形，内面光滑，外面均被白色绵毛；花瓣5，倒心形，凹头；雄蕊和雌蕊多数，子房卵形而扁，花柱侧生，乳白色，柱头小，淡紫色。瘦果卵形，淡黄色，光滑，脐部稍有薄翅突起。花期5~8月，果期8~10月。

生境分布 生长于丘陵山地、路旁和畦埂上。全国各地均产，分布于河北、安徽等地。

采收加工 春夏未开花前连根挖取，除净泥土，切段晒干生用。

性味归经 甘、微苦，平。归肝、脾、大肠经。

功能主治 清热解毒，凉血止血。

药理作用 本品全草煎剂对志贺氏痢疾杆菌、福氏痢疾杆菌、金黄色葡萄球菌和伤寒杆菌均有抑制作用。近来实验研究表明，用大剂量翻白草灌胃给药7天，对正常家兔有明显降血糖作用。

其机制是翻白草所含的黄酮类化合物中的主要成分槲皮素有抑制非酶糖化作用，并通过抑制蛋白糖化来抑制醛糖还原酶活性。

用量用法 10~15克，煎服。外用：适量。

配伍应用 ①慢性鼻炎、咽炎、口疮：翻白草15克，紫花地丁12克，水煎服。②痢疾、肠炎对细菌性痢疾、阿米巴痢疾及肠炎：可单用翻白草30克；也可与马齿苋、银花同用。③痔肿出血：常与槐角、地榆等配伍；并可同芒硝配伍，煎液洗浴。④热毒疮肿、淋巴结炎、疥疮、湿疹：可用翻白草捣敷患处。⑤吐血、咳血、衄血、便血等血热出血者：翻白草15克，阿胶9克，水煎服。对血热月经过多者，多与牡丹皮、侧柏叶合用。⑥皮肤或下肢溃疡：翻白草60克，苦参30克，煎汤熏洗患处，每日1次。

使用注意

阳虚有寒、脾胃虚寒等少用。

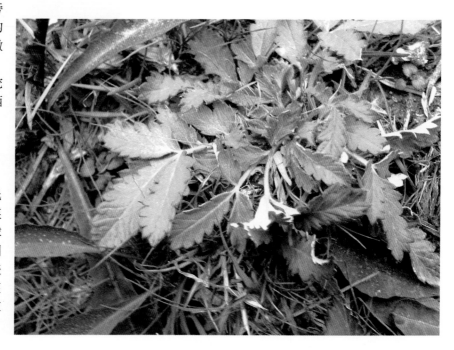

委陵菜　Wei Ling Cai

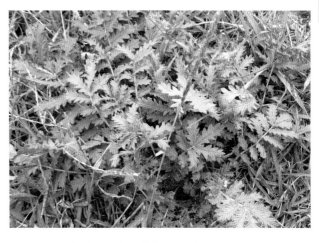

别　　名 鸡爪草、下路鸡。

来　　源 本品为蔷薇科植物委陵菜的干燥全草。

形态特征 多年生草本，高30～60厘米。主根发达，圆柱形。茎直立或斜生，密生白色柔毛。羽状复叶互生，基生叶有15～31小叶，茎生叶有3～13小叶；小叶片长圆形至长圆状倒披针形，长1～6厘米，宽6～15毫米，边缘缺刻状，羽状深裂，裂片三角形，常反卷，上面被短柔毛，下面密生白色绒毛；托叶和叶柄基部合生。聚伞花序顶生；副萼及萼片各5，宿存，均密生绢毛；花瓣5，黄色，倒卵状圆形；雄蕊多数；雌蕊多数。瘦果有毛，多数，聚生于被有绵毛的花托上，花萼宿存。花期5～8月，果期8～10月。

生境分布 生长于山坡、路边、田旁、山林草丛中。大部分地区作翻白草用，少数地区作白头翁用。

采收加工 春季未抽茎时采挖，除去泥沙，晒干。

性味归经 苦，寒。归肝、大肠经。

功能主治 清热解毒，凉血止痢，祛风湿。本品苦寒清泄，归肝经走血分则凉血、解毒；入大肠祛热毒则止泄痢；苦燥又可祛湿邪，故有此功。

药理作用 对溶组织阿米巴原虫的作用较白头翁为弱。

用量用法 15～30克，煎服、研末或浸酒。外用：适量，煎水洗、捣敷或研末撒。

配伍应用 ①热毒泻痢或湿热泻痢，下痢脓血，发热腹痛，里急后重，久痢不止等症：可单用本品研末冲服；也与黄柏、马齿苋、白头翁同用。②痔疮出血、刀伤出血：单用本品研末，或用鲜品捣烂外敷患处。③血热妄行所致的崩漏、月经过多、尿血、便血等证：常与贯众、茜草、小蓟、大蓟、白茅根等同用。

使用注意

慢性腹泻伴体虚者慎用。

虎耳草　Hu Er Cao

别　　名 石荷叶、佛耳草、金丝荷叶。

来　　源 本品为虎耳草科多年生常绿草本植物虎耳草的全草。

形态特征 多年生小草本，冬不枯萎。根纤细，匍匐茎细长，紫红色，有时生出叶与不定根。叶基生，通常数片；叶柄长3～10厘米；叶片肉质，圆形或肾形，直径4～6厘米，有时较大，基部心形或平截，边缘有浅裂片和不规则细锯齿，上面绿色，常有白色斑纹，下面紫红色，两面被柔毛。花茎高达25厘米，直立或稍倾斜，有分枝；圆锥状花序，轴与分枝、花梗被腺毛及绒毛；苞片披针形，被柔毛；萼片卵形，先端尖，向外伸展；花多数，花瓣5，白色或粉红色下方2瓣特长，椭圆状披针形，长1～1.5厘米，宽2～3毫米，上方3瓣较小，卵形，基部有黄色斑点；雄蕊10，花丝棒状，比萼片长约1倍，花药紫红色；子房球形，花柱纤细，柱头细小。蒴果卵圆形，先端2深裂，呈喙状。花期5～8月，果期7～11月。

生境分布 生长于海拔400～4500米的林下、灌丛、草甸和荫湿岩隙。分布于我国中部、南部及西南各省（区）。

采收加工 四季均可采收，或夏秋开花期采收，洗净晒干或鲜用。

性味归经 苦、辛，寒；有小毒。归肺、肾经。

功能主治 清热解毒，消肿止痛，凉血止血。

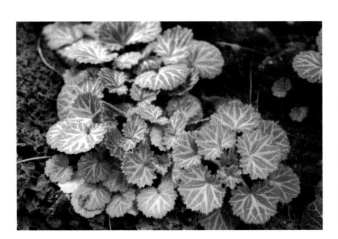

药理作用 对变形杆菌、伤寒杆菌、痢疾杆菌、金黄色葡萄球菌、绿脓杆菌有抑制作用。

用量用法 10～15克，鲜品15～30克，煎服。外用：适量。

配伍应用 化脓性中耳炎：取虎耳草鲜叶数片，捣汁，纱布过滤，加适量冰片，装入滴眼瓶内备用。用时先用3%双氧水洗涤外耳道，将脓性分泌物清除干净，然后取虎耳草液滴耳，每次1～2滴，每日3次。

鬼针草　Gui Zhen Cao

别　　名 盲肠针、婆婆针。

来　　源 本品为菊科一年生草本植物鬼针草的全草。

形态特征 一年生草本，茎直立，高30～100厘米，钝四棱形，无毛或上部被极稀疏的柔毛，基部直径可达6毫米。茎下部叶较小，3裂或不分裂，通常在开花前枯萎，中部叶具长1.5～5厘米无翅的柄，三出，小叶3枚，很少为具5（-7）小叶的羽状复叶，两侧小叶椭圆形

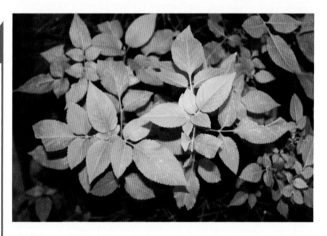

或卵状椭圆形，长2～4.5厘米，宽1.5～2.5厘米，先端锐尖，基部近圆形或阔楔形，有时偏斜，不对称，具短柄，边缘有锯齿、顶生小叶较大，长椭圆形或卵状长圆形，长3.5～7厘米，先端渐尖，基部渐狭或近圆形，具长1～2厘米的柄，边缘有锯齿，无毛或被极稀疏的短柔毛，上部叶小，3裂或不分裂，条状披针形。头状花序直径8～9毫米，有长1～6（果时长3～10）厘米的花序梗。总苞基部被短柔毛，苞片7～8枚，条状匙形，上部稍宽，开花时长3～4毫米，果时长至5毫米，草质，边缘疏被短柔毛或几无毛，外层托片披针形，果时长5～6毫米，干膜质，背面褐色，具黄色边缘，内层较狭，条状披针形。无舌状花，盘花筒状，长约4.5毫米，冠檐5齿

裂。瘦果黑色，条形，略扁，具棱，长7～13毫米，宽约1毫米，上部具稀疏瘤状突起及刚毛，顶端芒刺3～4枚，长1.5～2.5毫米，具倒刺毛。茎直立，下部略带淡紫色，四棱形，无毛，或于上部的分枝上略具细毛。中、下部叶对生，长11～19厘米，2回羽状深裂，裂片披针形或卵状披针形，先端尖或渐尖，边缘具不规则的细尖齿或钝齿，两面略具短毛，有长柄；上部叶互生，较小，羽状分裂。头状花序直径约6～10毫米，有梗，长1.8～8.5厘米；总苞杯状，苞片线状椭圆形，先端尖或钝，被有细短毛；花托托片椭圆形，先端钝，长4～12毫米，花杂性，边缘舌状花黄色，通常有1～3朵不发育；中央管状花黄色，两性，全育，长约4.5毫米，裂片5枚；雄蕊5，聚药，雌蕊1，柱头2裂。瘦果长线形，体部长12～18毫米，宽约1毫米，具3～4棱，有短毛；顶端冠毛芒状，3～4枚，长2～5毫米。花期8～9月，果期9～11月。

生境分布 生长于海拔50～3100米的路边荒地、山坡及田间。分布于我国南北各地。

采收加工 夏、秋两季采收，洗净，切段晒干，生用或鲜用。

性味归经 苦，微寒。归肺、脾、胃、大肠经。

功能主治 清热解毒，活血散瘀，清肠止泻。

药理作用 醇浸液对革兰氏阳性菌有显著抑制作用。可使β-脂蛋白和胆固醇含量降低，有明显抗动脉血栓形成作用。有抗胃溃疡及中枢抑制、镇痛作用。

用量用法 15～60克，煎服，鲜品捣汁服或捣烂外敷。

配伍应用 ①阑尾炎：鬼针草干品25～50克（鲜品75克）煎服，或加冰糖、蜂蜜、牛乳同服，每日1剂。②小儿腹泻：鲜鬼针草6～10棵（干品3～5棵）加水浸泡后煎成浓汁，连渣倒入盆内，用于熏洗患儿两脚。腹泻轻者每日熏洗3～4次，较重者熏洗6次。1～5岁洗脚心，5～15岁洗至脚面，腹泻严重者熏洗位置可适当提高。

使用注意

　　孕妇忌服。

鸡眼草 Ji Yan Cao

别　名 人字草。

来　源 本品为豆科1年生或多年生草本植物鸡眼的全草。

形态特征 一年生草本，高10～30厘米。茎直立，斜升或平卧，基都多分枝，茎及枝上疏被向下倒生的毛。叶互生；托叶膜质；三出复叶，小叶被缘毛；叶片倒卵形或长圆形，长5～20毫米，宽3～7毫米，先端圆形，有时凹入，基部近圆形或宽楔形，两面中脉及边缘有白色长硬毛。花通常1～2朵腋生；稀3～5朵；花梗基部有2苞片，不等大；萼基部具4枚卵状披针形小苞片；花萼钟形，萼齿5，宽卵形，带紫色；花冠淡红紫色，长5～7毫米，旗瓣椭圆形，先端微凹；雄蕊10，二体；子房椭圆形，花柱细长，柱头小。荚果宽卵形或椭圆形，稍扁，长3.5～5毫米，顶端锐尖，成熟时与萼筒近等长或长达1倍，表面具网纹及毛。种子1颗。花期7～8月，果期8～9月。

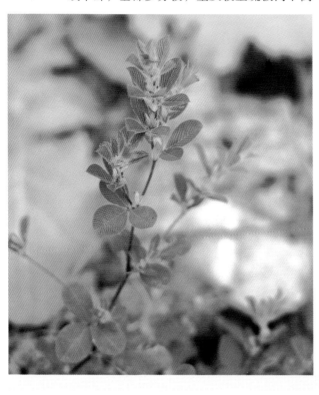

生境分布 生长于山地、丘陵、田野，为常见杂草。分布于我国东北以及河北、山东、江苏、湖北、福建、四川等地。

采收加工 7～8月采收，晒干或鲜用。

性味归经 苦，凉。归肝、脾、肺、肾经。

功能主治 清热解毒，健脾，利湿，收敛固脱。

药理作用 其水浸剂在体外对4种痢疾杆菌和大肠杆菌无抗菌作用，仅醇浸液对弗氏痢疾杆菌显示微弱作用。长萼鸡眼草水浸液在体外对弗氏、舒氏、志贺氏痢疾杆菌均有一定抗菌作用。

用量用法 9～15克，煎服。外用：捣敷或捣汁涂。

配伍应用 传染性肝炎：每日用新鲜鸡眼草300克（小儿减半），洗净加水煎煮20～30分钟，去渣分3次服，连服10日。

一枝黄花 Yi Zhi Huang Hua

来　源 本品为菊科多年生草本植物一枝黄花的全草或带根全草。

形态特征 多年生草本，高（9）35～100厘米。茎直立，通常细弱，单生或少数簇生，不分枝或中部以上有分枝。中部茎叶椭圆形、长椭圆形、卵形或宽披针形，长2～5厘米，宽1～1.5（2）厘米，下部楔形渐窄，有具翅的柄，仅中部以上边缘有细齿或全缘；向上叶渐小；下部叶与中部茎叶同形，有长2～4厘米或更长的翅柄。全部叶质地较厚，叶两面、沿脉及叶缘有短柔毛或下面无毛。头状花序较小，长6～8毫米，宽6～9毫米，多数在茎上部排列成紧密或疏松的长6～25厘米的总状花序或伞房圆锥花序，少有排列成复头状花序的。总苞片4～6层，披针形或披狭针形，顶端急尖或渐尖，中内层长5～6毫米。舌状花舌片椭圆形，长6毫米。瘦果长3毫米，无

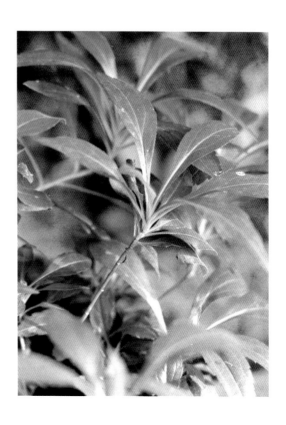

毛，极少有在顶端被稀疏柔毛的。花果期
4～11月。

生境分布 生长于阔叶林缘、林下、灌丛中、山坡草地
上及路边。分布于全国大部分地区。

采收加工 夏、秋两季采收。

贮藏保管 置阴凉干燥处，勿重压。

性味归经 辛、苦，凉；有小毒。归肝、胆经。

功能主治 疏风清热，消肿解毒。本品性凉则清热解
毒，辛散则有疏风之能。

药理作用 有抗菌作用，有祛痰、平喘、利尿作用。

用量用法 9～15克，鲜品21～30克，煎服。外用：捣敷
或煎水洗。

配伍应用 ①慢性支气管炎：一枝黄花全草（干）50克
或（鲜）100克，水煎服，每日1剂，10日为1
个疗程，连服2～3个疗程。②外伤出血：以
一枝黄花晒干研末，撒于伤口；同时内服，
每次5～10克。

使用注意

孕妇忌服。

白毛夏枯草　Bai Mao Xia Ku Cao

别　　名 筋骨草、白夏枯草。

来　　源 本品为唇形科多年生草本植物筋骨草的全
株。

形态特征 属多年生草本，高10～30厘米。茎方形，
基部匍匐，多分枝，全株被白色柔
毛。单叶对生，有柄，卵形、长椭
圆形或倒卵形，长4～11厘米，宽
1～3厘米，先端尖，基部楔形，边
缘有不规则的波状粗齿，上面绿
色，幼时下面紫色，两面有短柔
毛。花轮有数花，腋生；在枝顶者
集成多轮的穗状花序；苞片叶状卵
形，生于花轮下方；萼钟状，有5
齿，齿三角形，外面和齿边有白色
长柔毛；花冠白色或淡紫色，唇
形，外面有短柔毛，内部有毛环，
上唇半圆形，极短，下唇外折，3
裂；雄蕊4，2强，着生花冠筒上而
略伸出筒外；雌蕊1，子房4裂，花
柱丝状，柱头2裂。小坚果灰黄色，
具网状皱纹。花期3～4月，果期5～6
月。

生境分布 生长于路旁、河岸、山脚下、荒地上。分布
于华东、中南、华南及西南地区。

采收加工 夏、秋季采收，晒干切段用，或用鲜品。

性味归经 苦，寒。归肺、肝、心经。

功能主治 清热解毒，祛痰止咳，凉血止血。本品苦寒
清热解毒，入心、肝走血分而凉血止血，归
肺则可祛痰止咳。

药理作用 有一定的止咳、祛痰、平喘作用。对金黄色
葡萄球菌、肺炎球菌、卡他球菌、甲型链球
菌、大肠杆菌及绿脓杆菌有不同程度的抑制

作用。

用量用法 10～30克，煎服。外用：适量。

配伍应用 ①慢性气管炎：用新鲜白毛夏枯草（全草）
100克或干品50克，水煎至60～100毫升，加

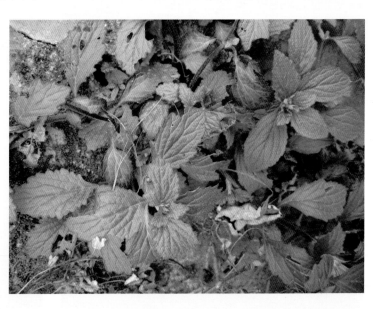

糖适量，分2～3次服，每日1剂，10日为1个
疗程。②呼吸道其他炎症：将白毛夏枯草制
成200%注射液，肌肉注射，每日2次。4岁以
下每次2毫升，4岁以上4毫升。③胆道疾患继
发感染及阑尾脓肿：用30%～35%白毛夏枯草
煎剂，每次50毫升，每日2次，儿童酌减。对
胆道继发感染，配合针灸解痉止痛，部分病
人酌用少量解痉剂，并纠正脱水、酸中毒。
④耳部感染：用白毛夏枯草注射液肌注，每
次2毫升（含生药2克），每日1～2次。

无花果 Wu Hua Guo

别　名 蜜果、奶浆果、映日果。

来　源 本品为桑科落叶灌木成小乔木无花果的果实。

形态特征 落叶灌木或小乔木，高达3～10米。全株具乳汁；多分枝，小枝粗壮，表面褐色，被稀短毛。叶互生；叶柄长2～5厘米，粗壮；托叶卵状披针形，长约1厘米，红色；叶片厚膜质，宽卵形或卵圆形，长10～24厘米，宽8～22厘米，3～5裂，裂片卵形，边缘有不规则钝齿，上面深绿色，粗糙，下面密生细小钟乳体及黄褐色短柔毛，基部浅心形，基生脉3～5条，侧脉5～7对。雌雄异株，隐头花序，花序托单生于叶腋；雄花和瘿花生于同一花序托内；雄花生于内壁口部，雄蕊2，花被片3～4；瘿花花柱侧生、短；雌花生在另一花序托内，花被片3～4，花柱侧生，柱头2裂。榕果（花序托）梨形，成熟时长3～5厘米，呈紫红色或黄绿色，肉质，顶部下陷，基部有3苞片。花、果期8～11月。

生境分布 各地均有栽培，我国中南地区较多。

采收加工 秋后采收果实，放开水中略烫，晒干备用。

性味归经 甘、酸，平。归肺、胃、大肠经。

功能主治 清热消肿，止泻止痢。

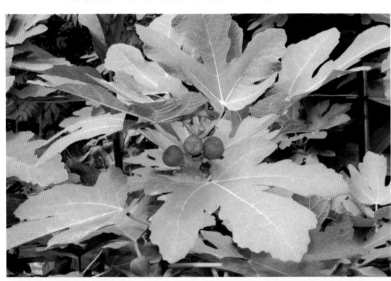

药理作用 无花果含丰富的营养成分，可供食用。便秘时可用作食物性轻泻剂。干果的水提取物经处理后所得物质有抗艾氏肉瘤的作用。从未成熟果实中所得之乳汁能抑制大鼠移植性肉瘤、小鼠自发性乳癌，致使肿瘤坏死；又能延缓移植性腺癌、骨髓性白血病、淋巴肉瘤之发展，使其退化。此外，无花果还有降血脂、降血压及抑制痢疾杆菌等作用。

用量用法 10～15克，煎服。

挂金灯 Gua Jin Deng

别　名 锦灯笼、灯笼果、金灯笼、野胡椒。

来　源 本品为茄科草本植物酸浆带宿萼的成熟果实。

形态特征 多年生草本，基部常匍匐生根。茎高约40～80厘米，基部略带木质。叶互生，常2枚生于一节；叶柄长约1～3厘米；叶片长卵形至阔形，长5～15厘米，宽2～8厘米，先端渐尖，基部不对移狭楔形，下延至叶柄，全缘而波状或有粗芽齿，两面具柔毛，沿叶脉也有短硬毛。花单生于叶腋，花梗长6～16毫米，开花时直立，后来向下弯曲，密生柔毛而果时也不脱落；花萼阔钟状，密生柔毛，5裂，萼齿三角形，花后萼筒膨大，弯为橙红或深红色，呈灯笼状包被将果；花冠辐状，白色，5裂，裂片开展，阔而短，先端骤然狭包被浆果；花冠辐状，白色，5裂，裂片开展，阔而短，先端骤然狭窄成三角形尖

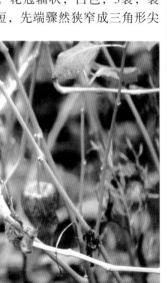

头，外有短柔毛；雄蕊5，花药淡黄绿色；子房上位，卵球形，2室。浆果球状，橙红色，直径10～15毫米，柔软多汁。种子肾形，淡黄色。花期5～9月，果期6～10月。

生境分布 分布于吉林、河北、新疆、山东等地。

采收加工 秋季果实成熟、宿萼呈红色或红黄色时摘下，晒干。

性味归经 酸、苦，寒。归肺经。

功能主治 清热解毒利咽。清肺化痰。本品苦寒主归肺经，故有解毒利咽、清肺化痰之功。

用量用法 3～10克，煎服。

药理作用 抗菌作用；果实鲜汁用平板打洞法，对金黄色葡萄球菌、绿脓杆菌等有抑制作用。抗肿瘤作用：酸浆果实水提物对小鼠Ehrlich腹水癌有抑制活性，其主要活性成分为枸橼酸。

配伍应用 ①天蛇头（指尖痛）：酸浆果套在指上患处。②天泡湿疮：天泡草铃儿生捣敷之，也可为末，油调敷。③喉炎：酸浆果研末5克，加冰片一分，吹喉部。④尿结石：酸浆果25克，龙胆5克，草药（红茯苓）15克，香樟根5克，生车前草25克，煎水服。

使用注意

脾虚泄泻者忌用。有堕胎作用，孕妇忌用。

蔷薇花　Qiang Wei Hua

来　源 本品为蔷薇科落叶小灌木植物多花蔷薇的花朵。

形态特征 攀援灌木，小枝有短、粗稍弯曲皮刺。小叶5～9，近花序的小叶有时3，连叶柄长5～10厘米；托叶篦齿状，大部贴生于叶柄；小叶片倒卵形、长圆形或卵形，长1.5～5厘米，宽0.8～2.8厘米，先端急尖或圆钝，基部近圆形或楔形，边缘有锯齿，上面无毛，下面有柔毛，小叶柄和轴有散生腺毛。花两性；多朵簇排成圆锥状花序，花直径1.5～2厘米，萼片5，披针形，有时中部具2个线形裂片；花瓣5，白色，宽倒卵形，先端微凹，基部楔形；雄蕊多数；花柱结合成束。果实近球形，直径6～8毫米，红褐色或紫褐色，有光泽。花期5～6月，果期9～10月。

生境分布 生长于路旁、田边或丘陵地的灌木丛中，分布浙江、江苏等地。

采收加工 5～6月花盛开时，择晴天采收，晒干。

性味归经 甘，凉。

功能主治 清暑，和胃，止血。

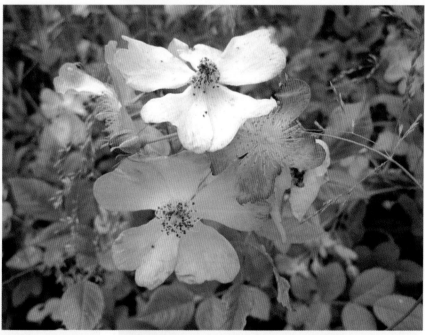

用量用法 3～6克，煎服。外用：研末撒。

药理作用 蔷薇花，主要含黄芪甙、挥发油；有利胆作用，对多种细菌有抑制作用

配伍应用 ①暑热烦渴，不思饮食：蔷薇花10克，刺梨15克，煎水饮。②脾胃湿热，呕逆少食，腹泻，小便短赤：蔷薇花10克，茶叶3克，沸水冲泡，代茶饮。

白英　Bai Ying

别　名	白毛藤、蜀羊泉。
来　源	本品为茄科多年生蔓性半灌木植物白英的全草。
形态特征	草质藤本，长0.5～1米，茎及小枝均密被具节长柔毛。叶互生，多数为琴形，长3.5～5.5厘米，宽2.5～4.8厘米，基部常3～5深裂，裂片全缘，侧裂片愈近基部的愈小，端钝，中裂片较大，通常卵形，先端渐尖，两面均被白色发亮的长柔毛，中脉明显，侧脉在下面较清晰，通常每边5～7条；少数在小枝上部的为心脏形，较小，长约1～2厘米；叶柄长约1～3厘米，被有与茎枝相同的毛被。聚伞花

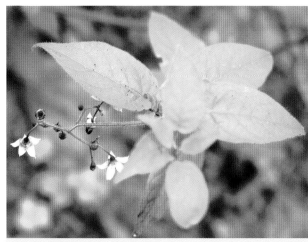

序顶生或腋外生，疏花，总花梗长约2～2.5厘米，被具节的长柔毛，花梗长0.8～1.5厘米，无毛，顶端稍膨大，基部具关节；萼环状，直径约3毫米，无毛，萼齿5枚，圆形，顶端具短尖头；花冠蓝紫色或白色，直径约1.1厘米，花冠筒隐于萼内，长约1毫米，冠檐长约6.5毫米，5深裂，裂片椭圆状披针形，长约4.5毫米，先端被微柔毛；花丝长约1毫米，花药长圆形，长约3毫米，顶孔略向上；子房卵形，直径不及1毫米，花柱丝状，长约6毫米，柱头小，头状。浆果球状，成熟时红黑色，直径约8毫米；种子近盘状，扁平，直径约1.5毫米。花期夏秋，果熟期秋末。

生境分布	生长于山谷草地或路旁、田边。全国大部分地区均有分布。
采收加工	5～6月或9～11月间割取全草，洗净晒干。
性味归经	甘、苦，寒。归肝、胆经。
功能主治	清热，利湿，祛风，解毒。
药理作用	抗肿瘤、抗真菌及增强机体非特异性免疫反应。
用量用法	15～24克，鲜者30～60克，煎汤或浸酒。外用：煎水洗，捣敷，或捣汁涂。
配伍应用	①黄疸性肝炎：白英、天胡荽各30克，虎刺根15克，水煎服，每日1剂。②声带癌：白英、龙葵各30克，蛇莓、石见穿、野荞麦根各15克，麦冬、石韦各12克，水煎2次分服。③肺癌：白英、垂盆草各30克，水煎服，每日1剂。

使用注意

体虚无湿热者忌用。

蛇莓　She Mei

别　名	三皮风、三匹风、蛇泡草。
来　源	本品为蔷薇科多年生草本植物蛇莓的全草。
形态特征	多年生草本，全株有白色柔毛。茎细长，匍状，节节生根。三出复叶互生，小叶菱状卵形，长1.5～4厘米，宽1～3厘米，边缘具钝齿，两面均被疏矛橇，具托叶；叶柄与地片等长或长数倍，有向上伏生的白柔毛。花单生于叶腋，具长柄；副萼片5，有缺刻，萼片5，较副萼片小；花瓣5，黄色，倒卵形；雄蕊多数，着生于扁平花托上。聚合果成熟时花托膨大，海绵质，红色。瘦果小，多数，红色。花期4～5月，果期5～6月。
生境分布	生长于山坡、道旁及杂草间。分布辽宁、河北、河南、江苏、安徽等地。
采收加工	夏秋采收，洗净，晒干，切段。
性味归经	甘、苦，寒；有毒。归肺、肝、大肠经。
功能主治	清热，凉血，消肿，解毒。本品苦寒，可清热解毒消肿，归肝经走血分，故有凉血之功。
药理作用	有一定抗菌及抗肿瘤作用。

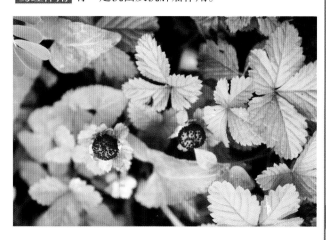

用量用法 9～15克，鲜者30～60克，或捣汁用。外用：捣敷或研末撒。

配伍应用 ①吐血咯血：鲜蛇莓草100～150克，捣烂绞汁一杯，冰糖少许炖服。②咽喉肿痛：鲜蛇莓草炖汤内服及漱口。③小儿口疮：蛇莓草（研末）、枯矾末，混合，先用盐水加枯矾洗患处，再撒上药粉。④痢疾：鲜蛇莓全草50克，水煎服。⑤脓疱疮：蛇莓草适量炖肉吃，并捣烂外敷。⑥跌打损伤：鲜蛇莓捣烂，甜酒少许，共炒热外敷。⑦小面积烧伤：鲜蛇莓捣烂外敷。如创面有脓，加鲜犁头草；无脓，加冰片少许。

凤尾草 Feng Wei Cao

别名 凤凰草、凤尾蕨。

来源 本品为凤尾蕨科多年生草本植物凤尾草的全草或根。

形态特征 陆生矮小蕨类植物，高35～45厘米左右，凤尾蕨的根很粗壮，但它的茎比较短，它是直立生长的，并且有有黑褐色鳞片。凤尾蕨的叶子一般簇生于根茎那一部分，凤尾蕨的叶子形状像羽毛重叠生长在一起的；它的叶柄比较长，并且有棱，叶子呈灰绿色或褐色而有光泽，叶片卵圆形，叶片比较小，像直线一样散开，底部逐渐缩小与茎相连。

生境分布 长江流域及南部各省（区）较多。

采收加工 全年可采。拣去杂质，切段，晒干。

性味归经 淡、苦，寒。归肾、胃、大肠、肝经。

功能主治 清热利湿，消肿解毒，凉血止血。本品苦寒淡渗，清热利湿，故有此功。

药理作用 煎剂在25%浓度时体外试验对弗氏及舒氏痢疾杆菌均无抑菌作用。

用量用法 9～18克，鲜品30～60克，煎服，研末或捣汁饮。外用：捣敷或煎水洗。

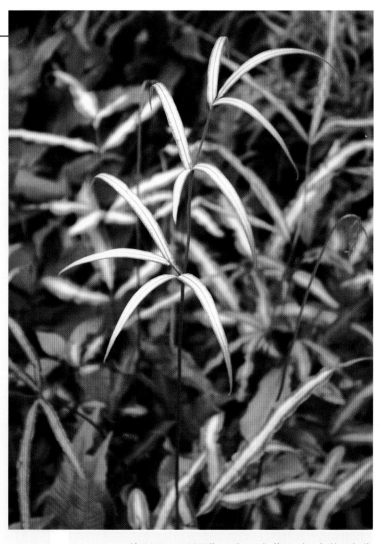

配伍应用 ①湿热炎症，急性肝炎：凤尾草、酢浆草、连钱草各30克，水煎服。②绒毛膜癌：凤尾草、水杨梅根各60克，向日葵盘1枚，均用鲜品，水煎服，每日1剂。③血热出血，血热尿血：凤尾草30克，小蓟15克 水煎2次分服。④直肠癌：凤尾草、黄药子各30克，水杨梅根、野葡萄根、蚤休、半枝莲、半边莲各15克，藤梨根60克 水煎，早、晚分服，每日1剂。

使用注意

虚寒证忌服。

天葵子 Tian Kui Zi

别　名	天葵根、紫背天葵子。
来　源	本品为毛茛科植物天葵的干燥块根。
形态特征	多年生草本，高达40厘米。茎纤细，疏生短柔毛。基生叶有长柄，为三出复叶，小叶广楔形，3深裂，裂片疏生粗齿，下面带紫色；茎生叶较小，夏末茎叶枯萎。花小，单生于叶腋或茎顶，白色微带淡红，萼片5，花瓣状；花瓣5，匙形，基部囊状；雄蕊8～14；心皮3～5。种子黑色。花期3～4月，立夏前果实成熟。

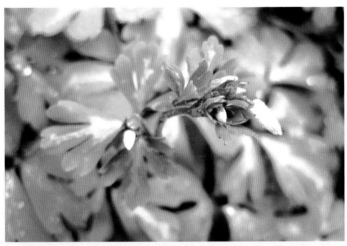

使用注意

脾虚便溏者忌用。

生境分布	生长于丘陵或低山林下、草丛、沟边等阴湿处。分布于江苏、湖南、湖北等地。
采收加工	夏初采挖，洗净，干燥，除去须根。
性味归经	甘、苦，寒。归肝、胃经。
功能主治	清热解毒，消肿散结，利尿。
药理作用	本品100%煎剂用平板纸片法，对金黄色葡萄球菌有抑制作用。
用量用法	3～9克，煎服，或研末或浸酒。外用：捣敷或捣汁点眼。
配伍应用	①瘰疬疔疮：可单用或与他药配用。②疔疮、痈肿等外症热毒盛者：多与野菊花、紫花地丁、金银花等清热解毒药配用。③热淋，沙淋，小便淋沥涩痛：可单用或配萹蓄、车前子等同用。④小儿上呼吸道感染：用100%天葵子注射液2～4毫升肌注，每日1～2次。体温在39.5℃以上者，适当加用其他退热药物。⑤痈肿：取天葵子适量，洗净捣碎，加入适量蜂蜜调成糊膏（宜现配现用）。先用温盐水冲洗患处，拭干后再敷上药膏。敷药范围应较炎症范围稍大，厚约1～2厘米。每日敷药2～3次，严重者夜间也须敷药。一般经2～3次后局部疼痛大减，炎症局限化；2～3日后患者全身症状大减或消失。

九节茶 Jiu Jie Cha

别　名	观音茶、肿节风、接骨茶、草珊瑚。
来　源	本品为金粟兰科常绿亚灌木植物接骨金粟兰的枝叶。
形态特征	常绿亚灌木，茎高70～100厘米，绿色，无毛，节膨大，节间有纵行的脊和沟。叶对生，革质，卵状长圆形至披针状长圆形，长6～16厘米，宽3～7厘米，先端渐尖，基部尖或楔形，边缘除基部外有粗锯齿，齿端为硬骨质；叶柄长0.5～1.5厘米，无毛；托叶鞘状。花小，黄绿色，单性，雌雄同株；雌雄花合生，生于一极小的苞片的腋内，组成顶生短穗状花序；雄蕊1，药隔膨大成卵形，花药2室；子房1，卵形，柱头无柄。核果球形，直径约3毫米，熟时红色。花期6月，果期8～9月。
生境分布	生长于丛林阴湿处。分布四川、湖南、广东、广西等地。
采收加工	夏季采收。除去杂质，晒干。
性味归经	辛，平。有小毒。
功能主治	清热解毒，祛风除湿，活血止痛。
药理作用	体外试验对金黄色葡萄球菌及痢疾杆菌、大肠杆菌、绿脓杆菌、伤寒和副伤寒杆菌均有一定抑制作用。并有抗肿瘤作用。大剂量对巨噬细胞系统、T淋巴细胞和B淋巴细胞均具

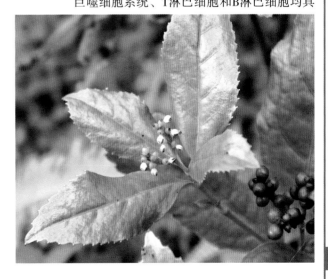

第一章　清热药

SHIYONGBENCAOGANGMUCAISETUJIAN

95

有一定的免疫抑制作用。并可促进骨折愈合。

<u>用量用法</u> 6～15克，煎服或浸酒服。外用：捣敷或煎水熏洗。

<u>配伍应用</u> ①各种炎症性疾患（如肺炎、急性阑尾炎、急性胃肠炎、细菌性痢疾、脓肿等）：通常采用口服煎剂，每日100克，分3分服。或全草加工制成注射液，每2毫升含生药2克或4克，每次肌肉注射1～4克，每日4次，连续2～3日或更长时间。对球菌和杆菌均有较高的抑制作用。②丝虫病：用浓度1：3的注射液，成人每日肌注2～4毫升，7日为1个疗程；疗程结束后3日以上血检未转阴者，再给第2～3个疗程。

使用注意

阴虚火旺及孕妇忌服。

猫爪草　Mao Zhua Cao

<u>来　源</u> 本品为毛茛科多年生草本植物小毛茛的块根。

<u>形态特征</u> 小毛茛，多年生小草本。高5～20厘米。簇生多数肉质小块根，块根近纺锤形或卵球形，直径3～5毫米。茎铺散，多分枝，疏生短柔毛，后脱落无毛。基生叶丛生，有长柄；叶柄长6～10厘米；叶片形状多变，单叶3裂或三出复叶；叶片长0.5～1.7厘米，宽0.5～1.5厘米，小叶或一回裂片浅裂或细裂成条形裂片；茎生叶较小，细裂，多无柄。花序具少数花；花两性，单生茎顶和分枝顶端，直径1～1.5厘米；萼片5，椭圆形，长3～4毫米，外面疏生柔毛；花瓣5，倒卵形，长6～8毫米，亮黄色，基部有爪，长约0.8毫米，蜜槽棱形；雄蕊多数，花药长约1毫米；花托无毛；心皮多数，无毛，花柱短。瘦果卵球形，长约1.5毫米，无毛，边缘有纵肋，喙长约0.5毫米。花期3～5月，果期4～8月。

<u>生境分布</u> 生长于平原湿草地、田边荒地或山坡草丛中。主要分布于浙江、江苏等地。

<u>采收加工</u> 春、秋两季采挖，除去须根及泥沙，晒干。

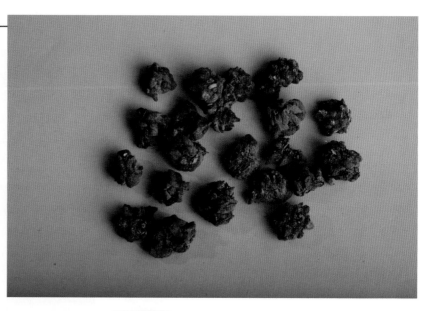

<u>性味归经</u> 甘、辛，温。归肝、肺经。

<u>功能主治</u> 消肿，截疟。主治瘰疬、肺结核、疟疾。

<u>药理作用</u> 抗结核菌及其他细菌；抗肿瘤作用；体外抗白血病细胞；抗急性炎症作用。

<u>用量用法</u> 15～30克，煎服。外用：适量，研末撒。

<u>配伍应用</u> ①瘰疬：猫爪草、夏枯草各适量，水煮，过滤取汁，再熬成膏，贴患处。②瘰疬：猫爪草200克，加水煮沸后，改用文火煎半小时，过滤取汁，加黄酒或江米甜酒（忌用白酒）为引，分4次服，第2日，用上法将原药再煎，不加黄酒服，每日1剂，连服4剂，间隔3～5再续服。③肺结核：猫爪草100克，水煎，分2次服。

黄 瓜　Huang Gua

别　名	胡瓜、王瓜、刺瓜。
来　源	本品为葫芦科1年生攀援状草本植物黄瓜的果实。
形态特征	一年生蔓生或攀援草木。茎细长，具纵棱，被短刚毛，卷须不分枝。瓠果，狭长圆形或圆柱形。嫩时绿色，成熟后黄色。花、果期5~9月。黄瓜根系分布浅，再生能力较弱。茎蔓性，长可达3米以上，有分枝。叶掌状，大而薄，叶缘有细锯齿。花通常为单性，雌雄同株。
生境分布	全国各地均产。
采收加工	7~8月间采收果实，鲜用。以新鲜、皮色青绿、身条细直、果肉脆嫩、汁多微甘者为佳。
性味归经	甘，凉。归肺、脾、大肠经。
功能主治	清热解毒，利水消肿。
药理作用	葫芦素C在动物实验中有抗肿瘤作用，毒性较低。
用量用法	10~60克，煮食或生啖。外用：浸汁、制霜或研末调敷。
配伍应用	①小儿热痢：嫩黄瓜同蜜食十余枚。②水病肚胀至四肢肿：胡瓜一个，破作两片不出子，以醋煮一半，水煮一半，俱烂，空心顿服，须臾下水。③咽喉肿痛：老黄瓜一枚，

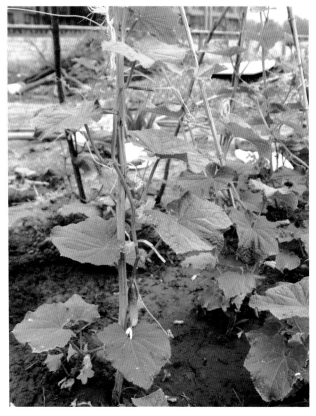

去子，入芒硝填满，阴干为末，每以少许吹之。④跌打疮瘀肿：六月取黄瓜入瓷瓶中，水浸之，每以水扫于疮上。⑤火眼赤痛：五月取老黄瓜一条，上开小孔，去瓤，入芒硝令满，悬阴处，待硝透出刮下，留点眼。

使用注意

黄瓜性凉，胃寒患者食之易致腹痛泄泻。

梓白皮　Zhi Bai Pi

来　源	本品为紫葳科落叶乔木梓的根皮或树皮的韧皮部。
形态特征	落叶乔木，高达10余米。树皮灰褐色，纵裂；幼枝常带紫色，光滑或少被柔毛。单叶对生或常3枚轮生，稀互生，具柄，阔卵形至近圆形，长14~24厘米，宽12~22厘米，稀更大，不分裂或掌状3浅裂，裂片先端渐尖，基部近心形，全缘，上面暗绿色，被短毛，下面淡绿色，沿叶脉疏生短柔毛，掌状脉5出，常带紫色，脉腋及叶片基部常具紫色斑点状的腺体，柄长9~17厘米，带暗紫色。圆锥花序顶生；花序轴及分枝披疏毛或无毛；花萼2裂，裂片阔卵形，绿色或紫色；花冠黄白色，具数行紫色斑点，2唇形，前唇2裂，后唇3裂，裂片边缘成。极不规则波状皱曲；

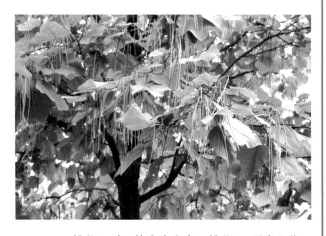

雄蕊5，仅2枚完全发育；雄蕊1，子房上位，2室，花柱细长，柱头2裂。蒴果长圆柱形，长20~30厘米。熟时深褐色。种子扁平，长椭圆形，长约5毫米，两端簇生白色长软毛。花期5~6月，果期7~8月。

生境分布	生长于低山河谷，湿润土堆。分布于黑龙

江、吉林、辽宁、河北、山东等地。

采收加工 根皮于春、夏两季挖采，洗去泥沙，将皮剥下，晒干。

性味归经 苦，寒。归肝、胆、胃经。

功能主治 清热解毒，燥湿杀虫。

药理作用 梓实水溶性提取物及果皮、种子提取物，对小白鼠、家兔均有利尿作用，并使电解质的排出增加。从梓实中提出有利尿作用的甙。在大鼠利尿实验中，脱-对-羟基苯甲酰梓甙的作用强于梓甙，前者主要表现为钠利尿，后者为氯利尿。大白鼠尿酸性者，二种甙的利尿作用减弱，尿碱性者利尿作用增强，两种甙对双侧肾上腺切除的大鼠均表现钠利尿。对大鼠碳酸酚酶无抑制作用，对循环系统几无影响，毒性弱，其利尿作用乃由于对

肾小管的影响所致。

用量用法 6～9克，煎服。外用：适量，研末调敷或煎水洗浴。

配伍应用 ①伤寒瘀热在里，身发黄：麻黄（去节）、生姜（切）、甘草（炙）、连翘根各100克，杏仁四十个（去皮、尖），赤小豆一升，大枣十二枚（剖），生梓白皮（切）一升，以潦水一斗，先煮麻黄再沸，去上沫，内诸药，煮取三升，去滓，分温三服，半每日尽。②伤寒及时气温病，头痛，壮热，脉大，始得一日：生梓木削去黑皮，细切里白一升，以水二升五合煎，去滓，一服八合，三服。③肾炎浮肿：梓根白皮、梓实、玉蜀黍须各适量，水煎服。

紫草茸 Zi Cao Rong

别　名 紫胶、虫胶、赤胶。

来　源 本品为紫胶虫科昆虫紫胶虫在树枝上所分泌的胶质。

形态特征 呈半圆柱状，长短宽狭不一，长3～10厘米，宽1～1.5厘米。紫褐色或紫红色，表面凹凸不平，有皱纹及小虫眼孔隙，附着于树枝处呈凹沟状，边缘钝圆。质硬而脆，可折断。断面有平行排列的长圆形或圆形虫窝，内有长卵形或圆形虫尸，褐色或暗红色。气微臭，味淡。遇热则软化而粘，以块大、色紫、质坚者为佳。

生境分布 寄生于钝叶黄檀、秧青、三叶豆、泡火绳、大叶榕、小叶榕等树上。主要分布于云南、四川、台湾、广东等地。

采收加工 7～8月间采收，将长有紫胶的枝条剪下，取胶去枝，置干燥、阴凉通风处，直至干燥而不结块为止。

性味归经 苦，寒。归肺、肝经。

功能主治 清热解毒，凉血止血，祛湿杀虫。

用量用法 1.5～6克，煎服，或研末。外用，适量研末撒。

配伍应用 ①产后血运，狂言失志：紫草茸50克，为末，酒服二钱匕。②血崩：紫草茸不以多少，为细末，每服10克，沸汤调下，食前。③齿缝出血：紫草茸、麝香、乳香、白矾各等份，为末，掺之，水漱。

使用注意

孕妇忌用。

木槿皮 Mu Jin Pi

来源	本品为锦葵科落叶灌木或小乔木植物木槿的茎皮或根皮。
形态特征	落叶灌木或小乔木，高3~6米。树皮灰褐色，无毛，嫩枝上有绒毛。叶互生；菱状卵形或卵形，长4~7厘米，宽2.5~5厘米，具有深浅不同的3裂或不裂，叶基楔形，边缘具圆钝或尖锐的齿，主脉3条明显，两面均疏生星状毛，后变光滑；叶柄长1~2厘米，光滑或被有绒毛或星状毛。花单生于叶腋；小苞片6~7，线形，长约为花萼之半，萼片5裂，卵状披针形，有星状毛和细短软毛；花瓣5，淡红色、白色或紫色；雄蕊多数，花丝联合成筒状；子房5室，花柱5裂，柱头头状。蒴果长椭圆形，先端具尖嘴，全体被绒毛。种子黑褐色，背部有长棕色毛。花期6~7月。
生境分布	全国各地均有栽培，分布于四川。
采收加工	4~5月，剥下茎皮或根皮，洗净晒干。
性味归经	甘、苦，凉。归大肠、肝、脾经。
功能主治	清热解毒，利湿止痒。
药理作用	从木槿皮中分得的单体化合物古柯三醇有抑制肿瘤细胞生长的作用。
用量用法	3~9克，煎服。外用：酒浸搽擦或煎水熏洗。

使用注意

无湿热者不宜服用。

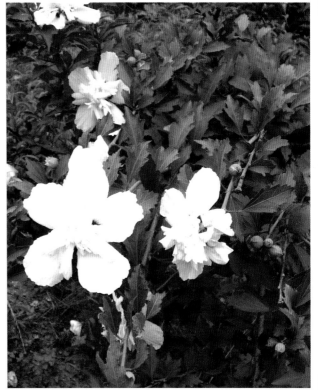

配伍应用	慢性气管炎：鲜木槿条200克，洗净，切断，水煎2次，将滤液合并浓缩成100毫升，每日2次分服，连服10日为1个疗程。

火炭母草 Huo Tan Mu Cao

来源	本品为蓼科多年生直立或半攀援状草本植物火炭母草的全草。
形态特征	多年生直立或半攀援状草本，基部近木质。根状茎粗壮。茎直立，高70~100厘米，通常无毛，茎略具棱沟，斜上，光滑或被疏毛或腺毛，斜卧地面或依附而生，下部质坚实，多分枝，匍地者节处生根，嫩枝紫红色。叶互生，具柄，有翅。叶片卵状长椭圆形或卵状三角形，长4~10厘米，宽2~4厘米，顶端短渐尖，基部截形或宽心形，边缘全缘或具细圆齿，两面无毛，有时下面沿叶脉疏生短柔毛，下部叶具叶柄，叶柄长1~2厘米，通常基部具叶耳，上部叶近无柄或抱茎；托叶鞘膜质，无毛，长1.5~2.5厘米，具脉纹，顶端偏斜，无缘毛，花序头状，通常数个排成圆锥状，顶生或腋生，花序梗被腺毛；枝上部叶心脏形，有短叶柄或无柄而抱茎；上面鲜绿色或有V形黑纹，下面主脉有毛；托鞘膜质，斜截形。头状花序，再组成圆锥或伞房花序，花序轴常被腺毛，无总苞；苞片宽卵形，每苞内具1~3花；小苞片光滑，通常急尖；小花白色、淡红色或紫色；花被5裂片，白色或淡红色，裂片卵形，果时增大，呈肉质，蓝黑色；雄蕊8；比花被短；花柱3，中下部合生。子房上位，花柱3裂。瘦果卵形，黑色，具三棱，长3~4毫米，无光泽，包于宿存的花被内。花期7~9月，果期8~10月。
生境分布	生长于山谷、水边、湿地。分布于台湾、福建、江西、广东、广西、云南、四川等地。
采收加工	夏、秋采收，晒干，切段。
性味归经	酸、甘，凉。归心、肝、肺经。
功能主治	清热利湿，凉血解毒，明目退翳。
药理作用	煎剂对离体大鼠子宫有抑制作用。水提物对离体豚鼠回肠有收缩作用，另有降压、轻度延长环己巴比妥钠的睡眠时间等作用。

SHIYONGBENCAOGANGMUCAISETUJIAN

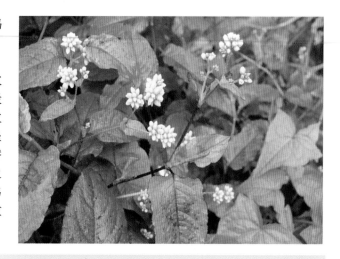

用量用法 15～30克，鲜品30～60克，煎服。外用：捣敷或煎水洗。

配伍应用 ①白喉：将火炭母鲜叶捣烂，取汁30毫升，加蜂蜜适量，每日6次服，病重者少量多次灌服，疗程一般2～4日。②急性肠炎：火炭母50克，古羊藤25克，水煎每日1剂，分2次服。③霉菌性阴道炎：火炭母50克，煎水坐浴；火炭母粉于冲洗后局部喷撒，两者交替使用，3～5次为1个疗程。④小儿脓疱疮：火炭母全草150～250克，切碎，加适量水煮沸15～20分钟，过滤，滤液浸洗局部，每日数次。有全身感染症状者另服中药。

水龙骨 Shui Long Gu

来　　源 本品为水龙骨科多年生附生草本植物水龙骨的根茎。

形态特征 多年生附生草本。根状茎肉质，细棒状，横走弯曲分歧，鲜时青绿色，干后变为黑褐色，表面光滑或被鳞片，并常被白粉；鳞片通常疏生在叶柄基部或根状茎的幼嫩部，易脱落，深褐色，卵状披针形而先端狭长，网脉较粗而显著，网眼透明。叶疏生，直立；叶柄长3～8厘米，鲜时带绿色，干后变为淡褐色，表面光滑无毛，但散有褐色细点，基部呈关节状；叶片羽状深裂，羽片14～24对，线状矩圆形至线状披针形，先端钝形或短尖，全缘，基部一对羽片通常较短而稍下向，纸质，两面密被褐色短绒毛，叶脉除中肋及主脉外不明显。孢子囊群圆形，位于主脉附近，无囊群盖，孢子囊多数，金黄色。

生境分布 生长于阴湿岩石上或树干上。分布于浙江、安徽、江西、湖南、湖北、陕西、四川等地。

采收加工 全年可采。采得后除去须根及叶片，切段，晒干。

性味归经 苦，凉。归心、肝、肺经。

功能主治 化湿，清热，祛风，通络。

用量用法 5～15克，煎服。

药理作用 有降低动物血糖及胆固醇作用。

配伍应用 ①尿路感染：水龙骨100克，苎麻根50克，水煎服。②牙痛：鲜水龙骨、中华常春藤各15

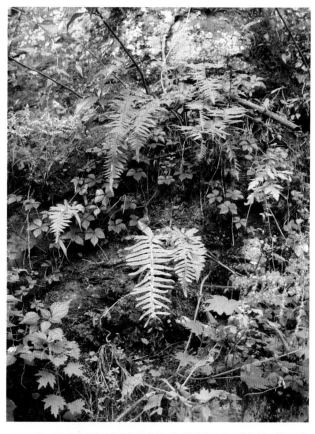

克，金银花25克，水煎服。③手指疮毒：水龙骨50克，冲黄酒服，渣滓捣烂敷患处。④风火眼，红肿疼痛：水龙骨100克，加冰糖，水煎，每日早、晚饭前各服1次。⑤荨麻疹：鲜水龙骨根茎100～200克，红枣10个，水煎服。另取全草500克煎水，趁热洗浴。⑥小儿高热惊风：鲜水龙骨50克，一枝黄花25克，水煎服。

使用注意

本品对肺和肾有害，矫正药为黄诃子、铁线蕨。

叶上珠 Ye Shang Zhu

别　名 叶上花、叶上果。

来　源 本品为山茱萸科落叶灌木植物青荚叶、西藏青荚叶或中华青荚叶的叶和果实。

形态特征 ①青荚叶：落叶灌木，高1~3米嫩枝绿色或紫绿色。叶互生，卵圆形或卵圆状椭圆形，长3~7厘米，先端锐尖，基部阔楔形，基部上方边缘具细齿，齿端具细尖，近基部处有刺毛状芽齿，两面均平滑无毛，光绿色；叶柄长1~2.5厘米，有时具针形分枝的小托叶，边缘具睫毛。花雌雄异株，绿白色，雌花单生或2~3朵簇生于叶上面中脉的近中央处；雄花10~12朵形成密聚伞花序；花瓣3~5，三角状卵形；雄花具雄蕊3~5；雌花子房下位，花柱3~5裂。核果近球形，黑色，具3~5棱。花期4~5月，果熟期8月。②西藏青荚叶：落叶灌木，高达2~3米。嫩枝黄褐色。叶互生，薄革质，倒披针形或长椭圆状披针形，长11~15厘米，宽1~4厘米，先端渐尖，具有尖尾，基部楔形，边缘具刺状锯齿，基部全缘；托叶边缘具钝齿。花雌雄异株，雄花成密聚伞花序，着生于叶上面的中脉上，近叶基部，或生于嫩枝上，雌花1~3朵簇生于叶上面中脉上，花瓣4，三角状卵形，浅紫色，雄花具雄蕊4；雌花子房下位，核果红色，具5棱。花期4~5月，果期6月。③中华青荚叶：落叶灌木，高1~3米，嫩枝紫绿色。叶互生，革质或近革质，线状披针形或披针形，长4~15厘米，宽9~20毫米，先端尾状，边缘除基部外均有稀疏锯齿，齿尖锐。花雌雄异株；雄花成聚伞花序，由嫩枝或叶上面中部生出，花梗长2~10（偶至25）毫米，花瓣3~5片，卵形，雄蕊3~5；雌花无梗，生叶面中部，子房下位，柱头3~5裂。核果黑色。

生境分布 青荚叶生长于海拔1000~2000米的林下，分布于陕西、河南、浙江、福建、台湾等地；西藏青荚叶1200~2400米的半阴斜坡或山地阴湿的林下，分布于西藏、云南等地；中华青荚叶生长于海拔1200~2300米的密林中潮湿处。分布于甘肃、湖北等地。

采收加工 夏季或初秋叶片未枯黄前，将果实连叶采摘，鲜用或晒干。

性味归经 苦、辛，平。归肺、心经。

功能主治 清热除湿，解毒消肿，行气止痛。

用量用法 9~24克，煎服。外用：适量捣敷。

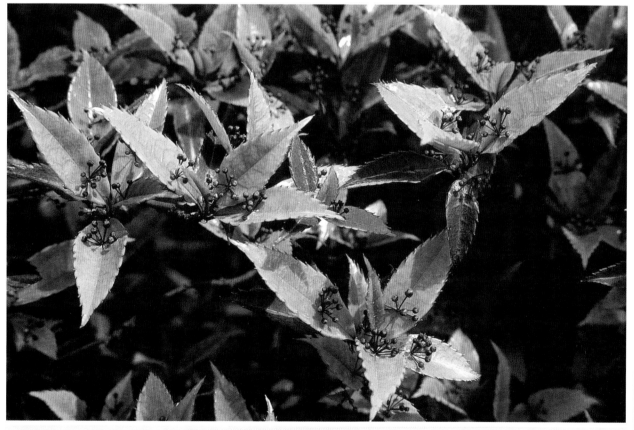

使用注意

孕妇忌服。

青蛙 Qing Wa

别　名 蛙、田鸡。

来　源 本品为蛙科动物黑斑蛙或金线蛙等的全体。

形态特征 黑斑蛙：体长约7～8厘米，雄者略小。头部略呈三角形，长略大于宽。口阔，吻钝圆，吻棱不显，口内锄骨齿2小团，左右不相遇；近吻端有小形鼻孔2个。眼大而凸出，眼间距窄，眼后方有圆形鼓膜，大而明显。体背面有1对较粗的背侧褶，2背侧褶间有4～6行不规则的短肤褶，若断若续，长短不一；背部基色为黄绿色或深绿色，或带灰棕色，具有不规则的黑斑，背中央常有一条宽窄不一的浅色纵脊线，由吻端直到肛口。腹面皮肤光滑，白色无斑。前肢短，指趾端钝尖，指长顺序3、1、2、4，指侧有窄的缘膜，关节下瘤明显；后肢较肥硕，胫跗关节前达眼部，趾间几为全蹼，第5趾外侧缘膜发达，外蹠突小，内蹠突窄长，有游离的刃状突出。雄蛙具颈侧外声囊；前肢第1指基部有粗肥的灰色婚垫，满布细小白疣。产卵季节3～6月；蝌蚪体形大，灰绿色；尾较细弱，有斑纹，尾端尖；角质颌适中。金线蛙：体长约5厘米，雄者略小。头长宽几相等。背面及体侧的皮肤有分散的疣；背侧有一对宽厚的背侧褶。

背部绿色或橄榄绿色，背侧褶及鼓膜棕黄色；股后方有一条黄色纵纹。腹面鲜黄色，或带有棕色点。指趾端尖圆，指长顺序3、1、4、2；趾间几全蹼，关节下瘤小而明显；外蹠突小，内蹠发达成刃状。常栖于有莲花的池塘内。产卵季节4～6月；蝌蚪后肢发育不良时，全长38～45毫米；尾端尖细；口角及下唇有唇乳突。

生境分布 多栖于池溏、水沟或小河内。全国各地均产。

性味归经 甘，凉。归肺、脾、胃、膀胱经。

功能主治 清热解毒，利水消肿，滋阴补虚，降逆止呕。

用量用法 内服：煎汤、煮食、研末为丸散，1～7个。外用：捣烂敷或研末调敷。

配伍应用 ①浮肿，咳嗽痰中带血：青蛙1只，砂仁、莱菔子各15克，置于青蛙腹中，缝好，外用黄泥包裹，烧存性，去泥研末，分作3次，黄酒冲服，每日1次。②浮肿：青蛙去内脏，煮熟，加白糖，每次1只，每日1次，连续服用。③急性传染性肝炎：活青蛙2只，鲜仙人掌适量，捣烂，用绿豆面调成膏，贴肝区。④噎膈反胃：青蛙7只，用泥封好，火烧存性，研末，1次服，连服3日。⑤时行面赤项肿：金线蛙，捣汁，水调，空腹顿饮。⑧骨结核：青蛙1只，红糖100克，白酒100毫升，百部15克，煮熟后1次食用，每日1次。

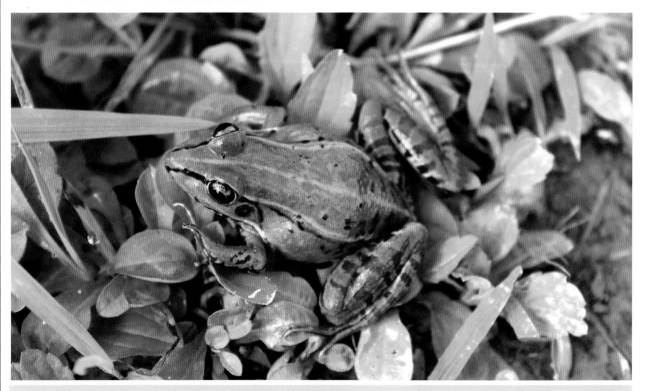

使用注意

不宜多食。

五、清虚热药

青 蒿 Qing Hao

别 名 嫩青蒿、青蒿梗、香青蒿、鳖血拌青蒿。

来 源 本品为菊科一年生草本植物青蒿和黄花蒿的全草。

形态特征 一年生草木，茎直立，多分枝。叶对生，基生及茎下部的叶花期枯萎，上部叶逐渐变小，呈线形，叶片通常3回羽状深裂，上面无毛或微被稀疏细毛，下面被细柔毛及丁字毛，基部略扩大而抱茎。头状花序小，球形，极多，排列成大的圆锥花序，总苞球形，苞片2～3层，无毛，小花均为管状、黄色，边缘小花雌性，中央为两性花，瘦果椭圆形。

生境分布 生长于林缘、山坡、荒地。分布于全国各地。

采收加工 夏、秋两季采收，阴干或晒干，切段生用。也可鲜用。

性味归经 苦，寒。归肝、胆经。

功能主治 凉血退虚热，解暑，截疟。本品苦寒能清热，芳香而透散，长于清泄肝胆和血分之热，可使阴分伏热外透而出；其芳香疏达，又能清透解肌，故有祛暑截疟之效，从而具凉血退蒸，解暑截疟之能。

药理作用 有解热、发汗、抑制疟原虫发育，抑制某些皮肤真菌的作用。

用量用法 3～10克，煎服，或鲜用绞汁。

配伍应用 ①温病后期，余热未清，邪伏阴分，伤阴劫液，夜热早凉，热退无汗，或热病后低热不退等：与鳖甲、丹皮、知母、生地等同用，如青蒿鳖甲汤（《温病条辨》）。②阴虚发热，骨蒸劳热，潮热盗汗，五心烦热，舌红少苔者：与胡黄连、银柴胡、鳖甲、知母等同用，如清骨散（《证治准绳》）。③外感暑热，头昏头痛，发热口渴等：与连翘、西瓜翠衣、滑石等同用，如清凉涤暑汤（《时病论》）。④疟疾寒热：如《肘后备急方》单用较大剂量鲜品捣汁服；或随证配伍黄芩、青黛、滑石、通草等药。⑤湿热郁遏少阳三焦，气机不利，寒热如疟，胸痞作呕之证：与黄芩、半夏、滑石等药同用，如蒿芩清胆汤（《通俗伤寒论》）。

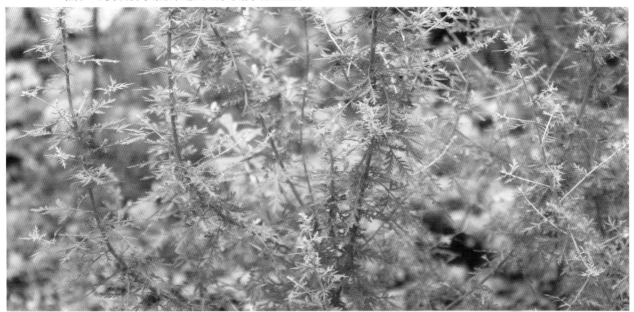

使用注意

不宜久煎。脾胃虚弱，肠滑泄泻者忌服。

白薇 Bai Wei

别　名	嫩白薇、香白薇。
来　源	本品为萝摩科多年生草本植物白薇或蔓生白薇的干燥根及根茎。
形态特征	白薇：多年生草本，高50厘米。茎直立，常单一，被短柔毛，有白色乳汁。叶对生，宽卵形或卵状长圆形，长5～10厘米，宽3～7厘米。两面被白色短柔毛。伞状聚伞花序，腋生，花深紫色，直径1～1.5厘米，花冠5深裂，副花冠裂片5，与蕊柱几等长。雄蕊5，花粉块每室1个，下垂。蓇葖果单生，先端尖，基部钝形。种子多数，有狭翼，有白色绢毛。蔓生白薇与上种不同点：半灌木状，茎下部直立，上部蔓生，全株被绒毛，花被小，直径约1厘米，初开为黄色，后渐变为黑紫色，副花冠小，较蕊柱短。白薇根茎呈类圆柱形，有结节，长1.5～5厘米，直径0.5～1.2厘米。上面可见数个圆形凹陷的茎痕，直径2～8毫米，有时尚可见茎基，直径在5毫米以上，下面及两侧簇生多数细长的根似马尾状。根呈圆柱形，略弯曲，长5～20厘米，直径1～2毫米；表面黄棕色至棕色，平滑或具细皱纹。质脆，易折断，折断面平坦，皮部黄白色或淡色，

中央，木部小，黄色。气微、味微苦。蔓生白薇根茎较细，长2～6厘米，直径4～8毫米。残存的茎基也较细，直径在5毫米以下。根多弯曲。

生境分布	生长于树林边缘或山坡。分布于山东、安徽、辽宁、四川、江苏、浙江、福建、甘肃、河北、陕西等地。
采收加工	春、秋两季采挖，除去地上部分，洗净，晒干，润透，切段生用。
性味归经	苦、咸，寒。归胃、肝经。
功能主治	清热解毒，凉血退蒸，利尿通淋。本品苦寒以清热泻火解毒，咸寒以清热凉血退蒸，经配伍又有利尿通淋之能，故有此功。
药理作用	有强心甙样反应。
用量用法	3～12克，煎服。
配伍应用	①热病后期，余邪未尽，夜热早凉，或阴虚发热，骨蒸潮热：与知母、地骨皮、青蒿等同用。②产后血虚发热，低热不退及昏厥等症：与当归、甘草、人参同用，如白薇汤（《全生指迷方》）。③温邪入营，高热烦渴，神昏舌绛等：与玄参、生地黄等同用。④膀胱湿热，血淋涩痛：与滑石、木通及石韦等同用。⑤咽喉红肿疼痛：与桔梗、金银花、山豆根同用。⑥阴虚外感，发热咽干、口渴心烦等症：与玉竹、薄荷、淡豆豉同用，如加减葳蕤汤（《通俗伤寒论》）。

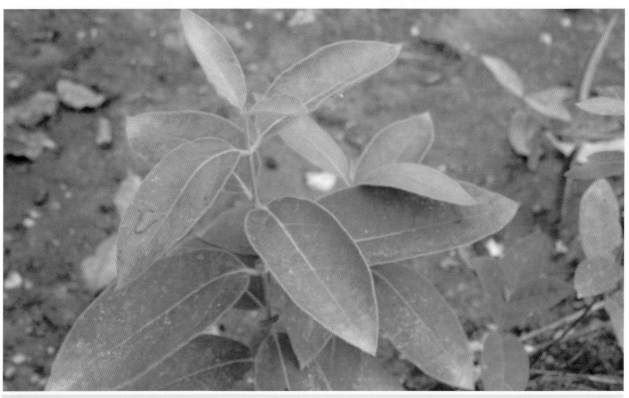

使用注意

脾胃虚寒、食少便溏者不宜服用。

地骨皮 Di Gu Pi

别　名 净骨皮。

来　源 本品为茄科落叶灌木植物枸杞或宁夏枸杞的根皮。

形态特征 枸杞：灌木，高1～2米。枝细长，常弯曲下垂，有棘刺。叶互生或簇生于短枝上，叶片长卵形或卵状披针形，长2～5厘米，宽0.5～1.7厘米，全缘，叶柄长2～10毫米。花1～4朵簇生于叶腋，花梗细；花萼钟状，3～5裂；花冠漏斗状，淡紫色，5裂，裂片与筒部几等长，裂片有缘毛；雄蕊5，子房2室。浆果卵形或椭圆状卵形，长0.5～1.5厘米，红色，内有多数种子，肾形，黄色。
宁夏枸杞：灌木或小乔木状，高达2.5厘米。叶长椭圆状披针形；花萼杯状，2～3裂，稀4～5裂；花冠粉红色或紫红色，筒部较裂片稍长，裂片无缘毛。浆果宽椭圆形，长1～2厘米。根皮呈筒状、槽状，少数为卷片状。长3～10厘米，直径0.5～1.5厘米，厚1～3毫米。外表面灰黄色或土棕黄色，粗糙，具不规则裂纹，易成

鳞片状剥落。

生境分布 生长于田野或山坡向阳干燥处；有栽培。分布于河北、河南、陕西、四川、江苏、浙江等地。

采收加工 春初或秋后采挖根部，剥取根皮，晒干切段。

性味归经 甘，寒。归肺、肾经。

功能主治 凉血退蒸，清泻肺火。本品性寒清热，甘寒则滋阴增液。入肺肾二经，能上清肺火以止咳，下滋肾水以退蒸，故有此功。

药理作用 能降低血糖，并有中等度降压作用，对葡萄球菌有抑制作用，尚有解热作用。

用量用法 6～15克，煎服。

配伍应用 ①阴虚发热：与鳖甲、知母、银柴胡等配伍，如地骨皮汤（《圣济总录》）。②盗汗骨蒸、肌瘦潮热：与秦艽、鳖甲配伍，如秦艽鳖甲散（《卫生宝鉴》）。③肺火郁结，气逆不降，咳嗽气喘，皮肤蒸热等症：与甘草、桑白皮等同用，如泻白散（《小儿药证直诀》）。④血热妄行的吐血、衄血、尿血等：单用本品加酒煎服（《经验广集》）；也可配侧柏叶、白茅根等同用。⑤内热消渴：与生地黄、五味子、天花粉等同用。

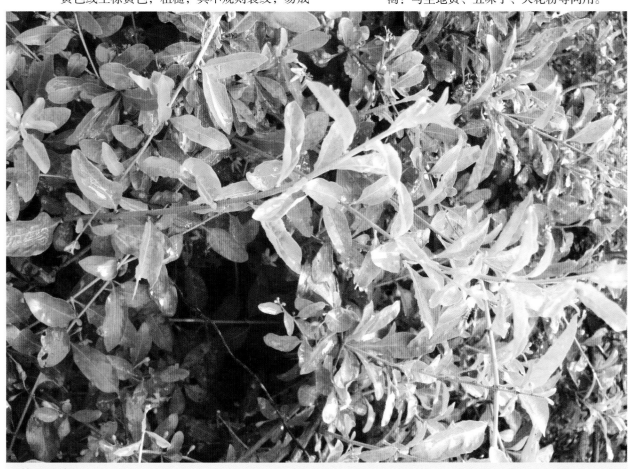

使用注意

外感风寒发热及脾虚便溏者不宜用。

银柴胡 Yin Chai Hu

别 名 银胡。

来 源 本品为石竹科多年生草本植物银柴胡的干燥根。

形态特征 银柴胡多年生草本，高20～40厘米。主根圆柱形，直径1～3厘米，外皮淡黄色，顶端有许多疣状的残茎痕迹。茎直立，节明显，上部二叉状分歧，密被短毛或腺毛。叶对生；无柄；茎下部叶较大，披针形，长4～30毫米，宽1.5～4毫米，先端锐尖，基部圆形，全缘，上面绿色，疏被短毛或几无毛，下面淡绿色，被短毛。花单生，花梗长1～4厘米；花小，白色；萼片5，绿色，披针形，外具腺毛，边缘膜质；花瓣5，较萼片为短，先端2深裂，裂片长圆形；雄蕊10，着生在花瓣的基部，稍长于花瓣；雌蕊1，子房上位，近于球形，花柱3，细长。蒴果近球形，成熟时顶端6齿裂。花期6～7月，果期8～9月。

生境分布 生长于干燥的草原、悬岩的石缝或碎石中。分布于我国西北部及内蒙古等地。

采收加工 春、夏间植株萌发或秋后茎叶枯萎时采挖，除去须根及泥沙，洗净，晒干，切片。

性味归经 甘，微寒。归肝、胃经。

功能主治 退虚热，清疳热。本品甘微寒，归肝经走血分，功可凉血退虚热；入胃经又有清疳热之能。

药理作用 抗菌，降低血清胆固醇浓度，并可使主动脉类脂质含量降低；皂甙可作用于血浆脂蛋白，阻止胆固醇的酯化及其在血管壁的沉积，也可以阻止胆固醇从肠道吸收等。银柴胡可清虚热、除疳热，还有良好的抗菌作用，是生产传统中成药乌鸡白凤丸的主要原料。

用量用法 3～10克，煎服；或入丸、散。

配伍应用 ①阴虚发热，骨蒸劳热，潮热盗汗：多与地骨皮、青蒿、鳖甲同用，如清骨散（《证治准绳》）。②小儿食滞或虫积所致的疳积发热，腹部膨大，口渴消瘦，毛发焦枯等：常与胡黄连、鸡内金、使君子等药同用，以共奏消积杀虫，健脾疗疳之效；也可与栀子、人参、薄荷等同用，如柴胡清肝汤（《证治准绳》）。

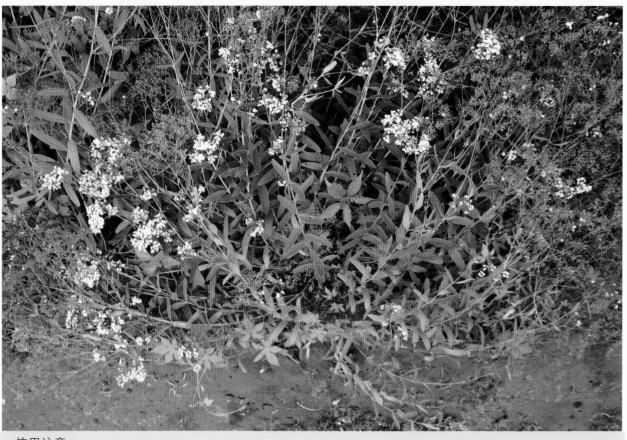

使用注意

外感风寒，血虚无热者忌用。

胡黄连　Hu Huang Lian

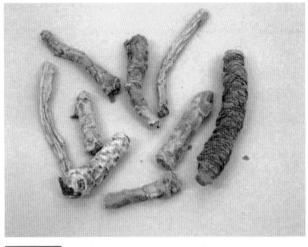

别　　名 胡连。

来　　源 本品为玄参科多年生草本植物胡黄连的干燥根茎。

形态特征 多年生草本，高20～40厘米。主根圆柱形，根头部具多数疣状突起的茎部残基。茎直立，上部节略膨大。叶对生，无柄，叶片披针形，长5～30毫米，宽1.5～4毫米，全缘。二岐聚伞花序，花瓣5，白色，先端二裂。蒴果近球形，外被宿萼，成熟时顶端6齿裂。根类圆柱形，偶有分枝，长15～40厘米，直径1～2.5厘米。根头部有多数茎的残基，呈疣状突起，习称"珍珠盘"。表面淡黄色或灰黄色，有明显的纵皱纹，常向一方扭转。有凹陷的须根痕，习称"砂眼"。

生境分布 生长于干燥的草原、悬岩的石缝或碎石中。分布于宁夏、甘肃、陕西等地。

采收加工 秋季采挖，除去泥土及须根，晒干、切片，生用。

性味归经 苦，寒。归心、肝、胃、大肠经。

功能主治 退虚热，除疳热，清湿热。本品味苦燥湿，寒能清热，入肝胃大肠经，既清泄阳明湿热，又可凉肝退虚热，除骨蒸，为治劳热骨蒸、小儿疳积、湿热积滞之良药。

药理作用 水浸剂对堇色毛癣菌等皮肤真菌有抑制作用；提取物有利胆、抗真菌作用。

用量用法 3～10克，煎服。

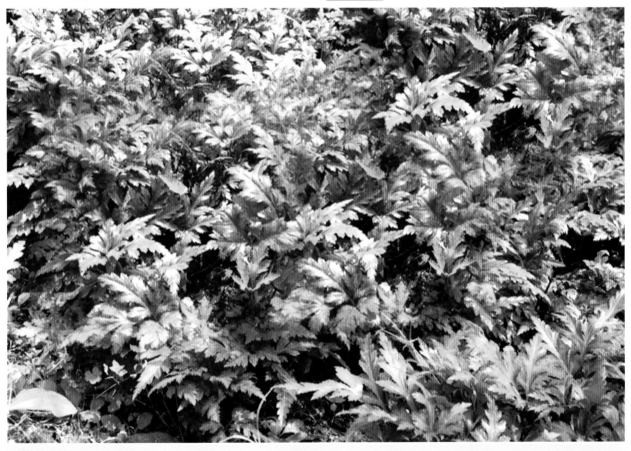

使用注意

外感风寒，血虚无热者忌用。

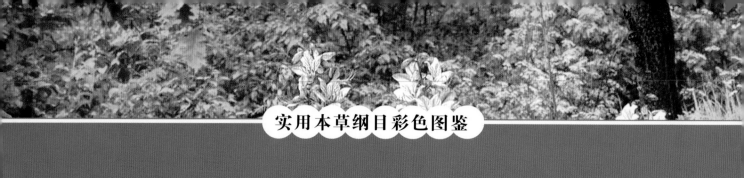

SHI YONG BEN CAO GANG MU CAI SE TU JIAN

第三章

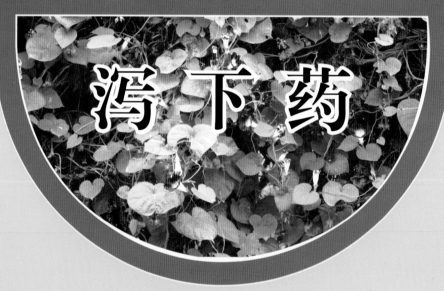

泻下药

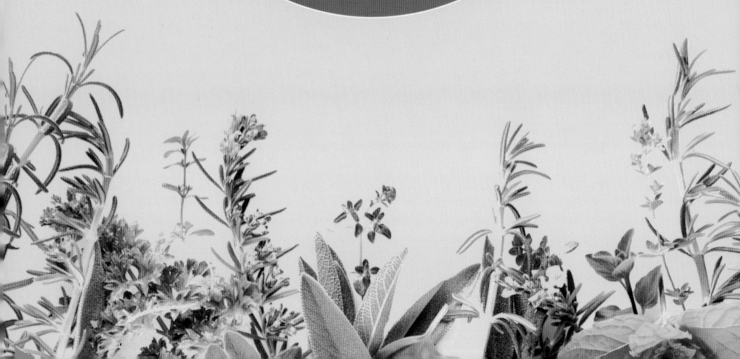

一、攻下药

大 黄　Da Huang

别　名 将军、川军、西吉、生大黄（生军）、大黄炭（军炭）、制大黄（熟军）、酒炒大黄（酒军）。

来　源 本品为蓼科植物掌叶大黄、唐古特大黄、药用大黄的根茎。

形态特征 掌叶大黄：多年生高大草木。叶多根生，根生具长柄，叶片广卵形，3～5（～7）深裂至叶片1/2处。茎生叶较小，互生。花小紫红色，圆锥花序簇生。瘦果三角形有翅。唐古特大黄：与上种相似，不同处：叶片分裂极深，裂片成细长羽状。花序分枝紧密。常向上贴于茎。药用大黄：叶片浅裂达1/4处。花较大，黄色。

生境分布 生长于山地林缘半阴湿的地方。分布于四川、甘肃、青海、西藏等地。

采收加工 秋末茎叶枯萎或次春发芽前采挖，除去细根，刮去外皮，切瓣或段，绳穿成串干燥或直接干燥。

性味归经 苦，寒。归脾、胃、大肠、肝、心经。

功能主治 泻热通便，凉血解毒，逐瘀通经。本品苦寒沉降，性猛善走，素有"将军"之称，可荡涤肠胃积滞，为治疗热结便秘之要药。并能泻血分实热，有清热泻火、凉血解毒及活血祛瘀之效。

药理作用 大黄致泻的主要成分是蒽醌甙，其中以番泻甙A作用最强，芦荟大黄素、大黄酸活性较弱。大黄致泻的作用部位主要在小肠，能使中、远段结肠的张力增加，蠕动加快，并不妨碍小肠对营养物的吸收。因其含有鞣质，具有收敛作用，故在致泻后可产生继发性便秘。大黄有利胆作用，能加强胆囊收缩，奥狄氏括约肌松弛，从而使胆汁排出增加。大黄有解热镇痛作用，能抑制Na^+、K^+—ATP酶活性，从而使ATP分解减少，产能下降。并能影响体温调节中枢内cAMP水平使感染性发热动物体温下降。大黄有止血作用，能缩短凝血时间，降低毛细血管通透性，改善血管脆性；能使纤维蛋白原增加，使血管收缩活动增加；能促进骨髓制造血小板，促进血液凝

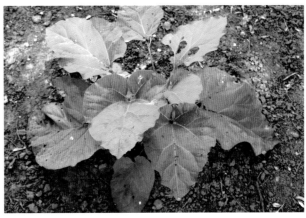

固。止血成分主要为大黄酚。大黄有降压作用，能使家兔血压明显降低，其水煮醇沉制剂静脉给药，可使麻醉犬的血压降低，心肌耗氧量增加，提高心肌氧利用率。大黄有广谱抗菌作用，其中对葡萄球菌、链球菌、淋病双球菌最敏感；白喉杆菌、枯草杆菌、伤寒与副伤寒杆菌、痢疾杆菌等也较敏感。

用量用法 3～12克，煎服。外用：适量。生用泻下力强，制用泻下平和缓，活血宜酒制，止血则炒炭应用。入汤剂应后下或开水泡服。

配伍应用 ①热结津伤者：配生地黄、麦冬、玄参等，方如增液承气汤（《温病条辨》）。②火邪上炎所致的目赤、咽喉肿痛、牙龈肿痛等症：与栀子、黄芩等药同用，如凉膈散（《和剂局方》）。③乳痈：与粉草共研末，酒熬成膏的金黄散（《妇人良方》）。④口疮糜烂：与枯矾等份为末擦患处（《太平圣惠方》）。⑤烧烫伤：可单用粉；或配地榆粉，用麻油调敷患处。⑥妇女产后瘀阻腹痛、恶露不尽者：与桃仁、土鳖虫等同用，如下瘀血汤（《金匮要略》）。⑦妇女瘀血经闭：与桂枝、桃核等配伍，如桃核承气汤（《伤寒论》）。⑧跌打损伤，瘀血肿痛：与红花、当归、穿山甲等同用，如复元活血汤（《医学发明》）。

使用注意

　　本品攻下力量峻猛，易伤正气，非实证不宜妄用。妇女胎前产后、经期、哺乳期均当慎用或忌用。

芒硝 Mang Xiao

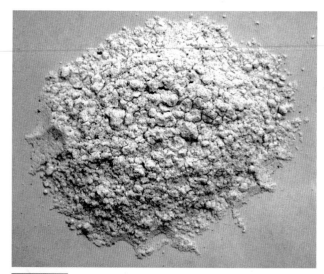

别　　名	朴硝、皮硝。

来　源 本品为含有硫酸钠的天然矿物经精制而成的结晶体。

生境分布 分布于河北、河南、山东、山西、江苏及安徽等省碱土地区。

采收加工 在秋冬之间，碱质地面出现白霜，扫集后用锅煮炼，溶解后过滤，除去泥沙及不溶性杂质，将滤液放冷析出结晶，通称"皮硝"。再取萝卜洗净切片，置锅内加水与皮硝共煮，取上层液，放冷析出结晶，即芒硝。

性味归经 咸、苦，寒。归胃、大肠经。

功能主治 泻热通便，润燥软坚，清热消肿。本品味咸苦而性寒，咸以软坚，苦以降泄，寒能清热，故能泻热通便，润燥软坚，为治实热积滞、大便燥结之要药。

药理作用 芒硝系含有杂质的硫酸钠，内服后其硫酸离子不易被肠黏膜吸收。存留肠内成为高渗溶液，使肠内水分增加，引起机械刺激，促进肠蠕动。实验性阑尾炎和阑尾穿孔的家兔，腹部外敷大黄、芒硝、大蒜加适量食醋的糊剂，对阑尾及脾脏的网状内皮系统有明显的刺激作用，使其增生现象与吞噬能力有所增强，阑尾炎症较对照组明显减轻。

用量用法 10～15克，冲入药汁或开水溶化后服。外用：适量。

配伍应用 ①积滞便秘：与大黄相须为用，如大承气汤、调胃承气汤（《伤寒论》）。②咽喉肿痛、口舌生疮：与冰片、硼砂、朱砂同用，如冰硼散（《外科正宗》）；或以芒硝置西瓜中制成的西瓜霜外用。③目赤肿痛：可用芒硝置豆腐上化水或用玄明粉配制眼药水，外用滴眼。④乳痈初起：用本品化水或用纱布包裹外敷。⑤肠痈初起：与大蒜、大黄同用，捣烂外敷。⑥痔疮肿痛：单用本品煎汤外洗。

使用注意

孕妇及哺乳期妇女忌用或慎用。不宜与三棱同用。

番泻叶 Fan Xie Ye

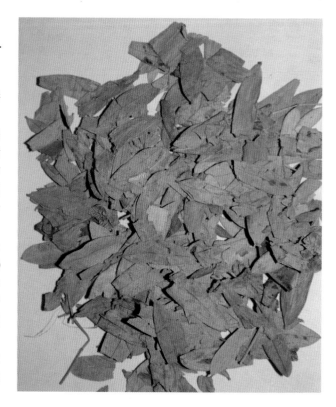

别　　名	泻叶。

来　源 本品为豆科草本状小灌木狭叶番泻或尖叶番泻的小叶。

形态特征 狭叶番泻：矮小灌木，高约1米。叶互生，偶数羽状复叶，小叶4～8对。总状花序，花黄色。荚果扁平长方形，长4～6厘米，宽1～1.7厘米，含种子6～7枚。尖叶番泻：与上不同点为小叶基部不对称。荚果宽2～2.5厘米，含种子8枚。

生境分布 野生或栽培，原分布于干热地带。适宜生长的平均气温有低于10℃的日数应有180～200天。土壤要求疏松、排水良好的砂质土或冲积土，土壤微酸性或中性为宜。前者分布于印度、埃及和苏丹，后者分布于埃及，我国广东、广西及云南也有栽培。

采收加工 狭叶番泻在开花前摘取叶，阴干，按叶片大小和品质优劣分级。尖叶番泻在果实成熟时，剪下枝条，摘取叶片，晒干，按完整叶与破碎叶分别包装。

性味归经 甘、苦，寒。归大肠经。

功能主治 泻热行滞，通便，利水。本品苦寒滑润，归大肠经而泻积热润肠燥，并有行水消胀之功。

药理作用 抗菌作用，番泻叶对多种细菌有抑制作用。对大肠杆菌、痢疾杆菌、变形杆菌、甲型链球菌和白色念球菌有明显抑制作用。止血作用，番泻叶粉口服后可增加血小板和纤维蛋白原，能缩短凝血时间、复钙时间、凝血活酶时间与血块收缩时间，而有助于止血。致泻作用，番泻叶浸剂可导致土拨鼠大肠推进

使用注意

妇女哺乳期、月经期及孕妇忌用。

性运动而致泻。番泻苷A、B是致泻的主成分。肌肉松弛与解痉作用。番泻叶有箭毒样作用，能在运动神经末梢和骨骼接头处阻断乙酰胆碱，从而使肌肉松弛。番泻叶中某些羟基蒽醌类成分具有一定解痉作用。

用法用量 温开水泡服，1.5～3克；煎服，5～9克，宜后下。

配伍应用 ①热结便秘（也可用于习惯性便秘及老年便秘）：大多单味泡服，小剂量可起缓泻作用，大剂量则可攻下。②热结便秘，腹满胀痛者：与厚朴、枳实配伍，以增强泻下导滞作用。③腹水肿胀：单味泡服；或与大腹皮、牵牛子同用。

芦 荟 Lu Hui

别　名 真芦荟。

来　源 本品为百合科植物库拉索芦荟、好望角芦荟或其他同属近缘植物叶的液汁浓缩干燥物。

形态特征 库拉索芦荟，多年生草本。茎极短。叶簇生于茎顶，直立或近于直立，肥厚多汁；呈狭披针形，长15～36厘米，宽2～6厘米，先端长渐尖，基部宽阔，粉绿色，边缘有刺状小齿。花茎单生或稍分枝，高60～90厘米；总状花序疏散；花点垂，长约2.5厘米，黄色或有赤色斑点；花被管状，6裂，裂片稍外弯；雄蕊6，花药丁字着生；雌蕊1，3室，每室有多数胚珠。蒴果，三角形，室背开裂。花期2～3月。

生境分布 生长于排水性能良好、不易板结的疏松土质中。福建、台湾、广东、广西、四川、云南等地有栽培。

采收加工 全年可采，割取植物的叶片，收集流出的液汁，置锅内熬成稠膏，倾入容器，冷却凝固后即得。

性味归经 苦，寒。归肝、胃、大肠经。

功能主治 泻下，清肝，杀虫。本品苦以降泄杀虫，寒以清热，入肝经而泻肝胆实火，行大肠以泄热通秘、杀虫消疳，为泻火通便之峻剂，消疳杀虫之良药。

药理作用 泻下作用：本品含较多的芦荟大黄素苷，具有泻下作用，可作为泻药。对实验肝损伤的

使用注意

脾胃虚弱，食少便溏及孕妇忌用。

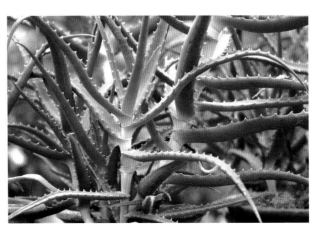

保护作用：对四氯化碳性肝损伤有保护作用，对硫代乙酰胺、对氨基半乳糖引起的大鼠SGPT升高有降低作用。抗肿瘤作用：芦荟醇提取物及从中分离的芦荟素A和Alomicin均有抗肿瘤作用。芦荟多糖具有免疫调节活性，芦荟素有抗胃损伤作用。

用量用法 每次1～2克，入丸、散服。外用：适量。

配伍应用 ①热结便秘，兼见心、肝火旺，烦躁失眠之证：与朱砂同用，如更衣丸（《本草经疏》）。②肝经火盛的便秘溲赤、头晕头痛、烦躁易怒、惊痫抽搐等证：与龙胆、青黛、栀子等同用，如当归芦荟丸（《医学六书》）。③虫积腹痛、面色萎黄、形瘦体弱的小儿疳积证：以芦荟与使君子等份为末，米饮调服；或配白术、人参等同用，如肥儿丸（《医宗金鉴》）。

二、润下药

火麻仁 Huo Ma Ren

别　名 麻仁、麻子仁、大麻仁。

来　源 本品为桑科二年生草本植物大麻的成熟种子。

形态特征 一年生直立草本，高1～3米。掌状叶互生或下部对生，全裂，裂片3～11枚，披针形至条状披针形，下面密被灰白色毡毛。花单性，雌雄异株；雄花序为疏散的圆锥花序，黄绿色，花被片5；雌花簇生于叶腋，绿色，每朵花外面有一卵形苞片。瘦果卵圆形，质硬，灰褐色，有细网状纹，为宿存的黄褐色苞片所包裹。

生境分布 生长于土层深厚、疏松肥沃、排水良好的沙质土壤或黏质土壤里。分布于东北、华北、华东、中南等地。

采收加工 秋、冬果实成熟时，割取全株，晒干，打下果实，除去杂质。

性味归经 甘，平。归脾、胃、大肠经。

功能主治 润肠通便。本品甘平，质润多脂，故能润肠通便，兼能滋养补虚。

药理作用 火麻仁有明显阻止大鼠血清胆固醇升高的作用。火麻仁乙醇提取物2克按10克／千克分别给麻醉猫及正常兔灌胃，30分钟后均出现缓慢降压作用。火麻仁能刺激肠黏膜，使分泌增加，蠕动加快，并可减少大肠吸收水分，故有泻下作用。

用量用法 10～15克，打碎入煎，或捣取汁煮粥。外用：适量。

配伍应用 ①老人、产妇及体弱津血不足的肠燥便秘证：单用有效，如《肘后方》用本品研碎，以米杂之煮粥服。②肠燥便秘：临床也常与杏仁、苏子、瓜蒌仁、郁李仁等同用；或与厚朴、大黄等配伍，以加强通便作用，如麻子仁丸（《伤寒论》）。

使用注意

火麻仁大量食入，可引起中毒。

郁李仁 Yu Li Ren

别　名 郁李仁肉、郁李仁霜。

来　源 本品为蔷薇科植物欧李、郁李或长柄扁桃的干燥成熟种子。

形态特征 欧李：落叶灌木，高1～1.5米，树皮灰褐色，多分枝，小枝被柔毛。叶互生，叶柄短；叶片长圆形或椭圆状披针形，长2.5～5厘米，宽2厘米，先端尖，基部楔形，边缘有浅细锯齿，下面沿主脉散生短柔毛；托叶线形，边缘有腺齿，早落。花与叶同时开放，单生或2朵并生，花梗有稀疏短柔毛；花萼钟状，萼片5，花后反折；花瓣5，白色或粉红色；倒卵形，长4～6毫米；雄蕊多数，花丝线形，雌蕊1，子房近球形，1室。核果近球形，直径约1.5厘米，熟时鲜红色，味酸甜。核近球形，顶端微尖，表面有1～3条沟。种子卵形稍扁。郁李：与上种相似，唯小枝纤细，无毛。叶卵形或宽卵形，先端长尾状，基部圆形，边缘有锐重锯齿。核果暗红色，直径约1厘米。长柄扁桃：本种与上种形态相似，但灌木较矮小，高仅1～2米；叶片先端常不分裂，边缘具不整齐粗锯齿；核宽卵形，先端

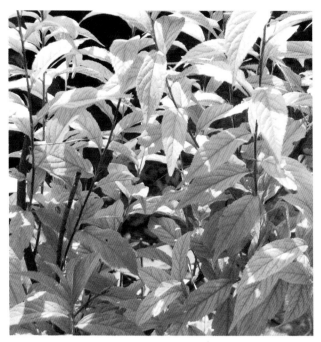

具小突尖头，表面平滑或稍有皱纹。花期5月，果期7~8月。

生境分布 生长于荒山坡或沙丘边。分布于黑龙江、吉林、辽宁、内蒙古、河北、山东等地。

采收加工 秋季果实成熟时采摘，除去果肉，取核，再去壳，取出种仁。

性味归经 辛、苦、甘。平。归大肠、小肠经。

功能主治 润肠通便，利水消肿。本品辛升苦降，质润多脂，故可治大肠气滞之便秘，导小肠之秘而利水。

药理作用 有抗炎、镇痛、降压作用，并能促进小鼠肠蠕动。

用量用法 3~9克，打碎入煎。

配伍应用 ①大肠气滞，肠燥便秘之证：与火麻仁、杏仁、柏子仁等润肠药同用，如五仁汤（《世医得效方》）。②产后肠胃燥热，大便秘滞：与朴硝、生地黄、当归配伍，如郁李仁汤（《圣济总录》）。③水肿胀满，脚气浮肿：与赤小豆、桑白皮等同用，如郁李仁汤（《圣济总录》）。

使用注意

孕妇慎用。

蜂 蜜 Feng Mi

别　名 生蜜、白蜜、炼蜜。

来　源 本品为蜜蜂科昆虫中华蜜蜂或意大利蜂所酿的蜜。

形态特征 中华蜜蜂，蜂群由工蜂、蜂王及雄蜂组成。工蜂全体被黄褐色毛。头略呈三角形。胸部3节。翅2对，膜质透明。足3对，有采集花粉的构造。腹部圆锥状，有毒腺和螫针。腹下有蜡板4对，内有蜡腺，分泌蜡质。蜂王体最大，翅短小，腹部特长，生殖器发达，专营生殖产卵。雄蜂较工蜂稍大，头呈球形，尾无毒腺和螫针，足上无采贮花粉构造，腹无蜡板及蜡腺。

生境分布 全国大部地区均产。

采收加工 春至秋季采收，滤过。

性味归经 甘，平。归肺、脾、大肠经。

功能主治 润肠通便，润肺止咳，补中缓急。本品为百花之精，甘润滋腻，入大肠能润燥以滑肠，入肺经能润肺以止咳，入脾胃能补中以缓急，故有此功。

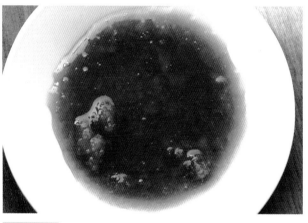

药理作用 本品有抑菌、解毒、保肝，促进创伤愈合等作用，并具有一定的降压、扩张冠状动脉、降低血糖的作用。

用量用法 15~30克，冲服，或入丸剂、膏剂。外用：适量敷患处。解毒宜生用，止咳、补中宜炼用。

配伍应用 ①胃及十二指肠溃疡：蜂蜜90克，生甘草15克，陈皮10克，水适量，先煎甘草、陈皮去渣，冲入蜂蜜，每日3次分服。②高血压、慢性便秘：蜂蜜90克，黑芝麻75克，先将芝麻蒸熟捣如泥，搅入蜂蜜，用热开水冲化，每日2次分服。

使用注意

凡湿阻中满，湿热痰滞，便溏或泄泻者宜慎用。

黑芝麻 Hei Zhi Ma

別　　名 炒黑芝麻。

来　　源 本品为胡麻科植物芝麻的干燥成熟种子。

形态特征 一年生草本，高80～180厘米。茎直立，四棱形，棱角突出，基部稍木质化，不分枝，具短柔毛。叶对生，或上部者互生；叶柄长1～7厘米；叶片卵形、长圆形或披针形，长5～15厘米，宽1～8厘米，先端急尖或渐尖，基部楔形，全缘，有锯齿或下部叶3浅裂，表面绿色，背面淡绿色，两面无毛或稍被白以柔毛。花单生，或2～3朵生于叶腋，直径1～1.5厘米；花萼稍合生，绿色，5裂，裂片披针形，长5～10厘米，具柔毛；花冠筒状，唇形，长1.5～2.5厘米，白色，有紫色或黄色采晕，裂片圆形，外侧被柔毛；雄蕊4，着生于花冠筒基部，花药黄色，呈矢形；雌蕊1，心皮2，子房圆锥形，初期呈假4室，成熟后为2室，花柱线形，柱头2裂。蒴果椭圆形，长2～2.5厘米，多4棱或6、8棱，纵裂，初期绿色，成熟后黑褐色，具短柔毛。种子多数，卵形，两侧扁平，黑然、白色或淡黄色。花期5～9月，果期7～9月

生境分布 常栽培于夏季气温较高，气候干燥，排水良好的沙壤土或壤土地区。我国各地均有栽培。

采收加工 秋季果实成熟时采割全株，晒干，打下种子，除去杂质，再晒干。

性味归经 甘，平。归肝、肾、大肠经。

功能主治 补肝肾，益精血，润肠燥。本品味甘性平，入肝、肾经而补肝肾，益精血。因其油润多脂，能养血润肠通便。

药理作用 黑芝麻水提物对离体豚鼠子宫有兴奋作用，种子提取物给大鼠灌服可降低血糖，增加肝脏及肌肉糖元含量，但大量反而降低糖元含量。尚具有延缓衰老作用。

用量用法 10～30克，煎汤，或入丸、散。内服宜炒熟用。外用：适量。

配伍应用 ①老年咳喘：炒黑芝麻250克，生姜200克，捣汁去渣，再与芝麻同炒，加蜂蜜（蒸熟）、冰糖（捣碎蒸溶）各120克，混合后装瓶，每日早、晚各服1汤匙。②头发枯脱、早年白发：黑芝麻、何首乌各200克共研细末，每日早、晚各服15克。③便秘：黑芝麻、核桃仁各30克，共捣烂，加蜂蜜20克，用开水搅匀，1次服下。④催乳：黑芝麻500克，炒熟，研成细末，每次取20克，用猪蹄汤冲服，每日早、晚各1次。⑤干咳少痰：黑芝麻250克，冰糖100克，共捣烂，每次以开水冲服20克，早晚各1次。⑥阳痿并腰酸腿软：黑芝麻、早稻粳米各250克，紫河车2具焙干，共研末，加蜂蜜炼成小蜜丸，每日早、晚各用15克。

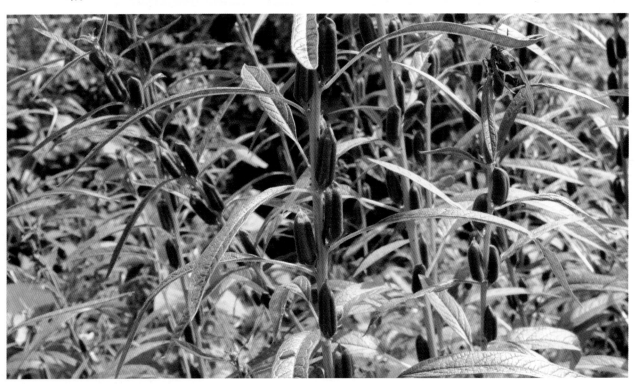

使用注意

大便溏泻者慎服。

三、峻下逐水药

甘 遂 Gan Sui

别　名 制甘遂、煨甘遂。

来　源 本品为大戟科植物甘遂的干燥块根。

形态特征 多年生草本，高25～40厘米，全株含白色乳汁。茎直立，下部稍木质化，淡红紫色，下部绿色，叶互生，线状披针形或披针形，先端钝，基部宽楔形或近圆形，下部叶淡红紫色。杯状聚伞花序，顶生，稀腋生；总苞钟状，先端4裂，腺体4；花单性，无花被；雄花雄蕊1枚，雌花花柱3，每个柱头2裂。蒴果近球形。

生境分布 生长于低山坡、沙地、荒坡、田边和路旁等。分布于陕西、河南、山西等地。

采收加工 春季开花前或秋末茎叶枯萎后采挖，撞去外皮，晒干。

性味归经 苦，寒；有毒。归肺、肾、大肠经。

功能主治 泻水逐饮，消肿散结。本品苦寒降泄，善行经隧之水湿，泻水逐饮力峻。

药理作用 有抗小白鼠早孕，中止中期妊娠作用。并能刺激肠管，增加肠蠕动，产生泻下作用。甘遂萜醇A、B有镇痛作用。

用量用法 0.5～1克，研末服；或入丸剂。生用毒性强，醋制或面裹煨后可减低毒性。外用：适量。

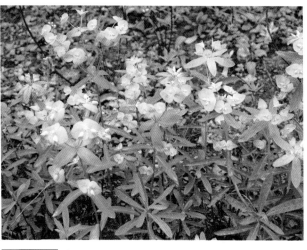

配伍应用 ①疮痈肿毒：可用甘遂末水调外敷。②水肿、大腹臌胀、胸胁停饮，正气未衰者：可单用研末服；或与牵牛子同用，如二气汤（《圣济总录》）；或与芫花、大戟为末，枣汤送服，如十枣汤（《伤寒论》）。③风痰癫痫之证：临床上以甘遂为末，入猪心煨后，与朱砂末为丸服，如遂心丹（《济生方》）。④妇人少腹满如敦状，小便微难而不渴：与阿胶、大黄配伍，如大黄甘遂汤（《金匮要略》）。⑤乳腺肿瘤：现代临床用化瘀膏（青核桃枝、甘遂、参三七、生甘草）外贴。

使用注意

　　虚弱者及孕妇忌用。甘遂对消化道有较强的刺激性，服后易出现恶心呕吐、腹痛等副作用，故宜用枣汤送服或研末装胶囊吞服。反甘草。

京大戟 Jing Da Ji

别　名 大戟、醋京大戟。

来　源 本品为大戟科多年生草本植物大戟的干燥根。

形态特征 多年生草本，全株含乳汁。茎直立，被白色短柔毛，上部分枝。叶互生，长圆状披针形

至披针形，长3～8厘米，宽5～13毫米，全缘。伞形聚伞花序顶生，通常有5伞梗，腋生者多只有工梗，伞梗顶生1杯状聚伞花序，其基部轮生卵形或卵状披针形苞片5，杯状聚伞花序总苞坛形，顶端4裂，腺体椭圆形；雄花多数，雄蕊1；雌花1，子房球形，3室，花柱3，顶端2浅裂。蒴果三棱状球形，表面有疣状突起。花期4～5月，果期6～7月。

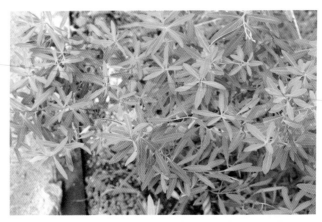

生境分布	生长于山坡、路旁、荒地、草丛、林缘及疏林下。分布于江苏、四川、江西、广西等地。
采收加工	秋、冬两季采挖，除去残茎及须根，洗净，晒干。
性味归经	苦、辛，寒。归肺、肾、大肠经。
功能主治	泻水逐饮，消肿散结。本品苦辛寒，性善走泄下行，功能通利二便，为泻水逐饮之峻剂。
药理作用	对离体回肠有兴奋作用，肠蠕动增加，肠平滑肌张力提高。并能扩张末梢血管，抑制肾上腺素的升压作用。
用量用法	1.5～3克，煎服；入丸、散服，每次1克。外用：适量，生用。
配伍应用	①水肿腹水：用大戟与大枣同煮，去大戟不用，食枣（《活法机要》）；又如十枣汤

（《伤寒论》）、舟车丸（《景岳全书》）等方，均与甘遂、芫花等同用。②热毒痈肿疮毒：可鲜用捣烂外敷。③颈项间痈疽：配白术、当归、生半夏为丸服。④痰火凝聚的瘰疬痰核：可用大戟与鸡蛋同煮，食鸡蛋。

使用注意

虚弱者及孕妇忌用。不宜与甘草同用。

芫花 Yuan Hua

别　名	陈芫花、醋芫花。
来　源	本品为瑞香科落叶灌木植物芫花的花蕾。
形态特征	本品为落叶灌木，幼枝密被淡黄色绢毛，柔韧。单叶对生，稀互生，具短柄或近无柄。叶片长椭圆形或卵状披针形，长2.5～5厘米，宽0.5～2厘米，先端急尖，基部楔形，幼叶下面密被淡黄色绢状毛。花先叶开放，淡紫色或淡紫红色，3～7朵排成聚伞花丛，顶生及腋生，通常集于枝顶；花被筒状，长1.5厘米，外被绢毛，裂片4，卵形，约为花全长的1/3；雄蕊8枚，2轮，分别着生于花被筒中部及上部；子房密被淡黄色柔毛。核果长圆形，白色。
生境分布	生长于路旁及山坡林间。分布于长江流域以南及山东、河南、陕西。
采收加工	春季花未开放前采摘。晒干或烘干。
性味归经	辛，苦，温；有毒。归肺、肾、大肠经。
功能主治	泻水逐饮，解毒杀虫。本品峻泻逐水之功与大戟、甘遂同，故常同用，治疗胸胁水饮痰癖等。唯本品味辛体轻，功偏于上。外用又有杀虫作用。

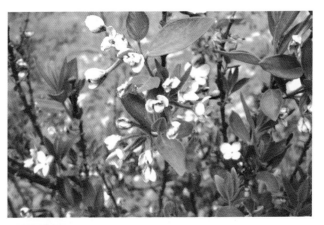

药理作用	有利尿、镇咳、祛痰、抗生育、抗菌、抗白血病作用。并能促进肠蠕动，抑制黄嘌呤氧化酶的活性。
用量用法	1.5～3克，煎服；醋芫花研末吞服，每次0.6～0.9克，每日1次。外用：适量。
配伍应用	①皮肤病：可单用研末，或配雄黄用猪脂调敷。②咳嗽痰喘证：可单用或与大枣煎服。③痈肿：用本品研末，胶和如粥敷之（《千金方》）。④胸胁停饮所致的喘咳、胸胁引痛、心下痞鞭及水肿、臌胀等证：常与甘遂、京大戟等同用，如十枣汤（《伤寒论》）、舟车丸（《景岳全书》）等。

使用注意

虚弱者及孕妇忌用。反甘草。

商陆 Shang Lu

别　名	商陆根、醋商陆。
来　源	本品为商陆科植物商陆或垂序商陆的干燥根。
形态特征	多年生草本，全株光滑无毛。根粗壮，圆锥形，肉质，外皮淡黄色，有横长皮孔，侧根甚多。茎绿色或紫红色，多分枝。单叶互生，具柄，柄的基部稍扁宽；叶片卵状椭圆形或椭圆形，先端急尖或渐尖，基部渐狭，全缘。总状花序生于枝端或侧生于茎上，花序直立；花初为白色后渐变为淡红色。浆果，扁圆状，有宿萼，熟时呈深红紫色或黑色。种子肾形黑色。
生境分布	生长于路旁疏林下或栽培于庭园。分布于全国大部分地区。
采收加工	秋季至次春采挖，除去须根及泥沙，切成块或片，晒干或阴干。
性味归经	苦，寒，有毒。归肺、肾、大肠经。
功能主治	泻下利水，消肿散结。本品苦寒性降，泻下逐水作用颇猛，故可治周身水肿，二便不利之证。外用又能消肿散结。
药理作用	有利尿、抗菌、祛痰、镇咳及平喘作用。并具有体外诱生免疫干扰素的作用。
用量用法	5～10克，煎服。外用：适量，鲜品捣烂或干品研末涂敷。
配伍应用	①水肿臌胀，大便秘结，小便不利的水湿肿满实证：单用有效；或与赤小豆、鲤鱼煮食，或与茯苓皮、泽泻等利水药同用，如疏

使用注意

孕妇忌用。

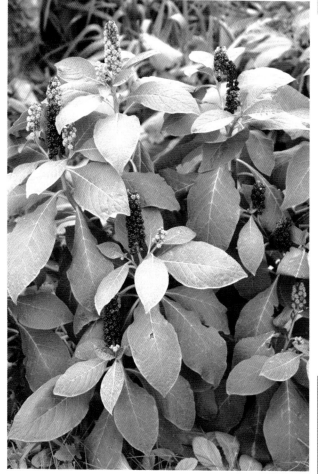

凿饮子（《济生方》）；也可将本品捣烂，入麝香少许，贴于脐上，以利水消肿。②疮疡肿毒，痈肿初起者：可用鲜商陆根，酌加盐，捣烂外敷。

牵牛子 Qian Niu Zi

别　名	黑丑、白丑、二丑。
来　源	本品为旋花科1年生攀援草本植物裂叶牵牛或圆叶牵牛的干燥成熟种子。
形态特征	裂叶牵牛：一年生缠绕性草质藤本。全株密被粗硬毛。叶互生，近卵状心形，叶片3裂，具长柄。花序有花1～3朵，总花梗稍短于叶柄，腋生；萼片5，狭披针形，中上部细长而尖，基部扩大，被硬毛；花冠漏斗状，白色、蓝紫色或紫红色，顶端5浅裂。蒴果球形，3室，每室含2枚种子。圆叶牵牛：与上种区别为茎叶被密毛；叶阔心形，常不裂，总花梗比叶柄长。萼片卵状披针形，先端短

尖。种子呈三棱状卵形，似橘瓣状。长约4～8毫米，表面黑灰色（黑丑）或淡黄白色（白丑），背面正中有纵直凹沟，两侧凸起部凹凸不平，腹面棱线下端有类圆形浅色的种脐。

生境分布	生长于山野灌木丛中、村边、路旁；多栽培。全国各地有分布。
采收加工	秋末果实成熟、果壳未开裂时采割植株，晒干，打下种子，除去杂质。
性味归经	苦，寒；有毒。归肺、肾、大肠经。
功能主治	泻水通便，消痰涤饮，杀虫攻积。本品苦寒性降，攻逐力强，少则致泻，多则泻下如水，故治水肿胀满、二便不利之证。
药理作用	有泻下、驱虫作用。其所含树脂在0.2%浓度

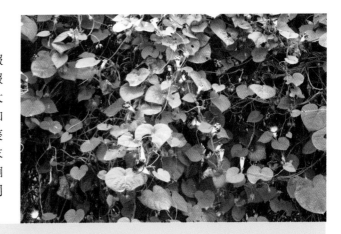

对家兔离体肠管及子宫均有兴奋作用。

用量用法 3~9克，煎服；入丸、散服，每次1.5~3克。

配伍应用 ①水肿膨胀，二便不利者：可单用研末服（《千金方》）；或与茴香为末，姜汁调服（《儒门事亲》）；病情较重者，可与京大戟、甘遂等同用，以增强泻水逐饮之力，如舟车丸（《景岳全书》）。②肺气壅滞，痰饮咳喘，面目浮肿者：与槟榔、大黄为末服，如牛黄夺命散（《保婴集》）。③蛔虫、绦虫及虫积腹痛者：与使君子、槟榔同用，研末送服，以增强去积杀虫之功。

使用注意

孕妇禁用。不宜与巴豆同用。

巴 豆 Ba Dou

别　名 巴豆霜、焦巴豆。

来　源 本品为大戟科常绿乔木植物巴豆的干燥成熟果实。

形态特征 常绿小乔木。叶互生，卵形至矩圆状卵形，顶端渐尖，两面被稀疏的星状毛，近叶柄处有2腺性。花小，成顶生的总状花序，雄花生上，雌花在下；蒴果类圆形，3室，每室内含1粒种子。果实呈卵圆形或类圆形。长1.5~2厘米，直径1.4~1.9厘米。表面黄白色，有6条凹陷的纵棱线。去掉果壳有3室，每室有1枚种子。

生境分布 多为栽培植物；野生于山谷、溪边、旷野，有时也见于密林中。分布于四川、广西、云南、贵州等省。

采收加工 秋季果实成熟时采收，堆置2~3日，摊开，干燥。

性味归经 辛，热；有大毒。归胃、大肠经。

功能主治 峻下冷积，逐水退肿，祛痰利咽，蚀疮祛腐。本品大辛大热，有大毒。归胃与大肠，可荡涤胃肠寒滞食积和腹水，是重要的温通峻下、逐水消胀药。外用可蚀疮祛腐。

药理作用 有抗肿瘤及促肿瘤发生作用，并具有镇痛、抗病原微生物、增加胆汁和胰液的分泌，能使大鼠皮肤局部释放组织胺及引起肾上腺皮质激素分泌增加。此外，其所含的活性成分

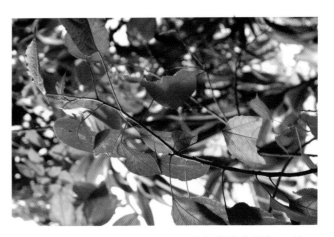

PMA可使血小板中环磷鸟苷浓度增加，是一种有力的血小板凝集剂。

用量用法 0.1~0.3克，入丸、散服。大多制成巴豆霜用。外用：适量。

配伍应用 ①寒积便秘：可单用巴豆霜装入胶囊服；或配干姜、大黄制丸服，如三物备急丸（《金匮要略》）。②腹水膨胀：可用巴豆配杏仁为丸服（《肘后备急方》）。③晚期血吸虫病肝硬化腹水：用本品配绛矾、神曲为丸，即含巴绛矾丸。④白喉及喉炎引起喉梗阻：用巴豆霜吹入喉部，引起呕吐，排出痰涎，使梗阻症状得以缓解。⑤痰涎壅塞、胸膈窒闷、肢冷汗出之寒实结胸者：与桔梗、贝母同用，如三物小白散（《伤寒论》）。⑥恶疮：单用本品炸油，以油调雄黄、轻粉末，外涂疮面即可。

使用注意

孕妇及体弱者忌用。畏牵牛子。

实用本草纲目彩色图鉴

SHIYONGBENCAOGANGMUCAISETUJIAN

118

雪上一枝蒿　Xue shang Yi Zhi Hao

来　源	本品为毛茛科植物短柄乌头的干燥块根。
生境分布	分布云南、四川等地。
采收加工	秋末、冬初采挖，除去须根，洗去泥土，晒干。
性味归经	辛、苦，温；有大毒。归脾、胃经。
功能主治	祛风湿，止疼痛。本品辛散风，苦燥湿，故能祛风除湿，风湿祛，经脉通而疼痛止。
用量用法	25～50毫克，内服研末用，或浸酒。外用酒磨敷。
使用注意	有剧毒，未经炮制者，不宜内服，孕妇、小儿及心脏病、溃疡病患者忌服。服药期间，忌食生冷、豆类、牛羊肉。
药理作用	抗炎作用：从生药其中一种伏毛铁棒锤中分得的3-乙酰乌头碱，对大、小鼠实验性炎性肿胀、渗出及棉球肉芽肿增生等均有明显的抑制作用，并呈量效关系。镇痛作用：雪上一枝蒿甲、乙、丙、丁素对小鼠均有镇痛作用。局部麻醉作用：伏毛铁棒锤总碱具有较强的局部麻醉作用，但毒也很大。对心血管系统的作用：雪上一枝蒿对蛙心有近似洋地黄样作用，其所致心功能障碍，可被阿托品拮抗。一枝蒿甲素、乙素对离体和在体蛙心呈乌头碱样作用。铁棒锤浸液静脉注射，可引起麻醉猫心律失常和血压下降。剂量加大此作用也增强。抗生育作用：实验证明，从多裂乌头块根中分得的准噶尔乌头碱和欧乌

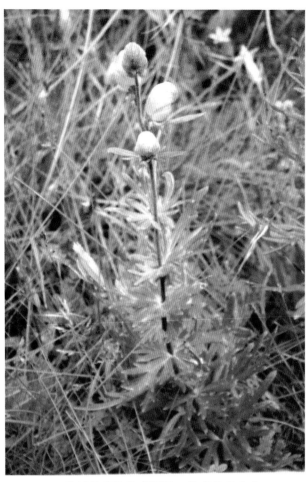

头碱具有抗生育活性。前者抗着床率100%，后者为70%左右。毒性：该品毒性可归纳为两方面：一是对副交感神经有高度兴奋作用；二是可直接毒害心肌。

蕲　蛇　Qi She

别　名	白花蛇、蕲蛇肉、大白花蛇。
来　源	本品为蝰蛇科动物尖吻蝮蛇（五步蛇）除去内脏的干燥全体。
形态特征	头大扁平，呈三角形，吻端翘起，背面棕黑色，头侧土黄色，二色截然分明，背上具灰白色菱方形块17～19个，尾部3～5个。此斑由左右两侧大三角斑在背正中合拢形成，偶尔也有交错排列的，斑边缘色深，腹面乳白色；咽喉部有排列不规则的小黑点；腹中央和两侧有大黑圆斑。尾末端有一尖突。具长管牙，吻端由鼻间鳞与吻鳞尖出形成一上翘的突起，鼻孔与眼之间有一椭圆形颊窝，它是热测位器。体鳞23～21～17行，具强棱。腹鳞157-171片。尾下鳞40～60，其前端约20枚为单行，个别成对，后段为双行。末端

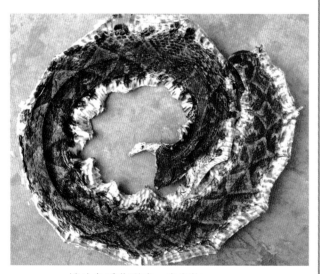

鳞片角质化形成一尖突物。

生境分布	生长于山地森林中，常盘居落叶下或岩洞内。分布于湖北、湖南、江西、浙江、四川等地；产湖北蕲州质佳，故名蕲蛇。
采收加工	夏、秋两季捕捉，剖开腹部，除去内脏，干

燥，以黄酒润透去皮骨，切段用。

性味归经 甘、咸，温；有毒。归肝经。

功能主治 祛风通络，定痉止痛。本品性温有毒，归肝善走，能祛肝经之内风，内风息则痉抽止，经络通则疼痛愈，故有此功效。

药理作用 本品提取物有镇静、镇痛作用，并能直接扩张血管而降血压。还有抗炎作用。

用量用法 5~15克，煎服；每次1~3克，研末服用。

配伍应用 ①风湿顽痹：与羌活、防风、当归等配伍，如白花蛇酒（《濒湖集简方》）。②小儿急慢惊风、破伤风之抽搐痉挛：与蜈蚣、乌梢蛇同用，如定命散（《圣济总录》）。③疥癣：与薄荷、荆芥、天麻同用，如驱风膏（《医垒元戎》）。

使用注意

本品性温有毒，如属阴亏血虚或内热生风之症，则当忌用。

乌梢蛇　Wu Shao She

别　　名 乌蛇。

来　　源 本品为游蛇科动物乌梢蛇除去内脏的全体。

形态特征 体长可达2米，鼻孔大，椭圆形。眼也大。体背呈青灰褐色，各鳞片的边缘黑褐色。背中央的2行鳞片黄色或黄褐色，其外侧的2行鳞片呈黑色纵线。上唇及喉部淡黄色；腹鳞灰白色，其后半部则呈青灰色。鼻间鳞宽大于长，眼上鳞大，长与其额鳞前缘至吻端的距离相等，有一较小的眼前下鳞，眼后鳞2片，上唇鳞8片，第4、5片入眼，下唇鳞9~11片，第6片最大。体鳞16~16~14行，少数17~14~14行。从颈的后部起背中央有2~4行鳞片起棱。腹鳞186、205片，肛鳞2裂。尾下鳞101~128对。

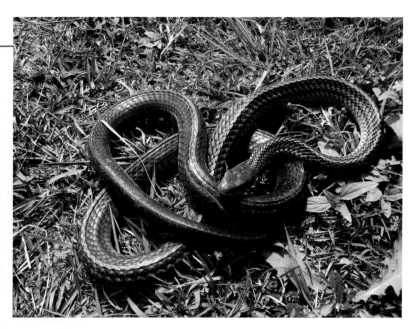

生境分布 生活在我国东部、中部、东南部和西南的海拔1600米以下中低山地带平原、丘陵地带或低山地区。全国大部分地区有分布。

采收加工 夏、秋两季捕取。用酒闷透，晒干切段入药。

性味归经 甘，平。归肝经。

功能主治 祛风通络，定惊止痉。蛇类药特点性善走散，归肝经以散肝经之内风，内风熄经络通，则惊风、痉挛抽搐自止，故有定惊止痉之效。

药理作用 乌梢蛇水煎液和醇提取液有抗炎、镇静、镇痛作用。其血清有对抗五步蛇毒作用。

用量用法 5~10克，煎服；散剂，每次2~3克。

配伍应用 ①风痹，手足缓弱，麻木拘挛，不能伸举：常配全蝎、防风、天南星等，如乌蛇丸（《圣惠方》）。②顽痹瘫痪，挛急疼痛：或制酒饮，如乌蛇酒（《本草纲目》）。③小儿急慢惊风：与皂荚、麝香等同用，如乌蛇散（《卫生家宝》）。④破伤风之抽搐痉挛：与蜈蚣、蕲蛇配伍，如定命散（《圣济总录》）。⑤干湿癣证：配荷叶、枳壳同用，如三味乌蛇散（《圣济总录》）。

使用注意

乌梢蛇虽甘平无毒，但如属阴亏血虚或内热生风，仍应慎用。

雷公藤 Lei Gong Teng

别　　名 黄药、黄藤根、菜虫草、水莽草、黄藤木、断肠草、黄藤草、南蛇根。

来　　源 本品为卫矛科植物雷公藤的全株。

形态特征 落叶蔓性灌木，长达3米。小枝棕红色，有4~6棱，密生瘤状皮孔及锈色短毛。单叶互生，亚革质；叶柄长约5毫米；叶片椭圆形或宽卵形，长4~9厘米，宽3~6厘米，先端短尖，基部近圆形或宽楔形，边缘具细锯齿，上面光滑，下面淡绿色，主、侧脉在上表面均稍突出，脉上疏生锈褐色柔毛。聚伞状圆锥花序顶生或腋生，长5~7厘米，被锈色毛。花杂性，白绿色，直径达5毫米；萼为5浅裂；花瓣5，椭圆形；雄蕊5，花丝近基部较宽，着生在杯状花盘边缘；花柱短，柱头6浅裂；子房上位，三棱状。蒴果具3片膜质翅，长圆形，长达14毫米，宽约13毫米，翅上有斜生侧脉。种子1，细柱状，黑色。花期7~8月，果期9~10月。

生境分布 生长于背阴多湿的山坡、山谷、溪边灌木林中。分布于浙江、江苏、安徽、福建等地。

采收加工 叶夏季采，花、果实夏秋采，根秋季采。用根者连根拔起，去净泥土，把根与茎分开，放通风处晾干，切段用。花、果实收后，去除杂质，花摘除花柄及蒂。晾干，分类存放。

性味归经 苦，寒；有大毒。归心、肝经。

功能主治 祛风除湿，活血通络，消肿止痛，杀虫解毒。本品苦能燥湿，寒能清热，以除湿清热消肿，热清以绝化毒之源，况毒大性烈，力猛善走，故有祛风杀虫解毒之效。入心、肝走血分，以活血通络，经络通，血液行，肿消毒散，则疼痛可止，故有此功。

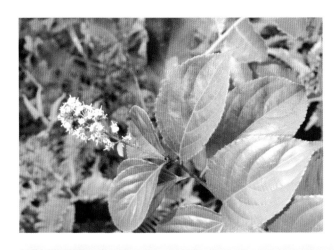

使用注意

孕妇及身体虚弱者忌用。

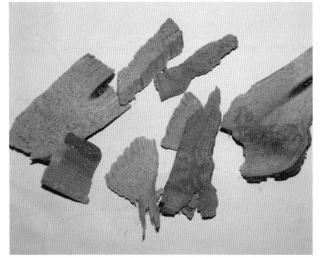

药理作用 抗炎作用：雷公藤总甙、总生物碱的抗炎作用与生药相同。抗肿瘤作用：雷公藤对L615、L1210以及P388白血病瘤株和人体离体鼻咽癌KB细胞均有抑制作用。抗肿瘤活性成分是雷藤素甲和雷藤素乙。对免疫功能的影响：经实验雷公藤对细胞免疫和体液免疫均有抑制作用。抗菌作用：雷公藤对金黄色葡萄球菌等多种细菌有一定抑制作用，雷公藤红为抑菌主要有效成分。杀虫作用：雷公藤水浸液及醇浸液均有毒杀梨叶星毛虫及卷叶虫的能力，并能杀蝇、蚕等虫体。

用量用法 本品大毒，内服宜慎。外用：适量，捣烂或研末外敷、调擦。外敷不可超过半小时，否则起泡。

配伍应用 ①风湿关节炎：雷公藤根、叶，捣烂外敷，半小时后即去，否则起泡。②腰带疮：雷公藤花、乌药，研末调擦患处。③皮肤发痒：雷公藤叶，捣烂，搽敷。④类风湿性关节炎：用雷公藤（取木质部，法同上）25克，加水400毫升，文火煎2小时（不加盖），得药液150毫升，残渣再加水煎取100毫升，混合后早晚2次分服，7~10日为1个疗程，疗程间停药2~3日。⑤肺结核及其他慢性肺部疾病：于夏末秋初采根，洗净晒干，切碎，每31.2克雷公藤加水1000毫升，以文火煎熬，待煎至约500毫升（使每10毫升含生药0.62克）即成。开始每日3次，每次口服15~20毫升，1周为1个疗程；以后视病情与患者体质情况，剂量可略有增减，但每次给药量不宜超过10~25毫升。如服药7~10日后无明显副作用，尚可延长服药时间；但服用时间过长的应短时间停药，一般服用20~30日后停药5~7日。

木 瓜 Mu Gua

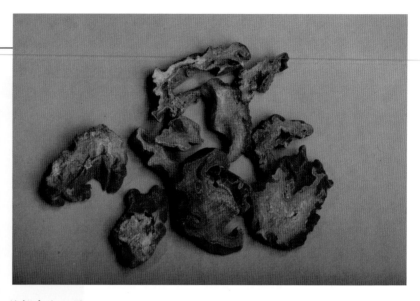

别　名 陈木瓜、宣木瓜、干木瓜、川木瓜、炒木瓜。

来　源 本品为蔷薇科落叶灌木贴梗海棠和木瓜（榠楂）的成熟果实。前者称"皱皮木瓜"，后者称"光皮木瓜"。

形态特征 落叶灌木，高达2米，小枝无毛，有刺。叶片卵形至椭圆形，边缘有尖锐重锯齿；托叶大，肾形或半圆形，有重锯齿。花3～5朵簇生于两年生枝上，先叶开放，绯红色稀淡红色或白色；萼筒钟状，基部合生，无毛。梨果球形或长圆形，木质，黄色或带黄绿色，干后果皮皱缩。

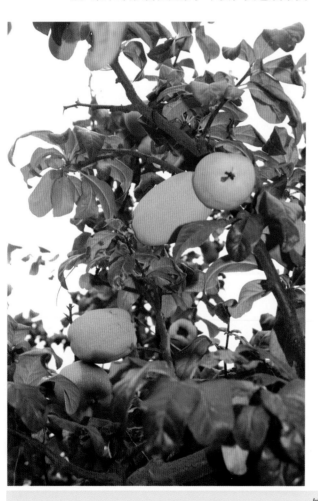

生境分布 生长于山坡地、田边地角、房前屋后。分布于山东、河南、陕西、安徽、江苏、湖北、四川、浙江、江西、广东、广西等地。

采收加工 夏、秋两季果实绿黄时采摘，置沸水中煮5～10分钟，捞出，晒至外皮起皱时纵剖为2块或4块，再晒至颜色变红为度。若日晒夜露经霜，则颜色更为鲜艳。

性味归经 酸，温。归肝、脾经。

功能主治 舒筋活络，除湿和胃。本品性温气香，归脾助阳而和胃化湿，脾和则肝旺，加之香则走窜（肝主筋脉），故又能舒筋活络。

药理作用 对动物实验性关节炎有明显消肿作用，似有缓和胃肠肌痉挛和四肢肌肉痉挛的作用。

用量用法 10～15克，煎服，或入丸、散剂。外用：适量，煎水熏洗。

配伍应用 ①筋急项强，不可转侧：与乳香、生地黄、没药同用，如木瓜煎（《普济本事方》）。②感受风湿，脚气肿痛不可忍者：多配吴茱萸、紫苏叶、槟榔等同用，如鸡鸣散（《朱氏集验方》）。③脚膝疼重，不能远行久立者：与羌活、附子、独活配伍，如木瓜丹（《传信适用方》）。④湿阻中焦之腹痛吐泻转筋，偏寒者：常配吴茱萸、紫苏、茴香等，如木瓜汤（《三因方》）；偏热者，多配蚕沙、黄连、薏苡仁等，如蚕矢汤（《霍乱论》）。

使用注意

本品味酸收敛，凡表证未解，痢疾初期，或胃酸过多者不宜用。

苍耳子 Cang Er Zi

别　　名	苍耳、炒苍耳子、鲜苍耳子。
来　　源	本品为菊科一年生草本植物苍耳的果实。
形态特征	一年生草本，高30～90厘米，全体密被白色短毛。茎直立。单叶互生，具长柄；叶片三角状卵形或心形，通常3浅裂，两面均有短毛。头状花序顶生或腋生。瘦果，纺锤形，包在有刺的总苞内。
生境分布	生长于荒地、山坡等干燥向阳处。分布于全国各地。
采收加工	秋季果实成熟时采收，串去刺，筛去屑末，炒至深黄色，用时捣碎。
性味归经	辛、苦，温；有小毒。归肺、脾经。
功能主治	散风除湿，通窍止痛。本品辛散风邪，苦燥湿浊，风湿祛，经络通，气血行，则痹痛止。辛温疏通，入肺则宣通鼻窍，故有此功。
药理作用	所含甙类物质AA2，可能是该品主要毒性成分，在动物实验中，其主要作用之一是使血糖急剧卜降而致惊厥至死亡。煎剂有镇咳及抑制心脏作用。体外试验对伤寒杆菌、痢疾杆菌、金黄色葡萄球菌、肺炎双球菌有一定抑制作用，并有抗真菌作用。苍耳全株有毒，以果实为最，且鲜叶大于干叶，嫩枝大于老叶。
用量用法	3～10克，煎服，或入丸、散剂。
配伍应用	①风寒感冒：与防风、羌活、白芷、藁本等其他发散风寒药同用。②鼻渊：与白芷、辛夷等配伍，如苍耳子散（《济生方》）。若鼻渊证属风热外袭或湿热内蕴者，常与黄芩、薄荷等同用。③风湿痹证、关节疼痛、四肢拘挛：可单用；或与羌活、木瓜、威灵仙等药同用。④风疹瘙痒：与地肤子、白蒺藜、白鲜皮等药同用。⑤疥癣麻风：本品研末，用大风子油为丸。

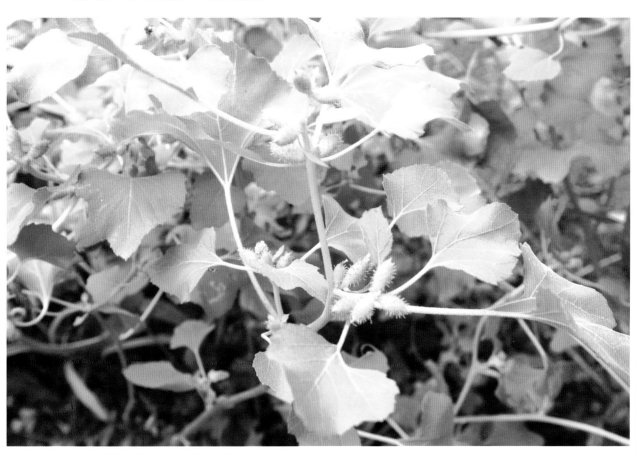

使用注意

血虚头痛不宜服用。过量服用易致中毒。

鹿衔草 Lu Xian Cao

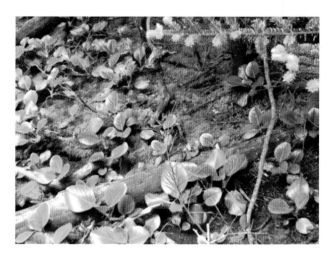

别　名	鹿蹄草、鹿含草。
来　源	本品为鹿蹄草科多年生常绿草本植物鹿蹄草或普通鹿蹄草的干燥全草。
形态特征	本品根茎细长，节上常有鳞片和根的残痕。茎圆柱形或具纵棱，长10～30厘米，紫褐色，并有皱纹，微有光泽，叶基生，叶柄长4～12厘米，扁平而中央凹下，两边呈膜质状，常弯曲。叶片皱缩，稍破碎，上面紫红色，少有呈紫绿色的，光滑，下面紫红色，叶脉微突；纸质，易碎。有时可见花茎，上有数朵小花；萼片5，舌形或卵状长圆形；花瓣5，早落；雄蕊10；花柱外露。有时能见扁球形棕色蒴果。气无，味淡，微苦。
生境分布	生长于庭院和岩石园中的潮湿地。分布于长江流域及陕西、河北、河南等地。
采收加工	全年可采，以夏季采收为多，洗净，晒至叶片较软时，堆至叶片变紫褐色，晒干。切段，生用。
性味归经	甘、苦，温。归肝、肾经。
功能主治	祛风湿，补肝肾，健筋骨，止血。本品甘温补阳，归肝肾则补肝肾之阳，肝肾得补则筋骨强壮；况苦温以祛风湿之邪；至于止血一则收敛止血，二则引血归于肝经。
药理作用	鹿蹄草素有广谱抗菌作用，对金黄色葡萄球菌、痢疾杆菌、绿脓杆菌、肺炎双球菌、大肠杆菌等均有较强的抑制作用。对衰弱蛙心有强心及调整心率作用，但对正常蛙心无明显作用，又能扩张血管和降低血压，并能明显增加小鼠心肌营养性血流量和组织（脑、肝、肾、脾）血流量，以及明显升高血浆cAMP含量。
用量用法	10～30克，煎服，或入丸、散。外用：适量。
配伍应用	①虚劳：鹿衔草50克，猪蹄1对，炖食。②肺结核咯血：鹿衔草、白及各20克，水煎服。③慢性风湿性关节炎，类风湿性关节炎：鹿衔草、白术各20克，泽泻15克，水煎服。④慢性肠炎，痢疾：鹿衔草25克，水煎服。⑤崩漏：鹿衔草200克，猪肉500克，炖熟，加盐少许，两日内吃完。⑥肾虚五淋白浊：鹿衔草100克，水煎服。

两头尖 Liang Tou Jian

别　名	草乌喙、竹节香附。
来　源	本品为毛茛科植物多被银莲花的干燥根茎。
形态特征	为多年生草本，高10～25厘米。根茎横走或斜生，细纺缍形，长1.5～3厘米，直径3～8毫米，暗褐色，顶端具数枚黄白色大形膜质鳞片。基生叶为三出复叶，通常1枚；叶柄长10～15厘米，无毛或疏被长柔毛；小叶具柄，柄长约1厘米；小叶片通常3深裂或近全裂，裂片倒卵形，3裂或缺刻状，先端钝，基部楔形，两面无毛或仅基部疏被长柔毛。花茎单一，直立，疏被长柔毛，较基生叶高，有叶状总苞片3枚，总苞片长圆形或狭倒卵形，具数个缺刻状圆齿，长1.5～3.5厘米，宽0.5～1.5厘米；花单朵，顶生，直径2.5～3.5厘米；萼片花瓣状，长圆形，10～15片，白色，外侧略带紫晕，两面无毛；雄蕊多数，花药黄色，椭圆形，花丝细长；雌蕊多数，子房被长柔毛，花柱稍弯，无毛。瘦果具细毛。花期4～5月，果期5～6月。
生境分布	分布于东北、河北、山东、山西等地。
采收加工	夏季采挖，去除须根、残茎，洗净，晒干。
性味归经	辛、热；有毒。归脾、肺经。
功能主治	祛风湿，消痈肿，祛风化痰。本品辛热以散风燥湿，归脾除脾湿以消痈肿，归肺则宣肺化痰，故有祛风湿、消痈肿、祛风化痰之效。
药理作用	护肝降酶作用：本品所含齐墩果酸动物试验有降转氨酶的作用，对四氯化碳引起的大鼠急性肝损伤有明显的保护作用，促进肝细胞再生，防止肝硬变。抗炎作用：齐墩果酸对大鼠的角叉莱胶足踝肿和小鼠毛细血管渗透性有抑制作用。对实验性关节炎有明显抑制作用。抑制胶原合成和增生，改善和治疗胶原性疾病。其他作用：齐墩果酸有强心、利

尿和抑制S108肿瘤的作用。竹节香附素A具有较强的抗癌活性，对腹水型肝癌细胞有显著的抑制作用；30μg/毫升的抑制率达81%。毒性：齐墩果酸毒性低，亚急性毒性试验未见到明显损害。

用量用法 1～3克，煎服；或入丸、散。外用：适量，研末撒膏药上敷贴。

配伍应用 ①慢性关节疼痛：两头尖0.4克，防风15克，牛膝、威灵仙各20克，松节10克，鸡血藤25克，水煎服。②痈疽疮疡：两头尖0.4克，金银花、紫花地丁各50克，水煎服。

使用注意

本品有毒，内服用量不宜过大。孕妇忌用。

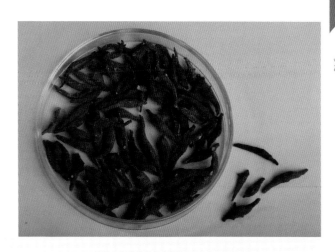

蚕 沙 Can Sha

别　名 蚕矢、原蚕沙、晚蚕沙、原蚕屎、晚蚕矢。

来　源 本品为蚕蛾科昆虫家蚕蛾幼虫的粪便。

形态特征 为蚕蛾科昆虫家蚕蛾幼虫的干燥粪便。干燥的蚕沙，呈短圆柱形小粒，长2～5毫米，直径1.5～3毫米。表面灰黑色，粗糙，有6条明显的纵棱及3～4条横向的浅纹。两端略平坦，呈六棱形。质坚而脆，遇潮湿后易散碎，微有青草气。

产　地 育蚕区均产，以江苏、浙江产量最多。

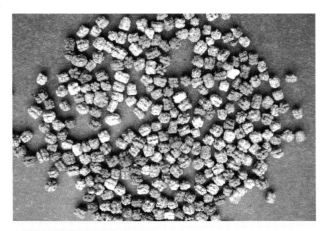

使用注意

瘫缓筋骨不遂，由于血虚所致而无风湿之邪者，不宜用。

生境分布 育蚕地区皆产，以江苏、浙江、四川、湖南等地盛产。

采收加工 6～8月收集，以二眠到三眠时的粪便为主，收集后晒干，簸净泥土，除去轻粒及桑叶碎屑等杂质。生用。

性味归经 甘、辛，温。归肝、脾、胃经。

功能主治 祛风降湿，和中化浊。本品辛能散风，温胜寒湿，入肝经走筋脉，故能祛筋络关节之风湿；入脾胃和中焦而化湿浊之邪，故有祛风胜湿、和中化浊之效。

药理作用 其脂溶性成分具有明显的抗血栓形成的作用。

用量用法 5～15克，煎服，宜布包入煎。外用：适量。

配伍应用 ①风湿痹痛、腰膝关节麻木酸痛等证：可与松节、白茄根、防风、当归等配用，浸酒服。②对湿热郁阻、一身重痛、筋脉拘急：可与秦艽、薏苡仁、丝瓜络、地龙等药配伍。③皮肤湿疹瘙痒：可单用本品煎汤洗浴。④霍乱吐泻、转筋腹痛对湿浊内阻所致者，可用本品与黄芩、木瓜、吴茱萸、大豆黄卷、黄连、半夏、通草、山栀配用，如蚕矢汤。⑤功能性子宫出血（对崩漏下血者）：用蚕沙炒炭研细，每服6克，黄酒送下。

松节 Song Jie

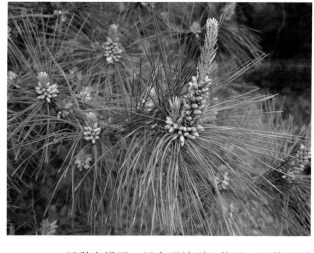

别　名	油松节。
来　源	本品为松科常绿大乔木油松、马尾松枝干的结节。
形态特征	乔木，高达45米，胸围1.5米。树皮红褐色，下部灰褐色，成不规则长块状裂。小枝常轮生，淡黄褐色，无白粉，无毛；冬芽卵状圆柱形，褐色，先端尖，芽鳞边缘丝状，先端尖或有长尖头。叶针形，2针一束，稀3针一束，长12～30厘米，细长而柔软，叶缘有细锯齿，树脂道约4～8个，在背面边生，或腹面也有2个边生；叶鞘初呈褐色，后渐变成灰黑色，宿存。雄球花淡红褐色，圆柱形，弯垂，长1～1.5厘米，聚生于新枝下部苞腋，穗状；雌球花单生或2～4个聚生于新枝顶端，淡紫红色。球果卵圆形或圆锥状卵形，长4～7厘米，径2.5～4米，有短梗，下垂，熟时粟褐色；中部种鳞近长圆状倒卵形，长约3厘米；鳞盾菱形，微隆起或平，鳞脐微凹，无刺。种子长卵圆形，长4～6毫米，连翅长2～2.7厘米。花期4～5月，果熟期翌年10～12月。
生境分布	生长于1000～2800米的山地林中。全国大部分地区有产。
采收加工	多于采伐松树时或木器厂加工时锯取，浸泡，切片，晒干，生用。
性味归经	苦，温。归肝、肾经。
功能主治	祛风燥湿，活络止痛。本品性偏温燥，能祛

风散寒燥湿，风寒湿祛则经络通，经络通则疼痛止，故有祛风燥湿，活络止痛之效。

药理作用	松节有一定的镇痛、抗炎作用；提取的酸性多糖显示抗肿瘤作用；提取的多糖类物质、热水提取物、酸性提取物都具有免疫活性。
用量用法	10～15克，煎服，制酒剂者良。
配伍应用	①血痢：松节、苍术、紫葳、黄柏、桃仁各30克，乳香3克，甘草15克，姜适量，水煎，每日1剂，分3次服。②历结风，四肢疼痛：松节、猪椒叶各960克，上2味澄清，合渍干曲150克，候发，以糯米1600克酿造，依家酿法勿令伤冷热，下后诸药、柏子仁、天雄、草薢各15克，防风30克，人参12克，独活45克，秦艽18克，茵芋12克，磁石（末）36克，上10味，内饭中炊之，如常酿法，酿足，封头28日押取清，适量服之，勿至醉吐。

使用注意

阴虚血燥者慎用。

徐长卿 Xu Chang Qing

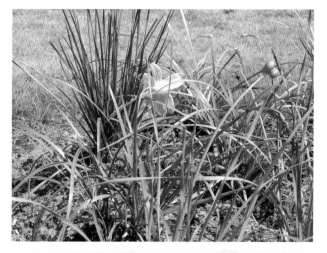

别　名	寮刁竹。
来　源	本品为萝藦科多年生草本植物徐长卿的干燥根及根茎。
形态特征	年生草本，高约65厘米。根茎短，须状根多数。茎细，刚直，节间长。叶对生，披针形至线形，长约5～14厘米，宽约2～8毫米，先端尖，全缘，边缘稍外反，有缘毛，基部渐狭，下面中脉隆起。圆锥花序顶生于叶腋，总花柄多分枝，花梗细柔，花多数；花萼5深裂，卵状披针形，花冠5深裂，广卵形，平展或下反，黄绿色；副花冠5枚，黄色，肉质，肾形，基部与雄蕊合生；雄蕊5，连成筒状，

药2室；雌蕊1，子房上位，由2个离生心皮组成，花柱2，柱头合生。蓇葖果角状。种子顶

端着生多数银白色绒毛。花期6~7月，果期9~10月。

生境分布 全国大部分地区均产，以江苏、安徽、河北、湖南等地较多。

采收加工 秋季采挖，除去杂质，阴干。切碎生用。

性味归经 辛、温，气香。归肺、胃、肝、肾经。

功能主治 祛风活络，消肿止痛，利水解毒。辛温宣散，气香能行，入肺走表，归胃走里，入肝走筋脉，故能祛风通经活络，经络通则肿痛止，肿消则毒解水散，故有此功。

药理作用 牡丹酚有镇痛及镇静作用，镇痛作用除牡丹酚外，尚有其他成分。本品注射液及牡丹酚对肠管有解痉作用。有增加冠脉流量、降压及降血脂作用。徐长卿全植物及牡丹酚对金黄色葡萄球菌、大肠杆菌等有一定抑制作用。

使用注意

本品气味芳香，入汤剂不宜久煎。

用量用法 5~15克，煎服；1.5~3克，散剂。外用：适量。

配伍应用 ①皮肤瘙痒：徐长卿适量，煎水洗。②跌打肿痛，接骨：鲜徐长卿适量，捣烂敷患处。③腰痛，胃寒气痛，肝硬化腹水：徐长卿10~20克，水煎服。④腹胀：徐长卿15克，酌加水煎成半碗，温服。⑤痢疾，肠炎：徐长卿5~10克，水煎服，每日1剂。⑥风湿痛：徐长卿根40~50克，猪瘦肉200克，老酒100毫升，酌加水煎成半碗，饭前服，每日2次。⑦精神分裂症（啼哭、悲伤、恍惚）：徐长卿25克，泡水当茶饮。⑧经期腹痛：对叶莲根15克，月月红10克，川芎5克，切细，泡酒200毫升，内服。

伸筋草 Shen Jin Cao

别　　名 小伸筋、狮子草、舒筋草、筋骨草、毛伸筋、凤尾伸筋、金毛狮子草。

来　　源 本品为石松科多年生常绿草本蕨类植物石松的全草。

形态特征 多年生草本，高15~30厘米；匍匐茎蔓生，营养茎常为二岐分枝。叶密生，钻状线形，长3~5毫米，宽约1毫米，先端渐尖，具易落芒状长尾，全缘，中脉在叶背明显，无侧脉或小脉，孢子枝从第二第三年营养枝上长出，远高出营养枝，叶疏生。孢子囊穗长2~5厘米，单生或2~6个生于长柄上。孢子叶卵状三角形，先端急尖而具尖尾，有短柄，黄绿色，边缘膜质，具不规则锯齿，孢子囊肾形。

生境分布 生长于疏林下荫蔽处。分布于浙江、湖北、江苏等地。

采收加工 四季均可采收，去除泥土杂质晒干，切段生用。

性味归经 辛、苦，温。归肝经。

功能主治 祛风除湿，舒筋活络。本品辛苦以散风燥湿，辛温宣通，入肝经走筋络，以舒筋活

使用注意

孕妇及出血过多者忌服。

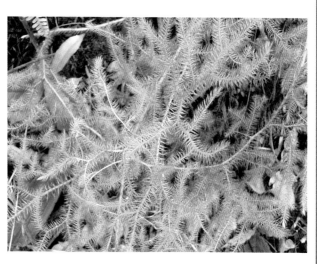

络。实为祛风湿，通经络，而止痹痛。

药理作用 对痢疾杆菌有抑制作用。石松碱有明显的解热作用。

用量用法 10~25克，煎服。外用：适量，鲜草捣敷。

配伍应用 ①风湿性关节炎：伸筋草配独活、白术各9克，薏苡仁15克，水煎服；也可与桑枝、威灵仙、五加皮等配伍应用。②腓肠肌痉挛：伸筋草30克，煎汤熏洗；也可配木瓜、八角枫等水煎服。③跌打损伤：可与连钱草、酢浆草等合用。④带状疱疹：用本品研末，麻油调涂。

寻骨风 Xun Gu Feng

别　名 清骨风、白毛藤、白面风、猫耳朵草。

来　源 本品为马兜铃科多年生攀援草本植物绵毛马兜铃的根茎或全草。

形态特征 多年生草质藤本。根细长，圆柱形。嫩枝密被灰白色长绵毛。叶互生；叶柄长2～5厘米，密被白色长绵毛。叶片卵形、卵状心

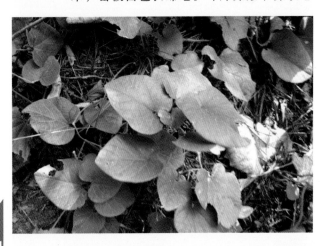

形，长3.5～10厘米，宽2.5～8厘米，先端钝圆至短尖，基部心形，两侧裂寻骨风片广展，弯缺深1～2厘米，边全缘，上面被糙伏毛，下面密被灰色或白色长绵毛，基出脉5～7条。花单生于叶腋；花梗长1.5～3厘米，直立或近顶端向下弯；小苞片卵形或长卵形，两面被毛；花被管中部急剧弯曲，弯曲处至檐部较下部而狭，外面密生白色长绵毛；檐部盘状，直径2～2.5厘米，内面无毛或稍微柔毛，浅黄色，并有紫色网纹，外面密生白色长绵毛，边缘浅3裂，裂片先端短尖或钝，喉部近圆形，稍呈邻状突起，紫色；花药成对贴生于合蕊柱近基部；子房圆柱形，密被白色长绵毛；合蕊柱近基部；子房圆珠笔柱形，密被白色长绵毛；合蕊柱裂片先端钝圆，边缘向下延伸，并具乳头状突起。蒴果长圆状或椭圆状倒卵形，具6条呈波状或扭曲的棱或翅，毛常脱落，成熟时自先端向下6瓣开裂。种子卵状三角形。花期4～6月，果期8～10月。

生境分布 生长于山坡草丛及路旁、田边。分布于河南、江苏、江西等地。

采收加工 夏秋季采收，除去泥沙，晒干，切段生用。

性味归经 辛，苦，平。归肝经。

功能主治 祛风除湿，通络止痛。本品辛苦则祛风燥湿，风湿祛，经络通则疼痛可止，故有此功效。

药理作用 消炎作用，煎剂对风湿性、类风湿性关节炎有较好的止痛、消肿、改善关节功能的作用。抗肿瘤作用，全草的粉末混于饲料中喂食小鼠，对艾氏腹水癌和腹水总细胞数均有明显的抑制作用，对艾氏癌皮下型瘤也有明显效果，煎剂内服也有效。

用量用法 10～30克，煎服。外用：适量。

配伍应用 ①风湿痹痛，肢体麻木，筋脉拘挛，关节屈伸不利：可单用水煎、酒浸、制成浸膏服；也可与威灵仙、防风、羌活、当归等同用。②跌打损伤，瘀滞肿痛：可单用煎服或捣敷。

使用注意

阴虚内热者忌用。

海风藤 Hai Feng Teng

别　名 风藤。

来　源 本品为胡椒科常绿攀援藤本植物风藤的藤茎。

形态特征 为常绿木质藤本，全株有香气。茎枝长约3米，有条棱，具节，节上生不定根，幼枝疏被短柔毛。叶互生，卵形或卵状披针形，长5～8厘米，宽2～6厘米，先端渐尖，基部近圆形，上部叶有时基部近截形，全缘，质稍厚，无毛，上面暗绿色，下面淡绿色，有白色腺点，叶脉5～7条，叶柄长约1厘米。穗

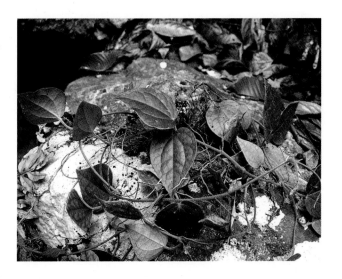

有此功。

药理作用 叶有抗刺激作用。

用量用法 9～15克，煎汤。外用：煎水洗或捣敷。

配伍应用 ①风湿痹痛：白花菜全草适量捣烂外敷患处。②遗精、白浊：鲜白花菜60克和猪肉炖服，每日1剂，连服3～5次。③白带：白

花菜15克，猪肉适量，水煎服。④健胃、助消化：白花菜种子1～1.5克，水煎服。⑤痔疮肿痛：白花菜全草适量，水煎，熏洗患处。⑥止下痢、治跌伤：白花菜叶15～24克，水煎服。

使用注意

曾有报道食用量大中毒者，故需注意用量不可过大，以免中毒。

买麻藤 Mai Ma Teng

别　名 买子藤、乌骨风、驳骨藤、脱节藤、大节藤、接骨藤。

来　源 本品为买麻藤植物小叶买麻藤的茎叶或根。

形态特征 买麻藤，叶对生，革质，长圆形或椭圆形，长10～25厘米，宽4～11厘米，顶端渐尖或钝而具小尖头，基部圆或宽楔形，全缘；侧脉羽状，8～13对；叶柄长8～15毫米。花雌雄异株，稀同株；雄球花序具单歧或二歧分枝，每歧雄花穗长2～3厘米，具13～17轮环状总苞，每轮总苞内有雄花25～45朵，排成2层；雄蕊2或1，基部为肥厚的假花被所承托，花药1室，花丝合生；雌球花序着生在老枝上，单歧或多歧分枝，每穗长2～3厘米，每轮总苞内含雌花5～8朵；假花被囊状，胚珠具2层珠被，内珠被上端延伸成珠被管伸出假花被外。成熟种子核果状，长圆形或卵圆形；长1.5～2厘米，外被红色假种皮；种柄长2～5毫米。木质，藤本，长12米或更长。茎枝圆形，具明显的节，皮灰褐色或暗褐色。叶对生，椭圆形、窄椭圆形或倒卵形，长4～13厘米，宽2.8～5厘米，先端具钝尖头，基部楔形或稍圆，全缘，革质；叶柄长5～12毫米。花单性，轮生于有节的穗状花序上；总苞浅杯状，由多数苞片合生而成；雄花序不分枝或1次分枝，具总苞9～13轮，每轮有雄花40～70朵，花被管微呈四棱状盾形，雄花序先端有一轮雌花；雌花序生于老枝上，通常分枝，海轮总苞有花3～5朵。种子核果状，肉质的假种皮黑棕色，长椭圆形、卵圆形或长方状倒卵形，近无柄。花期4～6月，果期9～11月。

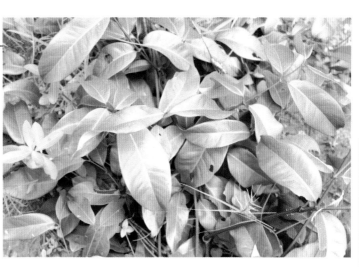

生境分布 生长于林中，或山坡、山谷、河边。分布于福建、江西、河南、广西、广东等地。

采收加工 夏季采收，晒干。

性味归经 苦，温。归肝、肺经。

功能主治 祛风除湿，活血散瘀，止咳化痰。本品苦能燥湿，温能宣通，故能祛风除湿，入肝则活血散瘀，入肺则止咳化痰。

药理作用 在试管内买麻藤100%煎剂，对甲型链球菌、卡他奈氏菌、溶血性嗜血杆菌、流感杆菌、金黄色葡萄球菌、大肠杆菌、伤寒杆菌、福氏痢疾杆菌等都有不同程度的抑制作用。

用量用法 6～9克（鲜者15～30克），煎服。外用：捣敷或捣烂酒炒敷。

配伍应用 ①骨折：鲜接骨藤适量捣烂，酒炒，复位后热敷包扎，固定，每日换药1次。②急性呼吸道感染：买麻藤50～100克，加水2碗，煎后冲冰糖服，每日1～2剂。高热者加用其他药物。③慢性气管炎：买麻藤200克，水煎2次，混合浓缩成60毫升，分3次服，10日为1个疗程；或用买麻藤75克，盐肤木干根或茎50克，制成糖浆或片剂，每日3次分服。④急性胰腺炎：将买麻藤制成200%浓度煎液，每日3次，每次20毫升。

南蛇藤 Nan She Teng

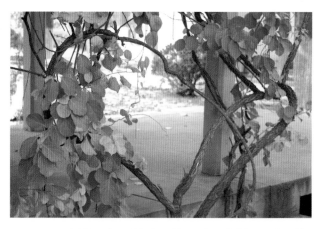

别　名	金银柳、过山龙、香龙草、大南蛇老牛筋。
来　源	本品为卫矛科植物南蛇藤的藤茎。
形态特征	落叶攀援灌木，高达3～8米。小枝圆柱形，灰褐色或暗揭色，有多数皮孔。单叶互生；叶柄长1～2厘米；叶片近圆形、宽倒卵形或长椭圆状倒卵形，长5～10厘米，宽3～7厘米，先端渐尖或短尖，基部楔形，偶为截形，边缘具钝锯齿。腋生短聚伞花序，有花5～7朵，花淡黄绿色，雌雄异株；花萼裂片5，卵形；花瓣5，卵状长椭圆形，长4～5毫米；雌花具有5雄蕊；雌蕊1，子房上位，近球形，柱头3裂；雄花的雄蕊稍长，雌蕊退化。蒴果球形，直径7～8毫米。种子卵形至椭圆形，有红色肉质假种皮。花期4～5月，果熟期9～10月。
生境分布	生长于丘陵、山沟及山沟及山坡灌丛中。国内大部分地区均有分布。
采收加工	秋季采收，切片，晒干。
性味归经	微辛，温。归肝、膀胱经。
功能主治	祛风湿，活血脉。本品辛散温通，辛温以散寒湿，故祛风湿。风湿祛，血脉通。而又有活血脉之效。
药理作用	从滇南蛇藤种子中提出一种粗油，对大鼠有镇静及安定作用，还有解痉性质，并使血管

收缩，但无抗菌活性。种子中提出的苦味树脂，有降压作用，小量使蛙心率减慢，大量使心脏停止于舒张期。

用量用法	9～15克，水煎服。
配伍应用	①痢疾：南蛇藤25克，水煎服。②风湿性关节炎：南蛇藤根50克和猪脚1个，合水、酒各半炖食。③筋骨痛：南蛇藤25～50克，水煎服。④风湿骨痛：南蛇藤根、凌霄藤各500克，石南藤250克，八角枫根150克，千年健100克，浸米烧酒5000毫升，两周后去渣，澄清，每次25～50克，每日2次。⑤经闭：南蛇藤、金樱子根各25克，当归50克，佩兰15克，水煎，每日2次分服。⑥风湿性筋骨痛、腰痛、关节痛：南蛇藤、凌霄花各200克，八角枫根100克，白酒250毫升，浸7日，每日临睡前服25克。

使用注意

孕妇慎服。

金刚散 Jin Gang San

别　名	见肿消、红赤葛、大接骨丹。
来　源	本品为葡萄科植物三裂叶蛇葡萄的根或根皮。
形态特征	藤本。茎粗0.7～1厘米，光滑，具细条纹与圆形皮孔，嫩枝被柔毛。卷须与叶对生。叶互生，多数3全裂。中间小叶长椭圆形至宽卵形，先端渐尖，基部楔形或圆形，有短柄或无柄，侧生小叶极偏斜，斜卵形；少数成单叶3裂，宽卵形，长宽5～12厘米，先端渐尖，基部心形，上面深绿色光滑，下面灰绿色，脉上被锈毛。聚伞花序与叶对生；花小，绿色；花瓣5；雄蕊5，花丝很短；花盘杯状，与子房离生，花柱细长。浆果暗蓝色，圆形至扁圆形；种子2枚。花期5月，果期8～9月。

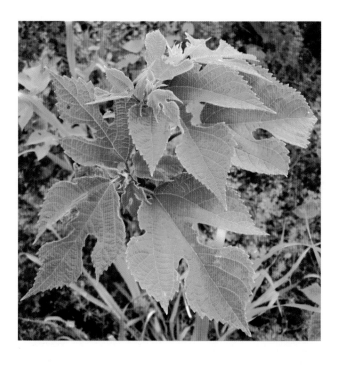

生境分布	生长于低山、丘陵地区的路旁、林边、河边，或为栽培。分布云南、贵州、四川、陕西等地。
采收加工	秋、冬采，晒干。鲜用全年可采。
性味归经	辛、苦、涩，温。归心、肝经。
功能主治	祛风除湿，消肿敛疮，化瘀疗伤。本品辛散苦燥温通，故能祛风除湿，解毒消肿；毒解肿消则疮疡自愈，而有敛疮生肌之效；辛温宣通，入心肝走血分，以散瘀血而疗折伤。

用量用法	9～15克，煎服，或作酒剂。外用：鲜品捣敷或干粉调敷。
配伍应用	①水火烫伤：金刚散研细，加入鸡蛋清调匀外敷。②外伤肿痛、风湿性腰腿痛、胃痛、痢疾、肠炎：金刚散15～25克，煎服。或用100克加酒500毫升，浸泡5～7日后备用，每服10毫升，每日3次。③外伤出血：金刚散干粉撒敷伤口。④痈肿：金刚散干粉调敷患部，或用鲜品捣烂外敷。

第四章 祛风湿药

樱桃 Ying Tao

别　名	朱樱、樱珠、朱果、家樱桃。
来　源	本品为蔷薇科植物樱桃的果实。
形态特征	落叶乔木。株高可达8米。嫩枝无毛或微被毛。叶卵圆形至卵状椭圆形，长7～16厘米，宽4～8厘米，先端渐尖，基部圆形，边缘具大小不等的重锯齿，锯齿上有腺体，上面无毛或微具毛，下面被稀疏柔毛；叶柄长0.8～1.5厘米，有短柔毛，近顶端有2腺体。花3～6朵成总状花序，花直径1.5～2.5厘米，先叶开放；花梗长约1.5厘米，被短柔毛。萼筒圆筒形，具短柔毛；萼片卵圆形或长圆状三角形，花后反折。花瓣白色。雄蕊多数；子房无毛。核果，近球形，无沟，红色，直径约1厘米。花期3～4月，果期5月。
生境分布	生长于山坡阳处或沟边。分布河北、河南、山东、安徽、江苏、浙江、福建、湖北等地。
采收加工	夏初果实成熟时采收。
性味归经	甘，平。归脾、胃、肾经。
功能主治	祛风通络，活血祛瘀，益脾和胃，补血益肾。本品虽有此功，但力较薄，可做辅助药。
药理作用	樱桃核则具有发汗透疹解毒的作用。樱桃可

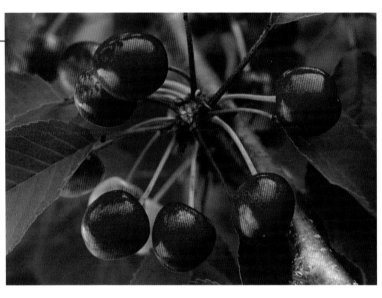

以治疗烧烫伤，起到收敛止痛，防止伤处起泡化脓的作用。

用量用法	250～500克，煎服，或浸酒。外用：浸酒涂擦或捣敷。
配伍应用	①喉症：樱桃500克，熬水或泡酒服。②疝气痛：樱桃核60克，放入适量醋炒后研末，每次15克，开水送服。③风湿症、关节疼痛麻木、腿脚不利：可用樱桃1000克，浸在2000毫升米酒中，10日后每日饮用2次，每次30～40毫升。④萎缩性胃炎：樱桃的鲜叶煎汁服。⑤蛇咬伤：用樱桃鲜叶捣烂外敷并取汁饮服。

使用注意

　　樱桃性温热，热性病及虚热咳嗽者忌食；樱桃核仁含氰甙，水解后产生氢氰酸，药用时应小心中毒。有溃疡症状者、上火者慎食；糖尿病者忌食。

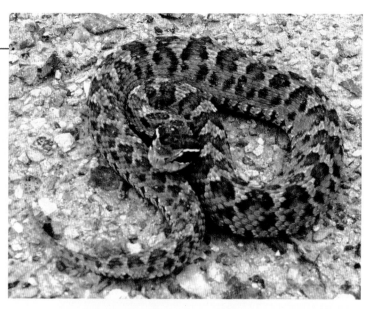

蝮蛇 Bai Ying

异　名 土锦、土虺蛇、灰地匾、反鼻蛇、草上飞、地扁蛇、七寸子。

来　源 本品为蝮蛇科动物蝮蛇除去内脏的全体。

形态特征 蝮蛇全长60厘米左右。头略呈三角形，与颈区分明显，背面浅褐色到红褐色，正脊有两行深棕色圆斑，彼此交错排列略并列，背鳞外侧及腹鳞间有1行黑褐色不规则粗点，略呈星状；腹面灰白，密布棕褐色或黑褐色细点。鼻间鳞宽短，排成"∧"形；眶前鳞2，眶后鳞2（3），眶璨来新月形，颞鳞2+4（3）；上唇鳞2-1-4（2-1-3、3-1-4）式。背鳞21（23）-21-17（15）行，中段最外行平滑或均具棱；腹鳞137-173，肛鳞完整；尾下鳞29-54对，少数为单行。

生境分布 多栖息于平原、丘陵地带、荒野、田边和路旁。我国北部、中部均有分布，以内蒙古、辽宁、大连蛇岛、吉林、黑龙江、山西、河北产量最高，浙江、江西也产。

采收加工 春、夏间捕捉，剖腹除去内脏，鲜用或焙干用。

性味归经 甘、辛，温；有毒。归肝、脾经。

功能主治 祛风攻毒，息风定惊，活血止痛。本品辛能散风，入肝经以熄肝风而定惊止痉，走血分而活血止痛，况以毒攻毒，故有祛风攻毒，息风定惊，活血止痛之效。

药理作用 抗炎作用：腹蛇挥发油中的棕榈酸及月桂酸，对角叉菜引起的大鼠足肿胀有抑制作用；癸酸和月桂酸对小鼠网状内皮系统和吞噬功能有刺激作用。溶栓作用：蝮蛇毒素之类纤维酶具有对家兔实验性肺栓塞的溶栓效应，对照组与给药组有显著差别（P<0.05）。扩血管作用：蝮蛇毒可使家兔血压明显下降，并可抑制由去甲肾上腺素引起的家兔离体主动脉条收缩，使家兔肠系膜微血管扩张。

用量用法 干蛇粉1～2克，内服；或入丸、散、酒浸或烧存性研末。外用：浸油、酒渍或烧存性研末调敷。

使用注意

阴虚血亏者慎服，孕妇禁服。

二、祛风湿清热药

秦 艽 Qin Jiu

别　名 大秦艽、西秦艽、左秦艽、川秦艽、炒秦艽、山秦艽。

来　源 本品为龙胆科多年生草本植物秦艽、麻花秦艽、粗茎秦艽，或小秦艽的根。前三种按性状不同分别习称"秦艽"和"麻花艽"，后一种习称"小秦艽"。

形态特征 年生草本植物，高30～60厘米，茎单一，圆形，节明显，斜升或直立，光滑无毛。基生叶较大，披针形，先端尖，全缘，平滑无毛，茎生叶较小，对生，叶基联合，叶片平滑无毛。聚伞花序由多数花簇生枝头或腋生作轮状，花冠蓝色或蓝紫色。蒴果长椭圆形。种子细小，矩圆形，棕色，表面细网状，有光泽。

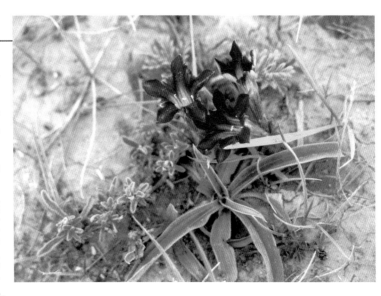

生境分布 生长于山地草甸、林缘、灌木丛与沟谷中。分布于陕西、甘肃等地。

采收加工 春、秋采挖，挖取后去除泥土、须根、茎叶，晒干，或堆晒至颜色成红黄色或灰黄色时，再摊开晒干，切片用。

性味归经 苦、辛，微寒。归胃、肝、胆经。

功能主治 祛风湿，止痹痛，退虚热，清湿热。本品辛散风，苦燥湿，寒清热，故能祛风湿，清湿热，风湿热祛，经络畅通，则痹痛可止，况入肝经走血分，故能凉血润燥以退虚热。

药理作用 用于实验性关节炎，可使症状减轻，消肿加快，其原理是通过神经体液系统间接影响脑垂体，促使肾上腺皮质功能加强，皮质激素分泌增加所致。此外，还有镇静、镇痛、解热、升高血糖、抗过敏、降压、抗菌、利尿等作用。

使用注意

久痛虚赢，溲多，便滑者忌服。

用量用法 5～15克，煎服，大剂量可用至30克。

配伍应用 ①风湿性及类风湿性关节炎、风湿性坐骨神经痛、风湿性腰腿痛：可单用秦艽煎服，又常与桑寄生、细辛、当归、独活、防风、生地黄、白芍、川芎、肉桂、茯苓、人参、甘草、杜仲、牛膝配用，如独活寄生汤。也可用秦艽素注射液2毫升肌注，每日1次。②风湿性关节肿痛：秦艽配木瓜、防己各12克，水煎服。③风湿性肩臂痛：秦艽12克，配防风、威灵仙、桂枝各9克，水煎服。④肩周炎：秦艽10～15克，天麻、羌活、陈皮、当归、桑枝、川芎各10克，炙甘草5克，生姜3片，水煎服。⑤早期高血压病：服用本品煎剂，2～3周内能使血压下降。⑥结核病（对阴虚潮热、盗汗者）：常与知母、地骨皮、鳖甲、柴胡、当归、乌梅、青蒿配用，如秦艽鳖甲散。⑦肺结核：可用秦艽配地骨皮各9克，青蒿、生甘草各6克，水煎服。

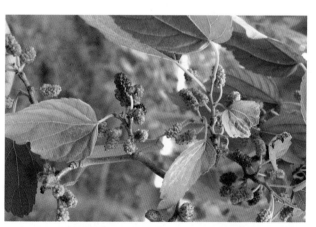

防 己　Fang Ji

别　名　粉防己（汉防己）、广防己（木防己）。

来　源　本品为防己科多年生木质藤本植物粉防己（汉防己）或马兜铃科多年生缠绕草本植物广防己（木防己）的根。

形态特征　木质藤本，主根为圆柱形。单叶互生，长椭圆形或卵状披针形，先端短尖，基部圆形，全缘，下面密被褐色短柔毛总状花序，有花1~3朵，被毛花被下部呈弯曲的筒状，长约5厘米，上部扩大，三浅裂，紫色带黄色斑纹，子房下位。蒴果长圆形，具6棱，种子多数。根呈圆柱形或半圆柱形，直径1.5~4.5厘米，略弯曲，弯曲处有横沟。表面粗糙，灰棕色或淡黄色质坚硬不易折断，断面粉性，可见放射状的木质部（俗称车轮纹）。

生境分布　生长于山野丘陵地、草丛或矮林边缘。分布于安徽、浙江、江西、福建等地。

采收加工　秋季采挖，洗净泥土，切片，晒干，生用。

性味归经　苦、辛，寒。归膀胱、肾、脾经。

功能主治　祛风湿，止痹痛，利水消肿。本品辛散苦燥，故能祛风湿，通经络而止痹痛。况苦又能降泄，以降泄肾和膀胱之水湿从小便而出，且入脾以助运化水湿，故有利水消肿之效。

药理作用　汉防己有明显的镇痛、解热、消炎、抗过敏、利尿、降压、肌肉松弛等作用，并有抗心律失常及抗心肌缺血、扩张冠脉作用，还有抗肿瘤等作用。木防己有抗炎、降压、镇痛、镇静、解热、肌松、抗血小板聚集等作用。二者在体内均有抗阿米巴原虫作用。也有报道用汉防己治疗阿米巴痢疾。

用量用法　5~10克，煎服。祛风止痛宜木防己，利水退肿宜汉防己。

配伍应用　①风湿痹证湿热偏盛，肢体酸重，关节红肿疼痛，及湿热身痛者：常与滑石、栀子、蚕沙、薏苡仁等配伍，如宣痹汤（《温病条辨》）。②风寒湿痹，四肢挛急者：与麻黄、茯苓、肉桂等同用，如防己饮（《圣济总录》）。③风水脉浮，身重汗出恶风者：与黄芪、甘草、白术等配伍，如防己黄芪汤（《金匮要略》）。④一身悉肿，小便短少者：与黄芪、茯苓、桂枝等同用，如防己茯苓汤（《金匮要略》）。⑤湿热腹胀水肿：与椒目、大黄、葶苈子合用，即己椒苈黄丸（《金匮要略》）。⑥脚气肿痛：配木瓜、桂枝、牛膝、枳壳煎服（《本草切要》）。⑦湿疹疮毒：与金银花、苦参等配伍。

使用注意

本品大苦大寒，易伤胃气，体弱阴虚、胃纳不佳者慎用。

桑 枝　Sang Zhi

别　名　嫩桑枝、干桑枝、童桑枝、炒桑枝。

来　源　本品为桑科落叶乔木植物桑的嫩枝。

形态特征　为落叶灌木或小乔木，高3~15米。树皮灰白色，有条状浅裂；根皮黄棕色或红黄色，纤维性强。单叶互生；叶柄长1~2.5厘米；叶片卵形或宽卵形，长5~20厘米，宽4~10厘米，先端锐尖或渐尖，基部圆形或近心形，边缘有粗锯齿或圆齿，有时有不规则的分裂，上面无毛，有光泽，下面脉上有短毛，腋间有毛，基出脉3条与细脉交织成网状，背面较明显；托叶披针形，早落。花单性，雌雄异株；雌、雄花序均排列成穗状荑荑花序，腋生；雌花序长1~2厘米，被毛，总花梗长5~10毫米；雄花序长1~2.5厘米，下垂，略被细毛；雄花具花被片4，雄蕊4，中央有不育的雌蕊；雌花具花被片4，基部合生，柱头2裂。瘦果，多数密集成一卵圆形或长圆形的聚合果，长1~2.5厘米，初时绿色，成熟后变肉质、黑紫色或红色。种子小。花期4~5月，果期5~6月。

生境分布　生长于丘陵、山坡、村旁、田野等处，多为人工栽培。全国各地均产。

采收加工 春末夏初采收，去叶晒干，或趁鲜切片晒干。生用，个别炒微黄用。

性味归经 苦，平。归肝经。

功能主治 祛风通络，利关节。本品味苦性平，归肝经走筋脉，以祛风除湿、通经络、利关节而治风湿痹痛。

药理作用 桑枝皮有显著降压作用。桑枝浸出液对家兔及绵羊皆有显著的养毛效果。

用量用法 15～30克，煎服，或熬膏服。外用：适量，煎水熏洗。

配伍应用 ①风湿性关节炎：桑枝500克，浓煎去渣，入蜜50克，温火煎成膏，每次20克，口服，每日2次。②风湿性肌炎对肌体疼痛者：桑枝30

克，配秦艽、防己各9克，水煎服。③风湿性肩臂痛者：桑枝30克，姜黄、威灵仙各9克，水煎服；也可单用本品水煎服或熬膏服。④肩关节炎：与桂枝、羌活、防己配伍应用。⑤高血压病：与杞果、女贞子、磁石、珍珠母、鸡血藤配伍应用。⑥慢性布氏杆菌病：配用柳枝、老鹳草、五加皮、当归、没药、木瓜、红花、防风，水煎服，如桑柳汤。

使用注意

本品性寒，不宜用于风寒湿所致的关节冷痛、肌肉酸痛，也不宜用于肝肾亏损的虚劳骨痛、腰膝酸软乏力。

豨莶草 Xi Xian Cao

别 名 豨莶、粘糊菜、绿莶草、酒稀莶。

来 源 本品为菊科一年生草本植物豨莶、腺梗豨莶或毛梗豨莶的地上部分。

形态特征 豨莶：与腺梗豨莶极相似，主要区别为植株可高达1米，分枝常成复二歧状，花梗及枝上部密生短柔毛，叶片三角状卵形，叶边缘具不规则的浅齿或粗齿。腺梗豨莶：为一年生草本。茎高达1米以上，上部多叉状分枝，枝上部被紫褐色头状有柄腺毛及白色长柔毛。叶对生，阔三角状卵形至卵状披针形，长4～12厘米，宽1～9厘米，先端尖，基部近截形或楔形，下延成翅柄，边缘有钝齿，两面均被柔毛，下面有腺点，主脉3出，脉上毛显著。头状花序多数，排成圆锥状，花梗密被白色毛及腺毛，总苞片2层，背面被紫褐色头状有柄腺毛，有黏手感。花杂性，黄色，边花舌状，雌性；中央为管状花，两性。瘦果倒卵形。长约3毫米，有4棱，无冠毛。毛梗豨莶：与上二种的区别在于植株高约50厘米，总花梗及枝上部柔毛稀且平伏，无腺平；叶锯齿规则；花头与果实均较小，果长约2毫米。

生境分布 生长于林缘、林下、荒野、路边。分布于湖南、福建、湖北、江苏等地。

采收加工 夏、秋两季花开前及花期均可采割，除去杂质，晒干。切碎生用，或加黄酒蒸制用。

性味归经 苦、辛，寒。归肝、肾经。

功能主治 祛风除湿，通经活络，清热解毒。本品味辛、苦，归肝经，以祛风除湿、通经活络；性寒则清热，热清火自灭，火灭毒自解，故又有清热解毒之效。

药理作用 豨莶草水煎剂或醇浸剂与臭梧桐合用，有明

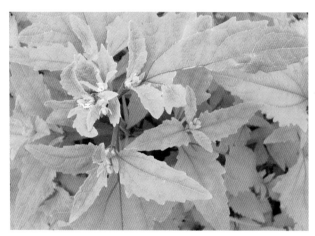

显抗炎作用。其水浸液和30%乙醇浸出液有降压及扩张血管作用。并对鼠疟原虫有抑制作用。还有免疫抑制作用。

用量用法 15～20克，煎服。外用：适量。

配伍应用 ①风湿性关节炎、类风湿性关节炎、慢性腰腿痛：可用豨莶草水煎加红糖适量，熬膏，每次10毫升，每日2次。②高血压：每日用本品15克，代茶饮，或用豨莶草、槐花各9克，水煎服；也可服稀桐片，每次4片，每日3次。有虚热者，用豨莶草30克，配地骨皮10克，浓煎分2～3次服。③中风㖞僻，语言蹇涩，半身不遂，四肢麻木者：用豨莶草配南五加皮、防风各9克，红花3克，水煎服。④风疹、湿疹：可与千里光、虎杖等药同用，煎水洗患处。⑤黄疸型肝炎对湿热证者：多与栀子、地耳草、车前草配用。⑥黄褐斑：豨莶草、谷精草10～15克，夏枯草6～15克，益母草10～30克，旱莲草15～30克，紫草6～12克，随症加减，每日1剂。

使用注意

阴血不足者忌服。

穿山龙　Chuan Shan Long

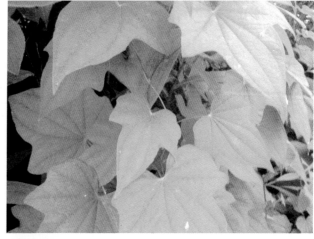

别　名	穿地龙、山常山、穿龙骨、穿山骨。
来　源	本品为薯蓣科多年生缠绕性草本植物穿龙薯蓣的根茎。
形态特征	多年生缠绕草质藤本，根茎横走，栓皮呈片状脱落，断面黄色。茎左旋无毛。叶互生，掌状心形，变化较大，全缘。花单性异株，穗状花序腋生；雄花无柄，花被6裂，雄蕊6；雌花常单生，花被6裂。蒴果倒卵状椭圆形，有3宽翅。种子每室2枚，生于每室的基部，四周有不等宽的薄膜状翅。花期6～8月，果期8～10月。
生境分布	生长于山坡林边、灌丛中，或沟边。全国大部分地区有产。
采收加工	秋季采收，去掉外皮及须根，切段或切片，晒干。生用。
性味归经	苦，微寒。归肝、肺经。
功能主治	祛风除湿，活血通络，清肺化痰。本品苦而微寒，归肝经走血脉，故能活血脉，通经络，祛风除湿。入肺经，清肺热而化痰饮。
药理作用	能增加小鼠心肌营养性血流量，耐缺氧，降低血压。并能降低血浆胆固醇，防止动脉粥样斑块形成。延长凝血时间和凝血酶元时间而有抗凝作用。动物实验表明，本品有一定镇咳、祛痰、平喘作用。能抑制过敏介质释放。也有一定抗辐射作用。水煎剂能抑制小鼠细胞免疫和体液免疫，而对巨噬细胞吞噬功能则有增强作用。
用量用法	15～30克，煎服；或浸酒服。外用：鲜品捣敷。
配伍应用	①关节炎、腰腿痛：可单用穿山龙煎服或浸酒服。若与川芎、伸筋草等药配用，活血止痛，抗风湿作用更为显著。②风湿热风湿性心肌炎：可单味煎服或浸酒服，也可与其他清热、活血、抗风湿药同用。③闪腰岔气、扭伤腰痛及跌打损伤、瘀滞疼痛：可单用本品15克，水煎服。④冠心病心绞痛：用本品与槐花、雪胆配用，效果良好，如金槐冠心片。⑤慢性气管-支气管炎对热痰咳嗽者：可与紫金牛、瓜蒌皮、黄芩等配用，有祛痰止咳作用。

使用注意

粉碎加工时，注意防护，以免发生过敏反应。

丝瓜络　Si Gua Luo

别　名	丝瓜筋、丝瓜瓤。
来　源	本品为葫芦科一年生攀援草本植物丝瓜的果络（成熟果实中的维管束）。
形态特征	一年生攀援草本。茎有5棱，光滑或棱上有粗毛；卷须通常3裂。叶片掌状5裂，裂片三角形或披针形，先端渐尖，边缘有锯齿，两面均光滑无毛。雄花的总状花序有梗，长10～15厘米，花瓣分离，黄色或淡黄色，倒卵形，长约4厘米；雌花的花梗长2～10厘米；果实长圆柱形，长20～50厘米，直或稍弯，下垂，无棱角，表面绿色，成熟时黄绿色至褐色，果肉内有强韧的纤维如网状。种子椭圆形，扁平，黑色，边缘有膜质狭翅。花果期8～10月。
生境分布	我国各地均有栽培。

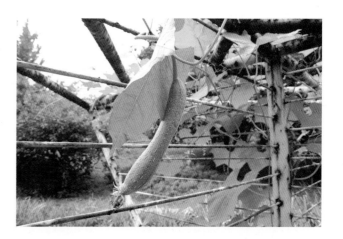

采收加工	夏、秋两季果实成熟、果皮变黄、内部干枯时采摘，除去外皮及果肉，洗净，晒干，除去种子。
性味归经	甘，平。归肺、胃、肝经。
功能主治	祛风通络，解毒化痰。本品体轻善通，入肺则通肺络，入胃则通胃络，入肝则通脉络，

性平偏凉而清热解毒，清肺化痰，故有祛风通络、解毒化痰之功。

药理作用 止咳、祛痰、平喘丝瓜藤煎剂经动物实验证明有止咳、祛痰、平喘作用。抑菌丝瓜藤煎剂和酒浸剂对肺炎双球菌有较强的抑菌作用，对甲型链球菌和乙型链球菌均有抑制作用。驱虫丝瓜子有驱肠虫作用。

用量用法 6~10克，煎服，大剂量可用至60克。

配伍应用 ①甲状腺腺瘤：丝瓜络、夏枯草各30克，甘草10克，每日1剂，早晚分服。②咳喘：丝瓜络20克，桑皮30克，杏仁15克，鲜豆浆1碗，煎煮，沸后再加白开水1碗，1次顿服。③小儿肠炎：丝瓜络、葛根、扁豆花、木瓜各6~10克，炒乌梅、煨木香各3~6克，生山楂6~8克，每日1剂，浓煎至100~150毫升，分4~5次服，随证加减。④肉芽肿性唇炎：丝瓜络、白茯苓（先煎）各20克，炒白术、薏苡仁各6克，蒲公英40克，牡丹皮、赤芍、川贝母、金银花、车前草各10克，桑白皮、山豆根各5克，水煎服。⑤肩周炎：丝瓜络、黄芪、鸡血藤、老桑枝各30克，威灵仙、当归尾、川续断、伸筋草各12克，千年健、桂枝尖各9克，片姜黄10克，水煎服。⑥皮肤结节性红斑：丝瓜络、地骨皮、白薇、生地黄、蒲公英、秦艽、夏枯草、丹参、赤芍、忍冬藤、石斛、松节等药组成，随证加减，水煎服。

使用注意

寒嗽、寒痰者慎用。

臭梧桐 Chou Wu Tong

别 名 八角梧桐、海州常山、楸叶常山。

来 源 本品为马鞭草科落叶灌木或小乔木植物海州常山的嫩枝及叶。

形态特征 落叶灌木或小乔木，嫩枝棕色短柔毛，单叶对生，叶卵圆形，长5~16厘米，先端渐尖，基部多截形，全缘或有波状齿，两面近无毛，叶柄2~8厘米，伞房状聚伞花序着生顶部或腋间，紫红色五裂至基部。花冠细长筒状，顶端五裂，白色或粉红色。核果球状，兰紫色，整个花序可同时出现红色花萼、白色花冠和兰紫色果实的丰富色彩。花果期6~11月。

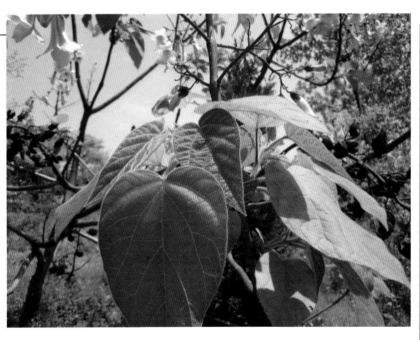

生境分布 生长于路边、山谷、山地、溪边。分布于江苏、安徽、浙江等地。

采收加工 夏秋采收。晒干。生用。

性味归经 辛、苦、甘、凉。归肝经。

功能主治 祛风除湿，平肝降压。本品辛苦以祛风除湿，归肝经以甘缓筋脉，并借苦凉而降上亢之肝阳，故又有平肝降压之效。

药理作用 本品水煎剂和水浸剂有明显降压作用，还有镇痛、镇静作用。针桐合剂（鬼针草、臭梧桐）及豨桐丸均有抗炎活性。

用量用法 5~15克，煎服；用于降压不宜高温久煎。外用：适量。

配伍应用 ①风湿性关节炎（对肢体麻木、疼痛）：可单用臭梧桐15克，水煎服；或研末吞服。复方中多与豨莶草同用，如稀桐丸。也可用臭梧桐、五加皮各9克，配豨莶草、老鹳草各12克，威灵仙15克，水煎服。②慢性气管炎：新鲜臭梧桐茎叶120克制煎剂，为1日量，分3次服。10日为1个疗程。③湿疹：用本品干叶研末掺患处。④手皲裂性湿疹、手癣、水田皮炎：用本品煎汤洗浴患处。

使用注意

臭梧桐经高热煎煮后，降压作用减弱。

海桐皮　Hai Tong Pi

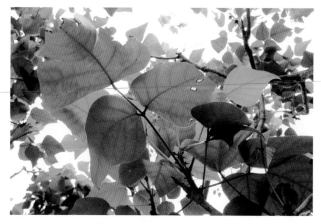

别　名	丁皮、刺桐皮、钉桐皮。
来　源	本品为豆科常绿乔木植物刺桐和乔木刺桐的树皮。
形态特征	刺桐：大乔木，高可达20米。树皮灰棕色，枝淡黄色至土黄色，密被灰色绒毛，具黑色圆锥状刺，二三年后即脱落。叶互生或簇生于枝顶；托叶2，线形，长1～1.3厘米，早落；3出复叶；小叶阔卵形至斜方状卵形，长10～15厘米，顶端小叶宽大于长，先端渐尖而钝，基部近截形或阔菱形，两面叶脉均有稀疏毛茸。总状花序长约15厘米，被绒毛；总花梗长7～10厘米；花萼佛焰苞状，长2～3厘米，萼口斜裂，由背开裂至基部；花冠碟形，大红色，旗瓣长5～6厘米，翼瓣与龙骨瓣近相等，短于萼；雄蓝10，二体，花丝淡紫色，长3～3.5厘米，花药黄色；花柱1，淡绿色，柱头不分裂，密被紫色软毛。荚果串珠状，微弯曲。种子1～8颗，球形，暗红色。花期3月。 乔木刺桐：乔木，高7～8米。树皮有刺。三出复叶，小叶肾状扁圆形，长10～20厘米，宽8～19厘米，先端急尖，基部近截形，两面无毛；小叶柄粗壮。总状花序腋生，花密集于总花梗上部；花序轴及花梗无毛；花萼2唇形，无毛；花冠红色，长达4厘米，翼瓣短，长仅为旗瓣的1/4，龙骨瓣菱形，较翼瓣长，均无爪；雄蕊10，5长5短；子房具柄，有黄色毛。荚果梭状，稍弯，两端尖，顶端具喙，基部具柄，长约10厘米，宽约1.2厘米。
生境分布	刺桐，野生或栽培为行道树。分布于浙江、福建、台湾、湖北、湖南、广东、广西、四川、贵州、云南等地。乔木刺桐生长于山沟或草坡上。分布于四川、贵州、云南等地。
采收加工	春或初夏剥取树皮，晒干。生用。
性味归经	苦，辛，平。归肝经。
功能主治	祛风除湿，通络止痛。本品辛苦则散风除湿，风湿祛，经络通，气血行，则疼痛可止，故有此功。
药理作用	其水浸剂对多种皮肤真菌有抑制作用。所含生物碱能麻痹和松弛横纹肌。对中枢神经系统有镇静作用。能抑制心肌和心脏的传导系统，大剂量可引起心律紊乱及低血压。
用量用法	5～15克，煎服。外用：适量。
配伍应用	①风湿性关节炎对腰膝关节疼痛难忍者：用海桐皮配伍牛膝、薏苡仁、五加皮等。②疥癣：与蛇床子、土槿皮、大黄等同用，浸酒外搽。③顽癣：与蛇床子配用、研末，猪油调敷。④龋齿疼痛：本品煎水含嗽。⑤痢疾：单用本品适量，水煎服。

使用注意

血虚者不宜服。

络石藤　Luo Shi Teng

别　名	络石、爬山虎、爬墙虎。
来　源	本品为夹竹桃科常绿攀缘木质藤本植物络石的带叶藤茎。
形态特征	常绿木质藤本，长达10米，茎圆柱形，有皮孔；嫩枝被黄色柔毛，老时渐无毛。叶对生，革质或近革质，椭圆形或卵状披针形；上面无毛，下面被疏短柔毛。聚伞花序顶生或腋生，二歧，花白色，花柱圆柱状，柱头卵圆形。
生境分布	生长于温暖、湿润、疏荫的沟渠旁、山坡林木丛中。分布于江苏、安徽、湖北、山东等地。

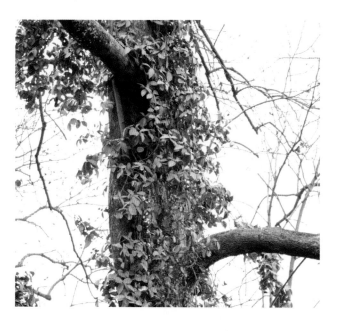

采收加工	冬季至次春采割。除去杂质，晒干。切碎生用。
性味归经	苦，微寒。归心、肝经。
功能主治	祛风通络，凉血消肿。本品味苦、性寒，入心肝走血分，而凉血消肿，性善走散，故又能祛风通络。
药理作用	有强心、促进血液循环作用；强心甙可引起血管扩张，血压下降。能抑制金黄色葡萄球菌、痢疾杆菌及伤寒杆菌的生长。
用量用法	5～15克，煎服。
配伍应用	①风湿性关节炎：络石藤50～10克，水煎，

使用注意

阳虚畏寒、便溏者慎服。

以白糖、黄酒送服。②外伤出血：以络石藤鲜品，连同鲜叶，捣烂外敷患处。③扁桃体炎、咽炎：络石藤15克，射干、紫菀各10克，木通、桔梗各6克，赤茯苓12克，水煎服。④小儿腹泻：络石藤（干、鲜皆可）250～500克，加水2000毫升，煎30分钟，去渣即得。待药温降至40～50℃时，将患儿双脚浸泡其中，用纱布蘸洗足三里以下的小腿部，持续30～40分钟，轻者1次痊愈，大多2次病愈。

菝葜 Ba Qia

别　　名	金刚藤、金刚根、铁菱角。
来　　源	本品为百合科攀缘状灌木植物菝葜的根茎。
形态特征	菝葜，攀缘状灌木。高1～3米。疏生刺。根茎粗厚，坚硬，为不规则的块根，粗2～3厘米。叶互生；叶柄长5～15毫米，约占全长的1/3～1/2，具宽0.5～1毫米的狭鞘，几科都有卷须，少有例外，脱落点位于靠近卷须处；叶片薄革质或坚纸质，卵圆形或圆形、椭圆形，长3～10厘米，宽1.5～5（–10）厘米，基部宽楔形至心形，下面淡绿色，较少苍白色，有时具粉霜。花单性，雌雄异株；伞形花序生于叶尚幼嫩的小枝上，具十几朵或更多的花，常呈球形；总花梗长1～2厘米，花序托稍膨大，近球形，较少稍延长，具小苞片；花绿黄色，外轮花被片3，长圆形，长3.5～4.5毫米，宽1.5～2毫米，内轮花被片，稍狭。雄蕊长约为花被片的2/3，花药比花丝稍宽，常弯曲；雌花与雄花大小相似，有6枚退化雄蕊。浆果直径6～15毫米，熟时红色，有粉霜。花期2～5月，果期9～11月。
生境分布	生长于海拔2000米以下的林下灌木丛中、路旁、河谷或山坡上。主要分布我国长江以南各地。
采收加工	2月或8月采挖根茎，除去泥土及须根，切片，晒干生用。
性味归经	甘，温。归肝、肾、膀胱经。

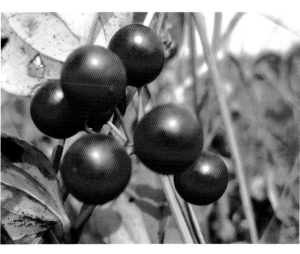

功能主治	祛风湿，利小便，消肿毒。本品甘温助阳，入肝则祛经络筋脉之风湿；入肾、膀胱则利小便；风湿祛，不再积热化毒，而肿痛可消、热毒可解。
药理作用	对金黄色葡萄球菌、绿脓杆菌、大肠杆菌有抑菌作用。
用量用法	9～15克，大剂量30～90克，内服；浸酒或入丸、散。外用：煎水熏洗。
配伍应用	①风湿性关节炎：取鲜菝葜根1000克，用乙醇提取法制成300毫升注射液，每安瓿2毫升，每次肌注2毫升，每日1次。②牛皮癣：取菝葜根20～40克，用温开水1500毫升浸泡10小时，煮沸40～80分钟，每日分2～3次饭后服。③关节风湿痛：菝葜、活血龙、山楂根各15～25克，煎服。④筋骨麻木：菝葜浸酒服。⑤小便多，滑数不禁：菝葜为末，以好酒调15克，服用。

白茄根　Bai Qie Gen

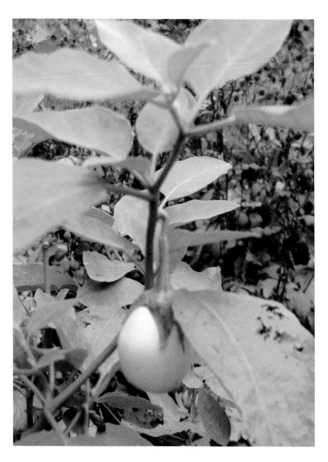

别　名	茄根。
来　源	本品为茄科植物茄（又称"白茄"）的干燥根和茎。
形态特征	白茄为杂交一代品种，植株生长势强，株高约96厘米，开展度85.7×91.9～93.2×95.7厘米。早熟，播种至始收春季105天，秋季86天，延续采收期46～68天，全生育期151～154天。果实长棒形，头尾均匀，尾部尖。果皮白色，光泽度好，果面着色均匀，果上萼片呈绿色；果肉白色、紧实。果长25.7～26.1厘米，横径4.11～4.30厘米。
生境分布	全国各地均产。
采收加工	秋季植物枯萎时连根拔起，除去干叶，洗净泥土，晒干。
性味归经	辛、甘，寒。归肝、肾经。
功能主治	祛风除湿，消肿止血。本品辛能散风，甘者能补，入肝肾则补肝血益肾气，肝肾得补则湿邪自除，寒又能清热，热清则肿散，且有收敛止血功效。故有祛风除湿，消肿止血作用。
用量用法	15～30克，煎服。外用：适量。
配伍应用	拔牙（局麻止痛）：白茄根30克，川乌、草

乌、天南星、半夏（四味均生用）、白胡椒各15克，95％乙醇250毫升，含服。

羊角拗　Yang Jiao Ao

别　名	羊角纽、断肠草、羊角藤、羊角藕、羊角扭、羊角柳。
来　源	本品为夹竹桃科植物羊角拗的根或茎叶。
形态特征	灌木或藤本，直立，高达2米。秃净，多疴枝，折之有乳汁流出。小枝通常棕褐色。密被灰白色皮孔。叶对生，具短柄；叶片厚纸质，椭圆形或长圆形，长4～10厘米，宽2～4厘米，先端短渐头或急尖，基部楔形，全缘；侧脉每边通常6条，斜扭上升，叶缘前网结。花大形，黄白色，顶生或3花合生呈聚伞花序；花梗纤细，长约1厘米；苞片和小苞片线状披针形；花萼萼片5，披针形，先端长渐尖，绿色或黄绿色，内面基部有腺体；花冠黄色，漏斗形，花冠筒淡黄色，长约1.2厘米，上部5裂，裂片基部卵状披针形，先端

线形长尾状，长达10厘米，裂片内面具由10枚舌状鳞片组成的副花冠，白黄色，鳞片每2枚基部合；雄蕊5，内藏，花药箭形，基部具耳，各药相连干柱头，花丝纺锤形，被柔毛；子房由2枚离生心皮组成，半下位，花柱圆柱状，柱头棍棒状，先端浅裂。蓇葖果木质，双出扩展，长披针形，长约10～15厘米，极厚，干时黑色，具纵条纹；种子纺锤

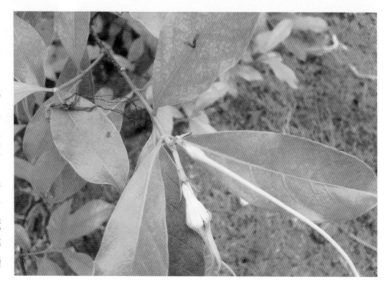

形而扁，上部渐狭而延长成喙，喙长达2厘米，轮生白色丝状种毛，具光泽，长2.5～3厘米。花期3～7月，果期6月至翌年2月。

生境分布 生长于山坡或丛林中。分布福建、广东、广西、贵州等地。

采收加工 全年可采，晒干。

性味归经 苦、辛，寒；有毒。归心、肝、脾经。

功能主治 祛风除湿，通经活络，解毒疗疮，杀虫止痒。本品辛苦以祛风除湿，风湿祛，经络通，则疼痛止，况苦寒清热，以绝化毒之源，而疮疡可愈，以毒杀虫，虫去则痒止，故有祛风除湿、通经活络、解毒疗疮，杀虫止痒之效。

药理作用 对心脏的作用：羊角拗甙具有与毒毛旋花子甙K类似的强心作用。可加强心肌收缩力，减慢心率，减慢传导等。对平滑肌的影响：在家兔离体、在体子宫及子宫瘘管的实验中证明羊角拗甙具有兴奋作用，对离体肠管可增加张力和蠕动，这些作用与毒毛旋花子甙K相类似。羊角拗甙还有利尿和镇静作用。

用量用法 外用：适量，以茎、叶煎汤温洗；或用粉末适量，酒、水调敷患处。本品毒性较大，一般不作内服。

配伍应用 ①风湿肿痛，小儿麻痹后遗症，疥癣：羊角扭叶适量，煎汤温洗。②多发性脓肿，腱鞘炎，毒蛇咬伤，跌打骨折：羊角扭叶粉末适量，用酒水调和温敷患处。③乳痈初期：羊角拗鲜叶、红糖同捣烂，烤热外敷。

扶芳藤 Fu Fang Teng

别 名 岩青藤、千斤藤、拾络藤、换骨筋、爬墙虎、爬行卫矛。

来 源 本品为卫矛科植物扶芳藤的茎叶。

形态特征 常绿或半常绿灌木，匍匐或攀援，高约1.5米。枝上通常生长细根并具小瘤状突起。叶对生，广椭圆形或椭圆状卵形以至长椭圆状倒卵形，长2.5～8厘米，宽1.5～4厘米，先端尖或短锐尖，基部阔楔形，边缘具细锯齿，质厚或稍带革质，上面叶脉稍突起，下面叶脉甚明显；叶柄短。聚伞花序腋生；萼片4；花瓣4，绿白色，近圆形，径约2毫米；雄蕊4，着生于花盘边缘；子房上位，与花盘连生。蒴果球形。种子外被橘红色假种皮。花期6～7月，果期9～10月。

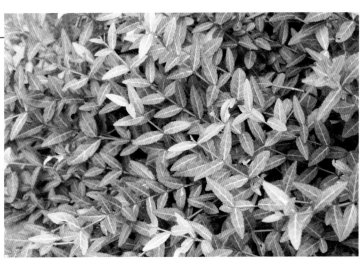

生境分布 分布我国华北、华东、华中、西南各地。庭院中也有栽培。

采收加工 全年可采，晒干。

性味归经 辛，平。归肝、脾、肾经。

功能主治 舒筋活络，止血消瘀。本品辛能散行，入肝经走筋脉，故能舒筋活络，消瘀散血，止血而不留瘀。

用量用法 30～60克，煎汤或浸酒，内服。外用：捣敷或干粉外撒。

配伍应用 ①跌打损伤：扶芳藤茎100克，泡酒服。②癫头：扶芳藤嫩叶尖50克，捣烂，调煎鸡蛋1～2个，摊纸上做成帽样，戴头上；3日后，又将扶芳藤嫩叶尖混合核桃肉捣烂包于头上，每日换1次。③腰肌劳损，关节酸痛：扶芳藤50克，大血藤、梵天花根各25克，水煎，冲红糖、黄酒服。④创伤出血：扶芳藤茎皮研粉撒敷。⑤咯血：扶芳藤30克，水煎服。⑥风湿疼痛：扶芳藤泡酒，每日2次。⑦骨折（复位后小夹板固定）：扶芳藤鲜叶捣敷患处，1～2日换药1次。

使用注意

孕妇忌服。

角蒿 Jiao Hao

别 名	羊角草、羊角蒿、羊羝角棵。
来 源	本品为紫葳科植物角蒿的全草。
形态特征	一年生至多年生草本，具分枝的茎，高达80厘米。根近木质而分枝。叶互生；叶柄长1～3厘米；叶片二至三回羽状细裂，形态多弈异，小叶不规则细裂，末回裂片线状披针形，具细齿或全缘。顶生总状花序，疏散，长达20厘米；花梗长1～5毫米；小苞片绿色，线形，长3～5毫米；花萼钟状，绿色带紫红色，长、宽均约5毫米，萼齿间皱褶2浅裂；花冠淡玫瑰色或粉红色，有时带紫色，钟状漏斗形，先端5裂，裂片圆形；雄蕊4，二强，花药成对靠合；子房上位，2室，柱头2裂。蒴果淡绿色，细圆柱形，先端尾状渐尖，长3.5～5.5（～10）厘米，粗约5毫米。种子扁圆形，细小，直径约2毫米，四周具透明的膜质翅，先端具缺刻。花期5～9月，果期10～11月。
生境分布	生长于山坡、田野。分布东北、华北、西南等地。
采收加工	7～8月，割取全草，晒干。
性味归经	辛，苦，平；有小毒。归肝、脾、胃、肾经。
功能主治	祛风燥湿，杀虫止痒。本品辛苦以祛风燥湿，湿除则虫难滋生，风祛则痒止，故有祛风燥湿、杀虫止痒之效。
用量用法	一般外用：适量，烧存性研末掺，或煎汤熏洗。
配伍应用	①齿龈宣露：角蒿灰夜敷龈间使满，勿食油。②口中疮久不瘥，入胸中并生疮：角蒿灰敷之，有汁吐之，不得咽也。③小儿口疮：角蒿灰贴疮。④月蚀耳疮：蒿灰掺之良。

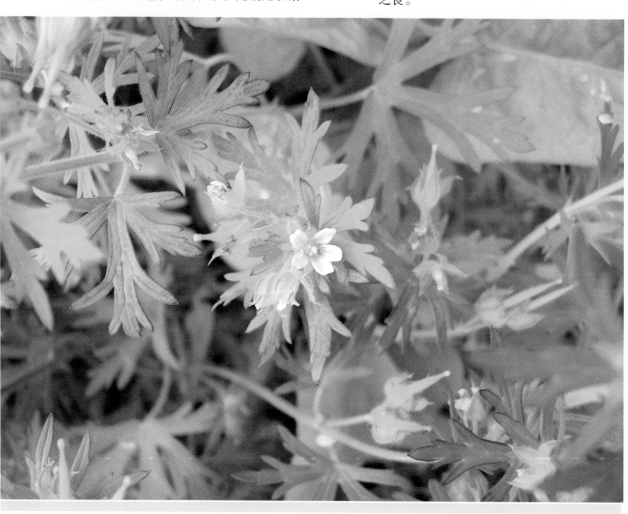

三、祛风湿强筋骨药

五加皮　Wu Jia Pi

别　名 南五加、南五加皮。

来　源 本品为五加科落叶小灌木细柱五加的根皮。

形态特征 落叶灌木，高2~3米，枝呈灰褐色，无刺或

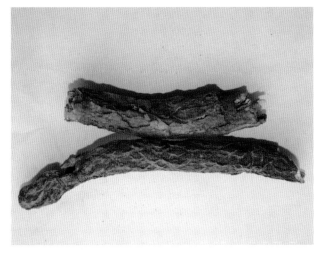

在叶柄部单生扁平刺。掌状复叶互生，在短枝上簇生，小叶5，稀3~4，中央一片最大，倒卵形或披针形，长3~8厘米，宽1~3.5厘米，边缘有钝细锯齿，上面无毛或沿脉被疏毛，下面腋腑有簇毛。伞形花序单生于叶腋或短枝上，总花梗长2~6厘米，花小，黄绿色，萼齿，花瓣及雄蕊均为5数。子房下位，2室，花柱2，丝状分离。浆果近球形，侧扁，熟时黑色。

生境分布 生长于路边、林缘或灌丛中。分布于湖北、河南、辽宁、安徽等地。

采收加工 夏、秋季采挖。剥取根皮，洗净切厚片，晒干生用。

性味归经 辛、苦，温。归肝、肾经。

使用注意

阴虚火旺者慎用。

功能主治 祛风湿，强筋骨，利尿。本品辛苦性温，归肝肾而温补肝肾之阳，肝得补则筋健，肾得补则骨壮，故有祛风湿，强筋骨，利尿之功。

药理作用 有抗炎作用、免疫作用，并有抗疲劳、抗应激、抗高温、抗低温、抗缺氧、抗实验性高血糖作用。

用量用法 5~15克，煎服；或入酒剂。外用：适量。

配伍应用 ①风湿性关节炎、肌炎：可单用南五加皮浸酒常服；或以本品配用松节、木瓜，如五加皮散。也可用本品配灵仙、独活、桑枝各9克，水煎服。②小儿麻痹后遗症、肌营养不良对行迟、齿迟、腰膝痠痛、步履乏力等症：可同虎骨、龟板等配用。③冠心病：用刺五加全草注射液静滴，或口服刺五加片，每次1.5克，每日3次，可改善心电图及一般症状。④白细胞减少症：口服刺五加片，有一定的疗效。⑤老年慢性支气管炎：用本品片剂或酊剂，每日8~22克，分3次服。⑥肾炎：多与茯苓皮、大腹皮、生姜皮、地骨皮配伍，如五皮饮。

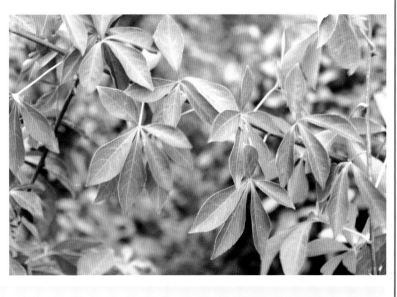

桑寄生 Sang Ji sheng

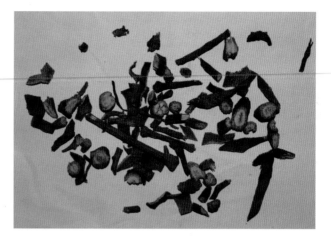

别　名	桑寄、广寄生、真寄生、桑上寄生。
来　源	本品为桑寄生科常绿小灌木植物桑寄生和槲寄生的带叶茎枝。
形态特征	常绿寄生小灌木。老枝无毛，有凸起灰黄色皮孔，小枝稍被暗灰色短毛。叶互生或近于对生，革质，卵圆形至长椭圆状卵形，先端钝圆，全缘，幼时被毛。花两性，紫红色花1～3个聚生于叶腋，具小苞片；总花梗、花梗、花萼和花冠均被红褐色星状短柔毛；花萼近球形，与子房合生；花冠狭管状，稍弯曲。浆果椭圆形，有瘤状突起。
生境分布	寄生于构、槐、榆、木棉、朴等树上。分布于福建、台湾、广东、广西、云南等地。
采收加工	冬季至次春采割，除去粗茎，切段，干燥生用，或酒炒用。
性味归经	苦、甘，平。归肝、肾经。
功能主治	祛风湿，补肝肾，强筋骨，安胎元。本品味甘则补，入肝则补肝血，以荣养筋脉而安胎

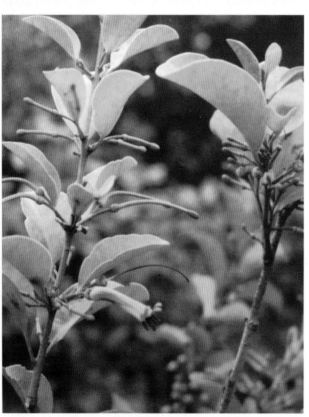

元；入肾则补肾气，以健骨髓而祛风湿（况苦能燥湿），故有此功。

药理作用	能降压、舒张冠脉及增加冠脉流量。槲寄生还能抑制血小板聚集和抗血栓形成。柿寄生（毛叶桑寄生）有明显中枢抑制作用。萹蓄甙有利尿活性。桑寄生煎剂及浸剂对脊髓灰质炎病毒和其他肠道病毒有灭活作用。槲寄生的提取液对急性出血性结膜炎病毒有一定抑制作用。
用量用法	10～30克，煎服；也可入散剂、浸酒或捣汁服。
临床应用	①风湿性关节炎、风湿性坐骨神经痛对肝肾虚损者：常与独活、牛膝、杜仲、当归、秦艽、防风、赤芍、茯苓、干地黄、川芎、人参、细辛、肉桂、甘草配伍，如独活寄生汤。也可以本品配独活、秦艽、当归各9克，水煎服。②高血压病对头痛、头晕者：以本品配夏枯草、草决明各15克，水煎服；或配伍臭梧桐、钩藤各9克，水煎服。③冠心病心绞痛：用桑寄生冲剂，每次服1包（每包相当于生药40克），每日2次，连服4周以上。或单用本品30克，水煎服。④心律失常：用桑寄生注射液2～4毫升肌注，每日2次；或静点20毫升，每日1次，14日为1疗程。⑤冻伤：可用本品适量，制成干浸膏，与植物油调敷患处。也可用桑寄生浸膏3克，甘油10克，氧化锌粉2克，凡士林适量，调匀制成桑寄生软膏外用。⑥精神分裂症：用桑寄生煎剂口服或用注射液肌注，也可与其他疗法配合，有较好的疗效。

月见草 Yue Jian Cao

来 源	本品为柳叶菜科植物红萼月见草的根。
形态特征	二年生草本，高达1米。第1年进行营养生长。根粗壮，肉质。丛生莲座状叶，有长柄；叶片倒披针形，密生白色伏毛；第2年抽出花茎，圆柱形，粗壮，单一或上部稍分枝，疏生白色长度硬毛。下部茎生叶有柄，长0.5~2厘米，上部近无柄，叶片披针形或倒披针形，长5~10厘米，宽1~2.5厘米，先端渐尖，基部楔形，边缘有稀疏浅牙齿，两面生细毛。花单生茎上部叶腋；萼筒长2.5~3厘米，先端4裂，花期反折，顶端有长尖状附属物，疏生白色长毛及腺毛；花瓣4，黄色，倒卵状三角形，长约2厘米，先端微凹；雄蕊8，不超出花冠；子房下位，4室，柱头4裂。蒴果长圆形，略呈四棱形，成熟时4拉裂。种子有棱角，在果内呈水平状排列，紫褐色。

花期6~7月，果期7~8月。

生境分布	生长于海拔1100米的向阳山坡、荒草地、沙质地及路旁河岸沙砾地等处。分布于贵州、云南、四川等地。多栽培于庭院中。
采收加工	秋季彩挖，除去泥土，晒干。
性味归经	甘，温。归肝、脾、肾经。
功能主治	强筋壮骨，祛风除湿。本品甘温，入肝脾肾经以补其阳，补肝肾以强筋壮骨，补脾阳以祛风除湿，乃扶正祛邪兼有之。
药理作用	对实验性心律失常有保护作用。有降血脂，抑制血小板聚集，抗脂质氧化，抗溃疡等作用。
用量用法	15~30克，内服，煎汤。
配伍应用	①缓和经痛，经前的下腹肿胀及预防皮肤干燥：将月见草油与其他基底油混和，来调和精油（玫瑰、天竺葵、茉莉等），按摩于下腹部及皮肤。②荨麻疹及异位性皮肤炎：月见草油与洋甘菊、广藿香混和使用。③预防关节炎及关节僵硬：将月见草油与桦木、姜精油混和，按摩关节。

第四章 祛风湿药

SHIYONGBENCAOGANGMUCAISETUJIAN

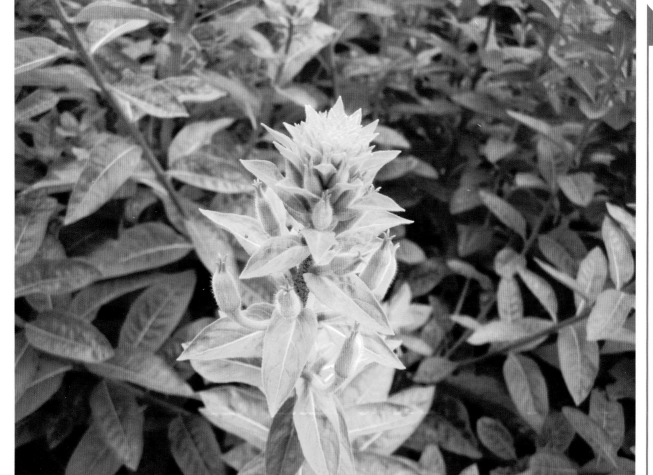

155

千年健 Qian Nian Jian

别　名　年健、千年见。

来　源　本品为天南星科多年生草本植物千年健的根茎。

形态特征　多年生草本，根茎匍匐，细长，根肉质，密被淡褐色短绒毛，须根纤维状。鳃叶线状披针形，向上渐狭，锐尖，叶片膜质至纸质，箭状心形至心形。花序1～3，生鳞叶之腋，花序柄短于叶柄；佛焰苞绿白色，长圆形至椭圆形，花前度卷成纹锤形，盛花时上部略展开成短舟状。浆果，种子褐色，长圆形。

生境分布　生长于树木生长繁茂的阔叶林下、土质疏松肥沃的坡地、河谷或溪边阴湿地。分布于广西、云南等地。

采收加工　春、秋采挖，洗净泥土，除去茎叶及外皮，晒干。切片生用。

性味归经　苦、辛，温。归肝、肾经。

功能主治　祛风湿，健筋骨，止痹痛。本品辛散风，苦

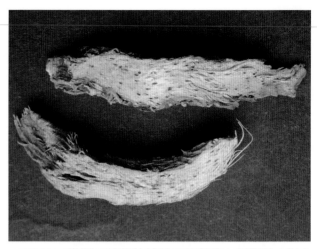

燥湿，故能祛风湿，风湿除，经络通，气血行，则痹痛止。性温助肝肾之阳，则又能健筋骨。

药理作用　抗菌作用用滤纸平板法试验证明，千年健挥发油有显著抑制布氏杆菌作用。消炎止痛作用千年健甲醇提取物用carrageenin浮肿法筛选抗炎活性，结果其抗炎抑制率可达60%以上。醋酸扭体法其镇痛率为30%～60%。抗钩端螺旋体千里光对钩端螺旋体具有强烈的杀灭作用。试管实验表明，千里光水煎剂在1:800～1600时即能抑制钩端螺旋体的生长，千里光煎剂的酸性乙醚提取物对钩端螺旋体的MIC为1:1600，千里光对豚鼠、小鼠的实验性钩端螺旋体感染显示一定的保护作用，但对金地鼠的实验性钩端螺旋体病则无效。豚鼠或兔灌服千里光后，其血或尿可具有抗钩端螺施体活性。抗滴虫体外实验，千里光对阴道滴虫具有一定抑制作用，24小时抑制浓度在1:40以下，48小时在1:80以下，千里光油剂作用24小时抑制浓度在1:80以下。

用量用法　5～10克，煎服；或浸酒，入丸、散用。

配伍应用　①中风关节肿痛：千年健、伸筋草、当归尾、落得打、木瓜各20克，忍冬藤、地鳖虫、红花各15克，丝瓜络12克，煎煮取汁，放入治疗巾中敷于患处，每次20～30分钟。②骨折迟缓愈合：千年健、熟地黄、当归、白芍、党参、黄芪、肉苁蓉、枸杞子各9克，白术、补骨脂、陈皮各5克，鹿角片12克，上肢加桑枝，下肢加牛膝。③胃寒疼痛：可单用本品研粉，每服3克左右，有较好的止痛作用。④痈疽疮肿：本品研细粉，醋调外敷患处，每日2次。

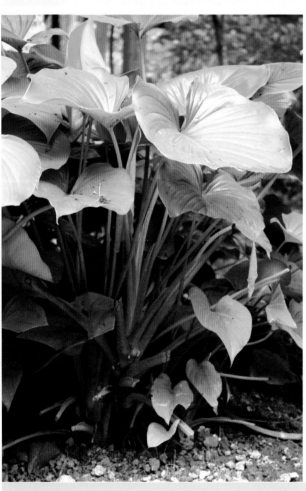

使用注意

因本品辛温，故对阴虚内热者，不宜用。

石楠叶 Shi Nan Ye

別　名 石南。

来　源 本品为蔷薇科植物石楠的干燥叶。

形态特征 常绿灌木或小乔木，高可达10米，枝光滑。叶片革质，长椭圆形、长倒卵形、倒卵状椭圆形，长8~22厘米，宽2.5~6.5厘米，基部宽楔形或圆形，边缘疏生有腺细锯齿，近基部全缘，幼时自中脉至叶柄有绒毛，后脱落，两面无毛；叶柄长2~4厘米。复伞房花序多而密；花序梗和花柄无皮孔；花白色，直径6~8毫米；花瓣近圆形，内面近基部无毛；子房顶端有毛，花柱2~3裂。梨果近球形，直径约5毫米，红色，后变紫褐色。花期4~5月，果期10月。

生境分布 常栽植于庭院，野生或栽培。分布于江苏、浙江等地。

采收加工 全年可采，晒干。

性味归经 辛、苦，平。归肝、肾经。

功能主治 祛风通络，益肾，止痒。本品辛散、苦降，入肝肾，故祛风通络止痒，风湿祛，经络通，而腰膝自健，故又有益肾之功。

药理作用 有强心、利尿、抑菌等作用。

用量用法 5~15克，煎服，或入丸、散。外用：煎水洗，研末撒或吹鼻。

配伍应用 ①神经性头痛：石楠叶、川芎、白芷各10克，天麻、女贞子各6克，水煎服。②风湿性关节炎：石楠叶15克，牛膝、木瓜、防风、杜仲各10克，天麻6克，枸杞子15克，当归12克，五加皮、续断各9克，水煎服。

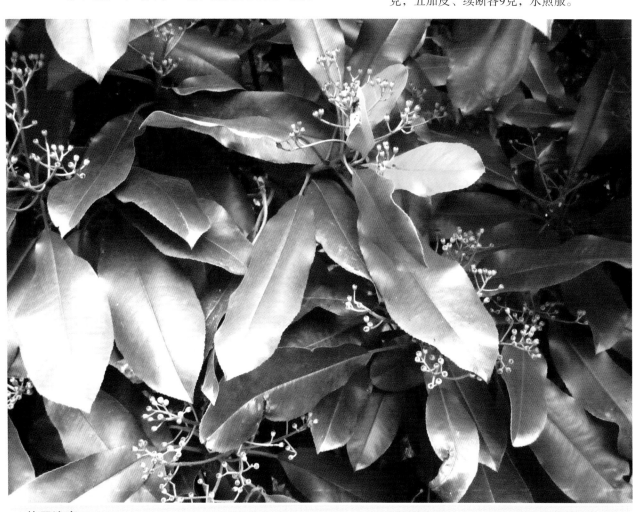

使用注意

阴虚火旺者忌服，恶小蓟。

接骨木　Jie Gu Mu

别　名	续骨木、接骨草。
来　源	本品为忍冬科灌木状草本植物接骨木的干燥茎枝。
形态特征	落叶灌木或小乔木，高达6米。老枝有皮孔，皮淡黄棕色。奇数羽状复叶对生，小叶2～3对，有时仅1对或多达5对，托叶狭带形或退化成带蓝色的突起；侧生小叶片卵圆形、狭椭圆形至倒长圆状披针形，长5～15厘米，宽1.2～7厘米，先端尖，渐尖至尾尖，基部楔形或圆形，边缘具不整齐锯齿，基部或中部以下具1至数枚腺齿，最下一对小叶有时具长0.5厘米的柄，顶生小叶卵形或倒卵形，先端渐尖或尾尖，基部楔形，具长约2厘米的柄，揉碎后有臭气。花与叶同出，圆锥聚伞花序顶生，长5～11厘米，宽4～14厘米；具总花梗，花序分枝多成直角开展；花小而密；萼筒杯状，长约1毫米，萼齿三角状披针形，稍短于萼筒；花蕾时带粉红色，开后白色或淡黄色，花冠辐状，裂片5，长约2毫米；雄蕊与花冠裂片等长，花药黄色；

子房3室，花柱短，柱头3裂。浆果状核果近球形，直径3～5毫米，黑紫色或红色；分核2～3颗，卵形至椭圆形，长2.5～3.5毫米，略有皱纹。花期4～5月，果期9～10月。

生境分布	生长于山坡或丛林中。分布东北、华北、华中、华东，西至甘肃、四川、云南等地。
采收加工	秋末采收，晒干，切片生用。
性味归经	甘、苦，平。归肝、肾经。
功能主治	祛风除湿，活血止痛。本品甘苦气平，为缓和之祛风湿，活血止痛药，归肝肾而有强壮筋骨之效。
药理作用	接骨煎剂灌胃对小鼠有镇痛作用。
用量用法	10～15克，煎服；或入丸、散。外用：适量，捣敷或煎水熏洗。
配伍应用	①打损接骨：接骨木25克，好乳香0.25克，赤芍药、川当归、川芎、自然铜各50克，上为末，用黄蜡200克溶入前药末，搅匀，候温软，众手丸如大龙眼。如打伤筋骨及闪拗疼痛不堪忍者，用药一丸，好旧无灰酒一盏浸药，候药渍溶开，乘热呷之，痛绝便止。②肾炎水肿：接骨木15～25克，煎服。③创伤出血：接骨木研粉，外敷。

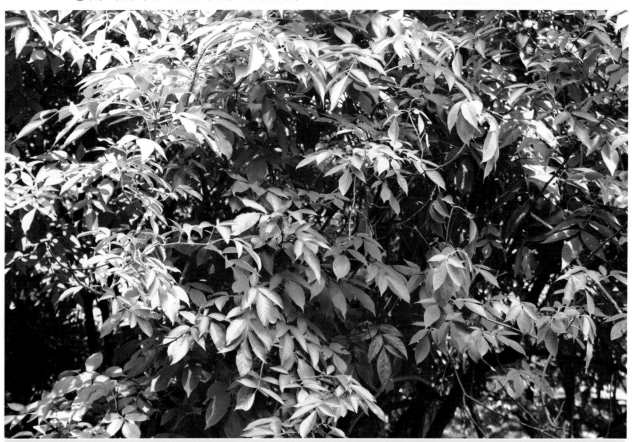

使用注意

孕妇忌服。

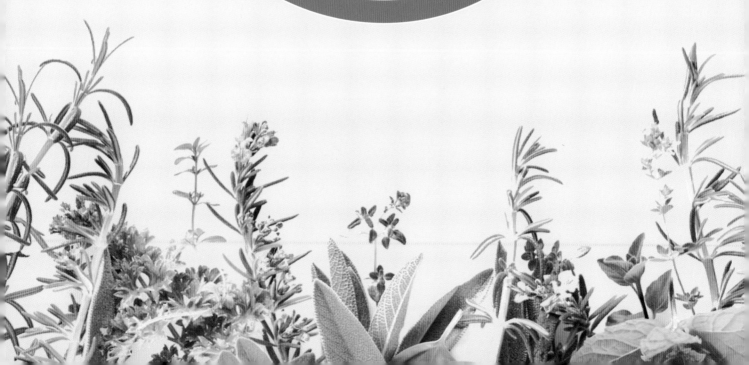

SHI YONG BEN CAO GANG MU CAI SE TU JIAN

第五章

芳香化湿药

藿香 Huo Xiang

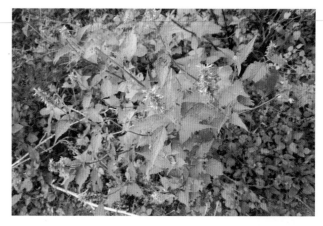

来源 本品为唇形科多年生草本植物藿香的干燥地上部分。

形态特征 多年生草本，高达1米，茎直立，上部多分枝，老枝粗壮，近圆形；幼枝方形，密被灰黄色柔毛。叶对生，圆形至宽卵形，长2~10厘米，宽2.5~7厘米，先端短尖或钝，基部楔形或心形，边缘有粗钝齿或有时分裂，两面均被毛，脉上尤多；叶柄长1~6厘米，有毛。轮伞花序密集成假穗状花序，密被短柔毛；花萼筒状，花冠紫色，前裂片向前伸。小坚果近球形，稍压扁。

生境分布 生长于向阳山坡。分布于广东、海南，分广东广藿香及海南广藿香。

采收加工 每年可采收2次，第一次在5~6月间枝叶茂盛时采收，第二次在9~10月间采收，日晒夜闷，反复至干。

性味归经 辛，微温。归脾、胃、肺经。

功能主治 化湿，解暑，止呕。本品辛散，芳香化湿解暑，温助脾胃之阳以健脾和胃而止呕吐。故有化湿、解暑、止呕之效。

药理作用 挥发油能促进胃液分泌，增加消化能力，对胃肠有解痉作用。此外，尚有收敛止泻、扩张微血管而略有发汗等作用。广藿香酮有广谱抗菌作用，如对常见致病性皮肤真菌、白色念珠菌、新型隐球菌及金黄色葡萄球菌、绿脓杆菌、大肠杆菌、痢疾杆菌、甲型溶血性链球菌、肺炎双球菌和鼻病毒等均有抑制作用，并有防腐作用。

用量用法 5~10克，煎服。鲜品加倍。

配伍应用 ①急性胃肠炎、胃肠型感冒、慢性胃炎、慢性结肠炎、胃及十二指肠溃疡、胃肠神经官能症（对于呕吐、泄泻、胸闷、腹胀不适、食少作呕、神疲体倦等）：常配苍术、厚朴、半夏、陈皮、甘草、生姜、大枣，如《和剂局方》不换金正气散。②妊娠呕吐：常与砂仁、法半夏等配用。③肠伤寒、黄疸型肝炎、钩端螺旋体病：配伍滑石、黄芩、茵陈、石菖蒲、木通、川贝母、射干、连翘、薄荷、白蔻仁，如《温热经纬》甘露消毒丹。④念珠菌性阴道炎：配伍葫芦茶、矮地茶，水煎浓缩成糊剂粉剂外用。⑤口臭：以藿香洗净后煎汤取汁，频频含漱，能香口去臭。⑥手癣、脚癣：本品单用有效，或配以大黄、黄精、皂矾为末，醋浸一周后去渣，将患部放入药液中浸泡，每次30分钟。

使用注意

本品性偏辛散，故暑热之症以及阴虚火旺，舌燥光滑，津液不布者，不宜应用。入煎剂宜后下，不宜久煎。

佩兰 Pei Lan

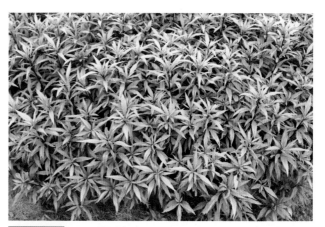

别名 兰草、醒头草。

来源 本品为菊科多年生草本植物佩兰（兰草）的地上部分。

形态特征 年生草本，高70~120厘米，根茎横走，茎直立，上部及花序枝上的毛较密，中下部少毛。叶对生，通常3深裂，中裂片较大，长圆形或长圆状披针形，边缘有锯齿，背面沿脉有疏毛，无腺点，揉之有香气。头状花序排列成聚伞状，苞片长圆形至倒披针形，常带紫红色；每个头状花序有花4~6朵；花两性，全为管状花，白色。瘦果圆柱形。

生境分布 生长于路边灌丛或溪边。分布于江苏、河北、山东等地。

采收加工 夏、秋两季分二次采割。切段鲜用或晒干生用。

性味归经 辛，平。归脾、胃、肺经。

功能主治 化湿，醒脾，解暑。本品气香，归脾胃，故能化湿，醒脾。味辛主散，入肺走表，故又能解暑。

药理作用 对一聚伞花素及乙酸橙花醇酯对流感病毒有直接抑制作用。

用量用法 5～10克，煎服，不宜久煎。鲜品加倍。

配伍应用 ①夏季急性胃肠炎：配藿香、苍术、茯苓各9克，水煎服。②消化不良（对于湿浊内阻，中气不运的脘闷、呕恶、口中甜腻，多

涎、口臭等症）：可与藿香、厚朴、白豆蔻等同用。③感冒：佩兰、紫苏叶各9克，开水泡服。④预防中暑：佩兰6克，滑石9克，薄荷、生甘草各3克，开水泡服。

使用注意

阴虚血燥、气虚者慎服。

苍 术 Cang Zhu

别　名 茅苍术、北苍术、制苍术、炒苍术。

来　源 本品为菊科多年生草本植物茅苍术或北苍术的干燥根茎。

形态特征 茅苍术：为多年生草本，高达80厘米；根茎结节状圆柱形。叶互生，革质，上部叶一般不分裂，无柄，卵状披针形至椭圆形，长3～8厘米，宽1～3厘米，边缘有刺状锯齿，下部叶多为3～5深裂，顶端裂片较大，侧裂片1～2对，椭圆形。头状花序顶生，叶状苞片1列，羽状深裂，裂片刺状；总苞圆柱形，总苞片6～8层，卵形至披针形；花多数，两性，或单性多异株，全为管状花，白色或淡紫色；两性花有多数羽毛状长冠毛，单性花一般为雌花，具退化雄蕊5枚，瘦果有羽状冠毛。北苍术：北苍术与茅苍术大致相同，其主要区别点为叶通常无柄，叶片较宽，卵形或窄卵形，一般羽状5深裂，茎上部叶3～5羽状浅裂或不裂；头状花序稍宽，总苞片多为5～6层，夏秋间开花。

生境分布 生长于山坡、林下及草地。茅苍术分布于江苏、湖北、河南等地，以分布于江苏茅山一带者质量最好。北苍术分布于河北、山西、陕西等地。

采收加工 春、秋两季均可采挖，以秋季采者为好，除去须根及泥沙，切片晒干用。

性味归经 辛、苦，温。归脾、胃经。

功能主治 燥湿健脾，祛风胜湿。本品辛能散风，苦则燥湿，温者助阳，入脾胃助中焦，以健脾胃胜寒湿，故有此功。

药理作用 本品挥发油，小剂量呈镇静作用，同时使脊髓反射亢进，大剂量则呈抑制作用。对大鼠应用四氯化碳和D−半乳糖胺诱发的肝细胞损害具有显著的保护作用。主要有效成分为苍术酮、β−桉叶醇和茅术醇。苍术挥发油、茅术醇和桉叶醇100毫克／千克在体外对食管癌细胞有抑制作用，其中以茅术醇的作用最强。苍术、艾叶烟熏消毒，对多种病毒（腮腺炎、流感和核型多角体病毒）、支原

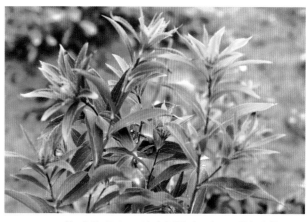

体（肺炎和口腔支原体）及乙型链球菌、金黄色葡萄球菌、黄曲霉菌与其他致病性真菌等，均有显著杀灭作用。具有降血糖，而无利尿作用，但却能显著增加钠和钾的排泄。

用量用法 3～9克，煎服。

配伍应用 ①小儿腹泻：用苍术、胡黄连粉各9～10克，以糯米酒糟捣泥，与药粉共捏作圆饼状，外敷于患儿脐部神阙穴，外用塑料薄膜覆盖，绷带固定，每日敷贴1～2次，每次4～6小时。②烫伤：苍术适量，研成细末，用时与白芝麻油调成稀糊状后，涂在烧、烫伤部位，每日1～2次，直至愈合为止。轻者3～4日结痂，7～10日结痂愈合，重者疗程稍长。不必包扎。③细菌性痢疾：用炒苍术90克，配炙大黄、炙草乌、炒杏仁、川羌活各30克，共为细末，每服1.5克，每日2次。④风湿性关节炎、风湿性肌炎、下肢痿软无力属于湿邪偏重之痹证者：常与独活、秦艽等药同用；属于湿热痹痛者，须与黄柏合用，如二妙散。⑤神经性皮炎：用苍术配大枫子、苦参、防风、白鲜皮、五倍子、松香、鹤虱、黄柏，共研末，烟熏患处，每次15～30分钟，每日2次，一般20～40日可愈。⑥流行性感冒、上呼吸道感染治疗流行性感冒（症见头痛、身痛、无汗，证属外感风寒湿邪者）：与羌活、防风等药同用。

使用注意

阴虚内热、津液亏虚、表虚多汗者禁服。

厚朴 Hou Pu

别　　名：川朴、紫油朴、姜厚朴、制厚朴。

来　　源：本品为木兰科落叶乔木植物厚朴或凹叶厚朴的干燥干皮、根皮及枝皮。

形态特征：落叶乔木，高7～15米；树皮紫褐色，冬芽由托叶包被，开放后托叶脱落。单叶互生，

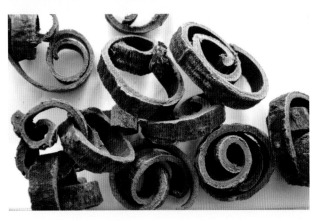

密集小枝顶端，叶片椭圆状倒卵形，革质，先端钝圆或具短尖，基部楔形或圆形，全缘或微波状，背面幼时被灰白色短绒毛，老时呈白粉状。花与叶同时开放，单生枝顶，白色，直径约15厘米，花梗粗壮，被棕色毛；雄蕊多数，雌蕊心皮多数，排列于延长的花托上。聚合果圆卵状椭圆形，木质。

生境分布：常混生于落叶阔叶林内或生长于常绿阔叶林缘。分布四川、安徽、湖北、浙江、贵州等地。以湖北恩施地区所产紫油朴质量最佳，其次四川、浙江产者也佳。

采收加工：4～6月选生长15～20年以上植株剥取皮部，根皮及枝皮直接阴干；干皮置沸水中微煮后，堆置阴湿处，"发汗"至内表面变紫褐色或棕褐色时，蒸软取出，卷成筒状，干燥。

性味归经：苦、辛，温。归脾、胃、肺、大肠经。

功能主治：行气，燥湿，消积，平喘。本品辛散苦降，归肺走气分，以行气滞，并化痰平喘。归胃和大肠，以行肠胃气滞而消食化积，苦温又可燥湿，故有行气、燥湿、消积、平喘之功。

药理作用：厚朴碱、木兰箭毒碱、厚朴酚均有松弛横纹肌作用。厚朴酚对实验性胃溃疡有防治作用，并对组织胺所致十二指肠痉挛有一定的抑制作用。能抑制胃液分泌。厚朴的乙醚浸膏及厚朴酚、异厚朴酚均有中枢抑制作用。厚朴碱及厚朴花均有降压作用。厚朴碱能使在位小肠张力下降；煎剂对离体肠管及支气管平滑肌呈兴奋作用，大量则抑制。煎剂有广谱抗菌作用，如金黄色葡萄球菌、痢疾杆菌及常见致病真菌等。其抗菌成分较稳定，不易被热、酸、碱破坏。厚朴挥发油及浸膏对龋齿的致病菌各型变形链球菌有较强的抑菌效果。

用量用法：3～10克，煎服。

临床应用：①细菌性痢疾：用厚朴粉4.5～9克，每日2～3次，或制成注射剂（每毫升含生药1克），每次肌注2毫升，每日2～3次。②龋齿：用厚朴酚凝胶（厚朴酚结晶、分子量为400的聚乙二醇、木糖醇，以羟乙基纤维素为基质，加适量调味剂）约0.4克，涂于两侧下颌乳磨牙面，

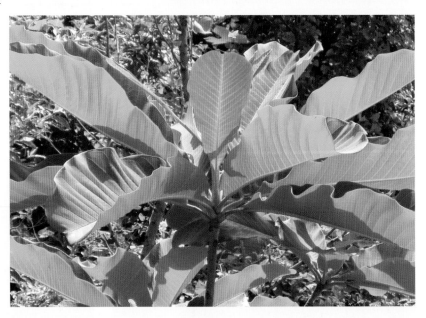

作咀嚼动作，并任其自然吞下，半小时内不进水、不进食。③肌强直：厚朴9～15克，加水分前2次，顿服。④感冒咳嗽：厚朴花6克，芫荽12克，前胡9克，紫苏叶4克，水煎服。

使用注意

本品辛苦温燥湿，易耗气伤津，故气虚津亏者及孕妇当慎用。

实用本草纲目彩色图鉴

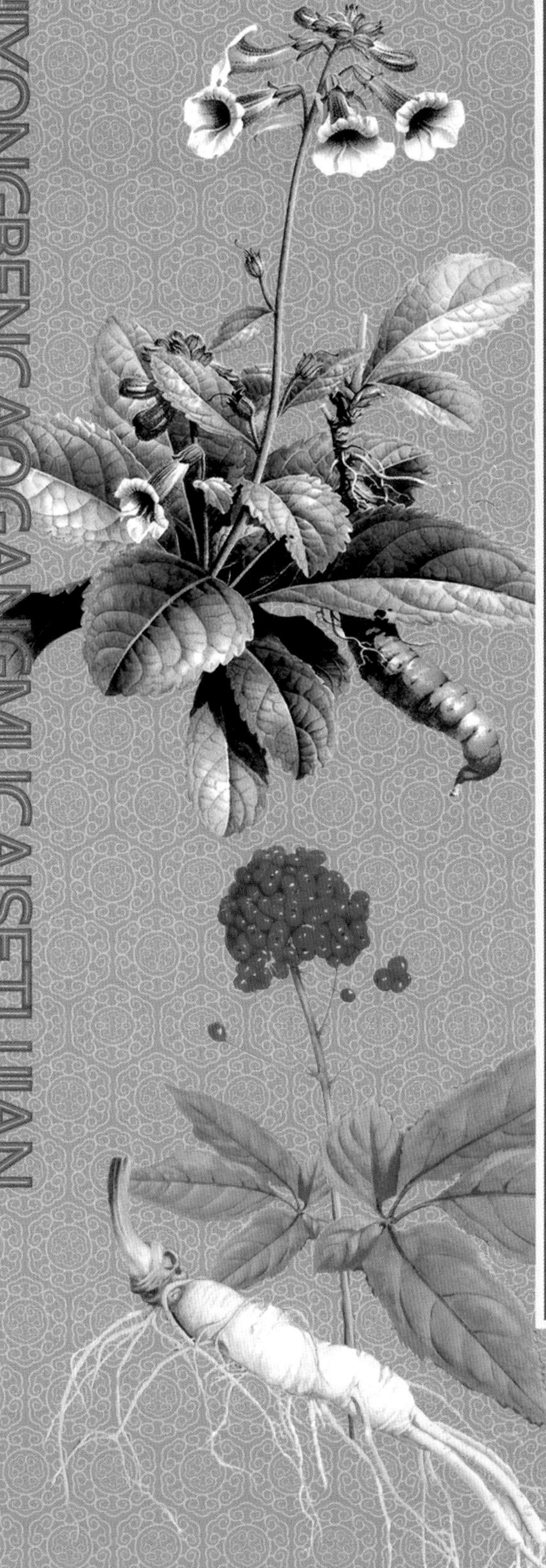

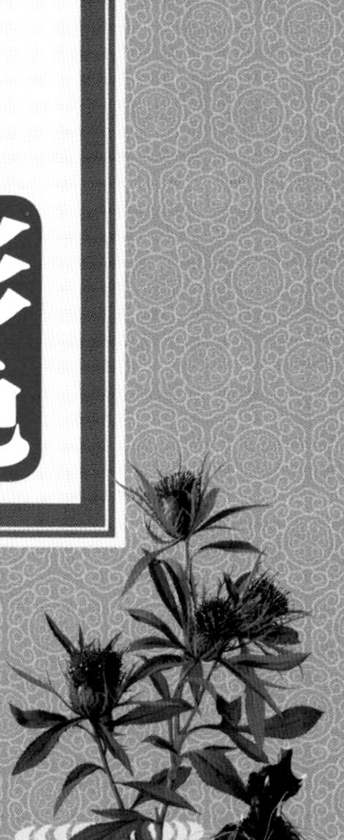

中

主编

韦桂宁：广西中医药研究院

路军章：中国人民解放军总医院中医院副院长

权威诠释传承久远的医学巨著

轻松步入博大精深的医学殿堂

SHIYONGBENCAOGANGMUCAISETUJIAN

实用本草纲目彩色图鉴

中医古籍出版社

Publishing House of Ancient Chinese Medical Books

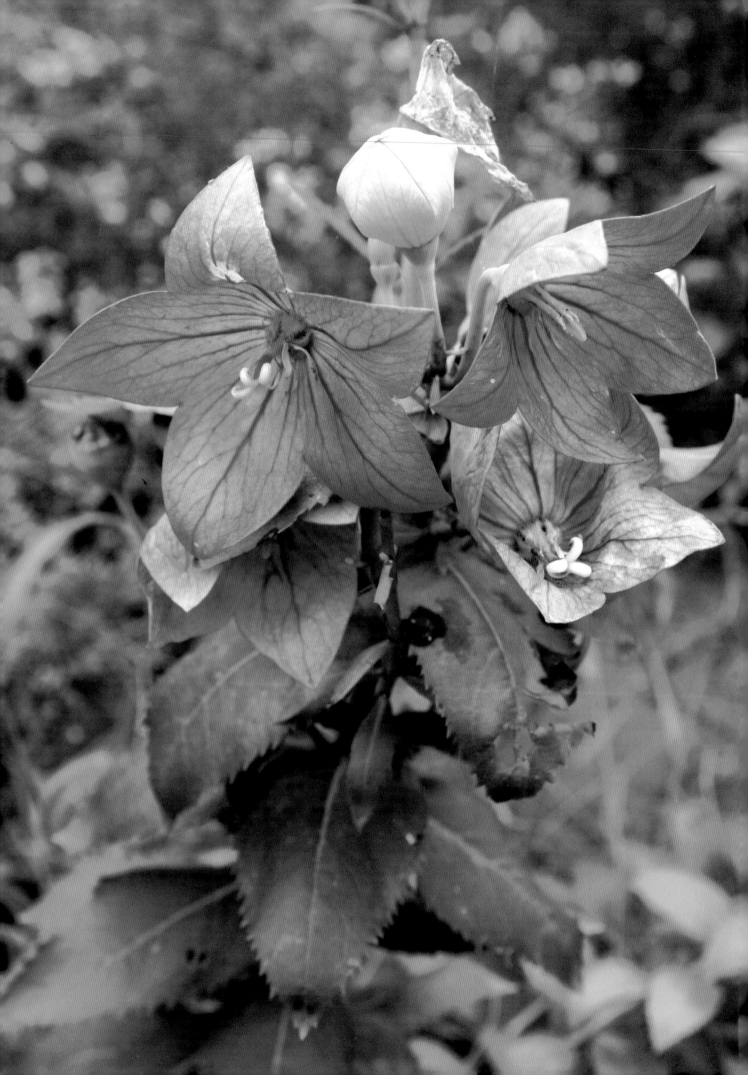

砂仁 Sha Ren

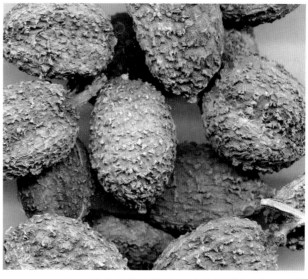

别　名 缩砂仁、春砂仁、阳春砂。

来　源 本品为姜科多年生草本植物阳春砂或海南砂或缩砂的干燥成熟果实。

形态特征 多年生草本，高达1.5米或更高，茎直立。叶二列，叶片披针形，长20～35厘米，宽2～5厘米，上面无毛，下面被微毛；叶鞘开放，抱茎，叶舌短小。花茎由根茎上抽出；穗状花序成球形，有一枚长椭圆形苞片，小苞片成管状，萼管状，花冠管细长，白色，裂片长圆形，先端兜状，唇状倒卵状，中部有淡黄色及红色斑点，外卷；雌蕊花柱细长，先端嵌生药室之中，柱头漏斗状高于花药。蒴果近球形，不开裂，直径约1.5厘米，具软刺，熟时棕红色。

生境分布 生长于气候温暖、潮湿、富含腐殖质的山沟林下阴湿处。阳春砂分布我国广东、广西等

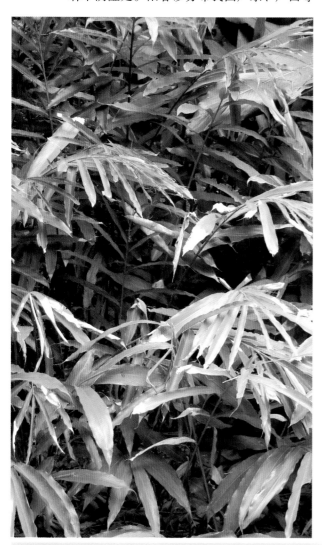

地。海南砂分布海南、广东及湛江地区。缩砂分布于越南、泰国、印度尼西亚等地。以阳春砂质量为优。

采收加工 夏、秋季果实成熟时采收，晒干或低温干燥。用时打碎生用。

性味归经 辛，温。归脾、胃经。

功能主治 化湿行气，温中止泻，止呕安胎。本品辛散温通以行气；芳香而化湿；入脾胃温中焦而止泄泻；温胃则止呕吐；呕吐止，脾胃和则胎气自安，故有化湿行气、温中止泻、止呕安胎之效。

药理作用 砂仁挥发油有芳香健胃作用，能促进胃液分泌，可排除消化道积气，故能行气消胀。

用量用法 5～10克，煎服，宜后下。

配伍应用 ①慢性胃炎、胃及十二指肠溃疡、消化不良对于胸腹满闷，腹胀食少，症属湿阻中焦，脾胃气滞者：常与陈皮、木香、枳壳等药同用；对于呕吐，腹满不适，食少消瘦，症属脾虚湿滞者，常配木香、陈皮、半夏、党参、白术、茯苓、甘草，如《和剂局方》香砂六君子汤。②慢性肠炎、肠结核、胃肠神经功能紊乱等引起的慢性腹泻，症属脾胃虚寒者：多与干姜、熟附子、陈皮等药同用。③妊娠呕吐、先兆流产：与白术、苏梗等药同用，服药时可加入生姜汁数滴和药，或以生姜汁涂舌面，然后服药，以防药入即吐。对于腹痛、阴道出血，偏于热者，可佐以黄芩。④乳腺炎：取砂仁末适量与少许糯米饭拌匀，搓成花生米大小，外裹以消毒青布，塞鼻孔。右侧乳腺炎塞左鼻，左侧乳腺炎塞右鼻，或左右交替每隔12小时更换1次。一般用1周可愈。

使用注意

阴虚内热者禁服。

白豆蔻 Bai Dou Kou

别　名 白蔻、紫蔻、白蔻仁、紫豆蔻、白豆蔻仁。

来　源 本品为姜科多年生草本植物白豆蔻的成熟果实。

形态特征 多年生草本，株高1.5～3米，叶柄长1.5～2厘米；叶片狭椭圆形或线状披针形，长50～65厘米，宽6～9厘米，先端渐尖，基部渐狭，有缘毛，两面无毛或仅在下面被极疏的粗毛；叶舌卵形，长5～8毫米，外被粗毛。总状花序顶生，直立，长20～30厘米，花序轴密被粗毛，小花梗长约3米，小苞片乳白色，阔椭圆形，长约3.5厘米，先端钝圆，基部连合；花萼钟状，白色，长1.5～2.5厘米，先端有不规则3钝齿，1侧深裂，外被毛；花冠白色，花冠管长约8毫米，裂片3，长圆形，上方裂片较大，长约3.5厘米，宽约3.0厘米，先端2浅裂，边缘具缺刻，前部具红色或红黑色条纹，后部具淡紫红色斑点；侧生退化雄蕊披针形，长4毫米或有时不存；雄蕊1，长2.2～2.5厘米，花药椭圆形，药隔背面被腺毛，花丝扁平，长约1.5厘米；子房卵圆形，下位，密被淡黄色绢毛。蒴果近圆形，直径约3厘米，外被粗毛，熟时黄色。花期4～6月，果期6～8月。

生境分布 生长于山沟阴湿处，我国多栽培于树荫下。

分布于泰国、柬埔寨、越南，我国云南、广东、广西等地也有栽培；按产地不同分为"原豆蔻"和"印尼白蔻"。

采收加工 秋季采收，晒干生用，用时捣碎。

性味归经 辛，温。归肺、脾、胃经。

功能主治 化湿行气，温中止呕。本品辛温以化湿行气，归脾胃温中焦，中焦和胃气行而呕吐可止，故有化湿行气，温中止呕之功。

药理作用 本品能促进胃液分泌，增进胃肠蠕动，制止肠内异常发酵，祛除胃肠积气，故有良好的芳香健胃作用，并能止呕。果壳水煎剂对志贺氏痢疾杆菌有抑制作用。

用量用法 3～6克，煎服。宜后下。入散剂为好。

配伍应用 ①胃肠炎、消化不良（对于胸腹满闷，不思饮食，证属湿阻中焦者）：多与砂仁、厚朴、陈皮等药同用，对于反胃呕吐者，配用藿香、制半夏、陈皮；或单用为末服，均有效。②小儿胃寒吐乳：配砂仁、甘草，共研细末，常掺口中。③消化不良，口臭：可用本品1克，分数次含于口中，缓缓咀嚼，既助消化，又除口臭。④胃肠炎（证属湿热者）：配薏苡仁、茯苓、通草、杏仁、滑石、竹叶、厚朴、半夏，如《温病条辨》三仁汤。⑤肠伤寒、波状热用于湿温初起，胸闷不饥，舌苔浊腻（对于湿重于热者）：也可用三仁汤；对于热重于湿者，可配黄芩、黄连、滑石、茯苓皮、猪苓、大腹皮、通草、如《温病条辨》黄芩滑石汤。

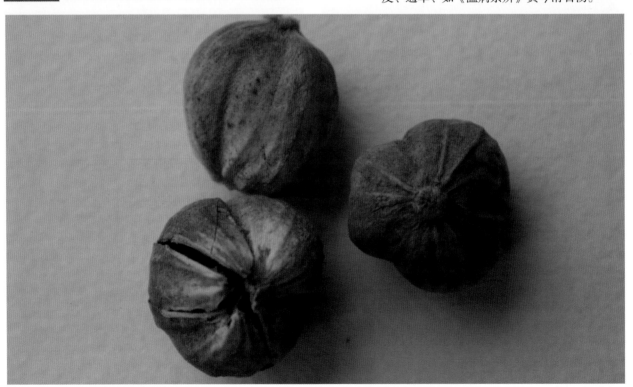

使用注意

本品以入散剂为宜。若入煎剂宜后下。

草豆蔻 Cao Dou Kou

别　名 草蔻、草蔻仁。

来　源 本品为姜科多年生草本植物草豆蔻的种子团。

形态特征 多年生草本；高1~2米。叶2列；叶舌卵形，革质，长3~8厘米，密被粗柔毛；叶柄长不超过2厘米；叶片狭椭圆形至披针形，长30~55厘米，宽6~9厘米，先端渐尖；基部楔形，全缘；下面被绒毛。总状花序顶生，总花梗密被黄白色长硬毛；花疏生，花梗长约3毫米，被柔毛；小苞片阔而大，紧包着花芽，外被粗毛，花后苞片脱落；花萼筒状，白色，长1.5~2厘米，先端有不等3钝齿，外被疏长柔毛，宿存；花冠白色，先端三裂，裂片为长圆形或长椭圆形，上方裂片较大，长约3.5厘米，宽约1.5厘米；唇瓣阔卵形，先端3个浅圆裂片，白色，前部具红色或红黑色条纹，后部具淡紫色红色斑点；雄蕊1，花丝扁平，长约1.2厘米；子房下位，密被淡黄色绢状毛，上有二棒状附属体，花柱细长，柱头锥状。蒴果圆球形，不开裂，直径约3.5厘米，外被粗毛，花萼宿存，熟时黄色。种子团呈类圆球形或长圆形，略呈钝三棱状，长

1.5~2.5厘米，直径1.5~2毫米。

生境分布 生长于林缘、灌木丛或山坡草丛中。分布于广东、广西等地。

采收加工 夏、秋两季采收。晒干，或用沸水略烫，晒至半干，除去果皮，取其种子团晒干，捣碎生用。

性味归经 辛，温。归脾、胃经。

功能主治 燥湿行气，温中止呕。本品辛散温燥以燥湿行气，归脾胃温中焦而行胃气，胃气行则呕吐止，故又有温中止呕之效。

药理作用 煎剂在试管内对金黄色葡萄球菌、痢疾杆菌及大肠杆菌有抑制作用。煎剂对豚鼠离体肠管低浓度兴奋，高浓度则为抑制作用。挥发油对离体肠管呈抑制作用。

用量用法 5~10克，煎服。宜后下。

配伍应用 ①剥脱性唇炎：以草豆蔻、白术、茯苓、山药、天花粉、芡实、白扁豆、黄柏等药物组成健脾除湿汤，水煎口服，每日1次，10日为1个疗程。②肾炎（对于脾肾阳虚型肾炎）：以草豆蔻、茯苓、焦白术、黄芪、狗脊、厚朴、大腹皮、淡附块、肉桂等组成自拟肾炎二号方，用于本病的治疗。③胃炎、胃痛：以草豆蔻伍用白术、茯苓、黄芪、党参、干姜、陈皮等，组成增补理中汤，水煎服，每日2次，3个月为1个疗程。

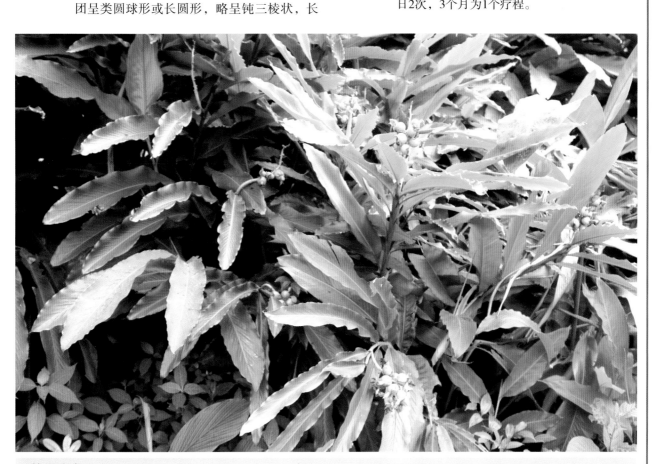

使用注意

阴虚血少者禁服。

草果 Cao Guo

别　名	草果仁、炒草果仁、姜炒草果。
来　源	本品为姜科多年生草本植物草果的成熟果实。
形态特征	多年生草本，丛生，高达2.5米。根茎横走，粗壮有节，茎圆柱状，直立或稍倾斜。叶2列，具短柄或无柄，叶片长椭圆形或狭长圆形，先端渐尖，基部渐狭，全缘，边缘干膜质，叶两面均光滑无毛，叶鞘开放，包茎。穗状花序从根茎生出。蒴果密集，长圆形或卵状椭圆形，顶端具宿存的花柱，呈短圆状突起，熟时红色，外表面呈不规则的纵皱纹。
生境分布	生长于山谷坡地、溪边或疏林下。分布于云南、广西、贵州等地。
采收加工	秋季果实成熟时采收，晒干或低温干燥。将原药炒至焦黄色并微鼓起，捣碎取仁用；或将净草果仁姜汁微炒用。
性味归经	辛，温。归脾、胃经。
功能主治	燥湿散寒，除痰截疟。本品辛温香燥而燥湿散寒，芳香又辟秽浊之气，而除痰截疟，故有此功。
药理作用	煎剂对豚鼠离体肠管有兴奋作用。
用量用法	3～6克，煎服。去壳取仁捣碎用。
配伍应用	①乙型肝炎：草果40克，人中黄50克，地骨皮60克，水煎服。②斑秃：药用草果15克，诃子、山奈、官桂、樟脑各5克，共为细末，用香油125克调成油浸剂，每次用手蘸擦患处1～2分钟，早晚各1次。

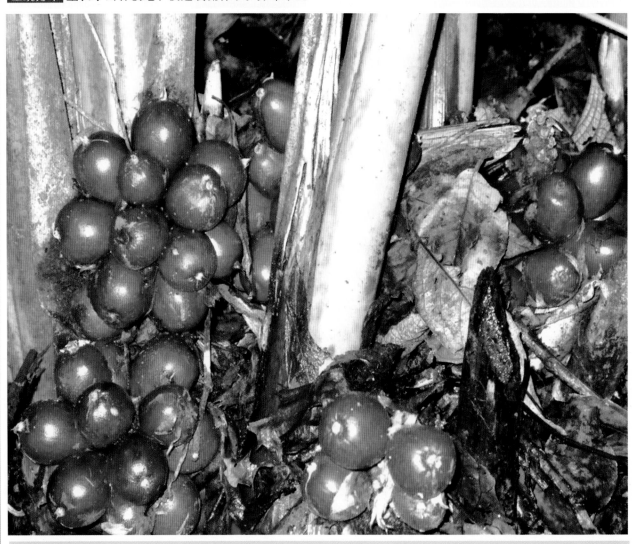

使用注意

去壳用，体弱者慎用。

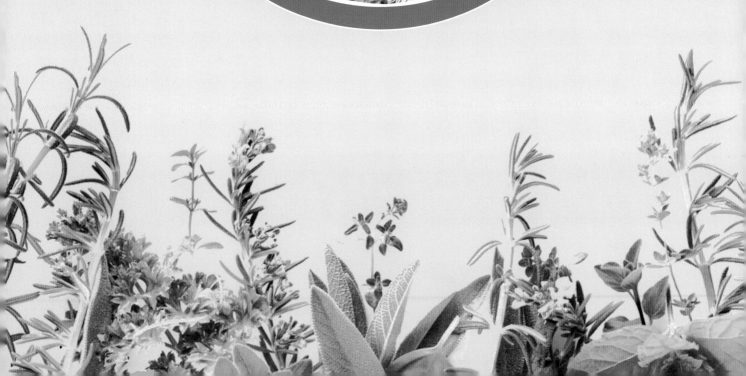

SHI YONG BEN CAO GANG MU CAI SE TU JIAN

第六章

利水渗湿药

一、利水消肿药

实用本草纲目彩色图鉴

SHIYONGBENCAOGANGMUCAISETUJIAN

茯苓 Fu Ling

别　名 云苓、白茯苓、赤茯苓。

来　源 为多孔菌科真菌茯苓的菌核。多寄生于松科植物赤松或马尾松等的树根上。

形态特征 寄生或腐寄生。菌核埋在土内，大小不一，表面淡灰棕色或黑褐色，断面近外皮处带粉红色，内部白色。子实体平伏，伞形，直径0.5~2毫米，生长于菌核表面成一薄层，幼时白色，老时变浅褐色。菌管单层，孔多为三角形，孔缘渐变齿状。

生境分布 生长于松科植物赤松或马尾松等树根上，深入地下20~30厘米。分布于湖北、安徽、河南、云南、贵州、四川等地。

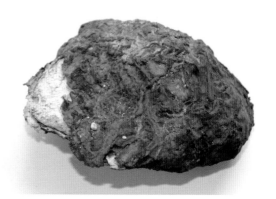

置阴凉处晾至全干，即为"茯苓个"。切制：于发汗后趁湿切制，也可取干燥茯苓个以水浸润后切制。将茯苓菌核内部的白色部分切成薄片或小方块，即为白茯苓；削下来的黑色外皮部即为茯苓皮；茯苓皮层下的赤色部分，即为赤茯苓；带有松根的白色部分，切成正方形的薄片，即为茯神。切制后的各种成品，均需阴干，不可炕干，并宜放置阴凉处，不能过于干燥或通风，以免失去粘性或发生裂隙。

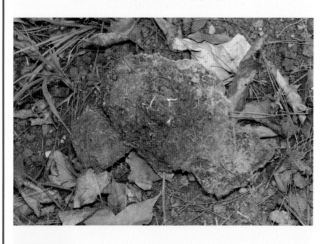

采收加工 7~9月采挖。除去泥土，堆积，上覆草垫使"发汗"，析出水分。然后取出摊放于通风阴凉处，待其表面干燥后再行发汗。如此反复3~4次，至表面皱缩，皮色变为褐色，再

性味归经 甘、淡，平。归心、脾、肾经。

功能主治 利水渗湿，健脾，安神。本品甘补淡渗，既能渗泄水湿，又能健脾补中；中气旺，气血充，心神得养则自安。故有利水渗湿、健脾、安神之效。其性平力缓，无寒热之偏，故为临床所常用。

药理作用 有利尿、镇静、抗肿瘤等作用；能促进细胞免疫和体液免疫；抑制胃酸分泌。

用量用法 10~15克，煎服。

使用注意

虚寒精滑、气虚下陷者宜慎用。入药宜切制成薄片，以利药力溶出。

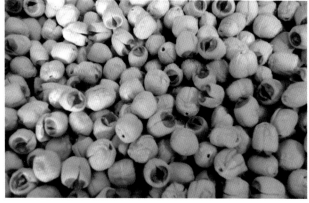

薏苡仁 Yi Yi Ren

别　名 苡仁、薏米、生苡仁、炒苡仁。

来　源 为禾本科多年生草本植物薏苡的成熟种仁。

形态特征 多年生草本，高1～1.5米。叶互生，线形至披针形。花单性同株，成腋生的总状花序。颖果圆珠形。

生境分布 生长于河边、溪潭边或阴湿山谷中。我国各地均有栽培。长江以南各地有野生。

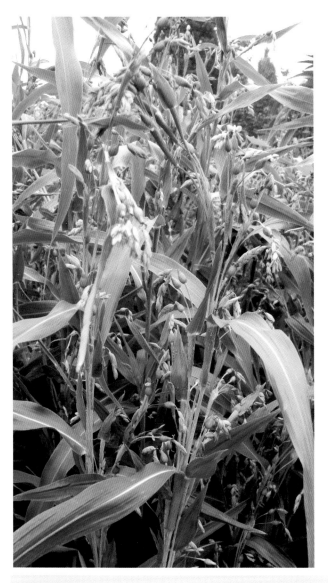

采收加工 秋季果实成熟后，割取全株，晒干，打下果实，除去外壳及黄褐色外皮，去净杂质，收集种仁，晒干。

性味归经 甘、淡、微寒。归脾、胃、肺经。

功能主治 利水渗湿，健脾，除痹，清热排脓。本品甘补、淡渗、性寒清热。能祛体内及肌肉筋骨间之水湿邪气，又能补中、清热，故有利水渗湿、健脾、除痹、清热排脓之功。

用量用法 10～30克，煎服。药力缓和，用量须大，宜久煎。健脾止泻宜炒用，清热利湿宜生用。可煮粥食用，为食疗佳品。

药理作用 薏苡仁油有抑制肌肉收缩作用，对子宫有兴奋作用，对小肠则小量兴奋，大量先兴奋后抑制。其脂肪油能使血清钙、血糖量下降，并有解热、镇痛、镇静作用。薏苡仁酯、薏苡仁煎剂，有一定的抗癌作用。

临床应用 ①肾炎、肾盂肾炎对于水肿、小便不利（属湿热内蕴者）：常与滑石、茯苓、冬瓜皮等配用。②婴幼儿消化不良：用薏苡仁配山药各15克，共研细末，炒成微黄色、煮成稀糊状，再加白糖调味，每日1剂，分2次服，一般3～7日可愈。③慢性肠炎（对于脾虚有湿泄泻者）：每以炒薏苡仁与白术、山药等配用。④肥胖症：本品熬水饮用可利尿、消除脂肪，用于肥胖症之减肥。⑤胃癌、子宫颈癌：配诃子、菱角各10克，每日1剂，水煎分3次服，可使食欲增加，一般情况暂时好转。⑥慢性浅表性胃炎、胃黏膜息肉：炒薏苡仁15～20克，配炒陈皮5克，泡茶频服。

使用注意

津液不足者慎用。

猪 苓 Zhu Ling

别　名	粉猪苓。
来　源	为多孔菌科真菌猪苓的干燥菌核。
形态特征	菌核体呈长形块或不规则块状，表面凹凸不平，有皱纹及瘤状突起，棕黑色或黑褐色，断面呈白色或淡褐色。子实体自地下菌核内生出，常多数合生；菌柄基部相连或多分枝，形成一丛菌盖，伞形或伞半状半圆形，总直径达15厘米以上。每一菌盖为圆形，直径1~3厘米，中央凹陷呈脐状，表面浅褐色至茶褐色。菌肉薄与菌管皆为白色；管口微小，呈多角形。
生境分布	生长于向阳山地、林下，富含腐殖质的土壤中。分布于陕西、云南等地；河南、甘肃、山西、吉林、四川等地也产。
采收加工	春、秋两季采挖，去泥沙，晒干。
性味归经	甘、淡，平。归肾、膀胱经。

功能主治	利水渗湿。本品甘淡渗利，入肾与膀胱二经而利水道，功专利水渗湿。
药理作用	水煎剂有较强利尿作用。其利尿作用机制主要是抑制肾小管对水及电解质特别是钠、钾、氯的重吸收。猪苓多糖还有一定的抗肿瘤、防治肝炎作用。猪苓的醇提取液对金黄色葡萄球菌、大肠杆菌有抑制作用。
用量用法	5~10克，煎服。
配伍应用	①肾炎（对于水肿、小便不利、尿血者）：可单用猪苓15克，水煎服；也可用本品配茯苓皮、泽泻各9克，车前子、滑石粉各12克，水煎服。兼有阴虚而热者，可与阿胶、茯苓、滑石等配伍。②泌尿系感染（对尿急、尿频、尿痛者）：可用猪苓配萹蓄、车前子各9克，木通6克，水煎服。③乳糜尿：以猪苓、茯苓、泽泻、滑石各12克，阿胶9克，水煎服。④肝硬化、腹水：用本品配茯苓、白术、泽泻、桂枝（五苓散）和冬瓜皮、陈皮、生姜皮、大腹皮、茯苓皮（五皮散），水煎服。

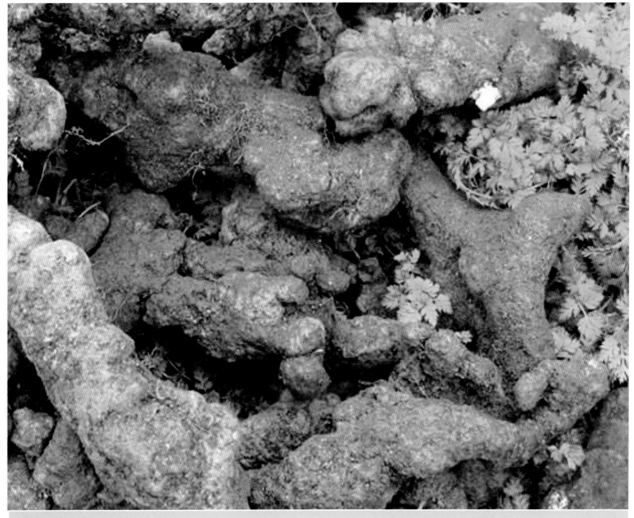

使用注意

利水渗湿力强，易于伤阴，无水湿者忌服。

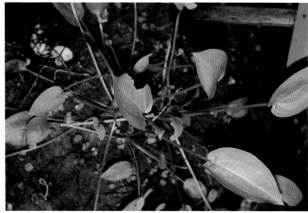

泽泻 Ze Xie

别 名 川泽泻、建泽泻、盐泽泻。

来 源 本品为泽泻科植物泽泻的干燥块茎。

形态特征 多年生沼生植物，高50～100厘米。叶丛生，叶柄长达50厘米，基部扩延成中鞘状；叶片宽椭圆形至卵形，长2.5～18厘米，宽1～10厘米，基部广楔形、圆形或稍心形，全缘，两面光滑；叶脉5～7条。花茎由叶丛中抽出，花序通常为大型的轮生状圆锥花序；花两性。瘦果多数，扁平，倒卵形，背部有两浅沟，褐色，花柱宿存。

生境分布 生长于沼泽边缘，幼苗喜荫蔽，成株喜阳光，怕寒冷，在海拔800米以下地区，一般都可栽培。分布于福建、四川、江西等地。

采收加工 冬季茎叶开始枯萎时采挖，除去茎叶及须根，洗净，用微火烘干，再撞去须根及粗皮。

性味归经 甘、淡，寒。归肾、膀胱经。

功能主治 利水渗湿，泄热。本品甘淡渗利，性寒泄下焦湿热，故有利水渗湿、泄热之功。

药理作用 有显著的利尿作用，能增加尿量及钠和尿素的排泄，对肾炎患者利尿作用更为明显。有显著的降脂效果，并有抗脂肪肝作用；有一定的降压、降血糖作用。对金黄色葡萄球菌、肺炎双球菌、结核杆菌有抑制作用。

用量用法 5～10克，煎服。

临床应用 ①高脂血症：泽泻浸膏片（每片相当于生药3克，每日9片，分3次服）对Ⅱa、Ⅱb、Ⅳ和Ⅴ型高脂蛋白血症均有一定疗效。②美尼尔氏病：泽泻30克，白术20克加味，每日1剂，早晚2次分服，3日为1个疗程。③高血压：泽泻50～10克，配益母草、车前子、夏枯草、草决明、钩藤、丹皮等，水煎服，每日1剂，分2次服，9剂为1个疗程。④耳病性眩晕：泽泻40克，白木、丹参各30克，天麻10克，水煎服；痰浊中阻者加半夏、茯苓；肝阳上亢者加代赭石、钩藤，肾阴不足者加菊花、白芍、枸杞，气血亏虚加党参、黄芪。⑤糖尿病：泽泻、花粉、黄连、党参，按2∶1∶1比例配伍，共研细粉，每次3克，每日2次，开水送服，或淀粉纸包服。

使用注意

肾虚精滑者慎用。

冬瓜皮 DOng Gua Pi

来 源 本品为葫芦科植物冬瓜的干燥外层果皮。

形态特征 一年生攀援草本，多分枝，枝蔓粗壮，全体有白色刚毛；卷须2～3叉。叶片心状卵形，长宽均10～25厘米，通常5～7浅裂，裂片三角形或卵形，先端短尖，边缘有波状齿或钝齿。雌雄花均单生叶腋，黄色；花萼裂片三角状卵形，绿色，边缘有锯齿或波状裂，叶状，反折。果实长椭圆形，长25～60厘米，直径20～30厘米，幼时绿色，表面密被针状毛，成熟后有白色蜡质粉质，果肉肥厚纯白，疏松多汗种子卵形，白色或黄白色，扁平有窄缘。花期6～9月，果期7～10月。

生境分布 全国大部分地区有产。均为栽培。

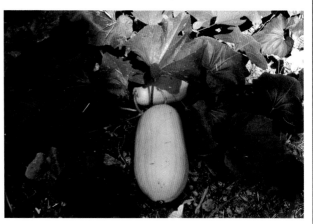

采收加工 夏末冬初果实成熟时采收，食用冬瓜时收集削下的外层果皮，晒干。

性味归经 甘，微寒。归肺、小肠经。

功能主治 利水消肿。本品能利小便，去水湿，消除水肿，故有利水消肿之效。

药理作用 本品含蜡质、树脂等，有明显的利尿作用。

用量用法 15～30克，煎服。

配伍应用 ①妊娠高血压综合征：新鲜冬瓜皮250克，洗净，水煎代茶饮，每日1剂，3～7日为1个疗程，有效后也可间断饮用，以巩固疗效。②非肾性水肿患者在恢复期内：冬瓜皮煎剂60克，并饮水1000毫升，有一定的利尿作用。③高热：冬瓜皮500克，连皮煎汤1000毫升，分数次服，治疗暑湿高热昏迷有一定疗效。④慢性咳嗽：本品加蜂蜜少许煎汤服。⑤荨麻疹：单味煎汤代茶饮。

使用注意

因营养不良而致虚肿慎服。

玉米须 Yu Mi Xu

来　源 本品为禾本科一年生草本植物玉蜀黍的花柱及柱头。

形态特征 高大的一年生栽培植物。秆粗壮，直立，高1～4米，通常不分枝，基部节处常有气生根。叶片宽大，线状披针形，边缘呈波状皱折，具强壮之中脉。在秆顶着生雄性开展的圆锥花序；雄花序的分枝三棱状，每节有2雄小穗，1无柄，1有短柄；每1雄小花含2小花；颖片膜质，先端尖；外稃及内稃均透明膜质；在叶腋内抽出圆柱状的雌花序，雌花序外包有多数鞘状苞片，雌小穗密集成纵行排列于粗壮的穗轴上，颖片宽阔，先端圆形或微凹，外稃膜质透明。花、果期7～9月。

生境分布 喜高温。全国各地均有栽培。

采收加工 玉米上浆时即可采收，但常在秋后剥取玉米时收集。除去杂质，晒干。

性味归经 苦，平。归膀胱、肝、胆经。

功能主治 利水消肿，利湿退黄。本品渗利膀胱、肝、胆诸经水湿而具利水消肿，利湿退黄之功。

药理作用 有较强的利尿作用，可增加氯化物排出，抑制蛋白质的排泄。能促进胆汁分泌，可降低其黏稠性及胆红素含量。有增加血中凝血酶元和血小板数和加速血液凝固的作用。

用量用法 30～60克，煎服。

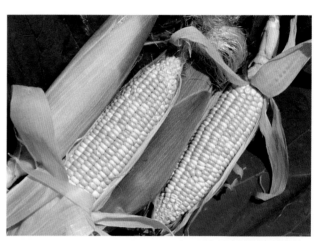

临床应用 ①肾炎水肿：玉米须60克，水煎服。②糖尿病：玉米须60克，煎服。③慢性肾炎：取干燥玉米须50克，加温水600毫升，用小火煎煮20～30分钟，约得300～400毫升药液，过滤后内服，每日1次或分次服完。④肾病综合征：每次用干玉米须60克，洗净煎服，每日早晚各服1次。同时服氯化钾1克，每日3次。⑤原发性高血压：玉米须、西瓜皮、香蕉各适量，水煎服。⑥泌尿系感染：玉米须40克，石苇、蒲公英、马齿苋各30克，柴胡、黄柏各10克，苦参6克，每日1剂，分2次服。⑦红斑性狼疮：玉米须适量，人参6克，白木耳3克，黄芪15～30克，秦艽、乌梢蛇各10克，鱼腥草、白茅根各30克，蚕壳4个，水煎服。

使用注意

煮食去苞须；不作药用时勿服。

葫芦 Hu Lu

别　名 陈葫芦、葫芦壳、陈壶卢瓢。

来　源 本品为葫芦科一年生攀援草本植物瓢瓜的干燥果皮。

形态特征 一年生攀援草本，有软毛；卷须2裂。叶片心状卵形至肾状卵形，长10~40厘米，宽与长近相等，稍有角裂或3浅裂，顶端尖锐，边缘有腺点，基部心形；叶柄长5~30厘米，顶端有2腺点。花1~2果生于叶腋，雄花的花梗较叶柄长，雌花的花梗与叶柄等长或稍短；花萼长2~3厘米，落齿锥形；花冠白色，裂片广卵形或倒卵形，长3~4厘米，宽2~3厘米，边缘皱曲，顶端稍凹陷或有细尖，有5脉；子房椭圆形，有绒毛。果实光滑，初绿色，后变白色或黄色，长数十厘米，中间缢细，下部大于上部；种子白色，倒卵状椭圆形，顶端平截或有2角。花期6~7月，果期7~8月。

生境分布 全国大部分地区均有栽培。

采收加工 秋末或冬初，采取老熟果实，打碎，除去果瓤及种子，晒干。

性味归经 甘，平。归肺、小肠经。

功能主治 利水消肿。

药理作用 其煎剂内服，有显著利尿作用。

用量用法 15~30克，煎服。

使用注意

　　中寒者忌服。

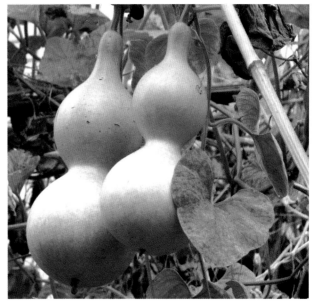

临床应用 ①肾炎水肿：葫芦壳24克，半枝莲15克，冬瓜皮50克，水煎服。②肺炎：葫芦子（捣碎）、鱼腥草各15克，水煎服。③肝硬化：陈葫芦皮30克（存放15年以上者为佳），黄豆120克，红枣40枚，水煎加适量红糖，口服，每日1剂，40日为1个疗程，间隔10日再服1个疗程。④疗急、慢性肾炎、泌尿道感染：葫芦175克，一枝黄花300克，白茅根、车前草各150克，马鞭草、白前各75克，水煎浸膏制成片剂，每片0.3克，每次6~8片，每日3次。

香加皮 Xiang Jia Pi

别　名 香加皮、杠柳皮、香五加皮、北五加皮。

来　源 本品为萝藦科植物杠柳的干燥根皮。

形态特征 蔓生灌木，叶对生，膜质，披针形，先端渐尖，基部楔形，全缘，侧脉多对。聚伞花序腋生，花冠紫红色。蓇葖果双生。种子顶端具白色绢毛。

生境分布 生长于河边、山野、砂质地。分布于吉林、辽宁、内蒙古、河北、山西、陕西、四川等地。

采收加工 春、秋两季采挖。趁鲜时以木棒敲打，使根皮和木质部分离，抽去木心，将根皮阴干或晒干。

性味归经 苦、辛，微温；有毒。归肝、肾、心经。

功能主治 利水消肿，祛风湿，强筋骨。本品味苦降

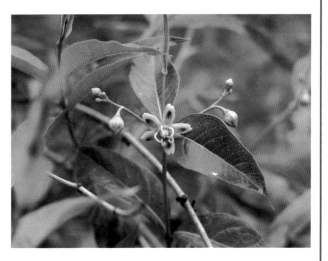

泄，味辛散邪，故能内行水湿，外祛风湿而利水消肿，祛风湿，强筋骨。

药理作用 具有强心利尿作用，挥发性成分有一定的兴奋中枢作用。杠柳皮有一定杀虫作用。

强心甙过量中毒可引起心律失常，甚至死亡。

用量用法 3～6克，煎服。浸酒或入丸、散，酌量。

临床应用 ①充血性心力衰竭：杠柳粗甙每日60～80毫克口服，3日后改为维持量每日20～40毫克。

②充血性心力衰竭：杠柳皮4～10克（维持量4克左右），与健脾、利水方药合用疗效也佳。③风湿性关节炎：北五加皮与穿山龙、白鲜皮配伍，泡酒服。

使用注意

本品有毒，服用不宜过量。

泽漆 Ze Qi

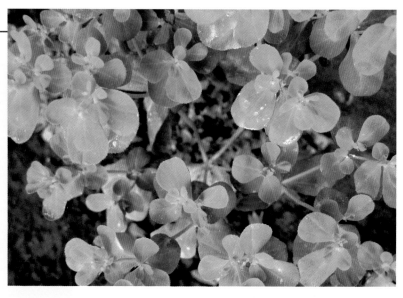

别　名 猫儿眼睛草。

来　源 本品为大戟科2年生草本植物泽漆的全草。

形态特征 二年生草本，高10～30厘米，全株含乳汁。茎无毛或仅小枝略具疏毛，基部紫红色，分枝多。单叶互生；倒卵形或匙形，长1～3厘米，宽5～18毫米，先端钝圆或微凹，基部阔楔形，边缘在中部以上有细锯齿；无柄或突狭而成短柄。杯状聚伞花序顶生，排列成复伞形；伞梗5枝，基部轮生叶状苞片5枚，形同茎叶而较大，每枝再作1～2回分枝，分枝处轮生倒卵形苞叶3枚；花单性，无花被；雄花多数和雌花1枚同生于萼状总苞内，总苞先端4裂，上有肾形腺体；雄花仅有雄蕊1；雌花在花序中央，子房有长柄，3室，柱头3裂。蒴果表面平滑。种子卵圆形，直径1.5毫米，表面有网纹，熟时褐色，花期4～5月。

生境分布 生长于山沟、路边、荒野、湿地。我国大部分地区均有分布。多为野生。

采收加工 4～5月开花时采收，除去根及泥沙，晒干。

性味归经 辛、苦，微寒；有毒。归大肠、小肠、肺经。

功能主治 利水消肿，化痰止咳，散结。本品味苦降泄，以行肺、小肠水湿而利尿消肿、化痰止咳，味辛行散以消痰散结。

药理作用 泽漆对结核杆菌、金黄色葡萄球菌、绿脓杆菌及痢疾杆菌有抑制作用。

用量用法 5～10克，煎服。外用：适量。

配伍应用 ①支气管哮喘：泽漆、桂枝、党参、法半夏、炙紫菀各9克，炙麻黄、杏仁、炙甘草各6克，生姜3片，水煎服，每日1剂。②支气管炎：用泽漆新甙（槲皮素3-O-22中乳糖甙），每日4次，每次60毫克，5日为1个疗程。③肝硬化腹水：泽漆、青皮、神曲各10克，萹蓄、瞿麦、麦芽、马鞭草各20克，木香9克，甘草6克，水煎服。④颈淋巴结核：鲜泽漆500克（干品也可），水煎浓缩到80克，加蜂蜜80克，混合，每次1.5克，每日3次。⑤肝硬化腹水：单用本品熬膏，温酒送服。⑥癣疮：用本品捣汁涂搽。⑦疟疾：成人每次取干品10～12克，加水浓煎，加红糖，顿服，1日疟连服2日；间日疟及3日疟连服3日。

使用注意

本品有毒，不宜过量或长期使用。其有毒成分主要在鲜品中白色乳浆中，故使用干品或入丸散可减少中毒反应。

蝼 蛄 Lou Gu

来　源 本品为蝼蛄科昆虫华北蝼蛄（北方蝼蛄）和非洲蝼蛄（南方蝼蛄）的虫体。

形态特征 蝼蛄体长圆形，淡黄褐色或暗褐色，全身密被短小软毛。雌虫体长约3厘米余，雄虫略小。头圆锥杉，前尖后钝，头的大部分被前胸板盖住。触角丝状，长度可达前胸的后缘，第1节膨大，第2节以下较细。复眼1对，卵形，黄褐色；复眼内侧的后方有较明显的单眼3个。口器发达，咀嚼式。前胸背板坚硬膨大，呈卵形，背中央有1条下陷的纵沟，长约5毫米。翅2对，前翅革质，较短，黄褐色，仅达腹部中央，略呈三角形；后翅大，膜质透明，淡黄色，翅脉网状，静止时蜷缩折叠如尾状，超出腹部。足3对，前足特别发达，基节大，圆

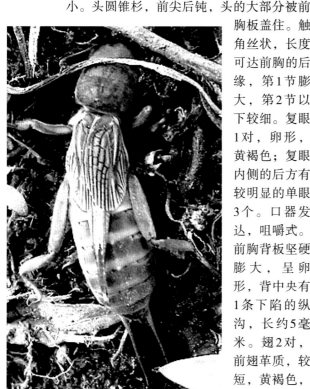

形，腿节强大而略扁，胫节扁阔而坚硬，尖端有锐利的扁齿4枚，上面2个齿较大，且可活动，因而形成开掘足，适于挖掘洞穴隧道之用。后足腿节大，在胫节背侧内缘有3～4个能活动的刺，腹部纺锤形，背面棕褐色，腹面色较淡，呈黄褐色，末端2节的背面两侧有弯向内方的刚毛，最末节上生尾毛2根，伸出体外。生活于潮湿温暖的沙质土壤中，特别是在大量施过有机质肥料的地中更多。春、秋两季，最为活动，常在晚间出动开掘土面成纵横隧道，白天隐伏洞中。趋光性强，能飞翔。

生境分布 生长于潮湿温暖的沙质土壤中，特别是在大量施过有机质肥料的地中更多。前者分布于华北；后者分布于江苏、浙江、广东、福建。

采收加工 夏秋间捕捉。捕得后用沸水烫死，晒干或烘干。

性味归经 咸，寒。归膀胱、大肠、小肠经。

功能主治 利水消肿。

药理作用 蝼蛄粉混悬液灌胃，对家兔不能证实其利尿作用。用蝼蛄粉末长期喂兔和小鼠，未见中毒现象

用量用法 煎服，5～9克，研末服每次3～5克。外用：适量。

配伍应用 ①水肿：蝼蛄（去头、爪、翼），置锅内文火焙焦，研为细末，每次2克，每日2次，开水或米汤送服，5～7日为1个疗程。②小儿脐尿管未闭：与甘草研末撒。③疖肿、蜂窝组织炎：用鲜蝼蛄与红糖捣烂，加少量防腐剂。外敷患处，每日换药1次，一般3～5次即愈。④尿路结石：蝼蛄2只焙黄，研末服，每日2次。

使用注意

气虚体弱者及孕妇均忌服。

蟋 蟀 Xi Shuai

来　源 本品为蟋蟀科昆虫蟋蟀的干燥虫体。

形态特征 蟋蟀多数中小型，少数大型。黄褐色至黑褐色。头圆，胸宽，丝状触角细长易断。咀嚼式口腔。有的大颚发达，强于咬斗。前足和中足相似并同长；后足发达，善跳跃；尾须较长。前足胫节上的听器，外侧大于内侧。雄性喜鸣、好斗，有互相残杀现象。雄虫前翅上有发音器，由翅脉上的刮片、摩擦脉和发音镜组成。前翅举起，左右摩擦，从而震

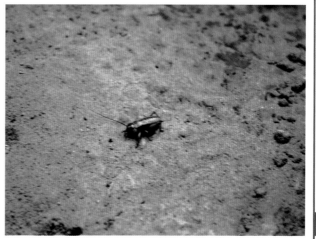

动发音镜，发出音调。雌性个体较大，针状或矛状的产卵管裸出，翅小。雄性蟋蟀相互格斗是为了争夺食物、巩固自己的领地和占有雌性。

生境分布	常栖息于地表、砖石下、土穴中、草丛间。分布江苏、上海、浙江、河北等地。
采收加工	8～9月捕捉。捕得后，用沸水烫死，晒干或焙干。
性味归经	辛、咸，温。归膀胱、大肠、小肠经。
功能主治	利尿消肿。
药理作用	有退热作用，并能扩张血管，降低血压。

| 用量用法 | 煎服，4～6只。或入散剂，每次1～2只。 |
| 配伍应用 | ①小水不通，痛胀不止：蟋蟀1只，阴阳瓦焙干，为末。白滚汤下，小儿减半。②跌仆伤小肚，尿闭不出：蟋蟀1只，煎服。③老人尿闭：蟋蟀、蝼蛄各4只，生甘草5克，水煎汤，分3次温服。④小儿遗尿：蟋蟀（焙，末）1只，滚水下，照岁（数）服，如11岁者，每次1只，服至11只为止。⑤肾虚阳痿：蟋蟀、蜻蜓、狗肾各适量，共为末，兑酒服。 |

使用注意

体虚及孕妇忌服。

荠菜　Ji Cai

来　源	本品为十字花科植物荠菜的带根全草。
形态特征	一年生或二年生草本，高30～40厘米，主根瘦长，白色，直下，分枝。茎直立，分枝。根生叶丛生，羽状深裂，稀全缘，上部裂片三角形；茎生叶长圆形或线状披针形，顶部几成线形，基部成耳状抱茎，边缘有缺刻或锯齿，或近于全缘，叶两面生有单一或分枝的细柔毛，边缘疏生白色长睫毛。花多数，顶生成腋生成总状花序；萼4片，绿色，开展，卵形，基部平截，具白色边缘；花瓣倒卵形，有爪，4片，白色，十字形开放，径约2.5毫米；雄蕊6，4强，基部有绿色腺体；雌蕊1，子房三角状卵形，花柱极短。短角果呈倒三角形，无毛，扁平，先端微凹，长6～8毫米，宽5～6毫米，具残存的花柱。种子约20～25粒，成2行排列，细小，倒卵形，长约0.8毫米。花期3～5月。
生境分布	生长于田野、路边及庭园。我国各地均有分布。
采收加工	3～5月采集，洗净，晒干。
性味归经	甘，凉。归肝、胃经。

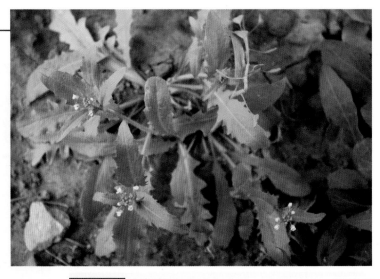

功能主治	清热利水，凉血止血。本品甘凉，既能利水，又能清气清血。故有清热利水、凉血止血之效。
药理作用	其煎剂及流浸膏有止血作用；有扩冠及降压作用。醇提物对人工形成的大鼠胃溃疡有抑制作用，对小鼠有利尿作用。
用量用法	内服：15～30克，大量30～60克，煎汤；鲜品加倍。外用：适量。
配伍应用	①乳糜尿：荠菜（连根）200～500克，洗净煮汤（不加油盐），顿服或分3次服，连服1～3个月。②产后出血：鲜荠菜30克，水煎分2次服，每日1剂。

使用注意

内服时干品、鲜品均可以，但以鲜品为佳。治疗目赤涩痛等症时，除内眼外，还可以鲜品绞汁点眼。

杠板归 Gang Ban Gui

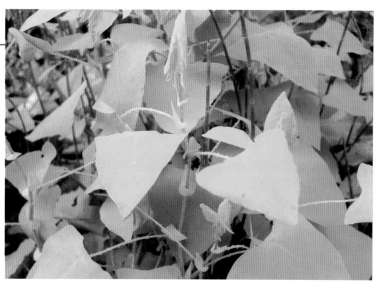

来 源	本品为蓼科多年生蔓生草本植物杠板归的全草。
形态特征	多年生蔓生草本。茎有棱，红褐色，有倒生钩刺。叶互生，盾状着生；叶片近三角形，长4~6厘米，宽5~8厘米，先端尖，基部近心形或截形，下面沿脉疏生钩刺；托叶鞘近圆形，抱茎；叶柄长，疏生倒钩刺。花序短穗状；苞片圆形；花被5深裂，淡红色或白色，结果时增大，肉质，变为深蓝色；雄蕊8；花柱3裂。瘦果球形，包于蓝色多汁的花被内。花期6~8月，果期9~10月。
生境分布	生长于山谷、灌木丛中或水沟旁。全国各地均有分布。
采收加工	秋季采收，洗净，晒干。
性味归经	酸、苦，寒。归胃、大肠、膀胱、肺、肝经。
功能主治	利水消肿，除湿退黄，清热解毒。本品苦泄寒清，能除湿热、解热毒，故有利水消种、除湿退黄、清热解毒之功。
药理作用	有强心、抗菌作用。
用量用法	9~15克，煎服。外用：适量。
配伍应用	①咳嗽：杠板归30克，一枝黄花10克，水煎服。②蛇串丹（带状疱疹）：杠板归鲜品适量捣烂为糊，搽于患处。③蛇咬伤：杠板归鲜品适量，捣烂，敷于咬伤处。④急性扁桃体炎：配石豆兰、一枝黄花煎服。⑤水肿腹胀：配朱砂根、车前草、路路通等。⑥疗肿、毒蛇咬伤：鲜品捣烂外敷。

三白草 San Bai Cao

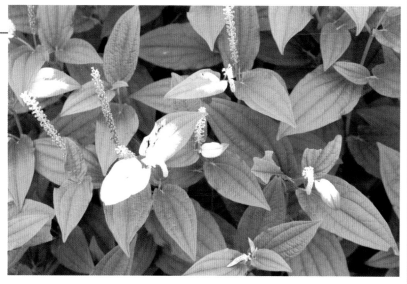

别 名	三白草根。
来 源	本品为三白草科植物三白草的干燥根茎或全草。
形态特征	多年生草本，高30~80厘米。根茎较粗，白色。茎直立，下部匍匐状。叶互生，纸质，叶柄长1~3厘米，基部与托叶合生为鞘状，略抱茎；叶片卵形或卵状披针形，长4~15厘米，宽3~6厘米，先端渐尖或短尖，基部心形或耳形，全缘，两面无毛，基出脉5。总状花序1~2枝顶生，花序具2~3片乳白色叶状总苞；花小，无花被，生于苞片腋内；雄蕊6，花丝与花药等长；雌蕊1，由4个合生的心皮组成，子房上位，圆形，柱头4。果实分裂为4个果瓣，分果近球形，表面具多疣状突起，不开裂。种子球形。花期4~8月，果期8~9月。
生境分布	生长于沟旁、沼泽等低湿处。分布江苏、浙江、安徽、广西、四川等地。
采收加工	根茎7~9月采挖，去净泥土，置热水中浸泡数分钟，取出晒干。全草全年均可采挖，洗净、晒干。
性味归经	甘、辛，寒。归肺、膀胱经。
功能主治	利水消肿，清热解毒。本品既利且清，故能

利水消肿、清热解毒。

药理作用 所含槲皮甙类成分有利尿作用，挥发油有镇咳消炎作用。

用量用法 15～30克，煎服。外用：鲜品适量捣敷患处。

配伍应用 ①肝胆湿热的肝癌（症见肝脾进行性肿大，质硬，表面不光滑，有间歇性疼痛，甚则出现腹水等）：常与大蓟根、白花蛇舌草、半枝莲、石上柏等配合应用。②痰热壅盛的肺癌（症见发热、咳嗽痰多，胸闷气促）：常与前胡、杏仁、佛耳草、蒲公英、地骨皮等配合应用。

使用注意

阴虚无湿热者当慎用。

铃 兰　Ling Lan

来　源 本品为百合科多年生草本植物铃兰的全草及根。

形态特征 植株矮小，高20厘米左右，地下有多分枝而平展的根状茎。春天从根茎先端的顶芽长出2～3枚卵形或窄卵形具弧状脉的叶片，基部抱有数枚鞘状叶；具有多分枝的根茎。叶2～3枚，基生，卵圆形，具光泽。花钟状，下垂，总状花序，着花6～10朵，乳白色。植株矮小，花茎从鞘状叶内抽出，着小花6～10朵，香气浓郁，是一种优良的盆栽观赏植物，通常用于花坛和小切花，也可作地被植物。浆果暗红色，有毒。多年生草本，高达30厘米。根状茎细长，匍匐。叶2枚，椭圆形，长13～15厘米，宽7～7.5厘米，先端急尖，基部稍狭窄；叶柄长约16厘米，呈鞘状互相抱着，基部有数枚鞘状的膜质鳞片。花葶由鳞片腋伸出；总状花序偏向一侧；苞片披针形，膜质；花乳白色，阔钟形，下垂，长约7毫米，宽约1厘米；花被先端6裂，裂片卵状三角形；雄蕊6；花柱比花被短。浆果球形，热后红色。种子椭圆形，扁平，4～6颗。花期5～6月，果期6～7月。

生境分布 生长于山地阴湿地带之林下或林缘灌丛。分布东北、河北、山东、河南、陕西等地。以东北产者为佳。

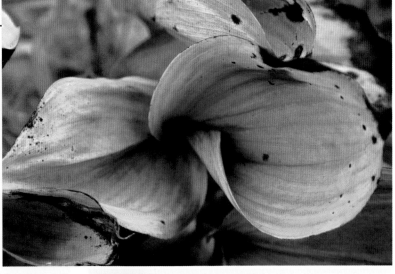

采收加工 6月花开时采收，除去杂质，晒干。

性味归经 甘、苦，温；有毒。归肝、肾、膀胱经。

功能主治 温阳利水，活血祛风。

药理作用 强心作用，主要成分为铃兰毒甙，作用特点与毒毛旋花子甙相似；强心强度高于洋地黄类；蓄积作用比洋地黄小；口服制剂稳定性差，吸收不佳，在肠道易破坏，故以静脉给药活性高。有明显利尿作用，主要是抑制肾小管的重吸收。有镇静作用。

用量用法 煎服，3～9克；研末冲服每次0.6克，每日1～2次。外用：适量。

配伍应用 ①丹毒：铃兰50克，煎水洗。②紫癜：铃兰适量，烧灰研粉，菜油调涂。③崩漏白带：铃兰、益母草各15克，红白鸡冠花、红毛七各10克，红花7.5克，石泽兰5克，水煎服，黄酒为引。

使用注意

本品有毒，勿过量，急性心肌炎、心内膜炎忌用。

滑石 Hua Shi

别名 滑石粉、飞滑石。

来源 本品为硅酸盐类矿物滑石族滑石，主含含水硅酸镁[毫克3（Si_4O_{10}（OH_2）]。

形态特征 为硅酸盐类矿物滑石族滑石的块状体。本品为不规则的扁平块状或不规则形，大小不一。全体白色、灰白色或淡黄色，层间或隙缝处常夹有灰褐色泥岩。每层由纤维状的结晶聚合体，纵向集合而成。单层的块有附有青灰色或黄色片状泥岩。有的半透明。质较松软，硬度1.5～2，比重2.3，条痕白色，易纵向断裂，手捻能碎，纵断面纤维状，显丝绢光泽。纤维细而纵直立者为湖北产。气味皆无。

生境分布 多分布于变质岩、石灰岩、白云岩、菱镁矿及页岩中。分布于山东、江西、山西、辽宁等地。

采收加工 采得后，除去泥沙或杂石。

性味归经 甘、淡，寒。归胃、膀胱经。

功能主治 利水通淋，清解暑热，祛湿敛疮。本品甘淡渗利，寒能清热，滑能利窍，故有利水通淋、清解暑热之功。

药理作用 所含硅酸镁有吸附和收敛作用。外用能保护发炎或破损的表面，吸收分泌物，促进结痂；内服能保护发炎的胃肠黏膜而止吐，止泄；并能阻止毒物在胃肠道中吸收。

用量用法 煎服，10～15克；宜布包。外用：适量。

配伍应用 ①返流性食管炎：滑石、黄连、甘草、枳壳、陈皮按6：1：1：2：2的比例，共研细末，每服3克，大枣10枚煎汤送下。每日3次，4周为1个疗程。睡前2小时不进食，睡时将床头抬高15～20厘米，避免弯腰，举重物。②慢性浅表性胃炎及十二指肠炎：用水

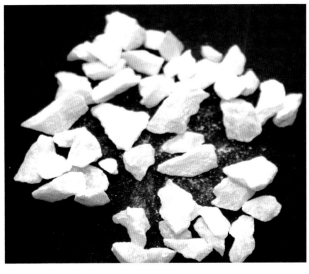

飞滑石、醋制元胡、炒白芍、甘草各等份，研末过筛，装胶囊，每丸0.6～0.7克，每次5丸，每日3次，饭前服。③泌尿道感染、尿道结石对于小便赤热涩痛者：常与车前子、冬葵子、通草等药配伍，以抗感染、利尿排石。④阴囊湿疹、痱子、脓疱疮、脚趾缝湿烂：外用滑石粉；也可配煅石膏、炉甘石各等量，以及适量枯矾、冰片等，共研细末，纱布包敷患处。⑤中暑（对于发热、烦渴、小便短赤，或腹泻者）：可与甘草同用。如六一散。⑥婴幼儿秋冬腹泻：滑石、车前子、黄芩各10克，橘红7克，黄连、杏仁、通草、半夏、川朴各5克。每日1剂，水煎3次，混合浓缩为40毫升，1岁以内5毫升/次，每6小时1次。⑦前列腺炎：滑石、生山栀、玄参、苏叶、马鞭草、生大黄、川牛膝、六神曲各12克，生山楂18克，萹蓄10克，青皮6克。煎服，每日1剂。⑧慢性牙周炎：滑石18克，甘草粉6克，朱砂面3克，雄黄、冰片各1.5克，共研为细末，早晚刷牙后撒患处；或以25克药粉兑60克生蜜，调和后早晚涂患处。

使用注意

脾虚，热病伤津及孕妇忌用。有报道滑石性燥，在腹腔、直肠、阴道等处可引起肉芽肿。

关木通 Guan Mu Tong

别名 苦木通、马木通。

来源 本品为马兜铃科藤本植物东北马兜铃的干燥藤茎。

形态特征 缠绕性木质大藤本，长达6～14米；外皮呈灰色，有纵皱纹，嫩枝绿色，生白色短柔毛。叶互生；叶柄长6～13厘米；叶片心形；先端

钝尖，基部心形，全缘；嫩叶两面密被白色柔毛，老叶仅叶脉疏生白毛。花多单生；花被筒状，弯曲，先端3裂，黄绿色；具紫色条纹，雄蕊6枚，成对贴附于柱头外面；子房下位。蒴果圆柱形或棱状椭圆形，黄褐色，有6条纵脊。种子多数。茎呈长圆柱形，稍扭曲，长1～2米，直径1～6厘米，表面灰黄色或棕黄色，有浅纵沟及棕褐色残余粗皮的斑点。节部略粗稍膨大，体轻，质坚实，不易

折断，断面皮部黄白色，质松软，皮部薄，木部黄色，宽广，质硬，满布细小导管的孔洞，呈整齐的轮状排列，近中心则排列紧密且颜色较深，射线多，呈类白色放射状，髓部不明显。摩擦残余粗皮，有樟脑样臭。气微，味苦。

生境分布 分布于吉林、辽宁、黑龙江等地。

采收加工 秋、冬两季采收，割取茎部，切段，去掉外面糙皮，晒干或烤干，理直，扎捆。

性味归经 苦，寒。归心、小肠、膀胱经。

功能主治 利尿通淋，通经下乳。本品苦寒，能清心、小肠之热，清利膀胱湿热，故能利尿通淋，兼能通利血脉以通经下乳。

药理作用 有利尿作用，并能强心。对痢疾杆菌、伤寒杆菌及某些皮肤真菌有抑制作用。马兜铃酸有抑制肿瘤细胞生长的作用。

用量用法 3～9克，煎服。

配伍应用 ①脚气肿满：常配伍猪苓、赤茯苓、桑白皮、紫苏、槟榔，如《证治准绳》木通散。②闭经：常与牛膝、当归、红花等药配伍。③乳少、乳汁不通：可用本品3～9克，水煎服；或配伍漏芦、王不留行各9克，黄芪15

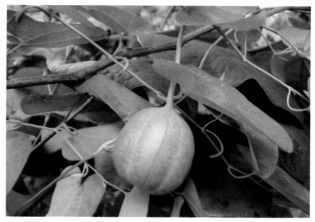

克，水煎服。也可与王不留行、穿山甲配伍；或与猪蹄炖服。④湿热痹痛、关节不利：可与忍冬藤、海桐皮、桑枝等配用。⑤周期性麻痹：木通50～75克，加水煎至50～100毫升，每日2～3次服，每日1剂，连用1～4剂。

使用注意

用量不宜过大。

通草 Tong Cao

别　名 白通草、丝通草、方通草、朱通草。

来　源 本品为五加科灌木植物通脱木的干燥茎髓。

形态特征 灌木，高可达6米。茎木质而不坚，中有白色的髓，幼时呈片状，老则渐次充实，幼枝密被星状毛，或稍具脱落性灰黄色绒毛。叶大、通常聚生于茎的上部，掌状分裂，长可达1米，基部心脏形，叶片5～7裂，裂片达于中部或仅为边裂，头锐尖，边缘有细锯齿，上面无毛，下面有白色星状绒毛；叶柄粗壮，长30～50厘米；托叶2，大形，膜质，披针状凿形，基部鞘状抱茎。花小，有柄，多数球状伞形花序排列成大圆锥花丛，苞片披针形；萼不明显；花瓣4，白色，卵形，头锐尖；雄蕊4；花盘微凸；子房下位，2室，花柱2，离生，柱头头状。核果状浆果近球形而扁，外果皮肉质，硬而脆。花期8月，果期9月。

生境分布 生长于向阳肥厚的土壤中，或栽培于庭园中。分布于贵州、云南、四川、台湾、广西等地。

采收加工 秋季采收，选择生长2～3年的植株，割取地上部分，截成段，趁鲜时取出茎髓，理直，晒干。

性味归经 甘、淡，微寒。归肺、胃经。

功能主治 清热利湿，通气下乳。本品气味俱薄、淡渗

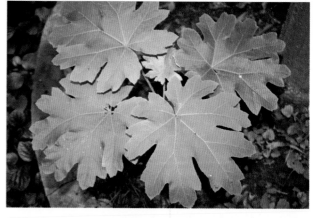

清降，能引热下行而利尿，通气上达而行乳汁，故有清热利湿、通气下乳之功。

药理作用 通草主含糖醛酸、脂肪、蛋白质、及多糖等。有利尿及促进乳汁分泌作用。

用量用法 5～10克，煎服。

临床应用 ①小便小利：通草配伍其他药物用于小便小利。②乳汁不下或乳少：通草10克，炮穿山甲、炒王不留行各6克，与猪蹄一对同煎服。③尿路感染：通草15克，滑石20克，冬葵子、石韦各10克，水煎服，每日1剂。④急性肾炎：通草、猪苓各等份，再入地龙、麝香少许，研细末，每服1～3克，米饮调下。

使用注意

气阴两虚，内无湿热及孕妇慎用。

瞿麦 Qu Mai

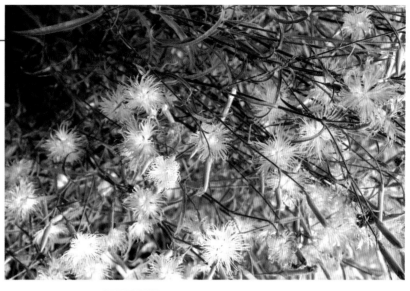

别　名 瞿麦穗。

来　源 本品为石竹科多年生草本植物瞿麦或石竹的干燥地上部分。

形态特征 多年生草本，高达1米。茎丛生，直立，无毛，上部2歧分枝，节明显。叶互生，线形或线状披针形，先端渐尖，基部成短鞘状抱茎，全缘，两面均无毛。花单生或数朵集成稀疏歧式分枝的圆锥花序；花梗长达4厘米，花瓣淡红色、白色或淡紫红色，先端深裂成细线条，基部有须毛。蒴果长圆形，与宿萼近等长。

生境分布 生长于山坡、田野、林下。分布于河北、四川、湖北、湖南、浙江、江苏等地。

采收加工 夏、秋季花果期均可采收。一般在花未开放前采收。割取全株，除去杂草、泥土，晒干。

性味归经 苦，寒。归心、小肠、膀胱经。

功能主治 利尿通淋，活血通经。本品苦寒清热泄降，能清心、小肠之火，导热下行而利小便，能泄血分之积而活血，故能利尿通淋，活血通经。

使用注意

孕妇忌服。

用量用法 10～15克，煎服。

药理作用 其煎剂口服有显著利尿作用，瞿麦穗较茎强，利尿的同时，氯化钠的排出量增加。还有兴奋肠管，抑制心脏，降压，影响肾血溶积等作用。对杆菌和葡萄球菌均有抑制作用。

配伍应用 ①热淋：与木通、萹蓄、车前子同用，如八正散（《和剂局方》）。②小便淋沥有血：与甘草、栀子等同用，如立效散（《和剂局方》）。③石淋：与滑石、石韦、冬葵子配伍，如石韦散（《症治汇补》）。④血热瘀阻之经闭或月经不调：与桃仁、丹参、红花、赤芍等同用。

萹蓄 Bian Xu

别　名 萹蓄草。

来　源 本品为蓼科一年生草本植物萹蓄的干燥地上部分。

形态特征 一年生草本，高达50厘米，茎平卧或上升，自基部分枝，有棱角。叶有极短柄或近无柄；叶片狭椭圆形或披针形，顶端钝或急尖，基部楔形，全缘；托叶鞘膜质，下部褐色，上部白色透明，有不明显脉纹。花腋生，1～5朵簇生叶腋，遍布于全植株；花梗细而短，顶部有关节。瘦果卵形，有3棱，黑色或褐色，生不明显小点。

生境分布 生长于路旁、田野。全国大部分地区均产，主要分布于河南、四川、浙江、山东、吉

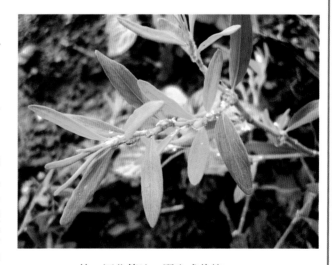

林、河北等地。野生或栽培。

采收加工 夏季叶茂盛时采收。割取地上部分，晒干。

性味归经 苦，微寒。归膀胱经。

功能主治　利尿通淋，杀虫止痒。本品苦微寒，降泄清热，能清利膀胱湿热而通淋，祛皮肤湿热而止痒，并能杀虫。

药理作用　有显著利尿作用，能增加钠的排出，连续给药不会产生耐药性，以药量稍大效佳。有驱蛔虫、蛲虫及缓下作用。对葡萄球菌、福氏痢疾杆菌、绿脓杆菌及须疮癣菌、羊毛状小芽胞菌、皮肤霉菌等均有抑制作用。有利胆作用，能促进胆汁分泌和胆盐排泄。

用量用法　煎服，10～30克，鲜品加倍。外用：适量。

配伍应用　①热淋、石淋：与瞿麦、木通、车前子同用，如八正散（《和剂局方》）。②血淋：与小蓟、大蓟、白茅根等同用。③蛔虫病，蛲虫病，钩虫病：用本品煎汤空腹服，以提高疗效。④蛔虫腹痛，面青：以单味浓煎服用（《药性论》）。⑤小儿蛲虫，下部痒：单味水煎，空腹饮之，还可用本品煎汤，熏洗肛门（《食医心镜》）。⑥湿疹、湿疮、阴痒等证：可单味煎水外洗，也可配伍蛇床子、地肤子、荆芥等煎水外洗。

使用注意

脾虚者慎用。

地肤子　Di Fu Zi

来源　本品为藜科一年生草本植物地肤的干燥成熟果实。

形态特征　一年生草本，茎直立，秋后常变为红色。叶互生，线形或披针形，长2～5厘米，宽0.3～0.7厘米，无毛或被短柔毛，全缘，边缘常具少数白色长毛。花两性或雌性，单生或2朵生于叶腋，集成稀疏的穗状花序。种子横生，扁平。

生境分布　生长于山野荒地、田野、路旁，栽培于庭园。全国大部分地区有产。

采收加工　秋季果实成熟时割取全草，晒干，打下果实，除去杂质。

性味归经　苦，寒。归膀胱经。

功能主治　清热利湿，止痒。

药理作用　水浸剂（1：3）对许兰氏黄癣菌、奥杜盎氏小芽胞癣菌、铁锈色小芽胞癣菌、羊毛状、小芽胞癣菌、星形奴卡氏菌等皮肤真菌，均有不同程度的抑制作用。

用量用法　10～15克，煎服。外用：适量。

临床应用　①泌尿系感染对于小便不利，淋漓涩痛，属下焦湿热者：常与猪苓、通草、瞿麦等配伍。②急性肾炎：地肤子15克，配伍荆芥、苏叶、桑白皮、瞿麦、黄柏、车前子各9克，蝉蜕10只，水煎服，如复方地肤子汤。若病

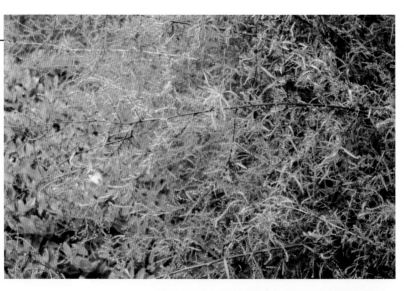

情较急，地肤子可增至30克，血尿较重者，可重用瞿麦；尿蛋白较多者，可重用苏叶、蝉蜕；尿中白细胞较多者，可加连翘，重用黄柏；管型较多者，可加石韦。每日1剂，水煎服，一般3～4日症状消失，可用至痊愈。③荨麻疹：地肤子30克，加水500毫升，煎至250毫升，冲红糖30克，乘热服下，盖被使出汗。④皮肤湿疮：地肤子、白矾各适量煎汤洗。⑤痔疮：地肤子适量，新瓦上焙干，捣罗为散，每次服9克，每日3次，用陈粟米饮调下。⑥顽固性阴痒：地肤子、黄柏各20克，地丁、白鲜皮各30克，白矾10克，清水浸泡10分钟，再煎沸25分钟，药温后擦洗患处，每日早晚各1次。

使用注意

恶螵蛸。

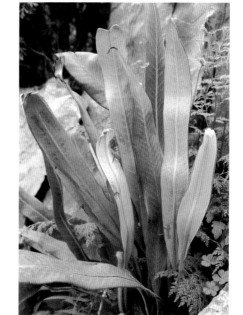

海金沙 Hai Jin Sha

来　源 本品为海金沙科多年生攀援蕨类植物海金沙的干燥成熟的孢子。

形态特征 多年生攀援草本。根茎细长，横走，黑褐色蕨栗褐色，密生有节的毛。茎无限生长；海金沙叶多数生于短枝两侧，短枝长3～8毫米，顶端有被毛茸的休眠小芽。叶2型，纸质，营养叶尖三角形，2回羽状，小羽片宽3～8毫米，边缘有浅钝齿；孢子叶卵状三角形，羽片边缘有流苏状孢子囊穗。孢子囊梨形，环带位于小头。孢子期5～11月。

生境分布 生长于阴湿山坡灌丛中或路边林缘。分布于广东、浙江等地。

采收加工 立秋前后孢子成熟时采收，过早过迟均易脱落。选晴天清晨露水未干时，割下茎叶，放在衬有纸或布的筐内，于避风处晒干。然后用手搓揉、抖动，使叶背之孢子脱落，再用细筛筛去茎叶即可。

性味归经 甘，寒。归膀胱、小肠经。

功能主治 利水通淋。

药理作用 海金沙含脂肪油。其煎剂对金黄色葡萄球菌、绿脓杆菌、福氏痢疾杆菌、伤寒杆菌等均有抑制作用。

用量用法 6～12克，煎服；宜布包。

配伍应用 ①胆石症：海金沙、金钱草各30克，柴胡、枳实、法半夏、陈皮各10克，鸡内金、郁金、姜黄、莪术各15克，水煎服。晨起空腹服300毫升，午饭后300毫升。②上呼吸道感染对于感冒发热、扁桃体炎等：以本品配大青叶，煎服。③泌尿系感染、结石对于小便短赤、血尿、淋漓涩痛，单用有效；或与滑石、甘草麦冬配伍，如《证治准绳》海金沙散。也可再配石韦、猪苓、茯苓、泽泻等。④肾盂肾炎：海金沙、一见喜各15克，车前草、马兰根、蒲公英、金钱草、萹蓄各6克，生甘草3克，水煎服。⑤沙石淋：海金沙10克，琥珀40克，芒硝100克，硼砂20克，共研细末，每服5～10克，每日3次。

使用注意

气阴两虚，内无湿热及孕妇慎用。

石 韦 Shi Wei

来　源 本品为水龙骨科多年生常绿草本植物庐山石韦和石韦或有柄石韦的干燥叶片。

形态特征 株高10～30厘米，根茎如粗铁丝，横走，密生鳞片。叶近两型，不育叶和能育叶同形，叶片披针形或长圆披针形，基部楔形，对称。孢子囊群在侧脉间紧密而整齐的排列，初为星状毛包被，成熟时露出，无盖。

生境分布 生长于山野的岩石上或树上。分布于长江以南各地。

采收加工 全年均可采收，降去根茎及根，晒干或阴干。

性味归经 苦、甘，微寒。归肺、膀胱经。

功能主治 利水通淋，清肺止咳。本品苦甘微寒，上清肺金下渗膀胱，故有利水通淋、清肺止咳之功。

药理作用 煎剂有镇咳、祛痰、平喘作用，对金黄色葡萄球菌、变形杆菌、大肠杆菌等均有不同程度的抑制作用。

用量用法 煎服，5～10克，大剂量30～60克。

使用注意

阴虚及无湿热者忌服。

配伍应用 ①支气管哮喘：4～9岁每日用石韦全草15克，10～15岁30克，16岁以上45克。每30克加水1000毫升，煎成300毫升，趁热加入冰糖30克，分3次服，3日为1个疗程。②急、慢性肾炎及肾盂肾炎：有柄石韦叶2～3克，加水500～1000毫升，每日1剂，分2次服，也可用开水浸泡，当茶饮。

冬葵子　Dong Kui Zi

来　源 本品为锦葵科一年生草本植物冬葵的成熟种子。

形态特征 一年生草本，高30～90厘米。茎直立，被疏毛或几无毛。叶互生；掌状5～7浅裂，圆肾形或近圆形，基部心形，边缘具钝锯齿，掌状5～7脉，有长柄。花小，丛生于叶腋，淡红色，小苞片3，广线形；萼5裂，裂片广三角形；花冠5瓣，倒卵形，先端凹入；雄蕊多数，花丝合生；子房10～12室，每室有一个胚珠。果实扁圆形，由10～12心皮组成，果熟时各心皮彼此分离，且与中轴脱离，心皮无毛，淡棕色。

生境分布 生长于平原、山野等处。多为栽培。全国各地均有产。

采收加工 夏秋季种子成熟时采收。除去杂质，阴干。

性味归经 甘，寒。归大肠、小肠、膀胱经。

功能主治 利水通淋，下乳润肠。本品甘寒滑利，能通利膀胱、润滑肠道、疏通乳络，故有利水通淋，下乳润肠之功。

药理作用 有降血糖和抗补体活性作用。

用量用法 10～15克，煎服。

配伍应用 ①肾炎、泌尿系感染、结石对小便不利，淋沥涩痛、水肿等：常与车前子、海金沙、茯苓等配用。②乳腺炎、乳少：乳腺炎初期，

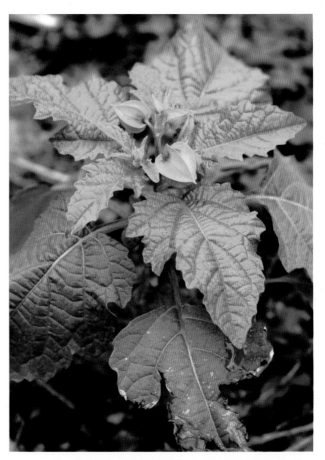

乳汁稀少或排乳困难，乳房肿痛，冬葵子30克，水、酒各半煎服，或以本品配砂仁各等量，为末，热酒冲服。

使用注意

脾虚肠滑者忌用。孕妇慎用。

灯心草 Deng Xin Cao

别　名 灯草、灯心、朱灯心、灯芯草、灯心炭。

来　源 本品为灯心草科多年生草本植物灯心草的干燥茎髓。

形态特征 多年生草本，高40～100厘米，根茎横走，密生须根，茎簇生，直立，细柱形。叶鞘红褐色或淡黄色，叶片退化呈刺芒状。花序假侧生，聚伞状，多花，密集或疏散，花淡绿色，具短柄。蒴果长圆状，先端钝或微凹，长约与花被等长或稍长，内有3个完整的隔膜。

生境分布 生长于池旁、河边、稻田旁、水沟边、草地上或沼泽湿处。分布于江苏、四川、云南等地。

采收加工 夏末至秋季采收。割取茎部，晒干。去皮取出茎髓，理直，扎成小把。

性味归经 甘、淡，微寒。归心、肺、小肠经。

功能主治 利尿通淋，清心除烦。本品甘淡渗利，微寒能清，能清利下焦以通淋，导心热下行从小便排出以清心除烦。

药理作用 本品有利尿、止血作用。

用量用法 煎服，1.5～2.5克；或入丸、散。治心烦惊痫，朱砂拌用；外用：煅炭。

配伍应用 ①胃肠型感冒：选胸背反应点，常规消毒，用针柄压上，使之凹陷并将灯心草浸油点燃，迅速点血脉上，随即离开，点处有粟米状伤痕。②流行性出血热急性肾衰：除常规用药外，用灯心草茎髓15克，煮沸后冷却至温热取出，用纱布包裹敷于膀胱区，6～7小时换药1次。③慢性肾小球肾炎：新鲜灯心草60克，豆腐300克，水煎连汤带豆腐同服，每日1剂，连服30剂为1个疗程。重症患者可于第1个疗程结束后间隔1周时间，再行第2个疗程。④口疮：灯心草干品放入生铁小平锅内，放在火上烧，直至锅内药物黄焦或黑未燃着为止，取出研末，涂抹于患处即可。⑤小儿夜啼：灯心草，新生儿3克，1～6个月6克，半岁～1岁9克，鲜品加倍。每日1剂，水煎，去渣取汁代茶饮，每日3次，服时酌加少许白糖或冰糖，不宜用红糖。3剂为1个疗程。

使用注意

气虚小便不禁者忌服。

粉萆薢 Fen Bie Xie

别　名 萆薢、萆薢片。

来　源 本品为薯蓣科多年蔓生草本植物粉背薯蓣的干燥根茎。

形态特征 粉萆薢本品呈姜块状，多水平分枝而不延长，表面暗黄棕色，凹凸不平，上侧常有少数突起的芽痕和碗状茎痕，四周疏生径约2毫米略凸起的根痕。质坚硬，不易折断，断面平坦。

生境分布 多生长于山坡疏林下、较阴湿山谷中。分布浙江等地。

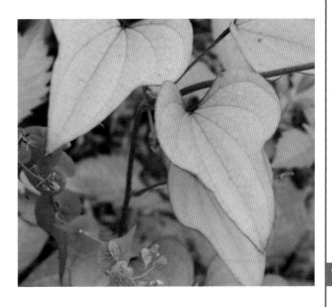

采收加工 秋、冬两季采挖，除去须根，洗净，切片，晒干。

性味归经 苦，微寒。归肝、胃经。

功能主治 利湿去浊，祛风除湿。本品内利下焦之湿而分清别浊，外祛肌肉筋骨之风湿，故有利湿去浊、祛风除湿之功。

药理作用 薯预皂甙、克拉塞林甙均有抗真菌作用。

用量用法 5～10克，煎服；或入散剂。

配伍应用 ①膏淋，小便混浊，白如米泔：与乌药、石菖蒲、益智仁同用，如草薢分清饮（《杨氏家藏方》）。②如女白带属湿盛者：与白术、猪苓、泽泻同用。③风湿痹痛：若偏于寒湿者，与牛膝、附子同用，如草薢丸（《圣济总录》）；属湿热者，与黄柏、防己、忍冬藤等配伍用。

使用注意 肾阴亏虚遗精滑泄者慎用。

使用注意

气虚小便不禁者忌服。

赤小豆　Chi Xiao Dou

别　名 赤豆、红小豆。

来　源 本品为豆科1年生草本植物赤小豆或赤豆的干燥成熟种子。

形态特征 为两种豆科植物的种子。赤小豆种子呈圆柱形而稍扁，两端较平截或钝圆，长5～8毫米，直径2～4毫米；表面紫红色或暗红紫色，少棕黄色，平滑，无光泽或微有光泽，种脐白色，线形突起，偏向一端，约为全长的2/3，中间凹陷成纵沟。背面有一条不明显的棱脊。质坚硬，不易破碎。破开后可见乳白色肥厚的子叶两枚，胚根细长，弯曲一端。气微、味微甘，嚼之有豆腥味。赤豆种子矩圆形，两端圆钝或平截，长5～8毫米，直径约4～6毫米。种皮赤褐色或稍淡，平滑有光泽，种脐位于侧缘上端，白色，不明显突出，不凹陷；其他性状与赤小豆相似。

生境分布 分布广东、广西、江西等地。

采收加工 秋季果实成熟而未开裂时拔取全株，晒干，打下种子，除去杂质，再晒干。

性味归经 甘、酸，平。归心、小肠经。

功能主治 利水消肿，解毒排脓。本品性善下行，内能通利水道以利水消肿；外可清血分热毒而解毒消肿。

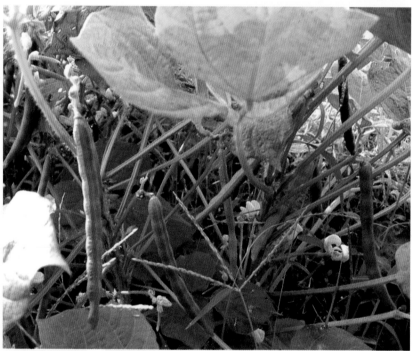

药理作用 抗菌20%煎剂对金黄色葡萄球菌、福氏痢疾杆菌及伤寒杆菌等有抑制作用。

用量用法 10～30克，煎服。外用：适量。

酢浆草 Cu Jiang Cao

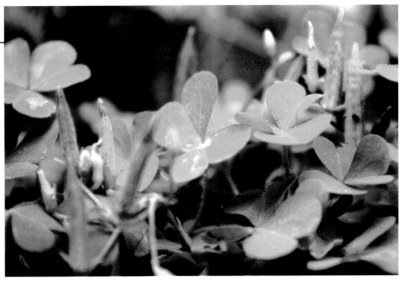

来　源 本品为酢浆草科多年生草本植物酢浆草的全草。

形态特征 酢浆草多年生草本。茎匍匐或斜升，多分枝，长达50厘米，上被疏长毛，节节生根。叶互生，掌状复叶，叶柄长2.5～5厘米；托叶与叶柄连生，形小；小叶3枚，倒心脏形，长达5～10毫米，无柄。花1至数朵成腋生的伞形花序，花序柄与叶柄等长；苞片线形；萼片5，花瓣5，黄色，倒卵形；雄蕊10，花丝下部联合成筒；子房心皮5，5室，花柱5，离生，柱头头状。蒴果近圆柱形，长1～1.5厘米，有5棱，被柔毛，熟时裂开将种子弹出。种子小，扁卵形，褐色。花期5～7月。

生境分布 生长于耕地、荒地或路旁。全国各地均有分布。

性味归经 酸，寒。归大肠、小肠经。

功能主治 清热利湿，凉血散瘀，消肿解毒。

药理作用 对金黄色葡萄球菌有抑制作用。

用量用法 煎服6～12克，鲜品30～60克。外用：适量。

配伍应用 ①水泻：酸浆草9克，加红糖蒸服。②痢疾：酢浆草研末，每服15克，开水送服。③湿热黄疸：酢浆草50～75克，水煎2次，分服。④血淋热淋：酸浆草取汁，入蜜同服。⑤尿结尿淋：酸浆草100克，甜酒100毫升，共同煎水服，每日3次。⑥二便不通：酸草1大把，车前草1握，捣汁入砂糖5克，调服一盏；不通再服。⑦鼻出血：鲜酢浆草杵烂，揉作小丸，塞鼻腔内。⑧喘咳：鲜酢浆草50克，加米少许煮服，连服3剂。⑨麻疹：酢浆草每用10～15克，水煎服。

使用注意

孕妇忌用。

柳 叶 Liu Ye

来　源 本品为杨柳科落叶乔木植物垂柳的叶。

形态特征 乔木，高可达18米，树冠开展疏散。树皮灰黑色，不规则开裂；枝细，下垂，无毛。芽线形，先端急尖。叶狭披针形，长9～16厘米，宽0.5～1.5厘米，先端长渐尖，基部楔形，边缘具锯齿；叶柄长（3～）5～10毫米，有短柔毛；托叶仅生在萌发枝上。花序先叶或与叶同时开放；雄花序长1.5～3厘米，有短梗，轴有毛；雄蕊2，花药红黄色；苞片披针形，外面有毛；腺体2；雌花序长达2～5厘米，有梗，基部有3～4小叶，轴有毛；子房椭圆形，无柄或近无柄，花柱短，柱头2～4深裂；苞片披针形，外面有毛；腺体有1。花期3～4月，果期4～5月。

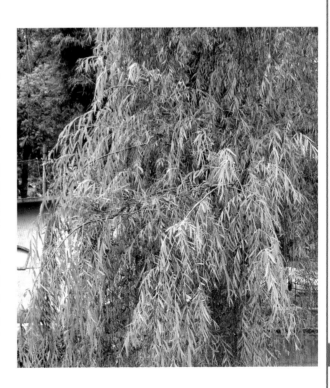

生境分布 耐水湿，也能生长于旱处。分布于我国长江流域及华南各地。

采收加工 春、夏采收叶片。晒干或鲜用。

性味归经 苦，寒。归心、脾经。

功能主治 利尿通淋，解毒，透疹。

药理作用 抗甲状腺肿，柳叶所含碘可纠正机体因缺碘引起的甲状腺肿。粗提物有祛痰作用。

用量用法 煎服，鲜品30~60克。外用：适量，煎水洗，研末调敷或熬膏敷。

配伍应用 ①小便白浊：取清明柳叶煎汤代茶，以愈为度。②炎症感染：柳树嫩枝叶制成注射剂（每毫升含生药1克），肌肉注射，每日2次，每次2毫升，小儿酌减。③高血压：鲜柳叶250克，加水煎成100毫升，2次分服，6日为1个疗程。④地方性甲状腺肿：柳叶制成糖衣片（每片相当于生药2克）内服，开始每日8~10片，2~3次分服，连服3~4周；以后每日3次，每次5片，服至痊愈，儿童剂量酌减。⑤脾胃湿热，口内流水：老柳叶4~5片开水冲泡饮服。⑥疖肿、乳腺炎：柳树叶切碎煮烂，过滤，除去残渣，浓缩至糖浆状，备用外敷。

蛇葡萄　She Pu Tao

来　源 本品为蛇葡萄科木质藤本植物蛇葡萄的茎叶。

形态特征 藤本。茎具皮孔；幼枝被锈色短柔毛，卷须与叶对生，二叉状分枝。单叶互生；叶柄长1~4.5厘米，有锈色短柔毛；叶片心形或心状卵形，长5~12厘米，宽5~8厘米，顶端不裂或具不明显3浅裂，侧裂片小，先端钝，基部心形，上面绿色，下面淡绿色，两面均被锈色短柔毛，边缘有带小尖头的浅圆齿；基出脉5条，侧脉4对，网脉在背面稍明显。花两性，二歧聚伞花序与叶对生，长2~6厘米，被锈色短柔毛，总花梗长1~3厘米；花白绿色，有长约2毫米的花梗，基部有小苞片；花萼盘状，5浅裂，裂片有柔毛；花瓣5，分离，外被柔毛；雄蕊5，与花瓣对生；子房扁球形，被杯状花盘包围。浆果球形，幼时绿色，熟时蓝紫色，直径约8毫米。花期6月，果期7~10月。

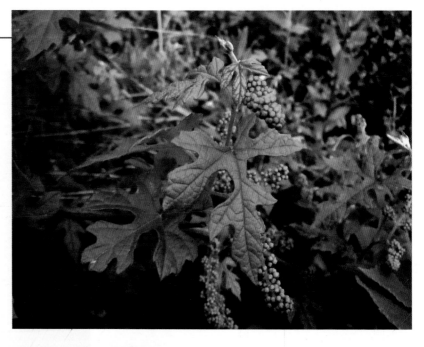

生境分布 生长于海拔300~1200米的山谷疏林或灌丛中。分布于辽宁、河北、山西、山东、浙江、广东等地。

采收加工 秋季采收，除去杂质，干燥。

性味归经 甘，平。归心、肝、肾经。

功能主治 利尿通淋，止血。

药理作用 粗提物能抑制大肠杆菌、金黄色葡萄球菌；有利尿、止血作用。

用量用法 30~60克，煎服。外用：适量，煎水洗。

配伍应用 ①慢性肾炎：山葡萄叶粉15克，放鸭蛋白内搅匀，用茶油煎炒；另取山葡萄枝30克煎汤，以一部分代茶，与上述炒蛋白配合内服，另一部分洗擦皮肤。②小便不利涩痛，肝炎，胃热呕吐，风湿性关节炎：野葡萄藤50~100克，煎服。③痈症：鲜山葡萄粗茎（去粗皮）150克，水煎服，每日1剂。④中耳炎：鲜山葡萄藤1根，洗净，截取1段，一端对患耳，另一端用口吹之，使汁滴入耳内。⑤外伤出血：蛇葡萄叶焙干研粉，撒于伤处。

三、利湿退黄药

茵陈蒿 Yin Chen Hao

别　名 茵陈、绵茵陈。

来　源 本品为菊科多年生草本植物茵陈蒿或滨蒿等的干燥地上部分。

形态特征 茵陈：多年生草本，幼苗密被灰白色细柔毛，成长后全株光滑无毛。基生叶有柄，2～3回羽状全裂或掌状分裂，最终裂片线形；花枝的叶无柄，羽状全裂成丝状。头状花序圆锥状，花序直径1.5～2毫米；总苞球形，总苞片3～4层；花杂性，每一花托上着生两性花和雌花各约5朵，均为淡紫色管状花；雌花较两性花稍长，中央仅有一雌蕊，伸出花冠外，两性花聚药，雌蕊1枚，不伸出，柱头头状，不分裂。瘦果长圆形，无毛。

滨蒿：与茵陈不同点为，一年生或二年生草本，基生叶有长柄，较窄，叶片宽卵形，裂片稍卵形，疏离，茎生叶线形，头状花序直径约1毫米，外层雌花5～7朵，中部两性花约4朵。幼苗多收缩卷曲成团块，灰绿色，全株密被灰白色茸毛，绵软如绒。茎上或由基部着生多数具叶柄的叶，长0.5～2厘米，叶柔软，皱缩并卷曲，多为2～3回羽状深裂，裂片线形，全缘。茎短细，一般长3～8厘米，直径1.5～3毫米。

生境分布 生长于路边或山坡。分布陕西、山西、安徽等地。

采收加工 春季幼苗高6～10厘米时采收或秋季花蕾长成时采割，除去杂质及老茎，晒干。春季采收的习称"绵茵陈"，秋季采割的称"茵陈蒿"。

性味归经 苦，微寒。归脾、胃、肝、胆经。

功能主治 清利湿热，利胆退黄。本品苦泄寒清，能清利肝胆湿热而利胆退黄。

药理作用 有显著的利胆作用，在增加胆汁分泌的同时，也增加胆汁中固体物、胆酸和胆红素的排泄量。并能保肝、解热、降压、降血脂、抗菌、抗病毒。

用量用法 10～30克，煎服。外用：适量。

配伍应用 ①黄疸型传染性肝炎：可用茵陈蒿汤，再配

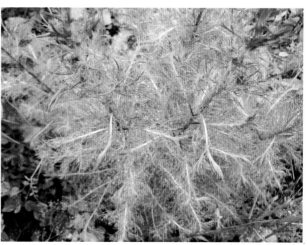

白茅根30克，水煎服。对兼有明显小便不利者，用本品与猪苓、泽泻、白术、茯苓、桂枝配伍，如茵陈五苓散。皆为治阳黄症的名方。②病毒性肝炎：茵陈30克，丹参60克，水煎加红糖15克，浓缩为200毫升，分2次服。③小儿传染性肝炎：用茵陈配甘草、红枣煎服，或制成糖浆剂。④无黄疸型肝炎对于湿热蕴结，发热者：可用本品配伍三仁汤合蒿芩清胆汤。也可由茵陈、板蓝根、柴胡、白芍、桃仁等配成"肝炎糖浆"口服。⑤胆囊炎：以本品配蒲公英、郁金各30克，姜黄12克，水煎服。⑥胆石症：用茵陈蒿汤，或用茵陈配合大陷胸汤和大柴胡汤化裁成排石汤。⑦胆道蛔虫症：茵陈煎服，配合针刺内关穴止痛，或再配合其他驱蛔措施。⑧冠心病、心绞痛：茵陈配苍术、鸡血藤、莪术煎服，阳虚加附子，阴虚加玄参，可缓解心绞痛，改善心电图。⑨高脂血症：用茵陈代茶饮，每日用15克；或用茵陈配泽泻、甘草，水煎服；也可用茵陈片21片（相当于生药24克），每日3次服，连用30日。⑩预防和治疗感冒、流感：可用茵陈6～10克，水煎服，每日1次，连服3～5日，或用醇浸剂。

使用注意

蓄血发黄及血虚萎黄者慎用。

金钱草 Jin Qian Cao

别　名 过路黄、大金钱草。

来　源 本品为报春花科多年生草本植物过路黄的干燥全草。

形态特征 多年生草本，无毛或微被毛；茎细长，绿色或带紫红色，匍匐地面生长。叶片、花萼、花冠及果实均具点状及条纹状的黑色腺体。单叶对生，叶片心脏形或卵形，全缘，仅主脉明显；单生于叶腋。花梗长达叶端，萼片线状披针形，花冠长约萼片的两倍，黄色。蒴果球形，种子边缘稍具膜翅。

生境分布 生长于山坡路旁、沟边以及林缘阴湿处。江南各省（区）均有分布。

采收加工 夏、秋两季采收，除去杂质，晒干。

性味归经 甘、淡，微寒。归肝、胆、肾、膀胱经。

功能主治 除湿退黄，利尿通淋，解毒消肿。本品甘淡渗利，微寒清热，能清利肝胆及下焦湿热，故有除湿退黄、利尿通淋、解毒消肿之功。

药理作用 有利胆排石作用，能促进胆汁的分泌和排泄，使胆管泥沙样结石易于排出，胆管阻塞和疼痛减轻，黄疸消退。有明显的利尿作用。金钱草口服后能使尿液变为酸性，故能促使在碱性环境中才能存在的结石溶解。金钱草对乙二醇所致的大鼠泌尿系结石有预防及治疗效果，对肾结石效果优于膀胱结石。有抗菌、抗炎作用。

用量用法 30～60克，煎服，鲜品加倍。外用：适量。

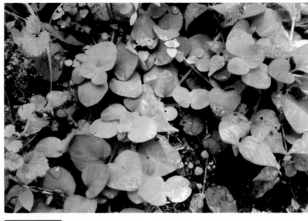

配伍应用 ①黄疸型肝炎：金钱草、茵陈、虎杖各9克，紫金牛15克，仙鹤草12克，水煎服，每日1剂；或用金钱草配公英、板蓝根各30克，每日1剂。②泌尿系结石：金钱草30克，海金沙6克，生鸡内金4.5克（研末），石韦、瞿麦各15克，冬葵子10克，煎服。③泌尿道结石：金钱草60克，煎汤代茶饮；金钱草配海金沙等煎服。④肝胆管结石（泥沙型）：金钱草5～10克，茵陈50克，苍术、厚朴、栀子、郁金各9克，陈皮、甘草各6克，水煎2次分服。⑤传染性肝炎：金钱草、茵陈、平地木各15克，虎杖9克，仙鹤草12克，红枣10枚，煎服。⑥胆囊炎、胆结石：金钱草、麦芽各30克，茵陈15克，仙鹤草、虎杖、鸡内金、白芍各12克，黄芩、积壳、郁金、三棱、莪术、山甲、丹参各10克，柴胡、甘草各6克，随症加减。

使用注意

凡阴疽诸毒、脾虚泄泻者，忌捣汁生服。

虎　杖 Hu Zhang

别　名 虎杖根、阴阳莲。

来　源 本品为蓼科多年生草本植物虎杖的根茎和根。

形态特征 本品多为圆柱形短段或不规则厚片，长1～7厘米，直径0.5～2.5厘米。外皮棕褐色，有明显的纵皱纹、须根和点状须根痕。切面皮部较薄，木部宽广，棕黄色，射线放射状，皮部与木部较易分离。根茎髓中有隔或呈空洞状。质坚硬。气微，味微苦、涩。

生境分布 生长于疏松肥沃的土壤，喜温和湿润气候，耐寒、耐涝。分布于江苏、江西、山东、四川等地。

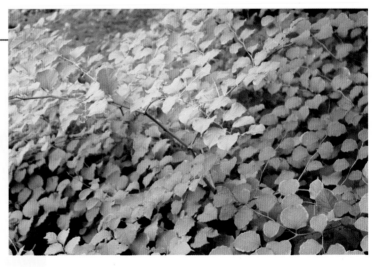

采收加工 春、秋两季采挖，除去须根，洗净，趁鲜切

短段或厚片，晒干。

性味归经 苦，寒。归肝、胆、肺经。

功能主治 利胆退黄，清热解毒，活血祛瘀，祛痰止咳。本品苦寒清泄，能祛肝、胆、肺诸经之热、湿、瘀等实邪，故有利胆退黄、清热解毒、活血祛瘀、祛痰止咳之功。

药理作用 本品有泻下、祛痰止咳、止血、镇痛、降血脂作用。25%煎剂对金黄色葡萄球菌、绿脓杆菌、溶血性链球菌、伤寒杆菌、痢疾杆菌、变形杆菌均有抑制作用。10%水煎剂对流感病毒、疱疹病毒、腺病毒等均有抑制作用。

用量用法 10～30克，煎服。外用：适量。

配伍应用 ①烧烫伤：虎杖、虎杖鞣质及虎杖复方的多种制剂作为烧伤创面用药，具有促进结痂、抗感染等作用，能减少伤面渗出，防止水分及电解质丢失，加快创面愈合。②上消化道

使用注意

孕妇忌服。

出血：虎杖研粉口服，每次4克，每日2～3次。③新生儿黄疸：50%虎杖糖浆，每次5毫升，每日2次喂服。④肺炎：虎杖根洗净切片，鲜品1000克，或干品500克，加水5000毫升，煎至1000毫升，口服；每次50～100毫升，每日2～3次，体温降至正常，症状好转即酌情减量，至肺部炎症完全吸收时停药。⑤关节炎：虎杖根切片，按1∶3的比例，把虎杖泡入白酒中，封缸，半月后启用，成人每次口服15毫升，每日2次，儿童减量。⑥烧烫伤：虎杖200克，蒸馏水适量，做成涂剂，含药浓度20%～100%均有抑菌作用。先将烧伤面用双氧水或含庆大霉素的生理盐水冲洗后，将虎杖膏涂在创面，每日3～5次。⑦阴道炎：虎杖根10克，加水1500毫升，煎取1000毫升，过滤、待温，坐浴10～15分钟，每日1次，7日为1个疗程。

地耳草 Di Er Cao

别 名 田基黄。

来 源 本品为金丝桃科一年生草本植物地耳草的全草。

形态特征 一年生草本，高15～40厘米，无毛。根多须状。茎直立，或倾斜，细瘦，有4棱，节明显，基部近节处生细根。单叶，短小，对生，多少抱茎，叶片卵形，长4～15毫米，全缘；先端钝，叶面有微细的透明点。聚伞花序顶生，成叉状而疏，花小，黄色；萼片5，披针形；花瓣5，长椭圆形，内曲，几与萼片等长；雄蕊10个以上，基部连合成3束；子房1室，花柱3枚。蒴果长圆形，长约4毫米，外面包围有等长的宿萼。花期5～6月。

生境分布 生长于山野及较潮湿的地方。分布于广西、四川、广东、湖南等地。

采收加工 夏、秋季采收，洗净，晒干。

性味归经 苦，平。归肝、胆经。

功能主治 利湿退黄，清热解毒，活血消肿。本品苦泄偏凉，能利湿清热，活血，故有利湿退黄、清热解毒、活血消肿之功。

药理作用 所含田基黄甲素对牛型结核杆菌、肺炎双球菌、金黄色葡萄球菌、链球菌等有不同程度

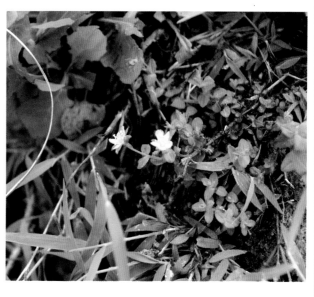

抑制作用。

用量用法 15～30克，煎服，鲜品加倍。外用：适量。

配伍应用 ①黄疸：可单用大剂量煎汤服，或与虎杖、郁金、茵陈蒿、金钱草等同用。②肺痈：可配鱼腥草、薏苡仁、芦根等同用。③乳痈：与穿山甲、蒲公英等合用。④肠痈：与冬瓜仁、败酱草、红藤等药同用。⑤湿热毒气所致痈肿疮毒：可单用地耳草捣烂外敷，或煎水内服。⑥跌打损伤：单用或配骨碎补、没药、乳香等煎服，可同时用鲜品捣烂外敷。

垂盆草 Chui Pen Cao

实用本草纲目彩色图鉴

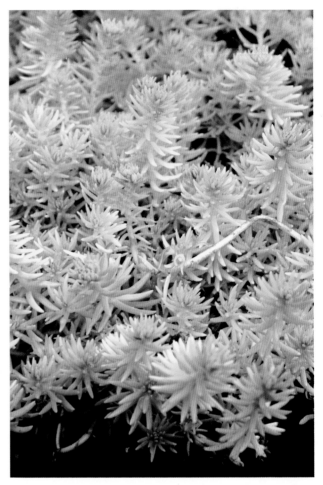

来　源	本品为景天科多年生肉质草本植物垂盆草的全草。
形态特征	多年生肉质草本，不育枝匍匐生根，结实枝直立，长10～20厘米。叶3片轮生，倒披针形至长圆形，长15～25毫米，宽3～5毫米，顶端尖，基部渐狭，全缘。聚伞花序疏松，常3～5分枝；花淡黄色，无梗；萼片5，阔披针形至长圆形，长3.5～5毫米，顶端稍钝；花瓣5，披针形至长圆形，长5～8毫米，顶端外侧有长尖头；雄蕊10，较花瓣短；心皮5，稍开展。种子细小，卵圆形，无翅，表面有乳头突起。花期5～6月，果期7～8月。
生境分布	生长于山坡岩石上或栽培。全国各地均产。
采收加工	夏、秋两季采收。除去杂质，切段，晒干。
性味归经	甘、淡、微酸，凉。归心、肝、胆、小肠经。
功能主治	利湿退黄，清热解毒。本品甘淡渗利，微寒清热，清利肝胆湿热以利湿退黄，清热以解毒。
药理作用	对白色、金黄色葡萄球菌有抑制作用，对大肠杆菌、绿脓杆菌、链球菌、白色念珠菌、福氏痢疾杆菌等均有一定作用。还有保肝作用和降低血清谷丙转氨酶的作用。
用量用法	15～30克，煎服，鲜品加倍。外用：适量。
配伍应用	①湿热黄疸：与虎杖、茵陈等同用。②痈肿疮疡：可单用内服或外敷；或配野菊花、紫花地丁、半边莲等药同用。③咽喉肿痛：与山豆根同用。④毒蛇咬伤：与白花蛇舌草、鱼腥草合用。⑤烫伤，烧伤：可鲜品捣汁外涂。

使用注意

脾胃虚寒者慎服。

SHIYONGBENCAOGANGMUCAISETUJIAN

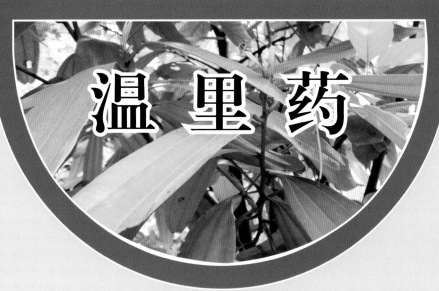

SHI YONG BEN CAO GANG MU CAI SE TU JIAN

第七章

温里药

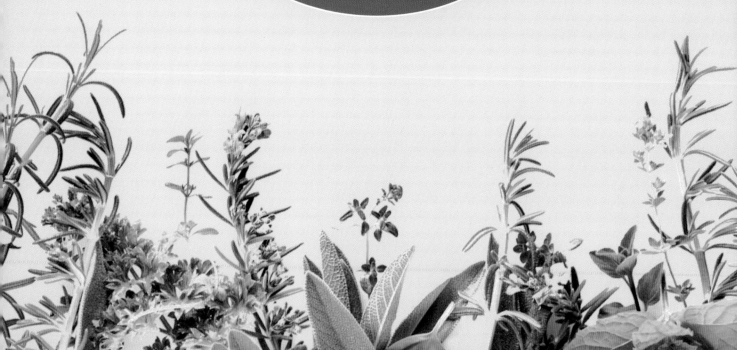

附子 Fu Zi

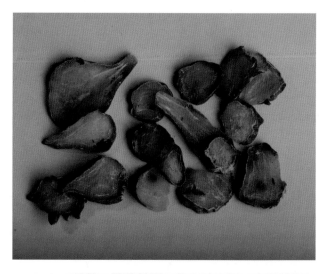

别　名 生附子、制附子、熟附子、淡附子、咸附子、黑附片、白附片、炮附子。

来　源 本品为毛茛科植物乌头的子根的加工品。

形态特征 本植物为多年生草本，高60～150厘米。主根纺锤形至倒卵形，中央的为母根，周围数个子根（附子）。叶片五角形，3全裂，中央裂片菱形，两侧裂片再2深裂。总状圆锥花序狭长，密生反曲的微柔毛；萼片5，蓝紫色（花瓣状），上裂片高盔形，侧萼片近圆形；花瓣退化，其中两枚变成蜜叶，紧贴盔片下有长爪，距部扭曲；雄蕊多数分离，心皮3～5，通常有微柔毛。蓇葖果，种子有膜质翅。根呈瘦长圆锥形，中部多向一侧膨大，顶端有残存的茎基，长2～7.5厘米，直径1.5～4厘米。外表棕褐色，皱缩不平，有瘤状侧根及除去子根后的痕迹。

生境分布 生长于山地草坡或灌木丛中。分布于四川、湖北、湖南等省也有栽培。

采收加工 6月下旬至8月上旬采挖，除去母根、须根及泥沙，习称"泥附子"，加工成下列品种：选择个大、均匀的泥附子，洗净，浸入食用胆巴的水溶液中，过夜，再加盐，继续浸泡，每日取出晒晾，并逐渐延长晾晒时间，直到附子表面出现大量结晶盐粒（盐霜）、体质变硬为止，习称"盐附子"。取泥附子，按大小分别洗净，浸入食用胆巴的水溶液中数日，连同浸液煮至透心，捞出，水漂，纵切成约0.5厘米的厚片，再加水浸漂，用调色液使附片染成浓茶色，取出，蒸到出现油面、光泽后，烘至半干，再晒干或继续烘干，习称"黑附片"。选择大小均匀的泥附子，洗净，浸入食用胆巴的水溶液中数日，连同浸液煮至透心，捞出，剥去外皮，纵切成约0.3厘米的薄片，用水浸漂，取出，蒸透，晒至半干，以硫磺熏后晒干，习称"白附片"。

性味归经 辛、甘，大热；有毒。归心、肾、脾经。

功能主治 回阳救逆，补火助阳，散寒止痛。本品辛散甘补，性热燥烈，能上助心阳，中温脾阳，下补肾阳益火，又能散在里之寒邪而止痛，尤为回阳救逆之要药。故有回阳救逆，补火助阳，散寒止痛之效。

药理作用 有强心、增加心肌耐缺血耐缺氧力，抗心率失常、抗休克、促凝血、抗炎、镇痛、抗过敏、抗过氧化作用，及局部麻醉作用。

用量用法 3～15克，煎服，宜先煎0.5～1小时，至口尝无麻辣感为度。

配伍应用 ①寒邪入里，直中三阴而见四肢厥冷，恶寒蜷卧，吐泻腹痛，脉沉迟无力或无脉者：与干姜、人参、肉桂同用，如回阳急救汤（《伤寒六书》）。②肾阳不足，命门火衰所致阳痿滑精、宫寒不孕、腰膝冷痛、夜尿频多者：配肉桂、熟地、山茱萸等，如右归丸（《景岳全书》）。③脾肾阳虚、寒湿内盛所致脘腹冷痛、大便溏泻等：配白术、党参、干姜等，如附子理中汤（《和剂局方》）。④脾肾阳虚，水气内停所致小便不利、肢体浮肿者：与白术、茯苓等同用，如真武汤（《伤寒论》）。⑤心阳衰弱，心悸气短、胸痹心痛者：与桂枝、人参等同用。⑥阳虚兼外感风寒者：与细辛、麻黄同用，如麻黄附子细辛汤（《伤寒论》）。⑦风寒湿痹周身骨节疼痛者均可用之，尤善治寒痹痛剧者：与白术、桂枝、甘草同用，如甘草附子汤（《伤寒论》）。

使用注意

　　本品辛热燥烈，凡阴虚阳亢及孕妇忌用。反半夏、瓜蒌、贝母、白蔹、白及。因有毒，内服须经炮制。若内服过量，或煮煎方法不当，可引起中毒。

干姜 Gan Jiang

别　名	淡干姜、白干姜。
来　源	本品为姜科植物姜的干燥根茎。
形态特征	本品呈扁平块状，长3～6厘米。表皮皱缩，灰黄色或灰棕色。质硬，断面粉性和颗粒性，白色或淡黄色，有黄色油点散在。气香，味辣。去皮干姜表面平坦，淡黄白色。
生境分布	生长于阳光充足、排水良好的沙质地。分布四川、广东、广西、湖北、贵州、福建等地。
采收加工	冬季采挖，除去须根及泥沙，晒干或低温干燥。
性味归经	辛，热。归脾、胃、心、肺经。
功能主治	温中散寒，回阳通脉，温肺化饮。本品辛热燥烈，为温中散寒之主药。又回阳通脉，温肺化饮。
药理作用	有镇呕、镇静、镇痛、驱风健胃、止咳等作用。姜的乙醇提取液能直接兴奋心脏，对血管运动中枢有兴奋作用。
用量用法	3～10克，煎服。
配伍应用	①慢性支气管炎、肺气肿、支气管哮喘，症见咳嗽、痰稀多白沫，证属肺寒者：常与细辛、五味子、茯苓、甘草同用，如《金匮要略》苓甘五味姜辛汤：或与细辛、五味子、法半夏、炙甘草、麻黄、桂枝、白芍同用，如《伤寒论》小青龙汤。②口腔炎：姜柏散

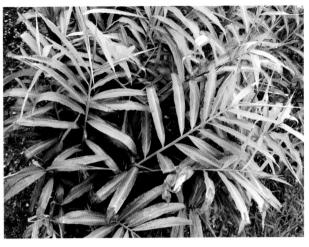

（干姜、黄柏等分研细）外用于口腔炎，初时流涎，疼痛加剧，后即痛止。结合辨证分型，内服凉膈散加减，加味导赤散等，甘露饮加减。③小儿腹泻：干姜、艾叶、小茴香各20克，川椒15克，共为细末，然后以鲜姜30克捣烂拌匀，敷于脐部并以热水袋保持温度，昼夜持续，5日为1个疗程。④妊娠呕吐：干姜、人参各50克，半夏100克，研细末，以生姜糊为丸，如梧子大，每服10丸，每日3次。

使用注意

阴虚内热，血热妄行者忌用。孕妇慎用。

肉桂 Rou Gui

别　名	桂心、桂皮、油桂、官桂。
来　源	本品为樟科植物肉桂的干燥树皮。
形态特征	常绿乔木，树皮灰褐色，幼枝多有4棱。叶互生，叶片革质长椭圆形或近披针形，先端尖，基部钝，全缘，3出脉于背面明显隆起。圆锥花序腋生或近顶生，花小白色，花被6片，能育雄蕊9，子房上位，胚珠1枚。浆果椭圆形，长1厘米，黑紫色，基部有浅杯状宿存花被。企边桂：呈槽状或卷筒状，长30～40厘米，宽或直径为3～10厘米，厚约2～8毫米。外表面灰棕色，有不规则的细皱纹及横向突起的皮孔，有时可见灰白色的地衣斑；内表面红棕色，较平滑，有细纵纹，用指甲刻划可见油痕。质硬而脆，易折断，断面不平坦，外侧呈棕色而较粗糙，内侧红棕色而油润，中间有一条黄棕色的线纹。有浓烈的特殊香气，味甜、辛。板桂：外皮粗糙，呈平板状。油桂：长约30～40厘米，宽约6～10厘米，两边微卷，外表栓皮较细，含

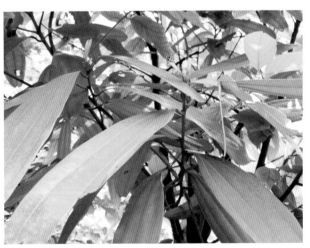

油较多，余同企边桂。油桂通：呈圆筒状，长约33厘米，直径1.5～3厘米，厚0.1～0.3厘米。外皮灰棕色，有细小皮孔或有地衣斑，香气稍差，余同企边桂。

生境分布	多为栽培。分布广东、海南、云南等地。
采收加工	多于秋季剥取，刮去栓皮，阴干。
性味归经	辛、甘，热。归脾、肝、肾、心经。
功能主治	补火助阳，散寒止痛，温经通脉。本品辛散甘补，大热温通，能补命门之火，引火归元

而益阳消阴，又温助脾阳、散寒邪、通经脉，故有补火助阳，散寒止痛，温经通脉之效。

药理作用 有调节免疫功能，抗酯质过氧化，扩张血管，降血压，增加消化液分泌，利胆，解热，镇痛，镇静，抗菌，抗病毒等作用。

用量用法 2～5克，煎服，宜后下或焗服；研末冲服，每次1～2克。

配伍应用 ①胃肠功能紊乱、消化不良、慢性肠炎对于肾阳不足，脾胃虚寒，症见畏寒肢冷、食少便溏、完谷不化者：常配伍附子、干姜、肉豆蔻、木香、丁香、茯苓，如《三因方》桂苓丸。②支气管哮喘：肉桂粉1克，加入无水酒精10毫升，静置10小时后取上清液0.15～0.3毫升，加2%普鲁卡因至2毫升混匀，注入两侧肺俞穴，每穴0.1毫升。此法对心脏机能代偿不全及高衰竭患者忌用。③老年性支气管肺炎对本病阳虚型患者：可单用上肉桂9克（捣冲），分3次服，症状减轻后改为6克，服3剂。再用肾气丸18克每日，调理1周可愈。④肾阳虚腰痛：肉桂粉每次5克，每日2次，3周为1个疗程。⑤小儿流涎：肉桂10克（1次量），研成细末，醋调至糊饼状，每晚临睡前贴敷于双侧涌泉穴，胶布固定，次日晨取下。⑥神经性皮炎：肉桂200克，研细末，装瓶备用。用时根据病损大小，取药粉适量用好醋调成糊状，涂敷病损处，2小时后糊干即除掉。若未愈，隔1周后如法再涂1次。⑦绿脓杆菌感染：将0.5%的肉桂油置于消毒容器内，消毒纱布浸药液敷创面或塞入创口及瘘管内，每日1次，也可用喷雾器喷洒创面，每日3次。

使用注意

阴虚火旺，里有实热，血热妄行者及孕妇忌用。畏赤石脂。

高良姜 Gao Liang Jiang

别　名 良姜。

来　源 本品为姜科植物高良姜的干燥根茎。

形态特征 多年生草本，高30～110厘米，根茎棕红色或紫红色。叶互生，叶片线状披针形，先端渐尖或尾尖，基部渐窄，全缘或具不明显的疏钝齿，两面颓净；叶鞘开放抱茎，叶舌膜质，长达3厘米，棕色。总状花序顶生，花序轴被绒毛，小苞片极小，花萼先端不规则3浅圆裂，外被短毛；花冠管漏斗状。蒴果球形，不开裂，被绒毛，熟时橙红色。

生境分布 生长于山坡、旷野的草地或灌木丛中。分布于广东、广西、中国台湾等地。

采收加工 夏末秋初采挖生长4～6年的根茎，除去地上茎、须根及残留鳞片，洗净，切段，晒干。

性味归经 辛，热。归脾、胃经。

功能主治 散寒止痛，温中止呕。本品辛热散寒，专祛脾胃之寒邪，故有温中散寒、止呕、止痛之效。

药理作用 有促进胃酸分泌和小肠收缩，抑制前列腺素合成，抑制炭疽杆菌、白喉杆菌、溶血性链球菌、枯草杆菌、肺炎双球菌、金黄色葡萄球菌、人型结核杆菌等作用。

用量用法 3～10克，煎服；研末服，每次3克。

配伍应用 ①花斑癣：高良姜50克，75%的酒精250毫升，混合浸泡7天备用。用时涂擦患处，每日2次，涂擦后有隐刺痛，几分钟后自行消失。

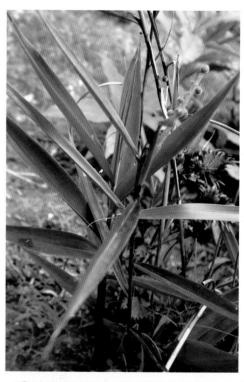

②霍乱吐泻腹痛：将高良姜火炙焦香。用250克的酒1升，煮沸，顿服。③胃痛：用高良姜、制香附、元胡、乌贼骨各30克，姜半夏10克，上药研末，每次3克，每日3次，饭前温开水送服。

使用注意

阴虚有热者忌服。

花椒 Hua Jiao

别　名 川椒、蜀椒。

来　源 本品为芸香科植物花椒或青椒的干燥成熟果皮。

形态特征 灌木或小乔木，高约3～6米。茎枝疏生略向上斜的皮刺，基部侧扁；嫩枝被短柔毛。叶互生；单数羽状复叶，长8～14厘米，叶轴具狭窄的翼，小叶通常5～9片，对生，几无柄，叶片卵形、椭圆形至广卵形，长2～5厘米，宽1.5～3厘米，先端急尖；通常微凹，基部为不等的楔形，边缘钝锯齿状，齿间具腺点，下面在中脉基部有丛生的长柔毛。伞房状圆锥花序，顶生或顶生于侧枝上；花单性，雌雄异株，花轴被短柔毛；花被片4～8，三角状披针形；雄花具雄蕊5～7，花药矩圆形，药隔近顶端具腺点，花丝线形，退化心皮2，先端2叉裂；雌花心皮通常3～4，子房背脊上部有凸出的腺点，花柱略外弯，柱头头状，子房无柄。成熟心皮通常2～3。果实红色至紫红色，密生疣状突起的腺点。种子1，黑色，有光泽。花期3～5月，果期7～10月。

生境分布 生长于温暖湿润、土层深厚肥沃的壤土、沙壤土中。我国大部分地区有分布，但以四川产者为佳。

采收加工 秋季采收成熟果实，晒干，除去种子及杂质。

性味归经 辛，温。归脾、胃、肾经。

功能主治 温中止痛，杀虫，止痒。本品辛温燥散，能温中散寒止痛，兼能燥湿杀虫止痒，故有温中止痛、杀虫、止痒之效。

药理作用 牻牛儿醇小剂量能增强肠蠕动，大剂量能抑制蠕动；对多种致病菌及某些皮肤真菌有抑制作用，对猪蛔虫有杀灭作用。对局部有麻醉止痛作用。还有降血压、降血脂作用。

用量用法 3～10克，煎服。外用：适量。

配伍应用 ①止痛：花椒果皮制成50%的注射液，痛时肌肉注射或穴位注射，每次2毫升。②拔牙麻醉：花椒挥发油（提取挥发油配以苯甲醇及60%乙醇），涂于患牙四周3～5分钟，待痛感消失，即可行拔牙术。③回乳：花椒6～15克，加水400～500毫升，浸泡后煎煮浓缩成250毫升，然后加入红糖（白糖效果不佳）30～60克，于断奶当日趁热1次服下，每日1次，约1～3次即可回乳。④血吸虫病：花椒炒研成粉装胶囊，成人每日5克，分3次服，20～25日为1个疗程。⑤霉菌性阴道炎：花椒油3毫升，加半合成脂肪酸酯至10克制成栓剂。⑥蛔虫性肠梗阻：麻油125毫升加热后，将花椒9～30克（去椒目）倒入油锅煎至焦黄色，再将花椒滤去，待麻椒油微温时1次顿服或2～3小时内服下。⑦蛲虫病：花椒30克，加水1000毫升，煮沸40～50分钟，过滤。取微温滤液25～30毫升，行保留灌肠，每日1次，连续3～4次。⑧皮肤搔痒、湿疹：花椒同苦参、地肤子、白矾煎水熏洗。⑨胆道蛔虫病：花椒20粒，食醋10克，糖少许煎煮后去花椒1次服用。

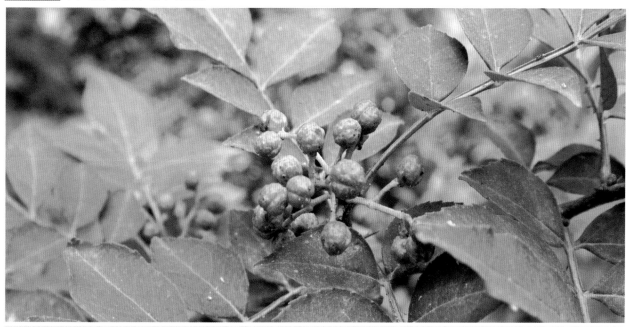

使用注意

阴虚火旺者，孕妇忌用。

胡 椒 Hu Jiao

别　名	黑胡椒、白胡椒。
来　源	本品为胡椒科植物胡椒的干燥近成熟果实或成熟果实。
形态特征	常绿藤本。茎长达5米许，多节，节处略膨大，幼枝略带肉质。叶互生，叶柄长1.5～3厘米，上面有浅槽；叶革质，阔卵形或卵状长椭圆形，长8～16厘米，宽4～7厘米，先端尖，基部近圆形，全缘，上面深绿色，下面苍绿色，基出脉5～7条，在下面隆起。花单性，雌雄异株，成为杂性，成穗状花序，侧生茎节上；总花梗与叶柄等长，花穗长约10厘米；每花有一盾状或杯状苞片，陷入花轴内，通常具侧生的小苞片；无花被；雄蕊2，花丝短，花药2室；雌蕊子房圆形，1室，无花柱，柱头3～5枚，有毛。浆果球形，直径4～5毫米，稠密排列，果穗圆柱状，幼时绿色，熟时红黄色。种子小。花期4～10月，果期10月至次年4月。
生境分布	生长于荫蔽的树林中。分布于海南、广东、广西、云南等地。
采收加工	秋末至次春果实呈暗绿色时采收，晒干，为黑胡椒；果实变红时采收，水浸，擦去果肉，晒干，为白胡椒。
性味归经	辛、热。归胃、大肠经。
功能主治	温中止痛，下气消痰。本品辛热，温中散寒以止痛，中焦无寒则升降有序而气下痰消，故有温中止痛、下气消痰之功。
药理作用	有驱风健胃，抗惊厥，镇静，使皮肤血管扩张产生温热感等作用。
用量用法	2～4克，煎服；0.5～1克，研末服。外用：适量。
配伍应用	①慢性肠炎、胃炎（用于胃寒呕吐、食少、腹痛、泄泻等）：与高良姜、荜茇等配用；也可单用本品研末置膏药中敷贴脐部。②子宫脱垂：白胡椒、附片、肉桂、白芍、党参各20克，研末加红糖60克，和匀分30包，每日早晚各服1包（服药前先饮少量酒），

15日为1个疗程。③小儿消化不良性腹泻：白胡椒1克，研粉，加葡萄糖粉1克。混匀，1岁以下每次服0.3～0.5克；3岁以上每次服0.5～1.5克，（一般不超过2克），每日3次。连服1～3日为1个疗程。④慢性气管炎：将白胡椒放入75%酒精中泡30分钟，取出切成2或4瓣，用于穴位埋藏。⑤感冒咳嗽：胡椒8粒，暖脐膏1张，将胡椒研碎，放在暖脐膏中央，贴于第2和第3胸椎之间。贴后局部发痒，为药物反应，不要剥去。⑥婴幼儿腹泻：吴茱萸6克，苍术7克，白胡椒2克，肉桂、枯矾各3克，共为细末，分3等份，每次取1份，以食醋适量调匀，置于神厥穴（脐孔），外用麝香止痛膏或胶布固定，每日换药1次。

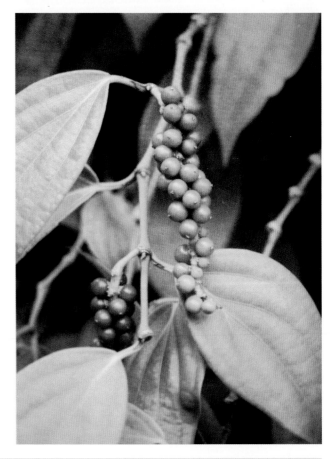

使用注意

胃热或胃阴虚者忌用。

小茴香 Xiao Hui Xiang

别　名	茴香、谷茴香。
来　源	本品为伞形科植物茴香的干燥成熟果实。
形态特征	多年生草本，高1～2米，全株有香气。茎直立，有纵棱。叶互生，3～4回羽状全裂，裂片丝状线形；叶柄基部鞘状抱茎。复伞形态序顶生；花小、黄色。双悬果，每分果有5纵棱。本品呈小圆柱形，两端稍尖，长3～5毫米，径2毫米左右，基部有时带细长的小果柄，顶端有黄褐色柱头残基，新品黄绿色至棕色，陈品为棕黄色。分果容易分离，背面有5条略相等的果棱，腹面稍平；横切面略呈五角形。
生境分布	全国各地均有栽培。我国南北各地均有栽培。
采收加工	秋季果实初熟时采割植株，晒干，打下果实，除去杂质。
性味归经	辛，温。
药理作用	有增强胃肠运动，在胀气时，促进气体排出，减轻疼痛作用。
用量用法	3～6克，煎服。外用：适量。

配伍应用 ①闪挫腰痛：小茴香，为末，酒服3～5克。②嵌闭性小肠疝：小茴香10～15克（小儿酌减），开水冲汤，乘热顿服，如15～30分钟后不见效，同量再服1次；或成人3～6克（小儿酌减），开水冲汤服，间隔10分钟后，同量再服1次，服后仰卧40分钟，下肢并拢，膝关节半屈曲。③鞘膜积液、阴囊象皮肿：小茴香15克，盐4.5克，同炒焦，研细末，打入青壳鸭蛋1～2个，同煎为饼，临睡前用温米酒送服，4天为1个疗程，间隔2～5日，再服第2个疗程。④肠绞痛、睾丸和附睾肿痛：小茴香、木香各3克，川楝子、白芍各12克，黄柏9克，槟榔6克，生苡米25克，水煎服，也可用于睾丸鞘膜积液。⑤阳痿：小茴香、炮姜各5克，研末，加盐少许，用少许人乳汁调和（也可用蜂蜜或鸡血代替）敷于肚脐，外加胶布贴紧，一般5～7日后可去除敷料。⑥肾绞痛：小茴香、干姜、官桂、沉香粉（冲服）各5克，玄胡、五灵脂、没药、川芎、当归、蒲黄、赤芍、乌药各10克。每日1剂，水煎服。⑦慢性痢疾：小茴香9克，石榴皮15克，水煎服。

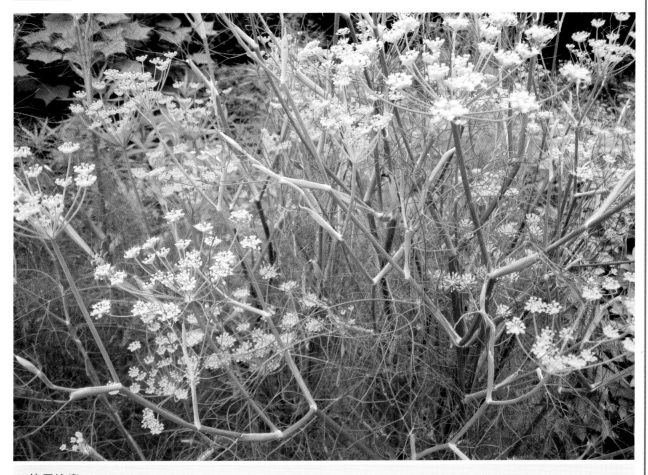

使用注意

阴虚火旺者慎服。

丁 香 Ding Xiang

别　名 公丁香、丁子香、母丁香。

来　源 为桃金娘科植物丁香的干燥花蕾。

形态特征 常绿乔木，高达12米。单叶对生，革质，卵状长椭圆形至披针形，长5~12厘米，宽2.5~5厘米，先端尖，全缘，基部狭窄，侧脉平行状，具多数透明小油点。花顶生，复聚伞花序；萼筒先端4裂，齿状，肉质。花瓣紫红色，短管状，具4裂片，雄蕊多数，成4束与萼片互生，花丝丝状；雄蕊1枚，子房下位，2室，具多数胚珠，花柱锥状，细长。浆果椭圆形，长2.5厘米，红棕色。顶端有宿萼。稍似鼓槌状，长1~2厘米，上端蕾近似球形，下端萼部类圆柱形而略扁，向下渐狭。表面呈红棕色或暗棕色，有颗料状突起，用指甲刻划时有油渗出。萼片4，三角形，肥厚，外入，花瓣4，膜质，黄棕色，覆瓦状抱合成球形，花瓣内有多数向内弯曲的雄蕊。质坚而重，入水则萼管垂直下沉。香气浓郁，味辛辣，后有微麻舌感。

生境分布 生长于路边、草坪或向阳坡地或与其他花木搭配栽植在林缘。主要分布于坦桑尼亚、马来西亚、印度尼西亚，我国海南省也有栽培。

采收加工 于9月至次年3月，花蕾由绿转红时采收，晒干。

性味归经 辛，温。归脾、胃、肾经。

功能主治 温中降逆，散寒止痛，温肾助阳。本品辛散温通，入脾胃，温中焦降胃气，寒凝散而痛疼止；入肾经，温下焦而助肾阳。故有温中降逆，散寒止痛，温肾助阳之效。

用量用法 1.5~6克，煎服，或入丸、散。

药理作用 本品内服能促进胃液分泌，增强消化力，减轻恶心呕吐，缓解腹部气胀，为芳香健胃剂。丁香油酚有局部麻醉止痛作用。其水或醇提取液对猪蛔虫有麻醉和杀灭作用。其煎剂对葡萄球菌、链球菌及白喉、变形、大肠、痢疾、伤寒等杆菌均有抑制作用。丁香油及丁香油酚对致病性真菌有抑制作用。在体外，丁香对流感病毒PR6株有抑制作用。

配伍应用 ①慢性胃炎呕吐：丁香、柿蒂各3克，党参12克，生姜6克，水煎服。②头痛：公丁香3粒，细辛0.9克，瓜蒂7个，赤小豆7粒，冰片0.2克，麝香0.1克，共为细末，取黄豆大药末放入患侧鼻腔。③妊娠剧吐：丁香15克，半夏20克，共为细末，以生姜30克煎浓汁调成糊状，取适量涂敷脐部并用胶布固定。1日后呕吐渐止，再敷3日纳食如常。④幼儿腹泻：丁香30克，荜茇10克，胡椒、肉桂、吴茱萸各5克，车前子（炒）20克，诸药共研极细末。用时取药末100~300毫克，置入脐窝内，脐突者以食指轻按使之陷下后再放药，并以胶布固定，1~2日换药1次，患脐炎或皮肤过敏者忌用。⑤足癣：丁香15克，苦参、大黄、明矾、地肤子各30克，黄柏、地榆各20克，煎水外洗，每日1剂，每剂煎2次，每剂可洗5~6次，每次洗15分钟。⑥口腔溃疡：丁香9~15克，打碎，放入杯或小瓶中，用冷开水浸过药面，约经4小时后，便成棕色药液，用此药液涂于口腔溃疡表面，每日6~8次。⑦牙痛：丁香、厚朴各4克，薄荷2克，用开水浸泡15分钟，滤去药渣后含漱。

使用注意

畏郁金。

荜茇 Bi Ba

别名 荜拨。

来源 本品为胡椒科植物荜茇的干燥未成熟或成熟果穗。

形态特征 本植物为多年生攀援藤本，茎下部匍匐，枝有粗纵棱，幼时密被粉状短柔毛。单叶互生，叶柄长短不等，下部叶柄最长，顶端近无柄，中部长1～2厘米，密被毛；叶片卵圆形或卵状长圆形，长5～10厘米，基部心形，全缘，脉5～7条，两面脉上被短柔毛，下面密而显著。花单性异株，穗状花序与叶对生，无花被；雄花序长约5厘米，直径3毫米，花小，苞片1，雄蕊2；雌花序长约2厘米，于果期延长，花的直径不及1毫米，子房上位，下部与花序轴合生，无花柱，柱头3。浆果卵形，基部嵌于花序轴并与之结合，顶端有脐状突起。果穗圆柱状，有的略弯曲，长2～4.5厘米，直径5～8毫米。果穗柄长1～1.5厘米，多已脱落。果穗表面黄褐色至黄褐色，由多数细小浆果紧密交错排列聚集而成。小果部分陷于花序轴并与之结合，上端钝圆，顶部残存柱头呈脐状突起，小果略呈球形，被苞片，直径1～2毫米。质坚硬，破开后胚乳白色。有胡椒样香气，味辛辣。

生境分布 生长于海拔约600米的疏林中。分布于海南、云南、广东等地。

采收加工 9～10月间果穗由绿变黑时采收，除去杂质，晒干。

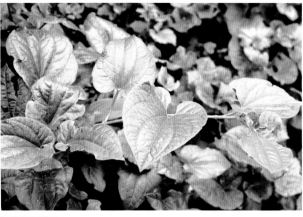

性味归经 辛，热。归胃、大肠经。

功能主治 温中散寒。本品辛热，专温散胃肠寒邪，故有温中散寒之效。

药理作用 本品所含胡椒碱有抗惊厥作用。以本品提取的精油，对白色及金黄色葡萄球菌和枯草杆菌、痢疾杆菌有抑制作用。荜茇能引起皮肤血管扩张，故服药后可出现全身温热感。

用量用法 3～6克，内服：煎汤。外用：适量。

配伍应用 ①头痛、鼻渊、流清涕：荜茇研细末吹鼻。②三叉神经痛：荜茇配伍川芎治疗三叉神经痛有增效协同作用。③牙痛：荜茇10克，细辛6克，每日1剂，水煎漱口，每日漱3～5次，每次漱口10～20分钟，不宜内服。④乳腺炎：荜茇研末与樟脑、白芷研末混合，放于阳和膏中，外贴患外。

使用注意

阴虚火旺者忌内服。

毕澄茄 Bi Cheng Qie

别名 荜澄茄。

来源 本品为樟科植物山鸡椒的干燥成熟果实。

形态特征 常绿攀援性藤本，茎长约6米。叶互生，叶片椭圆状卵形或长卵形，先端渐尖，基部圆形或斜心脏形，全缘，两面均光滑无毛。花单性，雌雄异株，成单生的穗状花序，花小，白色，无花被。核果球形，直径约5毫米，黑褐色。

生境分布 生长于向阳丘陵和山地的灌木丛或疏林中。分布广东、广西、四川、湖南、湖北等地。

采收加工 秋季果实成熟时采收，除去杂质，晒干。

性味归经 辛，温。归脾、胃、肾、膀胱经。

功能主治 温中散寒，行气止痛。本品味辛行散性温胜寒温通，既可暖脾胃而行滞气，又长于散寒

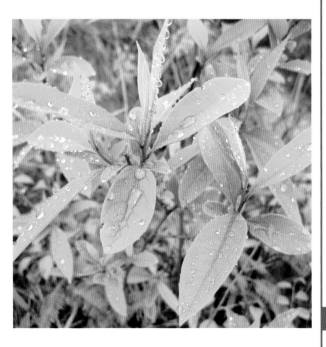

而止痛。故有温中散寒，行气止痛之效。

药理作用 有镇静、镇痛、抗过敏作用，对组织胺和乙酰胆碱喷雾引起的支气管平滑肌痉挛有明显的保护作用。体外对金黄色葡萄球菌及大肠、痢疾、伤寒等杆菌有抑制作用。

用量用法 2～5克，煎服。

配伍应用 ①牙痛：用捣碎的荜澄茄放于患齿即可止痛。②冠心病：口服20%荜澄茄水蒸馏液50毫升，每日2～4次，或口服山苍子油胶丸，每次3～5粒（50毫克／粒）或0.2%山苍子油液，每次30～50毫升，每日均3～4次；肌肉注射4毫升，每日2次，静脉注射20～40毫升或与等量5%葡萄糖混合静脉点滴，1个疗程均为10日。③慢性支气管炎与慢性气管炎：用荜澄茄之胶囊、胶丸或鼻塞剂即可。④阿米巴痢疾：将荜澄茄研粉装入胶囊，每次1克，隔2小时1次，每日连服4次，连用3～5日。

使用注意

辛温助火，阴虚有热及热证忌用。

山奈 Shan Nai

别　名 三奈、山奈根。

来　源 本品为姜科植物山奈的干燥根茎。

形态特征 多年生宿根草本。块状根茎，单生或数枚连接，淡绿色或绿白色，芳香；根粗壮。无地上茎。叶2枚，几无柄，平卧地面上；圆形或阔卵形，长8～15厘米，宽5～12厘米，先端急尖或近钝形.基部阔楔形或圆形，质薄，绿色，有时叶缘及尖端有紫色渲染；叶脉10～12条；叶柄下延成鞘，长1～5厘米。穗状花序自叶鞘中出生，具花4～12朵，芳香；苞片披针形，绿色，长约2.5厘米，花萼与苞片等长；花冠管细长，长2.5～3厘米；花冠裂片狭披针形，白色，长1.2～1.5厘米；唇瓣阔大，径约2.5厘米，中部深裂，2裂瓣顶端各微凹白色，喉部紫红色；侧生的退化雄蕊花瓣状，倒卵形，白色，长约1.2厘米；药隔宽，顶部与方形冠筒连生；子房下位，3室，花柱细长，基部具二细长棒状附属物，柱头盘状，具缘毛。果实为蒴果。花期8～9月。

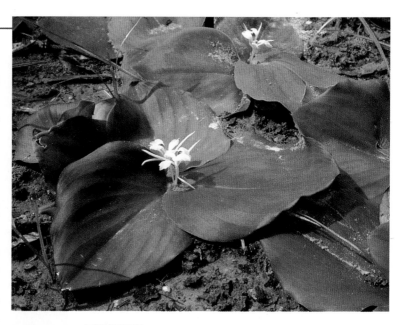

药理作用 煎剂在试管内对许兰氏毛癣菌及蒙古变种、共心性毛癣菌、堇色毛癣菌等10种常见致病真菌均有不同程度的抑制作用。山奈酚对动物有消炎作用及维生素P活性。

用量用法 3～6克，内服：煎汤。外用：适量。

配伍应用 ①腹冷痛：山奈、丁香、当归、甘草各等份，为末，醋糊丸，梧子大。每服30丸，酒下。②一切牙痛：山奈子二钱（用面裹煨热），麝香半钱，为细末，每用三字，口嗽温水，随牙痛处一边鼻内搐之，漱水吐去，便可。③风虫牙痛：肥皂荚一个，去穣，内入三奈、甘松各三分，花椒、盐不拘多少，以塞肥皂满为度，用面包，炼红，取研为末，每日擦牙。

生境分布 分布于我国台湾、广东、广西、云南等地。

采收加工 冬季采挖，洗净，除去须根，切片，晒干。

性味归经 辛，温。归胃经。

功能主治 温中行气，健胃止痛。本品辛行温通，专入胃经，故有温中行气，健胃止痛之效。

使用注意

阴虚血亏、胃有郁火者忌用。

吴茱萸 Wu Zhu Yu

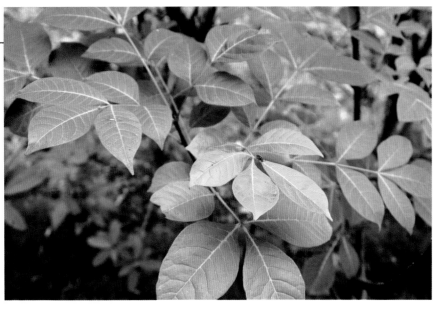

别　名 吴萸、川吴萸、吴萸子、炙吴萸、常吴萸、杜吴萸、淡吴萸。

来　源 本品为芸香科植物吴茱萸、石虎或疏毛吴茱萸的干燥将近成熟果实。

形态特征 灌木或小乔木，全株具臭气，幼枝、叶轴及花序轴均被锈色长柔毛。叶对生，单数羽状复叶，小叶5~9，椭圆形至卵形，全缘或有微小钝锯齿，两面均密被长柔毛，有粗大腺点。花单性，雌雄异株；聚伞状圆锥花序顶生，花白色，5数。蓇葖果，成熟时紫红色，表面有粗大的腺点；每心皮具种子1枚。果实略呈扁球形，直径2~5毫米。表面绿黑色或暗黄绿色，粗糙，有多数凹下细小油点，顶平，中间有凹窝及5条小裂缝，有的裂成5瓣。基部有花萼及短果柄，果柄蜜生毛茸。

生境分布 生长于温暖地带路旁、山地或疏林下。多为栽培。分布贵州、广西、湖南、云南、四川、陕西南部及浙江等地。以贵州、广西产量较大，湖南常德产者质量佳。

采收加工 7~10月果实将近成熟呈茶绿色时采收，如过早则质嫩，过迟则果实开裂，均不适宜。将果实采摘后，摊开晒干或晾干，簸去枝梗、杂质即可。

性味归经 辛，苦，热；有小毒。归肝、脾、胃、肾经。

功能主治 温中止痛，解郁止呕，燥湿。本品辛散苦降，性热燥烈，为厥阴肝经之主药。并上可温脾胃，下可暖肾，故有温中止痛，疏肝下气，燥湿降逆之效。

药理作用 有兴奋子宫，镇痛，杀灭猪蛔虫，抑制金黄色葡萄球菌、人结核杆菌、绿浓杆菌的作用，对多种皮肤真菌也有不同程度的抑制作用。

用量用法 1.5~6克，煎服。外用：适量。

配伍应用 ①子宫无力和出血：每日剂量2~5克，水煎或制成散剂，分3次服。②黄水疮、湿疹及神经性皮炎：吴茱萸、硫磺各等量；同置一碗中，加酒精适量，点燃，不时搅拌，待烧至焦黑再研为细末，用凡士林调成1/10软膏，外搽患处。③神经性头痛、偏头痛对于脾胃虚寒，肝气上逆者：也可用吴茱萸汤。④脚气疼痛：本品与木瓜配用。⑤湿疹：可单用吴茱萸，研粉调成软膏涂患部，也可用吴茱萸（炒）配乌贼骨、硫磺，共研细末，外用。⑥口腔溃疡：用本品研末醋调，敷两足心涌泉穴。⑦鹅口疮：用吴茱萸配附子各10克，共研细末，用米醋调成稀糊状，涂敷患儿涌泉穴，以塑料布裹之，连续2次即效，如吴附膏。⑧蛲虫病：吴茱萸10克，水煎2次，先服头煎，次每日2煎，连服3~5剂。

使用注意

辛热燥烈之品，易损气动火，不宜多用久服，阴虚有热者忌用。吴茱萸、黄连、生姜均有止呕之功，然吴茱萸治肝火犯胃之呕酸；黄连治胃中实热之呕苦；生姜治胃寒上逆之呕水，三者各有不同。

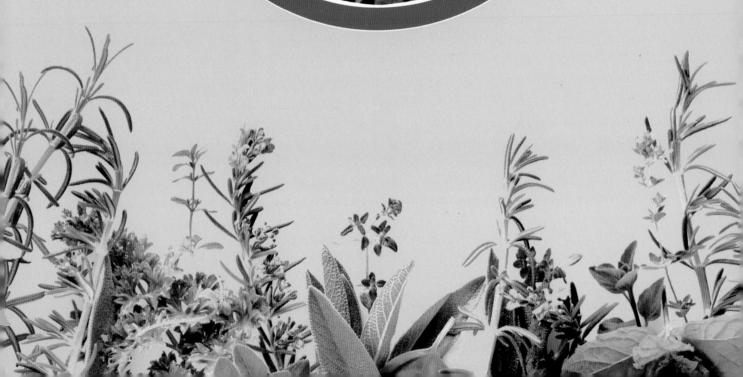

实用本草纲目彩色图鉴

SHI YONG BEN CAO GANG MU CAI SE TU JIAN

第八章

理气药

橘皮 Ju Pi

别　名 陈皮、广陈皮、新会皮。

来　源 本品为芸香科植物橘及其栽培变种的干燥成熟果皮。

形态特征 为有刺小乔木。叶互生，革质，卵状披针形，常为单身复叶，叶翼往往较小或不明显。花两性，黄白色，辐射对称；单生或簇生于叶腋，花萼5裂；花瓣5；雄蕊15或更多，花丝常相互连合；子房8～15室。果实为柑果，成熟时橙红色按产地加工不同，商品以广东产者为广陈皮，其他地区产者为陈皮。

生境分布 生长于丘陵、低山地带、江河湖泊沿岸或平原。分布于广东、福建、四川、浙江、江西等地。以陈久者为佳，故称陈皮，产广东新会者称新会皮、广陈皮。

采收加工 秋末冬初果实成熟后，剥取果皮，晒干或低温干燥。

性味归经 苦、辛，温。归肺、脾经。

功能主治 理气健脾，燥湿化痰。本品辛行温通，味苦燥湿，入脾肺二经，故有理气健脾、燥湿化痰之效。

药理作用 挥发油对肠胃道有温和的刺激作用，能促进消化液分泌和排除肠内积气，有助消化；能刺激呼吸道黏膜，使分泌增多，痰液稀释，有利排出；略有升高血压、兴奋心肌的作用，但大剂量对心脏起抑制作用；能降低毛细血管的脆性，以防止微血管出血，且有降胆固醇作用。

用量用法 3～10克，煎服。

配伍应用 ①慢性浅表性胃炎：陈皮、黄芪、党参、

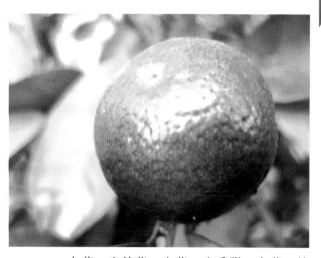

白芍、生甘草、山药、生香附、乌药、糖各适量，水煎服。②顽固性呃逆：陈皮12克，代赭石、磁石、生龙骨、牡蛎各30克，人参、木香各10克，水煎服。③新生儿幽门痉挛：陈皮6克，蝉蜕9克，木香、砂仁、枳壳各4.5克，半夏、甘草各3克，水煎服。④肠道易激综合症：陈皮、防风、炙甘草各10克，党参、白术、茯苓、白芍各15克，水煎服。⑤肾病综合症：陈皮、白术各6～9克，太子参、茯苓各9～12克，鸡内金6克，随证加减，水煎服。⑥发作性嗜睡病：陈皮、半夏、茯苓、郁金、石菖蒲各15克，甘草10克，每日1剂，水煎服。⑦小儿喘息性支气管炎：陈皮12克，制白附子、制南星、制半夏、地龙、白僵蚕各10克，水煎服。

使用注意

气虚及阴虚燥咳患者不宜，吐血证慎服。

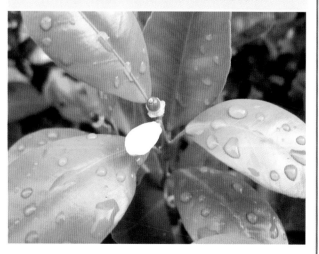

青皮 Qing Pi

别　名 小青皮、花青皮。

来　源 本品为芸香科植物橘及其变种的幼果或未成熟果实的果皮。

形态特征 常绿小乔木或灌木，高约3米；枝柔弱，通常有刺。叶互生，革质，披针形至卵状披针形，长5.5～8厘米，宽2.9～4厘米，顶端渐尖，基部楔形，全缘或具细钝齿；叶柄细长，翅不明显。花小，黄白色，单生或簇生于叶腋；萼片5；花瓣5；雄蕊18～24，花丝常3～5枚合生；子房9～15室。柑果扁球形，直径5～7厘米，橙黄色或淡红黄色，果皮疏松，肉瓣极易分离。

生境分布 栽培于丘陵、低山地带、江河湖泊沿岸或平原。分布广东、福建、四川、浙江、江西等地。

采收加工 5～6月收集幼果，晒干，习称"个青皮"；7～8月采收未成熟的果实，在果皮上纵剖成四瓣至基部，除尽瓤瓣，晒干，习称"四花青皮"。

性味归经 苦、辛，温。归肝、胆、胃经。

功能主治 疏肝理气，消积化滞。本品辛散温通，苦泄下行。既能疏理肝气，又能和降胃气，故有

疏肝理气，消积化滞之效。

药理作用 所含挥发油对胃肠道有温和的刺激作用，能促进消化液的分泌和排除肠内胀气。其煎剂能抑制肠管平滑肌，呈解痉作用，此作用强于陈皮。本品对胆囊平滑肌有舒张作用。有利胆作用。其挥发油有祛痰、平喘作用。其注射液静注有显著的升压作用，对心肌的兴奋性、收缩性、传导性和自律性均有明显的正性作用。

用量用法 3～10克，煎服。醋炙疏肝止痛力强。

枳 实 Zhi Shi

别　名 江枳实、炒枳实。

来　源 本品为芸香科植物酸橙及其栽培变种或甜橙的幼果。

形态特征 枸橘幼果称绿衣枳实，呈圆球形，直径2～3厘米，多横切成半球形。果实表面绿黄色，散有众多小油点及微隆起的皱纹，被有细柔毛。横断面皮厚3～6毫米，外缘外侧散有1～2列棕黄色油点，瓤囊6～8瓣；近成熟的果实内每瓣内有种子数粒，呈长椭圆形；中心柱坚实，宽4～6毫米，约占断面直径的1/6。气香，汁胞味微酸苦。酸橙为酸橙的幼果，完整者呈圆球形，直径0.3～3厘米。外表灰绿色或黑绿色，密被多数油点及微隆起的皱纹，并散有少数不规则的黄白色小斑点。顶端微凸出，基部有环状果柄的痕迹。横切面中果皮光滑，淡黄棕色，厚3～7毫米，外果皮下方散有1～2列点状油室，果皮不易剥离；中央褐色，有7～12瓣囊，每瓣内含种子约10料；中心柱径宽2～3毫米。有强烈的香气，味苦而后微酸。

生境分布 生长于丘陵、低山地带和江河湖泊的沿岸。分布四川、福建、江苏、江西等地。

采收加工 5～6月收集自落的果实，除去杂质，自中部横切为两半，晒干或低温干燥，较小者直接晒干或低温干燥。

性味归经 苦、辛，微寒。归脾、胃、大肠经。

功能主治 破气除痞，化痰消积。本品辛行苦降而燥，性微寒，为脾胃之主药。行气力强，并能行大肠气滞，故有破气除痞、化痰消积之效。

药理作用 能缓解乙酰胆碱或氯化钡所致的小肠痉挛。对有胃瘘、肠瘘的犬灌肠煎液，可使肠胃收缩节律增强。枳实对已孕、未孕小白鼠离体子宫有抑制作用，对已孕、未孕家兔离体、在位子宫呈兴奋作用。枳实煎剂或酊剂静脉注射对动物离体心脏有强心作用。枳实注射液静脉注射能增加冠脉、脑、肾血流量，降

配伍应用 ①急性乳腺炎：青皮15克，牛蒡子30克，每日1剂，水煎服。②消化不良和术后腹胀：本品配山楂、麦芽、神曲等同用。③非胆总管胆石症：青皮、茵陈、大黄、郁金、香附等各适量，水煎服。④急性乳腺炎：青皮、当归、瓜蒌仁各10克，制乳香、制没药、生甘草各6克，每日1剂，水煎服。

使用注意

本品性峻烈，易耗损正气，故气虚者慎用。

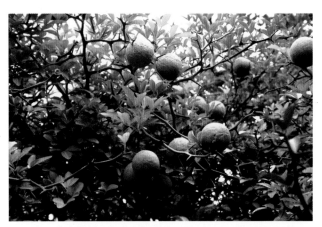

低脑、肾血管阻力。煎剂及乙醇提取液给麻醉犬、兔静脉注射有明显升压作用。能使胆囊收缩，奥狄氏括约肌张力增加，有较强的抗过敏活性。有抑制血栓形成作用。

用量用法 3～10克，大量可用至30克，煎服。炒后性较平和。

配伍应用 ①心源性水肿：枳实60克，白术40克，辨证加减，水煎服。②便秘：枳实15克，生白芍30克，生甘草20克，水煎服，每日1剂。③子宫脱垂：枳实、乌梅各10克，研为细末，每日2次，每次5～8克。④心绞痛：枳实适量，捣末服。或配伍瓜蒌、薤白、桂枝，如枳实薤白桂枝汤。⑤胃黏膜异型增生：枳实、柴胡、赤芍、白芍、半夏各10克，陈皮6克，炙甘草5克，随症加减，每日1剂，连用3～6个月。⑥慢性胃窦炎：枳实、荜澄茄各50克，党参10克，研末，炼蜜为丸，每日3次，每次6克，饭前温开水送服。⑦胆汁返流性胃炎：枳实、茯苓、两面针各15克，代赭石、蒲公英各20克，白术、山楂、党参各12克，随证加减，每日1剂，早晚煎服2次，40日为1个疗程。⑧细菌性痢疾、急性肠胃炎、消化不良对于湿热症：常配大黄、神曲、茯苓、黄芩、黄连、白术、泽泻、如《内外伤辨惑论》枳实导滞丸。

使用注意

孕妇慎用。

木香 Mu Xiang

别　名 广木香、川木香、云木香、煨木香。

来　源 本品为菊科植物木香或川木香的根。

形态特征 多年生草本，高1～2米。主根粗壮，圆柱形。基生叶大型，具长柄，叶片三角状卵形或长三角形，基部心形，边缘具不规则的浅裂或呈波状，疏生短刺；基部下延成不规则分裂的翼，叶面被短柔毛；茎生叶较小呈广椭圆形。头状花序2～3个丛生于茎顶，叶生者单一，总苞由10余层线状披针形的薄片组成，先端刺状；花全为管状花。瘦果线形，有棱，上端着生一轮黄色直立的羽状冠毛。

生境分布 生长于高山草地和灌木丛中。木香分布于云南、广西者，称为云木香，分布于印度、缅甸者，称为广木香。川木香分布四川、西藏等地。

采收加工 秋、冬两季采挖，除去泥土及须根，切段，大的再纵剖成瓣，干燥后撞去粗皮。

性味归经 辛、苦，温。归脾、胃、大肠、胆、三焦经。

功能主治 行气止痛。本品辛行苦降温通，芳香气烈而味厚，为脾胃大肠经之主药。又能通行三焦气分，故有行气止痛之效。

药理作用 木香对胃肠道有兴奋或抑制的双向作用。有促进消化液分泌、松弛气管平滑肌及抑制伤寒杆菌、痢疾杆菌、大肠杆菌及多种真菌的作用。有利尿及促进纤维蛋白溶解等作用。

用量用法 3～10克，煎服。生用行气力强，煨用行气力缓而多用于止泻。

配伍应用 ①脾胃气滞，脘腹胀痛：可单用本品或配藿香、砂仁等同用，如木香调气散（《张氏医通》）。②脾虚气滞，脘腹胀满、食少便溏：与白术、党参、陈皮等同用，如香砂六君子汤（《时方歌括》）、健脾丸（《证治准绳》）。③脾虚食少，兼食积气滞：可配枳实、砂仁、白术等同用，如香砂枳术丸（《摄生秘剖》）。④泻痢里急后重：常与黄连配伍，如香连丸（《和剂局方》）。⑤饮食积滞之脘腹胀满、大便秘结或泻而不爽：与青皮、槟榔、大黄等同用，如木香槟榔丸（《儒门事亲》）。⑥腹痛胁痛，黄疸，疝气：与大黄、郁金、茵陈等配伍。⑦寒疝腹痛及睾丸偏坠疼痛：与小茴香、川楝子等同用，如导气汤（《医方简义》）。⑧寒凝气滞心痛：与姜黄、赤芍、丁香等同用，如二香散（《经验良方》）。⑨气滞血瘀之胸痹：配甘草、郁金等同用，如颠倒木金散（《医宗金鉴》）。

使用注意

阴虚、津液不足者慎用。

香附 Xiang Fu

别　名 制香附、香附子、香附炭、生香附、醋香附。

来　源 本品为莎草科植物莎草的根茎。

形态特征 为多年生草本，根茎匍匐，块茎椭圆形，茎三棱形，光滑。叶丛生，叶鞘闭合抱茎。叶片长线形。复穗状花序，顶生，3～10个排成伞状，花深茶褐色，有叶状苞片2～3枚，鳞片2列，排列紧密，每鳞片着生一花，雄蕊3枚，柱头3裂，呈丝状。小坚果长圆倒卵形，具3棱。

生境分布 生长于路边、荒地、沟边或田间向阳处。分布广东、河南、四川、浙江、山东等地。

采收加工 秋季采挖，燎去毛须，置沸水中略煮或蒸透后晒干，或燎后直接晒干。

性味归经 辛、微苦、微甘，平。归肝、脾、三焦经。

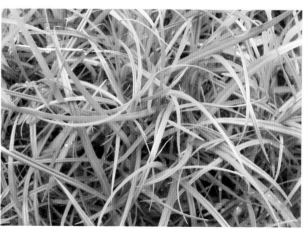

功能主治 疏肝理气，调经止痛。本品味辛行散、苦主降泄、甘能缓急。为肝经之主药，肝无郁滞则经调痛止，故有疏肝理气、调经止痛之效。

药理作用 5%香附浸膏对实验动物离体子宫有抑制作用，能降低其收缩力和张力。其挥发油有轻度雌激素样作用。其水煎剂有降低肠管紧张性和拮抗乙酰胆碱作用。香附油对金黄色葡萄球菌有抑制作用。其提取物对某些真菌有抑制作用。其总生物碱、甙类、黄酮类及酚类化合物的水溶液有强心及降低血压作用。

用量用法 6～12克，煎服。醋炙止痛力增强。

临床应用 ①妊娠呕吐：香附10克，黄连6克，竹茹、苏叶、半夏各6～10克，牛姜3克，煎2次，混合煎液，先以小量频服，后分2次于饭前服用，服用1～5剂。②偏正头痛：香附子（炒）12克，川芎60克，为末，以茶调服。③尿血：香附子、新地榆各等分，分别水煎，先服香附汤后服地榆汤。④痛经：香附12克，艾叶4克，水煎服。⑤胃、十二指肠溃疡：炒香附、煅牡蛎各60克，炒五灵脂30克，共研末，早晚各服5克，服完后隔5日再服第2剂，2个月为1个疗程。⑥丹毒：香附30克，研

末，黄酒送服，微醉为度，不饮酒者，以温开水送服。⑦扁平疣：香附150克，木贼、生薏苡仁各10克，水煎外洗，并同鸦胆子去壳捣烂摩擦局部。⑧乳腺增生：香附、柴胡、郁金、穿山甲、浙贝、瓜蒌、夏枯草各等量，水煎服。⑨链霉素中毒之眩晕：香附、柴胡各30克，川芎15克，研末，装入胶囊，成人每次2丸，每日3次，饭后温开水送服，老人与儿童酌减，连用2剂。⑩血管性头痛：香附、柴胡、川芎、当归、白芷各等量，水煎服。⑪原因不明之目胀：生香附15克，夏枯草30克，甘草6克，加味，水煎服，每日1剂。

使用注意

血虚气弱者不宜单用，阴虚血热者慎服。

川楝子　Chuan Lian Zi

别　名 金铃子、炒川楝。

来　源 本品为楝科植物川楝的成熟果实。

形态特征 核果呈类球形或椭圆形，长1.9～3厘米，直径1.8～3.2厘米。表面棕黄色或棕色，有光泽，具深棕色小点，微有凹陷和皱缩，顶端有点状花柱残痕，基部凹陷处有果柄痕。外果皮革质，与果肉间常成空隙，果肉松软，淡黄色，遇水润湿显粘性。果核类圆形或卵圆形，木质坚硬，两端平截，有6～8条纵棱，内分6～8室，每室含黑棕色长圆形的种子1粒。气特异，味酸、苦。

生境分布 生长于丘陵、田边；有栽培。我国南方各地均产，以四川产者为佳。

采收加工 冬季果实成熟时采收，除去杂质，干燥。

性味归经 苦，寒；有小毒。归肝、胃、小肠、膀胱经。

功能主治 行气止痛，杀虫疗癣。本品苦寒降泄，主入肝经以清肝火泄郁热，又燥胃肠湿热，故有行气止痛、杀虫疗癣之效。

药理作用 所含川楝素对猪蛔虫、蚯蚓、水蛭等有明显杀灭作用；能兴奋肠管平滑肌，使其张力和收缩力增加。川楝子对金黄色葡萄球菌有抑制作用。

用量用法 3～10克，煎服。外用：适量。炒用寒性减低。

配伍应用 ①头癣：苦楝子烤黄研成细末，用熟猪油或凡士林调成50%油膏。用清水洗净疮痂，再用5%～10%明矾水洗1遍，擦干，涂油膏，每日1次，连续10日为1个疗程，一般需用

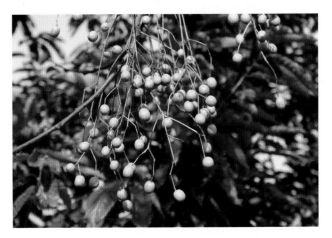

2～3个疗程。②急性乳腺炎：苦楝子捣碎晒干，研细末，每次以苦楝子末15克，红糖100克，用黄酒或开水100～200毫升冲服，每日1～2次，连服2～5次。③胆道蛔虫症：川楝子、乌梅各40克，川椒、黄连各20克，生大黄10克，烘干混合为末，装入胶囊，每粒0.5克，每日3次，每次10～20粒。④胸胁痛：常配延胡索同用。⑤肝胃气痛：常配延胡索同用，如金铃子散，或以金铃子散与四逆散合用。⑥虫积腹痛：常配使君子、槟榔等同用；或如《摘元方》配川芎、猪胆汁同用，以治虫病痔积腹痛。⑦脏毒下血：可单用，如王素《经验方》以本品炒黄为末，做成蜜丸，米汤送服。

使用注意

本品有毒，不宜过量或持续服用。脾胃虚寒者慎用。

乌药 Wu Yao

别　名 台乌药、乌药片。

来　源 本品为樟科植物乌药的块根。

形态特征 根呈纺锤形，略弯曲，有的中部收缩成连珠状，称乌药珠，长5～15厘米，直径1～3厘米，表面黄棕色或灰棕色，有细纵皱纹及稀疏的细根痕，有的有环状裂纹。质坚硬，不易折断，断面棕白色至淡黄棕色带微红，有放射状纹理（射线）和环纹（年轮），中心颜色较深。气芳香，味微苦、辛，有清凉感，以个大、肌壮、质嫩、折断后香味浓郁者为佳。

生境分布 生长于向阳山谷、坡地或疏林灌木丛中。分布于浙江、安徽、江西、陕西等地。以浙江天台产者质量最佳。

采收加工 全年均可采挖，除去细根，洗净，趁鲜切片晒干，或直接晒干。

性味归经 辛，温。归肺、脾、肾、膀胱经。

功能主治 行气止痛，温肾散寒。本品辛温行散温通，上可宣通肺气，中可温行脾气，下可温散肾、膀胱寒滞，故有行气止痛，温肾散寒之效。

药理作用 乌药对肠胃道平滑肌有兴奋和抑制的双向调节作用，能促进消化液的分泌。其挥发油内服能兴奋大脑皮质、促进呼吸、兴奋心肌、加速血液循环、升高血压及发汗，外涂能使局部血管扩张、血液循环加速、缓和肌肉痉挛疼痛。

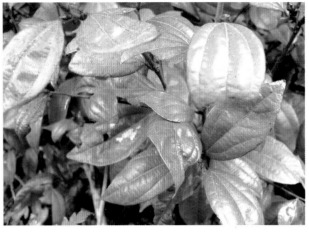

用法用量 生用。内服：煎汤，3～10克；或入丸、散。

配伍应用 ①小儿夜啼：乌药、僵蚕各10克，雄黄、蝉衣各5克，琥珀3克，青木香6克，研细末，取药末10克，用热米汤调成糊状，涂在敷料上敷脐，每晚换1次，7日为1个疗程。②原发性脾曲综合征：乌药、木香、延胡索、香附、陈皮、制厚朴各10克，砂仁6克，郁金、甘草各5克，每日1剂，水煎服，15日为1个疗程。③流行性出血热多尿期：熟地黄、山药各30克，桑螵蛸、益智仁各15克，乌药10克，每日1剂，水煎服。④小儿遗尿：乌药、益智仁、山药各适量，加桑螵蛸加减，水煎服。

使用注意

气血虚而有内热者不宜服用。

沉香 Chen Xiang

别　名 沉香屑、海南沉香。

来　源 本品为瑞香科植物沉香及白木香含有树脂的木材。

形态特征 常绿乔木，高达30米。幼枝被绢状毛。叶互生，稍带革质；具短柄，长约3毫米；叶片椭

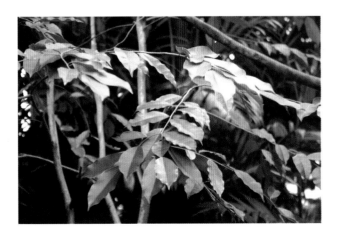

圆状披针形、披针形或倒披针形，长5.5～9厘米，先端渐尖，全缘，下面叶脉有时被绢状毛。伞形花序，无梗，或有短的总花梗，被绢状毛；花白色，与小花便等长或较短；花被钟形，5裂，裂片卵形，长0.7～1厘米，喉部密被白色绒毛的鳞片10枚，外被绢状毛，内密被长柔毛，花冠管与花被裂片略等长；雄蕊10，着生于花被管上，其中有5枚较长；子房上位，长卵形，密被柔毛，2室，花柱极短，柱头扁球形。

白木香：常绿乔木，植株高达15米。树皮灰褐色；小枝叶柄及花序均被柔毛或夹白色绒毛。叶互生；叶柄长约5毫米；叶片革质，长卵形、倒卵形或椭圆形，长6～12厘米，宽2～4.5厘米，先端渐尖，基部楔形，全缘，两面被疏毛，后渐脱落，光滑而亮。伞形花序顶生和腋生；小花梗长0.5～1.2厘米；花黄绿色，被绒毛；花被钟形，5裂，矩圆形，长约7毫米，宽约4毫米，先端钝圆，花被管喉部有鳞片10枚，密被白色绒毛，长约5毫米，基

部连合成一环；雄蕊10，花丝粗壮；子房卵形，密被绒毛。

| 生境分布 | 生长于中海拔山地、丘陵地。沉香分布于东南亚、印度等地；白木香分布于海南、广东、云南、台湾等地。 |

| 采收加工 | 全年均可采收，割取含树脂的木材，除去不含树脂的部分，阴干。 |

| 性味归经 | 辛，苦，温。归脾、胃、肾经。 |

| 功能主治 | 行气止痛、温中止呕、纳气平喘。本品芳香辛散苦降温通，既温脾胃散寒邪行中焦气滞，又温肾纳气以平喘，故有行气止痛，温中止呕，纳气平喘之功效。 |

| 药理作用 | 本品对家兔离体小肠运动有抑制作用。挥发油有促进消化液分泌及胆汁分泌等作用。 |

| 用量用法 | 1～3克，煎服，宜后下；或磨汁冲服；或入丸、散剂，每次0.5～1克。 |

| 配伍应用 | ①呕吐、呃逆（对于脾胃虚寒者）：配白豆蔻、紫苏，研末，柿蒂煎汤调下。②婴儿乳滞（用于婴儿过伤乳滞，腹痛胀满，啼哭不止，或伤乳吐泻）：用沉香配伍党参、槟榔、乌药，如《济生方》四磨饮。③支气管哮喘：沉香1.5克，侧柏叶3克，共研细末，在临睡前顿服，可根据病情加减用量。对于实证，也可配葶苈子、杏仁、半夏等；对于肾虚喘促者，可配附子、熟地、五味子。④产后尿潴留：沉香1～2克，琥珀1.5～4克，肉桂1～2克，研末冲服，如有热可减量或不用肉桂，另以车前子20克，泽泻15克，水煎，取药液调服上末。⑤子宫内膜异位症：沉香、当归、乳香、三七、土鳖虫各等分，研细末，用黄酒调成糊状，放于棉签上贴于阴道内穹窿结节处，隔日1次，经期停用，1月为1个疗程。 |

使用注意

阴虚火旺、气虚下陷者慎用。

檀香 Tan Xiang

| 别　　名 | 白檀香。 |

| 来　　源 | 本品为檀香科植物檀香的木质心材。 |

| 形态特征 | 常绿小乔木，高6～9米。具寄生根。树皮褐色，粗糙或有纵裂；多分枝，幼枝光滑无毛。叶对生，革质；叶片椭圆状卵形或卵状披针形，长3.5～5厘米，宽2～2.5厘米，先端急尖或近急尖，基部楔形，全缘，上面绿色，下面苍白色，无毛；叶柄长0.7～1厘米，光滑无毛。花腋生和顶生，为三歧式的聚伞状圆锥花序；花梗对生，长约与花被管相等；花多数，小形，最初为淡黄色，后变为深锈紫色；花被钟形，先端4裂，裂片卵圆形，无毛；蜜腺4枚，略呈圆形，着生在花被管的中部，与花被片互生；雄蕊4，与蜜腺互生，略与雌蕊等长，花药2室，纵裂，花丝线形；子房半下位，花柱柱状，柱头3裂。核果球形，大小似樱桃核，成熟时黑色，肉质多汁，内果皮坚硬，具3短棱。种子圆形，光滑无毛。 |

| 生境分布 | 野生或栽培。分布广东、云南、台湾。国外分布于印度、印度尼西亚。 |

| 采收加工 | 四季可采，夏采为好。取出心材，切成小段。 |

| 性味归经 | 辛，温。归脾、胃、肺经。 |

| 功能主治 | 行气止痛，散寒调中。本品辛散温通香窜，善理脾胃之气，兼调肺气，故有行气止痛，散寒调中之效。 |

| 药理作用 | 檀香液给离体蛙心灌流，呈负性肌力作用，对四逆汤、五加皮中毒所致之心律不齐，有拮抗作用。 |

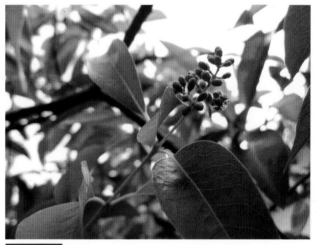

| 用法用量 | 生用。入汤剂宜后下。内服：煎汤，2～5克；研末，1.5～3克，或磨汁冲服，也入丸、散。 |

| 配伍应用 | ①胃痛：檀香、丹参、砂仁、白芍、炙甘草、玄胡、佛手、玫瑰花、熟大黄等各适量，水煎服，每日1剂。②心绞痛：檀香、高良姜各1.6克，细辛0.55克，荜茇3.2克（5粒量），提取挥发油，加冰片0.85克，制成滴丸。对照组为硝酸甘油滴丸。③痛经：白檀香6克，生蒲黄（包煎）、丹参各10克，砂仁3克（后下），随症加减，水煎服，每日1剂。每月行经前3～5日开始服药，服到经净为止，为1疗程。④乳腺增生：檀香、玫瑰花、全蝎、地龙等各适量，将药碾成细末，装入布袋内，制成小药包，放入特制的乳罩内，使其贴在双侧肝俞、乳根、阿是穴上。每包药可使用1个月左右。 |

使用注意

阴虚火旺，气热吐衄者慎服。

薤白 Xic Bai

别　名 薤白头。

来　源 本品为百合科植物小根蒜的鳞茎。

形态特征 多年生草本，高达70厘米。鳞茎近球形，外被白色膜质鳞皮。叶基生；叶片线形，长

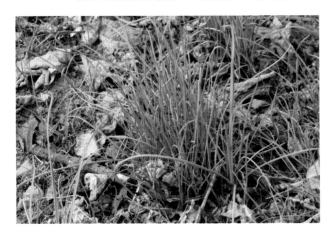

20～40厘米，宽3～4毫米，先端渐尖，基部鞘状，抱茎。花茎由叶丛中抽出，单一，直立，平滑无毛；伞形花序密而多花，近球形，顶生；花梗细，长约2厘米；花被6，长圆状披针形，淡紫粉红色或淡紫色；雄蕊6，长于花被，花丝细长；雌蕊1，子房上位，3室，有2棱，花柱线形，细长。果为蒴果。花期6～8月，果期7～9月。

生境分布 小根蒜生长于耕地杂草中及山地较干燥处。薤生长于山地阴湿处。全国各地均有分布。主要分布江苏、浙江等地。

采收加工 夏、秋两季采挖，洗净，除去须根，蒸透或置沸水中烫透，晒干。

性味归经 辛、苦，温。归肺、胃、大肠经。

功能主治 通阳散结，行气导滞。本品味辛行散、味苦降泄，性温质润温通滑利，既通胸阳以散壅结，又行胃肠气滞，故有通阳散结，行气导滞之效。

药理作用 薤白能促进纤维蛋白溶解，降低动脉脂质斑块、血脂、血清过氧化脂质，抑制血小板聚集和释放反应，抑制动脉平滑肌细胞增生。其水浸液对多种瘤细胞有抑制作用，延长荷瘤实验动物的生存期；抑制痢疾杆菌、大肠杆菌、肺炎杆菌、葡萄球菌等致病菌。

用量用法 5～10克，煎服。

配伍应用 ①痢疾：薤白、苦参、山楂各15克，当归、木香、甘草各10克，白芍30克，随症加减，水煎服。②室性早搏：薤白12克，丹参30克，苦参20克，红参5克，桂枝9克，随症加减，水煎服。③慢性支气管炎：薤白12克，全瓜蒌15克，半夏、杏仁、射干、紫菀各10克，菖蒲6克，水煎服。④原发性高脂血症：可用薤白胶丸1～2丸，每日3次，4周为1个疗程。⑤胸膜炎（对于胸痛兼有喘息、咳唾者）：也可用瓜蒌薤白白酒汤；或再加制半夏，如瓜蒌薤白半夏汤。

使用注意

气虚者慎服。

香橼 Xiang Yuan

别　名 香圆。

来　源 本品为芸香科植物香橼或枸橼的成熟果实。

形态特征 枸橼：常绿小乔木，高2米左右。枝具短而硬的刺，嫩枝幼时紫红色，叶大，互生，革质；叶片长圆形或长椭圆形，长8～15厘米，宽3.5～6.5厘米，先端钝或钝短尖，基部阔楔形，边缘有锯齿；叶柄短而无翼，无节或节不明显。短总状花序，顶生及腋生，花3～10朵丛生，有两性花及雄花之分，萼片5，合生如浅杯状，上端5浅裂；花瓣5，肉质，白色，外面淡紫色；雄蕊约30；雌蕊1，子房上部渐狭，花柱有时宿存。柑果长椭圆形或卵圆形，果顶有乳状突起，纵径10～25厘米，

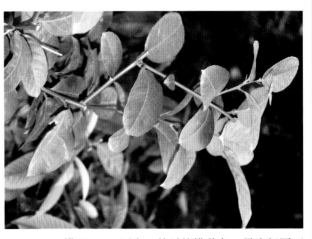

横径5～10厘米，熟时柠檬黄色，果皮粗厚而芳香，瓤囊细小，12～16瓣，果汁黄色，味极酸而苦；种子10枚左右，卵圆形，子叶白色。花期4月，果期8～9月。

香橼：常绿乔木，高4～6米。茎枝光滑无毛，无短刺。叶互生，革质，具腺点，叶片长椭圆形，长6～12厘米，宽2～4.5厘米，两端渐尖，全缘或有波状锯齿，上面深绿色，下面淡绿色；叶柄具阔翼，长0.8～2.5厘米，宽0.5～1.5厘米。花单生或簇生，有时成总状花序，芳香；花萼盆状，5裂，裂片三角形；花瓣5，白色，矩圆状倒卵形，表面有阴显的脉纹；雄蕊在25以上，着生于花盘的四周，花丝结合；子房上位，扁圆形，10～12室，每室有胚珠数枚，花柱圆柱形，柱头头状。柑果圆形，成熟时橙黄色，表面特别粗糙，果汁无色，味酸苦。花期4～5月，果期10～11月。

生境分布 生长于沙壤土，比较湿润的环境。分布浙江、江苏、广东、广西等地。

采收加工 秋季果实成熟时采收，趁鲜切片，晒干或低温干燥。香橼也可整个或对剖两瓣后，晒干或低温干燥。

性味归经 辛、微苦、酸，温。归肝、脾、胃、肺经。

功能主治 疏肝解郁，理气宽中，燥湿化痰。本品辛行苦燥而泄温通，既能疏理肝郁，又能行脾胃气滞，还能燥化肺中痰湿。故有疏肝解郁，理气宽中，燥湿化痰之效。

药理作用 香橼具有抗炎作用；能降低马血细胞之凝集；有抗病毒作用；有促进胃肠蠕动，健胃及祛痰作用。

用量用法 3～10克，煎服。

配伍应用 ①肝郁胸胁胀痛：常配郁金、柴胡、佛手等同用。②脾胃气滞之脘腹胀痛，嗳气吞酸，呕恶食少：与砂仁、木香、藿香等同用。③痰多、咳嗽、胸闷等：常配伍半夏、生姜、茯苓等。

使用注意

阴虚血燥及孕妇气虚者慎服。

佛手 Fo Shou

别　名 佛手柑、佛手片。

来　源 本品为芸香科植物佛手的果实。

形态特征 鲜佛手下部圆形，近柄处略窄，有残留果柄或柄痕。上部分枝，为圆柱形，似手指状，屈伸不一，长短参差，一般长12～16厘米，顶端稍尖或扭曲。外皮绿褐色或橙黄色，有纵横不整的深皱及稀疏的疣状突起，较平坦的地方可见到细密的窝点，皮厚1～4毫米，内面果肉类白色或黄白色，中心有两条纵行筋络状条纹，直达顶端，质较软而韧，气芳香，味酸苦。佛手片商品多将果皮纵切成薄片，形状大小不一，有的呈指状分枝，常皱缩或卷曲。外表面橙黄色、黄绿色或棕绿色、密布凹陷的窝点，有时可见细皱纹。内表面类白色，散有黄色点状或纵横交错的维管束。质柔软。气芳香，果皮外部味辛微辣，内部味甘后苦。

生境分布 生长于果园或庭院中。分布广东、福建、云南、四川等地。

采收加工 秋季果实尚未变黄或变黄时采收，纵切成薄片，晒干或低温干燥。

性味归经 辛、苦，温。归肝、脾、胃、肺经。

功能主治 疏肝解郁，理气和中，燥湿化痰。本品辛行苦燥而泄温通，既疏理肝气，又行脾胃之气滞，还燥化肺经湿痰。故有疏肝解郁、理气和中、燥湿化痰之效。

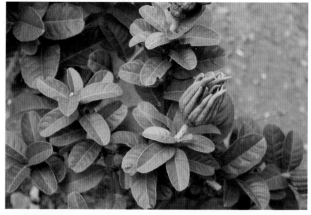

药理作用 佛手醇提取物对肠道平滑肌有明显的抑制作用，对乙酰胆碱引起的十二指肠痉挛有显著的解痉作用，有扩张冠状血管、增加冠脉血流量的作用，高浓度时抑制心肌收缩力、减缓心率、降低血压、延长小鼠存活时间、保护实验性心肌缺血。佛手有一定的祛痰作用，其煎剂能对抗组织胺引起的豚鼠离体气管收缩。

用量用法 3～10克，煎服。

配伍应用 ①消化不良（脘腹胀满不舒、食欲不振、嗳气、胃痛者）：佛手6～9克，配山楂、神曲、麦芽等，并配合适当的理气药。②消化不良（属急性胃炎患者）：佛手50克，分2次泡汤频饮，连用3日。③慢性支气管炎、肺气肿：佛手30克，加蜜糖适量泡汤代茶饮；或配半夏、茯苓等煎服，连服2个月。④胆绞痛：佛手酒浸剂，适量内服，对胆石症引起胆绞痛经常发作者，可起到长期缓解作用。

荔枝核　Li Zhi He

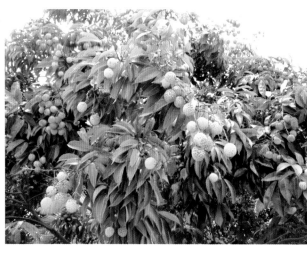

别　名	荔仁、大荔核。
来　源	本品为无患子科植物荔枝的成熟种子。
形态特征	常绿乔木，高达10米；树冠广阔，枝多拗曲。羽状复叶，互生；小叶2~4对，革质而亮绿，矩圆形或矩圆状披针形，先端渐尖，基部楔形而稍斜，全缘，新叶橙红色。圆锥花序顶生，花小，杂性，青白色或淡黄色。核果球形或卵形，直径约3厘米，外果皮革质，有瘤状突起，熟时赤色。种子矩圆形，褐色而明亮，假种皮肉质，白色，半透明，与种子极易分离。
生境分布	多栽培于果园。分布福建、广东、广西等地。
采收加工	夏季采摘成熟果实，除去果皮及肉质假种皮，洗净，晒干。
性味归经	辛、微苦，温。归肝、胃经。
功能主治	行气散结，散寒止痛。本品味辛行散，味苦疏泄，性温胜寒，故有行气散结、散寒止痛之效。
药理作用	所含α-甘氨酸可使血糖下降、肝糖元降低。
用法用量	生用。内服：煎汤，5~10克；研末服，1.5~3克；或入丸、散。
配伍应用	①疝痛、睾丸肿痛对于肝经寒凝气滞者：常与橘核、小茴香等配伍；若有热象，可与川楝子、白芍等配用。②妇女气滞血瘀少腹疼痛：与香附共炒，研末冲服，如蠲痛散。③胃脘痛：可用本品或与其他药物配用。④糖尿病（中老年非胰岛素依赖型无合并症糖尿病）：可单用本品烘干研末每服3克，每日2次。

使用注意

无寒湿气滞者慎服。

预知子　Yu Zhi Zi

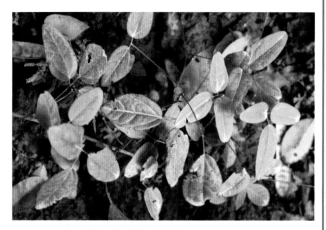

别　名	八月札、八月扎、八月炸、玉支子。
来　源	本品为木通科植物木通、三叶木通或白木通的成熟果实。
形态特征	豆科，蔓物植物。叶三角形，色绿，面深背淡，七八月结实作房，生青，熟深红，每房有子五六枚，如皂角子，色斑褐而光润，相传取子二枚或双仁者，缀衣领上，遇有蛊毒，则闻其发音，故名"预知子"。落叶或半常绿藤木。掌状复叶互生，小叶5，倒卵形或长倒卵形，长3~6厘米，先端圆、微凹或有短尖，全缘。花单性同株，总状花序腋生；雌花生于花序上部，花被片3，淡紫色，雄蕊6，雌花生于花序下部，花被3，退化雄蕊6，雌蕊6。果实肉质，长椭圆形，两端圆形，成熟时沿腹缝线开裂。花期4~5月，果期8月。
生境分布	生长于山林灌丛。分布河南、浙江、陕西、山东、江苏、安徽、广东、湖北等地。
采收加工	夏、秋两季果实将变黄时采摘，晒干，或置于沸水中略烫后晒干。
性味归经	苦，寒。归肝、胆、胃、膀胱经。
功能主治	疏肝理气，活血止痛，利尿。本品苦寒清泄兼能燥湿，肝经湿热清则气滞血瘀除而痛止，膀胱无湿热而尿利，故有疏肝理气、活血止痛、利尿之效。
药理作用	预知子乙醇提取物的抗抑郁作用
用量用法	15~30克，煎服；或浸酒。
配伍应用	①大风腹脏有虫，令人皮肤生疮，语声变，眉鬓落：预知子二两（捣末），雄黄二两

（研细），乳香三两（研细）。上件药，先以乳香末用水一斗，于银锅内以慢火煎至五升，入预知子并雄黄，慢火熬成膏，入瓷器中盛。每日空心以温酒调下一茶匙，后有虫如马尾随大便出。（《圣惠方》乳香煎）②心气不足，志意不定，精神恍惚，语言错妄，怔悸烦郁，愁忧惨戚，喜怒多恐，健忘少睡，夜多异梦，寐即惊魇，或发狂眩，暴不知人，并宜服之：预知子（去皮）、枸杞子（净）、白茯苓（去皮）、黄精（蒸熟）、朱砂（研、水飞）、石菖蒲、茯神（去木）、人参（去芦）、柏子仁、地骨皮（去土）、远志（去心）、山药各等分。上一十二味，捣罗为细末，炼蜜丸，如龙眼核大，更以朱砂为衣。每服一丸，细嚼，人参汤下，不计时候。（《局方》预知子丸）③耳卒聋闭：八、九月，取石榴开一孔，留盖，入米醋满中，盖定，面裹，煻火中煨熟，取出，入预知子、黑李子末，取水滴耳中。脑痛勿惊。如此二夜，又点一耳。（《圣惠方》）

使用注意

凡病人脾虚作泄泻者勿服。

甘 松 Gan Song

别　　名 甘松香。

来　　源 本品为败酱科植物甘松或匙叶甘松的根及根茎。

形态特征 多年生草本，高20~35厘米。基生叶较少而疏生，通常每丛6~9片，叶片窄线状倒披针形或倒长披针形，先端钝圆，中以下渐窄略成叶柄状，基部稍扩展成鞘，全缘，上面绿色，下面淡绿色；主脉三出。聚伞花序呈紧密圆头状，花萼5裂，齿极小，花粉红色，花冠筒状，花柱细长，伸出花冠外，柱头漏斗状。瘦果倒卵形，长约3毫米，萼突破存。

生境分布 生长于高山草原地带。分布于四川、甘肃、青海等地。

采收加工 春、秋两季采挖，以秋季采为佳。除去泥沙杂质，晒干或阴干。

性味归经 辛、甘，温。归脾、胃经。

功能主治 行气止痛，开郁醒脾。本品辛温行散温通兼甘缓香窜，为脾胃经之药，故有行气止痛、开郁醒脾之效。

药理作用 甘松有镇静、安定作用。所含缬草酮有抗心律不整作用。匙叶甘松能使支气管扩张，其醇提取物对实验动物的离体大肠、小肠、子宫、支气管有抗组织胺、5-羟色胺及乙酰胆碱的作用，也可拮抗氯化钡引起的平滑肌痉挛。

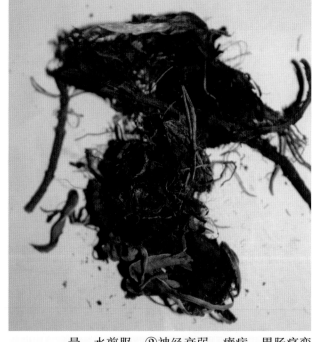

用量用法 3~6克，煎服。外用：适量。

配伍应用 ①神经性胃痛：甘松香、香附、沉香各适量，水煎服。②神经衰弱、癔病、胃肠痉挛等：甘松18克，广枣4.5克，水500毫升，浸于沸水3小时（每半小时煮沸1次），分12次服，每日6次。③胃及十二指肠球部溃疡：甘松、白及、鹿角胶（冲）、元胡各12~15克，黄芪、海螵蛸各20~30克，白芍15~18克，甘草6~9克，每日1剂，水煎服，或研细末，炼蜜为丸（每丸重9克），每次1丸，每日2~3次。④病毒性心肌炎：甘松6~9克，生地黄、炙甘草、党参、丹参各15~30克，麦冬、桂枝各6~9克，苦参9~12克，紫石英30克，板蓝根12~15克，水煎服。

使用注意

气虚血热者忌用。

刀豆 Dao Dou

别　名 刀豆子。

来　源 本品为豆科植物刀豆的成熟种子。

形态特征 一年生半直立缠绕草本，高60～100厘米。三出复叶互生，小叶阔卵形或卵状长椭圆形。总状花序腋生，花萼唇形，花冠蝶形，淡红紫色，旗瓣圆形，翼瓣狭窄而分离，龙骨瓣弯曲。荚果带形而扁，略弯曲，长可达30厘米，边缘有隆脊。种子椭圆形，红色或褐色。

生境分布 生长于排水良好、肥沃疏松的土壤。分布于江苏、安徽、湖北、四川等地。

采收加工 秋季种子成熟时采收果实，剥取种子，晒干。

性味归经 甘，温。归胃、肾经。

功能主治 降气止呃，温肾助阳。本品甘温助阳，入胃则温中和胃除虚寒以降气止呃，入肾则温肾助阳，故有降气止呃，温肾助阳之效。

药理作用 对免疫功能的影响刀豆素A能诱导脾抑制性白细胞生成。有报道研究了刀豆素A在体外诱导小鼠脾脏抑制性细胞的最适剂量，发现约0.78毫升或50毫克／毫升的浓度对大多数小鼠能诱导出以抑制性功能为主的白细胞，这些细胞能抑制正常淋巴细胞对促有丝分裂原的增生反应。从刀豆中提取一种有毒蛋白（CNTX），给大鼠腹腔注射，显示其可能诱导中性及单核细胞的游走，作用强度呈剂量依赖关系，

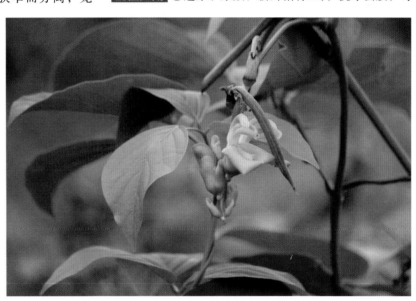

进一步研究发现，CNTX能诱导中性白细胞进入胸膜腔和咽鼓管囊腔。此作用可被地塞米松所抑制，但不被Arachidonic酸代谢产物和PAF所拮抗。体外实验发现，CNTX可诱导巨噬细胞释放趋化因子，地塞米松可阻断这一现象，但在体内却不影响由趋化因子诱导的中性白细胞聚集。

用量用法 10～15克，煎服；或烧存性研末服。

配伍应用 ①遗尿、尿频：新鲜猪肾1对，洗净去膜，每肾塞入1颗刀豆，微火炖熟，放盐少许，早晚空腹连汤各服1只。轻者服2～4日，重者4～8日。②落枕：刀豆壳15克，羌活、防风各9克，每日1剂，水煎服。③气滞呃逆，膈闷不舒：刀豆（取老而绽者），每服6～9克，开水下。④百日咳：刀豆子10粒（打碎），甘草39，加冰糖适量，水一杯半，煎至一杯，去渣，频服。

使用注意

胃热盛者慎服。

柿蒂 Shi Di

别　名 柿蒂。

来　源 本品为柿树科植物柿的宿存花萼。

形态特征 落叶大乔木，高达14米。树皮深灰色至灰黑色，长方块状开裂；枝开展，有深棕色皮孔，嫩枝有柔毛。单叶互生，叶片卵状椭圆形至倒卵形或近圆形，先端渐尖或钝，基部阔楔形，全缘，上面深绿色，主脉生柔毛，下面淡绿色，有短柔毛，沿脉密被褐色绒

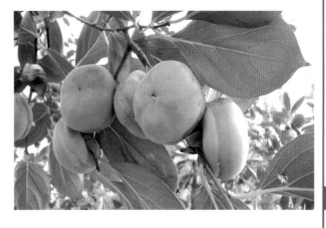

毛。花杂性，雄花成聚伞花序，雌花单生叶腋，花冠黄白色，钟形。浆果形状种种，多为卵圆球形，橙黄色或鲜黄色，基部有宿存萼片。种子褐色，椭圆形。

生境分布 多为栽培种。分布四川、广东、广西、福建等地。

采收加工 秋、冬两季果实成熟时采或食用时收集，洗净，晒干。

性味归经 苦、涩，平。归胃经。

功能主治 降气止呃。本品味苦而降泄，专降胃气而止呃逆，故有降气止呃之效。

药理作用 抗生育作用在家兔抗生育筛选中，初步证实柿蒂有一定的抗生育作用，柿蒂"柄"优于柿蒂"蒂"，柿蒂柄的抗生育率为79.6%。

用量用法 6～10克，煎服。

配伍应用 ①顽固性呃逆：用水煎柿蒂内服。②胃肠神经官能症：柿蒂15克，丁香、桑寄生各10克，人参、干姜各6克，水煎服，每日1剂。

九香虫 Jiu Xiang Chong

别　名 九香虫。

来　源 本品为蝽科昆虫九香虫的全虫。

形态特征 全体椭圆形，长1.7～2.2厘米，宽1～1.2厘米，体一般紫黑色，带铜色光泽，头部、前胸背板及小盾片较黑。头小，略呈三角形；复眼突出，呈卵圆形，位于近基部两侧；单眼1对，橙黄色；喙较短，触角6节，第1节较粗，圆筒形，其余4节较细长而扁，第2节长于第3节。前胸背板前狭后阔，九香虫前缘凹进，后缘略拱出，中部横直，侧角显著；表面密布细刻点，并杂有黑皱纹，前方两侧各有1相当大的眉形区，色泽幽暗，仅中部具刻点。小盾片大。翅2对，前翅为半鞘翅，棕红色，翅末1.3为膜质，纵脉很密。足3对，后足最长，跗节3节。腹面密布细刻及皱纹，后胸腹板近前缘区有2个臭孔，位于后足基前外侧，能由此放出臭气。雄虫第9节为生殖节，其端缘弧形，中央尤为弓凸。

生境分布 此虫以成虫越冬，隐藏于石隙间。分布于云南、贵州、四川、广西等地。

采收加工 11月至次年3月前捕捉，置适宜容器内，用酒少许将其闷死，取出阴干。或置沸水中烫死，取出，干燥。

性味归经 咸，温。归肝、脾、肾经。

功能主治 理气止痛，温肾助阳。本品以温为用，可温通肝脾气滞，又能温肾，故有理气止痛，温肾助阳之效。

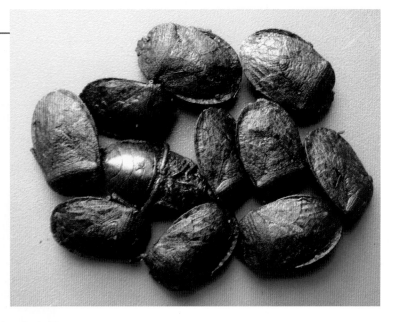

药理作用 抑菌作用九香虫对金黄色葡萄球菌、伤寒杆菌、甲型副伤寒杆菌、福氏痢疾杆菌都有较强的抗菌作用。其他作用九香虫有促进机体新陈代谢的作用。

用量用法 3～10克，煎服。

临床应用 ①血管瘤：九香虫若干只，盛于纸盒或瓶中备用。用时取镊子2把，1把夹住虫体前半部，另1把夹破虫体尾部，挤出其腹腔内容物，涂在血管瘤上，视其大小而定，涂布均匀为度。每日3～4次，连用数日。②急慢性腰肌劳损：九香虫、陈皮各适量，水煎服。③喘息型慢性气管炎：九香虫用火焙焦，研成面与鸡蛋搅匀，再用芝麻油或棉油煎鸡蛋。每日1次，每次用鸡蛋、九香虫各1个，天天服用。服药期间，忌食大油和吸烟。

使用注意

阴虚内热者禁服。

青木香 Qing Mu Xiang

别　名 青木香。

来　源 本品为马兜铃科植物马兜铃的根。

形态特征 多年生缠绕草本，基部木质化，全株无毛。根细长，在土下延伸，到处生苗。叶三角状椭圆形至卵状披针形或卵形，顶端短尖或钝，基部两侧有圆形的耳片。花单生于叶腋；花柄长约1厘米，花被管状或喇叭状，略弯斜，基部膨大成球形，中部收缩成管状，缘部卵状披针形，上部暗紫色，下部绿色。

生境分布 生长于山谷、沟边阴湿处或山坡灌丛中。分布江苏、浙江、安徽等地。

采收加工 春、秋两季采挖，除去须根及泥沙，晒干，切片。

性味归经 辛、苦，寒。归肝、胃经。

功能主治 行气止痛，解毒，辟秽，消肿。本品辛行苦泄而燥，性寒清热，能行肝、胃气滞以止痛；清热去湿以解毒、消肿、辟秽。故有行气止痛，解毒，辟秽，消肿之效。

用量用法 3 ~ 10克，煎服；散剂每次1.5 ~ 2克，开水送服。外用：适量。

药理作用 青木香煎剂对多种原因引起的高血压有明显的降低血压作用。其所含木兰花碱对肾性高血压的降压作用明显。青木香总碱对金黄色葡萄球菌及绿脓、大肠、变形等杆菌有不同程度的抑制作用，并能增强腹腔巨噬细胞的吞噬活性。

配伍应用 ①高血压：青木香精制浸膏片，每日3 ~ 4次，每次4 ~ 12片口服，对Ⅰ、Ⅱ期高血压疗效较好。②胃炎、胃溃疡、胃痉挛及其他原因引起的胃痛：青木香酊剂或散剂，每日2 ~ 3次，服药1次药效可维持6 ~ 8小时。③软组织损伤：青木香40克，青天葵子30克，共为细末，浸入酒精500毫升内，半月后即可使用，涂于损伤部位，连用涂3 ~ 5次。

使用注意

阴虚内热者禁服。

大腹皮 Da Fu Pi

别　名 大腹毛、槟榔皮。

来　源 本品为棕榈科植物槟榔的果皮。

形态特征 大腹皮：为瓢状椭圆形、长椭圆形或长卵形，外凸内凹，长4 ~ 7厘米，少数为3厘米，最宽处达2 ~ 3.5厘米，厚0.2 ~ 0.5厘米。外界皮为深棕色至近黑色，稍嫩的有不规则的皱纹及横纹隆起，其他为近光滑或微带纵皱纹，稍显光泽；顶端有柱基痕，另一端是果柄及残存萼片。中果皮为黄白色至灰黄色的疏松纤维，纤维略呈纵向排列。内果皮凹陷，呈黄褐色或深褐色。表面略光滑呈硬壳状。体轻，质硬，可纵向撕裂。气微，味淡微涩。以身干、深褐色、长椭圆形、皱皮结实、有光泽者为佳。大腹毛（纤维性果肉）：为疏松纤维，略呈纵向排列或松散，长4 ~ 7厘米，厚0.3 ~ 0.6厘米。黄白色或淡棕色，间有粘附外界皮及硬壳状的内果皮碎片。体轻松，质柔韧，易纵向撕开，外层松散成缕，内层纤维较粗，呈棕毛状。气无，味淡。

生境分布 生长于无低温地区和潮湿疏松肥沃的土壤、高环山梯田。分布于海南、广西、云南等地。

采收加工 冬季至次春采收未成熟的果实，煮后干燥，纵剖两瓣，剥取果皮，习称"大腹皮"；春末至秋初采收成熟果实，煮后干燥，剥取果皮，打松，晒干，习称"大腹毛"。

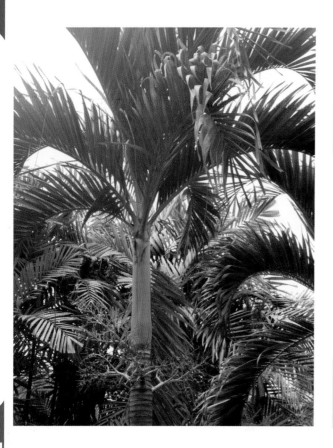

性味归经 辛，微温。归脾、胃、大肠、小肠经。

功能主治 行气导滞，利水消肿。本品辛行温通，质轻宣发，善行胃肠气滞，又宣发水之上源以利水消肿，故有行气导滞，利水消肿之功。

药理作用 有兴奋胃肠道，促进纤维蛋白溶解等作用。

用量用法 5～10克，煎服。

配伍应用 ①脚气肿满，二便秘涩：大腹皮、槟榔、郁李仁（汤浸去皮炒）各30克，木通、桑白皮、牵牛子（炒）各60克，木香15克，为散。每服12克，入姜、葱白，水煎服。②头面四肢肿满，心腹膨胀，上气喘气：大腹皮、桑白皮、陈皮、小姜皮、茯苓皮各等份，为散。每服10克，水煎服。③肝硬化腹水消胀：大腹皮30克，香橼、莱菔子、神曲各20克，川朴、鸡内金各15克，砂仁10克，干蝼蛄10个焙，益母草100克，水煎300毫升，每日1剂，分2次服，15日为1个疗程。

使用注意

本品辛散耗气，气虚者慎用。

玫瑰花　Mei Gui Hua

别　　名 玫瑰。

来　　源 本品为蔷薇科植物玫瑰的花蕾。

形态特征 直立灌木，茎丛生，有茎刺。单数羽状复叶互生，椭圆形或椭圆形状倒卵形，先端急尖或圆钝，叶柄和叶轴有绒毛，疏生小茎刺和刺毛。花单生于叶腋或数朵聚生，苞片卵形，边缘有腺毛，花冠鲜艳，紫红色，芳香。

生境分布 均为栽培。分布于江苏、浙江、福建、山东、四川等地。

采收加工 春末夏初花将要开放时分批采摘，及时低温干燥。

性味归经 甘、微苦，温。归肝、脾经。

功能主治 行气解郁，活血止痛。本品甘缓苦泄温通，芳香走散，能疏解肝郁，缓和肝气，醒脾和胃，活血散瘀以止痛，故有行气解郁、活血止痛之功。

药理作用 玫瑰油对大鼠有促进胆汁分泌作用。

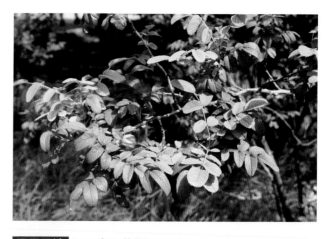

用量用法 3～6克，煎服。

配伍应用 ①功能性子宫出血：玫瑰花蕊（初开者）300朵，去心蒂，新汲水沙锅内煎取浓汁，滤去渣，再煎，白冰糖500克收膏。早晚开水冲服。②乳腺炎：玫瑰花（初开者）30朵，阴干，去习蒂，陈酒煎，饭后服。③慢性胃炎：玫瑰花适量，阴干，冲汤代茶服。④慢性肠炎：玫瑰花（干花）6克，大黄3克，每日1剂，水煎分3次服。

使用注意

阴虚火旺慎服。

梅 花 Mei Hua

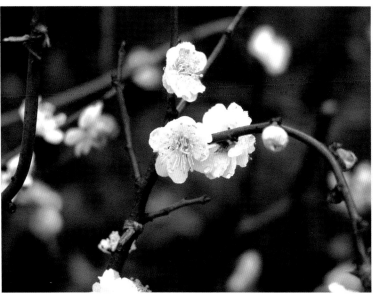

别　名 绿萼梅、绿梅花、白梅花、红梅花。

来　源 本品为蔷薇科植物梅的花蕾。入药用白梅、红梅两种。

形态特征 落叶小乔木,高达10米。树干紫褐色,多纵驳纹。常有枝刺,小枝绿色或以绿色为底色。叶广卵形至卵形,先端长渐尖或尾尖。早春2~3月先叶开花,花着生于一年生枝的叶腋,单生或两朵簇生,单瓣或重瓣,有暗香。核果球形,一侧有浅槽,被毛,6月果熟,熟时黄色。小枝青绿无紫晕。

生境分布 全国各地多有栽培。白梅花分布于江苏、浙江等地;红梅花分布于四川、湖北等地。

采收加工 初春花未开放时采摘,及时低温干燥。

性味归经 微酸、涩,平。归肝、胃、肺经。

功能主治 疏肝和胃,理气化痰。本品芳香质轻而走窜,入肝经可疏肝解郁,入胃可理气和胃,入肺可理气化痰,故有疏肝和胃、理气化痰之效。

用量用法 3~6克,煎服。

配伍应用 ①肝胃气滞之胁肋胀痛,脘腹痞满,嗳气纳呆等:与佛手、柴胡、香附等配伍。②痰气郁结之梅核气:与厚朴、半夏、茯苓等同用。

路路通 Lu Lu Tong

别　名 枫果、九孔子。

来　源 本品为金缕梅科植物枫香树的成熟果序。

形态特征 落叶乔木,高20~40米。树皮灰褐色,方块状剥落。叶互生;叶柄长3~7厘米;托叶线形,早落;叶片心形,常3裂,幼时及萌发枝上的叶多为掌状5裂,长6~12厘米,宽8~15厘米,裂片卵状三角形或卵形,先端尾状渐尖,基部心形,边缘有细锯齿,齿尖有腺状突。花单性,雌雄同株,无花被;雄花淡黄绿色,成柔黄花序再排成总状,生于枝顶;雄蕊多数,花丝不等长;雌花排成圆球形的头状花序;萼齿5,钻形;子房半下位,2室,花柱2,柱头弯曲。头状果序圆球形,直径2.5~4.5厘米,表面有刺,蒴果有宿存花萼和花柱,两瓣裂开,每瓣2浅裂。种子多数,细小,扁平。花期3~4月,果期9~10月。

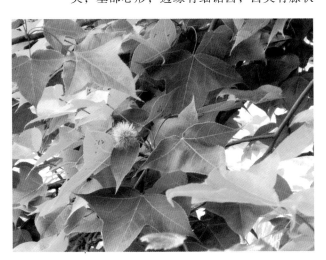

生境分布 生长于湿润及土壤肥沃的地方。分布于江苏、浙江、福建、江西、广东等地。

采收加工 冬季果实成熟后采收,除去杂质,干燥。

性味归经 苦,平。归肝、胃、肾经。

功能主治 行气宽中,通络,通经,利水。本品味苦通泄,既行中焦气滞以宽中,又通利血脉经络,通利水道,故有行气宽中、通络、通经、利水之效。

药理作用 本品的枫香酒精溶剂(60%)外用,能防止钩蚴入小鼠皮肤,其防护效力与溶济浓度成正比。

用量用法 4.5~9克,煎服。外用:适量,可煅存性研末调敷。

配伍应用 ①风湿性关节炎:单用本品,每次用量24克,每日1剂水煎,饭前服。②妇女月经过多及孕妇忌服。③缺乳:路路通、穿山甲、通草各15克，王不留行25克，漏芦20克，寸冬、木通各10克，随症加减，每日1剂。④跌打损伤、筋骨疼痛：可与苏木、赤芍、红花等药配用。⑤肾炎（对水肿、胀满、小便不利者，有利尿退肿作用）：可与茯苓皮、泽泻等配用。⑥乳汁不通、乳房胀痛：可与青皮、穿山甲等配用。⑦急性胃肠炎对胃痛腹胀者：用本品制成100%煎剂，每服50～100毫升，每日2～3次；小儿每服10～20毫升，每日3～4次，一般3日内治愈。⑧风疹搔痒：可同刺蒺藜、赤芍、地肤子等药配用。

使用注意

孕妇忌服。

降香 Jiang Xiang

别　名	紫降香、降香片、降香屑。
来　源	本品为豆科植物降香檀树干和根的心材。
形态特征	高大乔木，树皮褐色，小枝具密集的白色小皮孔。叶互生，近革质，单数羽状复叶，小叶9～13片，叶片卵圆形或椭圆形，长4～7厘米，宽2～3厘米，小叶柄长4～5厘米。圆锥花序腋生，花小，长约5毫米，萼钟状，5齿裂，花冠淡黄色或乳白色，雄蕊9枚一组，子房狭椭圆形，花柱短。荚果舌状椭圆形，长4.5～8厘米，宽1.5～2厘米，种子1枚，稀2枚。
生境分布	生长于中海拔地区的山坡疏林中、林边或村旁。分布于广东、广西、云南等地。
采收加工	全年均可采收，除去边材，阴干。
性味归经	辛，温。归肝、脾经。
功能主治	理气止痛，化瘀止血。本品辛行温通，既能行气，又能行血，气血无滞瘀则痛止，瘀血化而出血止。故有理气止痛、化瘀止血之效。
药理作用	黄檀素有微弱的抗凝作用，还能增加冠脉流量，减慢心率，轻度增加心跳振幅，引起心律不齐。去甲黄檀素作用相似。
用量用法	3～6克，煎服，宜后下。研末服每次1～2克。外用：适量。
配伍应用	①跌打损伤所致的体内处出血、瘀滞疼痛：单用本品煎服或为末外敷。②刀伤出血：以本品配五味子、铜绿为末敷患处，其止血作

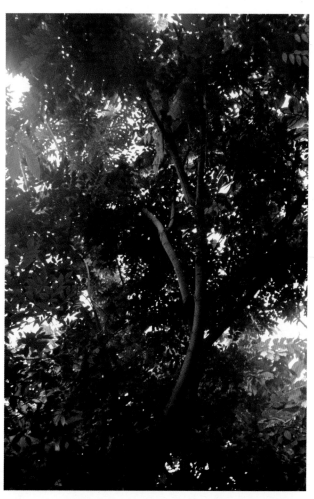

用较单用本品为强。③心脑血管病：降香、川芎、赤芍、丹参、红花各等份，水煎服。

使用注意

血热妄行、色紫浓厚、脉实便秘者禁用。

白屈菜 Bai Qu Cai

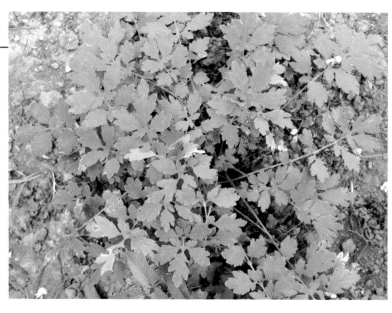

别名 白屈菜。

来源 本品为罂粟科植物白屈菜的带花全草。

形态特征 多年生草本。主根圆锥状，土黄色。茎直立，高30～100厘米，多分枝，有白粉，疏生白色细长柔毛，断之有黄色乳汁。叶互生，1～2回单数羽状全裂；基生叶长10～15厘米，全裂片2～5对，不规则深裂，深裂片边缘具不规则缺刻，顶端裂片广倒卵形，基部楔形而下延，上面近无毛，下面疏生短柔毛，有白粉；茎生叶与基生叶形相同。花数朵，近伞状排列，苞片小，卵形，长约1.5毫米，花柄丝状，有短柔毛；萼片2，早落，椭圆形，外面疏生柔毛；花瓣4，黄色，卵圆形，长约9毫米；雄蕊多数，花丝黄色；雌蕊1，无毛，花柱短。蒴果条状圆柱形，长达3.5厘米。种子多数，卵形，细小，黑褐色。有光泽及网纹。花期5～7月，果期6～8月。

生境分布 生长于山坡或山谷林边草地。分布于东北、内蒙古、河北、河南、山东、山西、江苏、江西、浙江等地。

采收加工 5～7月开花时采收地上部分，置通风处干燥。

性味归经 苦、辛，寒；有毒。归脾、胃、肺经。

功能主治 理气止痛，止咳，利水消肿，解疮毒。本品苦泄辛行寒清热，行脾胃气滞而止痛，理肺气而止咳，脾肺气畅则水肿消，湿热除则疮毒解。故有理气止痛、止咳、利水消肿、解疮毒之效。

药理作用 白屈菜碱能抑制各种平滑肌，有解痉作用，有镇痛、催眠作用，有抗肿瘤作用，降血压作用，利胆作用。

用量用法 3～6克，煎服。外用：捣汁涂。

配伍应用 ①青年扁平疣：取新鲜全草榨汁，以棉球蘸汁擦患处，每日3次，每次5～15分钟，痊愈为止。②肠胃疼痛：白屈菜、丁香、乌贼骨、浙贝母、胆南星、冬瓜仁各适量，水煎服。③顽癣：鲜白屈菜用50%的酒精浸泡，擦患处。④疮肿：鲜白屈菜捣烂敷患处。⑤百日咳：取白屈菜全草制成100%糖浆，小儿6个月以内每次5～8毫升，6个月至1岁8～10毫升，1～3岁10～15毫升，3～6岁15～29毫升，6岁以上20～30毫升，每日3次，饭前服。单纯型连服8日，混合型12日。⑥稻田皮炎，毒虫咬伤，疥癣：白屈菜捣烂外敷或制成浸膏涂患处。

黄荆子 Huang Jing Zi

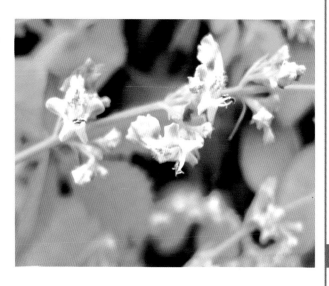

别名 黄金子。

来源 本品为马鞭草科植物黄荆的果实。

形态特征 直立灌木，植株高1～3米。小枝四棱形，与叶及花序通常被灰白色短柔毛。叶柄长2～5.5厘米；掌状复叶，小叶5，稀为3，小叶片长圆状披针形至披针形，基部楔形，全缘或有少数粗锯齿，先端渐尖，表面绿色，背面密生灰白色绒毛，中间小叶长4～13厘米，宽1～4厘米，两侧小叶渐小，若为5小叶时，中间3片小叶有柄，最外侧2枚无柄或近无柄，侧脉9～20对。聚伞花序排列成圆锥花序式顶生，长10～27厘米；花萼钟状，先端5齿裂，外面被灰白色绒毛；花冠淡紫色，外有微柔毛，先端5裂，二唇形；雄蕊伸于花冠管外；子房近无毛。核果褐色，近球形，径约2毫米，等于或稍短于宿萼。花期4～6月，果期7～10月。

生境分布 生长于山坡、路旁或灌丛中。分布于江苏、浙江、湖南、江西、四川、广西等地。

采收加工 秋季果实成熟时采收，用手搓下，晒干，扬净。

性味归经 辛、苦，温。归肺、肝、胃经。

功能主治 行气止痛，祛风，除痰。本品辛行而散，苦燥而泄，温通而胜寒，故有行气止痛，祛风，除痰之效。

药理作用 用小白鼠离体肺灌流黄荆子煎剂能扩张支气

管，不同提取部分中以含黄酮及强心甙部分效力最好。黄荆子煎液试管内对金黄色葡萄球菌、卡他球菌有抑制作用。

用量用法 3～10克（大剂量15～30克），煎服；或研末服。

配伍应用 ①伤寒发热而咳逆者：黄荆子适量，炒，水煎服。②哮喘：黄荆子10～25克，研粉加白糖适量，每日2次，水冲服。③肝胃痛：黄荆子适量，研末，和粉作团食。④胃溃疡，慢性胃炎：黄荆干果50克，煎服或研末吞服。⑤膈食吞酸或便秘：黄荆果实25克，水煎或开水泡服，早晚各服1次。⑥慢性气管炎：黄荆子焙干研末，炼蜜为丸，每丸含生药3钱，每日3次，每次1丸，10日为1个疗程，连服2个疗程。

使用注意

凡湿热燥渴无气滞者忌用。

九里香 Jiu Li Xiang

别　名 千里香、满山香、过山香。

来　源 本品为芸香科植物九里香的枝叶。

形态特征 九里香有时可长成小乔木样。株姿优美，枝叶秀丽，花香浓郁。嫩枝呈圆柱形，直径1～5毫米，表面灰褐色，具纵皱纹。质坚韧，不易折断，断面不平坦。羽状复叶有小叶3～9片，多已脱落；小叶片呈倒卵形或近菱形，最宽处在中部以上，长约3厘米，宽约1.5厘米；先端钝，急尖或凹入，基部略偏斜，全缘；黄绿色，薄草质，上表面有透明腺点，小叶柄短或近无柄，下部有时被柔毛。盆栽株高1～2米，多分枝，直立向上生长。干皮灰色或淡褐色，常有纵裂。奇数羽状复叶互生，小叶3～9枚，互生，卵形、匙状倒卵形或近菱形，全缘，浓绿色有光泽。聚伞花序，花白色，径约4厘米，花期7～10月。浆果近球形，肉质红色，果熟期10月至翌年2月。果实气香，味苦、辛，有麻舌感。

生境分布 性喜温暖、湿润气候，要求阳光充足、土层深厚、肥沃及排水良好的土壤，不耐寒。分布于广东、广西、福建等地。

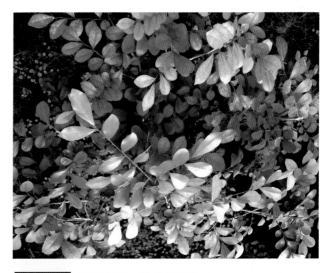

采收加工 全年可采，晒干，切段。

性味归经 辛、苦，温。归心、肝、肺、胃经。

功能主治 行气活血，祛风除湿，止痛。本品辛行散苦燥泄温通胜寒而香窜，故有行气活血，祛风除湿，止痛之效。

药理作用 用石油醚提取所得的结晶性成分，能松弛大鼠的离体小肠平滑肌，对组织胺引起的收缩有拮抗作用。

用量用法 10～15克，煎服；或浸酒服。外用：适量捣敷或煎水洗涂。

使用注意

阴虚火亢者忌用。

米皮糠 Mi Pi Kang

别　名 米糠、谷白皮、杵头糠。

来　源 本品为禾本科植物稻的种皮。

形态特征 一年生栽培植物。秆直立，丛生，高约1米左右。叶鞘无毛，下部者长于节间；叶舌膜质而较硬，披针形，基部两侧下延与叶鞘边缘相结合，长5～25毫米，幼时具明显的叶耳；叶片扁平，披针形至条状披针形，长30～60厘米，宽6～15厘米。圆锥花序疏松，成熟时向下弯曲，分枝具角棱，常粗糙；小穗长圆形，两侧压扁，长6～8毫米，含3小花，下方两小花退化仅存极小的外稃而位于1两性小花之下；颖极退化，在小穗柄之顶端呈半月形的痕迹；退化外稃长3～4毫米，两性小花外稃，有5脉，常具细毛，有芒或无芒，内稃3脉，也被细毛；鳞被2，卵圆形，长1毫米；雄蕊6；花药长2毫米，花柱2枚，简短，柱头帚刷状，自小花两侧伸出。颖果平滑。花、果期6～10月。

生境分布 全国各地均产。

性味归经 甘、辛，平。归大肠、胃经。

功能主治 行气开胃。本品辛行甘补，故有行气开胃之效。

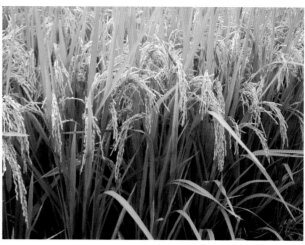

药理作用 所含谷维醇能作用于下视丘、大脑边缘系统，可改善植物神经的功能障碍。能促进大鼠生长，增加肝脏中糖元的含量。有抗癌作用。

用量用法 煎服；或入丸、散。

配伍应用 ①膈气，咽喉噎塞，饮食不下：碓嘴上细糠，蜜丸如弹子大，不计时候，含1丸，细细咽津。②咽喉妨碍如有物，吞吐不下：杵头糠、人参、炒石莲肉各5克，水煎服，每日3次。③脚气常作：谷白皮五升（切勿取斑者，有毒）。以水一斗，煮取七升，去滓，煮米粥常食之，即不发。

茉莉花 Mo Li Hua

别　名 茉莉。

来　源 本品为木犀科植物茉莉的花。

形态特征 常绿小灌木或藤本状灌木，高可达1米。枝条细长小枝有棱角，有时有毛，略呈藤本状。单叶对生，光亮，宽卵形或椭圆形，叶脉明显，叶面微皱，叶柄短而向上弯曲，有短柔毛。初夏由叶腋抽出新梢，顶生聚伞花序，顶生或腋生，有花3～9朵，通常三到四朵，花冠白色，极芳香。大多数品种的花期6～10月，由初夏至晚秋开花不绝，落叶型的冬天开花，花期11月到第二年3月。

生境分布 分布于江苏、四川、广东等地。

采收加工 7月前后花初开时，择晴天采收，晒干。

性味归经 辛，甘，温。归脾、胃经。

功能主治 理气开郁，和中，辟秽。本品辛行甘和，

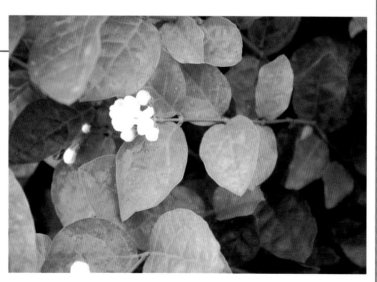

芳香醒脾辟秽，故有理气开郁，和中、辟秽之效。

用量用法 1.5～3克，煎服或泡茶。外用：适量。

配伍应用 夏季感冒暑湿，发热头胀，脘闷少食，小便短少：茉莉花、青花各3克，藿香6克，荷叶10克（切丝）。以沸水浸泡，时时饮服。

蘑菇 Mo Gu

别　名 肉蕈、磨菇蕈。

来　源 本品为黑伞科植物蘑菇的子实体。

形态特征 蘑菇是由菌丝体和子实体两部分组成，菌丝体是营养器官，子实体是繁殖器官。由成熟的孢子萌发成菌丝。菌丝为多细胞有横隔，借顶端生长而伸长，白色、细长，绵毛状，逐渐成丝状。菌丝互相缀合形成密集的群体，称为菌丝体。菌丝体腐生后，浓褐色的培养料变成淡褐色。蘑菇的子实体在成熟时很像一把撑开的小伞

生境分布 生长于山坡草丛或旷野草丛中。全国各地均有栽培。

收采加工 多在秋、冬、春季栽培，成长后采集，除净杂质，晒干或烘干。

性味归经 甘，凉。归肠、胃、肺经。

功能主治 理气，开胃，化痰。本品甘凉益阴，胃、肺之阴得补则胃气和降燥痰除，故有理气，开胃，化痰之功。

药理作用 本品培养液能抑制金黄色葡萄球菌、伤寒杆菌及大肠杆菌，提取物有降低血糖作用。

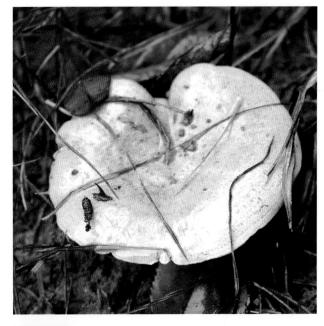

用量用法 6～10克，煎服。

配伍应用 脾虚气弱，食欲不振，身体倦怠，或妇女哺乳期间乳汁分泌减少：鲜蘑菇100克，菌盖撕成小块，菌柄切斜片；猪瘦肉200克，切片，用食油、盐炒至肉色变白，加水适量煮熟食。

使用注意

食用蘑菇或香菇之类，应注意与毒蕈鉴别，以免误食中毒。

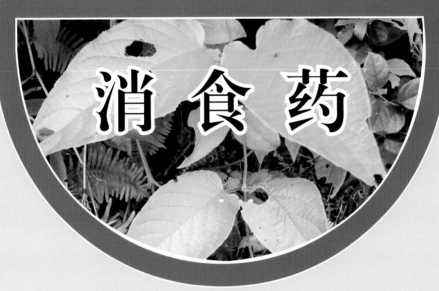

SHI YONG BEN CAO GANG MU CAI SE TU JIAN

第九章

消食药

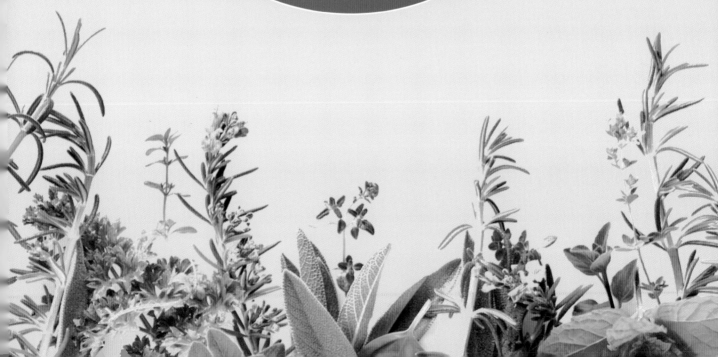

山楂　Shan Zha

别　　名　焦楂、山楂肉、炒山楂、山楂炭。

来　　源　为蔷薇科落叶小乔木山里红、山楂及落叶灌木野山楂的成熟果实。前二者习称"北山楂"，后者习称"南山楂"。

形态特征　落叶乔木，高达7米。小枝紫褐色，老枝灰褐色，枝有刺。单叶互生或多数簇生于短枝先端；叶片宽卵形或三角状卵形，叶片小，分裂较深。叶柄无毛。伞房花序，花白色，萼筒扩钟状。梨果近球形，深红色。

生境分布　生长于山谷或山地灌木丛中。全国大部分地区均产。

采收加工　秋末冬初果实成熟后采收。北山楂采摘后横切成厚1.5～3毫米的薄片，立即晒干。南山楂

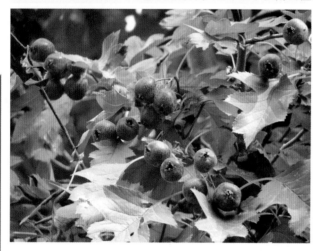

采得后晒干即可，或压成饼状后再晒干。

性味归经　酸、甘，微温。归脾、胃、肝经。

功能主治　消食化积，活血化瘀。本品酸甘微温，归脾、胃经，能健脾开胃，消食化积，擅消油腻肉食之积滞，为消食积之要药。入肝经血分能活血化瘀，行气止痛，治疗妇科经、产瘀滞不行引起的疼痛。

药理作用　能增加胃中消化酶的分泌，促进消化。还能促进脂肪分解；提高蛋白酶的活性，使肉食易被消化。山楂有收缩子宫、强心、抗心律失常、增加冠脉血流量、降压、降血脂等作用，对痢疾杆菌及大肠杆菌有较强抑制作用。

用量用法　10～15克，大剂量30克，煎服（生用消食散瘀；炒山楂收敛止泻）或入丸、散。

配伍应用　①冠心病心绞痛：山楂酮（由山楂叶提取之总黄酮）日3次，每次4片（每片含25毫克），4周1疗程。②高血脂：用冠心宁片，每日3次，每次5片。③高血压：用山楂糖浆（每毫升相当于原生药0.65克）每日3次，每次20毫升，30日为1个疗程。④消化不良：山楂含有脂肪酶，可促进脂肪分解，另含有山楂酸等多种有机酸，可提高蛋白分解酶活性，促使肉食消化。⑤小儿厌食症：复方山楂口服或丸（含山楂、麦芽、神曲），山楂液每次1支（10毫升），每日2次；或用山楂丸每次1丸（9克），每日2次。⑥呃逆（隔肌痉挛）：口服生山楂汁，成人每次15毫升，每日3次。

使用注意

　　胃酸过多、胃溃疡患者慎用；脾胃虚弱无积滞者慎用。

神　曲　Shen Qu

别　　名　六曲、六神曲、炒神曲、焦神曲。

来　　源　为辣蓼、青蒿、赤小豆、苦杏仁、鲜苍耳、面粉、麸皮混合拌匀后发酵而成的曲剂。各地均能生产，而制法规格稍有不同。

形态特征　呈方形或长方形块状，直径约3厘米，厚1厘米。外表粗糙，土黄色，质脆易断。断面不平坦，类白色，可见未被粉碎的残渣及发酵后的空隙。

生境分布　全国各地均有生产。

性味归经　甘、辛，温。归脾、胃经。

功能主治　消食和胃、健脾。本品辛温行散、消导力较强，长于消谷物积滞，且可发表散寒。甘、温能和中健脾开胃。

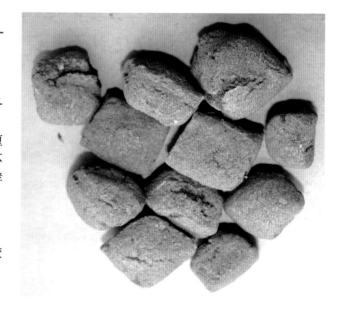

药理作用 能促进消化液分泌，可抑制肠内过度发酵而消腹胀。

用量用法 10～15克，水煎服；或入丸、散。生用，健脾养胃发表；炒用，行气消积止泻。

配伍应用 ①婴幼儿腹泻：取焦神曲12克，炒鸡内金6克，炒山药30克共研细末，每日用量为：6个月以内1.5克；6个月～1岁3克；1岁以上每岁增服3克，服时加糖适量，用热开水调成糊状，分3次口服，5日为1个疗程。②小儿消化不良：用神曲加水制成50%煎剂，每6毫升含量为3克，每日用量为：1岁以上5～10毫升，2～3岁10～20毫升，3岁以上酌加，多分2次服用。同时与服西药组（乳酸钙、酵母片、胃蛋白酶合剂、磺胺脒）对照。

使用注意

脾阴虚、胃火盛者忌用。

麦芽 Mai Ya

别　名 生麦芽、炒麦芽、焦麦芽。

来　源 为禾本科一年生草本植物大麦的成熟果实经发芽干燥而成。

形态特征 越年生草本。秆粗壮，光滑无毛，直立，高50～100厘米。叶鞘松弛抱茎；两侧有较大的叶耳；叶大麦作物舌膜质，长1～2毫米；叶片扁平，长9～20厘米，宽6～20毫米。穗状花序长3～8厘米（芒除外），径约1.5厘米小穗稠密，每节着生3枚发育的小穗，小穗通常无柄，长1～1.5厘米（除芒外）；颖线状披针形，微具短柔毛，先端延伸成8～14毫米的芒；外稃背部无毛，有5脉，顶端延伸成芒，芒长8～15厘米，边棱具细刺，内稃与外稃等长。颖果腹面有纵沟或内陷，先端有短柔毛，成熟时与外稃粘着，不易分离，但某些栽培品种容易分离。花期3～4月，果期4～5月。

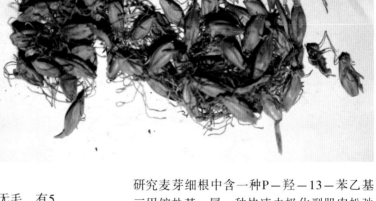

生境分布 我国各地普遍栽培。全国各地均产。

采收加工 将麦粒用水浸泡后，保持适宜温、湿度，待幼芽长至0.5厘米时，干燥。生用或炒用。

性味归经 甘，平。归脾、胃、肝经。

功能主治 消食和中，回乳。本品甘平，入脾、胃经，可消食和中。入肝经，可疏肝行气，活血散结。肝脉通于乳故又可治疗乳房疾患。

药理作用 因含消化酶及维生素B，有助消化作用。经研究麦芽细根中含一种P—羟—13—苯乙基三甲铵盐基，属一种快速去极化型肌肉松弛剂，能降低肌肉对乙酰胆碱的敏感性。并能降血糖。

用法用量 10～15克，大剂量30～120克。炒麦芽长于健脾消食，生麦芽偏于回乳消胀。

配伍应用 ①消化不良：用温开水浸出其浓液冲服，或研末冲服；又多与神曲、陈皮等药同用。对于某些慢性消耗性疾病，消化功能减退，营养不良，体质虚弱，消瘦乏力，食欲不振者，可服用麦芽浸膏，又常与茯苓、山药、党参等配用。②急慢性肝炎（对于肝区疼痛、厌食等）：可研末制成糖浆服用。③乳腺增生：麦芽50克，山楂、五味子各15克，每日1剂，水煎分2次服，10剂为1个疗程，连用2～8个疗程。

使用注意

哺乳期慎用。

谷 芽　Gu Ya

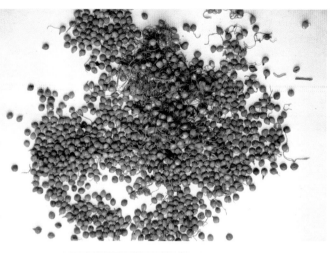

别　名	谷芽。
来　源	为禾本科一年生草本植物稻的成熟果实经发芽晒干而成。
形态特征	干燥的谷芽，呈长椭圆形而扁，两端略尖，长7～9毫米，宽3～4毫米，外稃包围果实，表面黄色，坚硬，具短细毛，有脉5条。基部有白色线形的浆片2枚，其中由一个浆片的内侧伸出1～3条淡黄色弯曲的须根（初生根）。剥去外稃，内含白米1粒，质坚，断面白色，有粉性。气无，味微甘。华北地区习惯以禾本科植物粟的颖果，发芽后作谷芽用。
生境分布	栽培于水田中。我国各地均产。
采收加工	以成熟稻谷水浸约1日，捞起箩装或布包，经常洒水至发短芽，晒干。生用或炒用。
性味归经	甘、平。归脾、胃经。
功能主治	健脾开胃，消食和中。谷芽甘平，功效和麦芽相似，善消谷物面食之积，但无回乳作用，消食之力较弱，每同麦芽相须为用，治疗食滞不消之证。
药理作用	有促进消化、增强食欲作用。其酶含量较麦芽低，消化淀粉之力不及麦芽。
用法用量	9～15克，大剂量30克，水煎服。生用长于和中，炒用长于消食。
临床应用	①淀粉性食物之消化不良，腹部胀满：常与陈皮、厚朴等配用。②某些慢性消耗性疾病，消化功能减退，食欲不振等：可配党参、白术、山药等。又常与麦芽同用，以增强疗效。

使用注意

胃下垂者忌用。

莱菔子　Lai Fu Zi

别　名	萝卜子、炒莱菔子。
来　源	为十字花科植物萝卜的干燥成熟种子。
形态特征	根肉质。茎高1米，多分枝，稍有白粉。基生叶大头状羽裂，侧生裂片4～6对，向基部渐缩小，有粗糙毛；茎生叶长圆形至披针形，边缘有锯齿或缺刻，很少全缘。总状花序顶生，花淡紫红色或白色，直径15～20毫米。长角果肉质，圆柱形。
生境分布	我国各地均产。
采收加工	夏季果实成熟时采割植株，晒干，搓出种子，除去杂质晒干。生用或炒用。
性味归经	辛、甘、平。归脾、胃、肺经。
功能主治	消食除胀，降气化痰。本品归脾、胃经，辛能行散，可行滞消食化积除胀。归肺经，辛散质重，长于降气，质润而滑，善于化痰，故能降气定喘，化痰止咳。
药理作用	本品生用或炒用均能增强兔离体回肠的节律收缩，抑制小白鼠的胃排空作用，提高幽门部环行肌紧张和降低胃底纵行肌紧张性，炒用作用大于生用。炒莱菔子能明显对抗肾上腺素对兔离体回肠节律收缩的抑制。本品水提物对链球菌、化脓球菌、痢疾杆菌、肺炎球菌、大肠杆菌有一定抑制作用，对多种皮肤真菌有不同程度的抑制作用。
用法用量	5～9克，水煎服。生用治风痰，炒用消食下气化痰。
配伍应用	①食积嗳，脘腹饱胀：炒莱菔子、炒神曲、焦山楂各9克，陈皮6克，水煎服。②肺热咳嗽：萝卜汁冲10克，加冰糖15克溶化，每日1

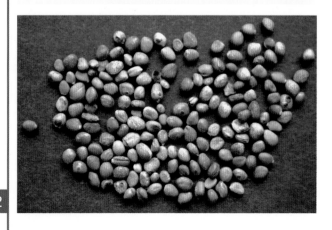

剂分2次服。③慢性气管炎咳嗽痰多：炒莱菔子、紫苏子各9克，白芥子4.5克，水煎服。或炒莱菔子、苦杏仁、牛蒡子各9克，煎服。④百日咳：莱菔子、紫苏子、罂粟壳、百部根、茯苓、南沙参、浙贝、杏仁各10克，葶苈子3～5克，法夏5～10克，陈皮5克，生姜3片，枣5枚，水煎服，每日1剂。⑤支气管哮喘：莱菔子、紫苏子、白芥子各9克，水煎服，每日

3次。⑥崩漏症：莱菔子120～150克，水煎分3次服，每日1剂，连服1～2剂，血止后改予归脾丸巩固疗效。⑦肠梗阻：炒莱菔子12克，大黄、木香各9克，加水300毫升，莱菔子先煎15分钟，再放入木香、大黄煎10分钟，取药液150毫升，分2次服（或从胃管注入），两次间隔6～8小时，每日1剂，重者1日2剂，轻者1剂即愈，一般需服3～5剂。

使用注意

本品辛散耗气，气虚及无积滞者忌用。不宜与人参同用。

鸡内金 Ji Nei Jin

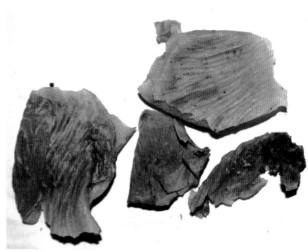

别　名 内金、生鸡金、炒鸡金、制鸡金。

来　源 本品为雉科动物鸡的干燥沙囊的角质内壁。

形态特征 家鸡，家禽。嘴短而坚，略呈圆锥状，上嘴稍弯曲。鼻孔裂状，被鸡内金有鳞状瓣。眼有瞬膜。头上有肉冠，喉部两侧有肉垂，通常呈褐红色；肉冠以雄者为高大，雌者低小；肉垂也以雄者为大。翼短；羽色雌、雄不同，雄者羽色较美，有长而鲜丽的尾羽；雌者尾羽甚短。足健壮，跗、跖及趾均被有鳞板；趾4，前3趾，后1趾，后趾短小，位略高，雄者跗跖部后方有距。

生境分布 各地均产。

采收加工 将鸡杀死后，立即剥下鸡肫内壁，洗净，干燥即可。

性味归经 甘，平。归脾、胃、小肠、膀胱经。

功能主治 健脾消食，固精止遗，通淋化石。本品味甘性平，归脾、胃经，故可健脾和胃消食。入膀胱经能化石通淋，固精止遗。

药理作用 口服鸡内金后胃液分泌量、酸度、消化力均见增高，胃运动机能明显增强。有抗癌作用。其酸提取液或煎剂能加速从尿中排除放射性锶。

用法用量 3～10克，水煎服。研末1.5～3克，研末冲服比煎剂效果好。

临床应用 ①消化不良（对于腹胀、嗳气、反胃、吐酸）：将焦鸡内金研末，每服1.5～3克，每日2～3次，开水送服，可减轻肠内异常发酵、腹胀、口臭及大便不成形等症状；又常配用麦芽、山楂、白术及陈皮等。②小儿脾虚疳积（见有面黄肌瘦、毛发焦枯、肚大青筋、精神萎靡者）：多与补脾益气的茯苓、山药、白术等药同用。③脾胃虚寒（见有饮食不消、食欲不振者）：可与白术、干姜配用。④胃石症：鸡内金粉10克，以温水于饭前1小时冲服，每日3次。⑤泌尿系结石：鸡内金烤干，研成粉末，装瓶备用。使用时将鸡内金粉15克倒入杯中，冲300毫升开水，15分钟后即可服用。早晨空腹服，1次服完，然后慢跑步，以助结石排出，用于治疗多发性肾结石。⑥遗尿、尿频：鸡内金、桑螵蛸（炙）各9克，龙骨（煅）、牡蛎（煅）各12克，浮小麦15克，炙甘草6克，水煎服。⑦体虚遗精：焙鸡内金粉每次3克，每日2次，连服3日，于清晨及睡前开水冲服。尤以对肺结核患者之遗精有较好效果。也可与芡实、莲肉、菟丝子等配用。⑧扁平疣：生鸡内金20克，加水200毫升，浸泡2～3日，外擦患处，每日5～6次。⑨口腔炎、齿龈炎：鸡内金适量，焙焦研末，外敷。

使用注意

脾虚无积滞者慎用。

鸡矢藤　Ji Shi Teng

别　　名 鸡屎藤。

来　　源 为茜草科植物鸡矢藤或毛鸡矢藤的全草及根。

形态特征 为茜草科植物鸡矢藤或毛鸡矢藤的地上部分及根。

植物特征 蔓生草本，基部木质，高2～3米，秃净或稍被微毛。叶对生，有柄；叶片近膜质，卵形、椭圆形、矩圆形至披针形，先端短尖或渐尖，基部浑圆或楔尖，两面均秃净或近秃净；叶间托叶三角形，长2～5毫米，脱落。圆锥花序腋生及顶生，扩展，分枝为蝎尾状的聚伞花序；花白紫色，无柄；萼狭钟状，长约3毫米；花冠钟状，花筒长7～10毫米，上端5裂，镊合状排列，内面红紫色，被粉状柔毛；雄蕊5，花丝极短，着生于花冠筒内；子房下位，2室，花柱丝状，2枚，基部愈合。浆果球形，直径5～7毫米，成熟时光亮，草黄色。花期秋季。

生境分布 生长于溪边、河边、林中，常攀援于其他植物或岩石上。分布于安徽、江苏、江西、广东等地。

采收加工 9～10月份收采，晒干。

性味归经 甘、酸，平。归心、肝、脾、肾经。

功能主治 健脾消食、祛风活血、除湿消肿、解毒止痛。本品味甘性平入脾经，可健脾消食，除湿消肿。入肝经血分能祛风活血，解毒止痛。

药理作用 鸡矢藤生物碱能抑制离体肠肌收缩，并可拮抗乙酰胆碱所致的肠肌痉挛；鸡矢藤注射液能拮抗组织胺所致的肠肌收缩，并有镇痛镇静作用。本品有止痛作用，适用于胃肠疼痛，胆、肾绞痛，各种外伤骨折，手术后疼痛。并可降低炎性反应。

用法用量 9～30克。鸡血藤膏，宜烊化冲服。

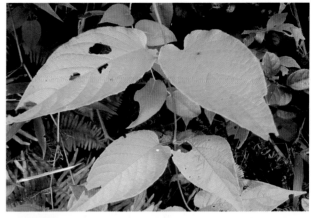

配伍应用 ①再生障碍性贫血（对于再生障碍性贫血，头痛、头晕、手足麻木者）：可单用鸡血藤60～120克，水煎服，每日1剂，长期服用；也可用鸡血藤5千克，配冰糖2.5千克，制成鸡血藤膏，每服20克。②白细减少症（对于放射性白细胞减少症）：可用鸡血藤配制成糖浆口服，有良好疗效。也可用本品配虎杖、黄精各30克，水煎服。③月经不调（用于闭经、月经后期、痛经，证属血虚或兼有瘀滞者）：以本品配当归、熟地、川芎等，以补血活血，调药止痛。④血小板减少：鸡血藤、土大黄、仙鹤草各30克，气虚加入参、黄芪；血虚加当归、阿胶；食欲不振加焦三仙，水煎服。⑤神经痛（用于坐骨神经痛，多发性神经炎、麻风后神经痛等）：鸡血藤45克，宽筋藤15克，谷芽30克，水煎服。⑥关节炎、腰膝酸痛、四肢麻木、风湿痹痛（对老年、血虚者用之尤宜）：可与桑寄生、当归、木瓜等配伍应用。

使用注意

有实验表明，鸡血藤有促进微循环障碍发展的作用。

阿魏　A Wei

别　　名 臭阿魏、五彩魏。

来　　源 本品为伞形科植物新疆阿魏或阜康阿魏的树脂。

形态特征 多年生草本，初生时只确有根生叶，至第5年始抽花茎；花茎粗壮，高达2米，具纵纹。叶近于肉质，早落，近基部叶为3～4回羽状复叶，长达50厘米，叶柄基部略膨大；最终裂片长方披针形或椭圆披针形，灰绿色，下面常有毛。花单性或两性，复伞形花序，中央花序有伞梗20～30枝，每枝又有小伞梗多枝；两性花与单性花各成单独花序或两性花序中央着生1

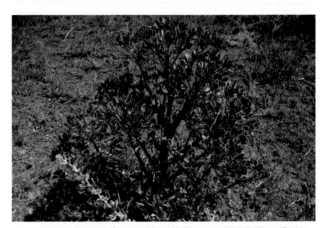

个雌花序，两性花黄色。双悬果背扁，卵形、长卵形或近方形，背面有毛，棕色。

生境分布 生长于多沙地带。分布于我国新疆维吾尔自治区。

采收加工 春末夏初盛花期至初果期，分次由茎上部往下斜割，收集渗出的乳状树脂，阴干。

性味归经 苦、辛，温。归脾、胃、肝经。

功能主治 消积开胃，祛痰除湿，杀虫。本品味苦、辛，性温。辛能行滞，苦能燥湿，温可散寒。归脾、胃经，能行脾、胃之食物积滞，温胃散寒，健脾开胃。温燥寒湿以祛痰湿之邪。

药理作用 阿魏煎剂在体外对人型结核杆菌有抑制作用。国外有用其胶质作抗惊厥用或治疗某些精神病。也有用作驱虫剂。其挥发油自肺排出，故支气管炎、百日咳或哮喘患者可用作刺激性祛痰剂。

用法用量 9～15克，内服：入丸、散。外用：适量。

配伍应用 ①疟疾：阿魏、干姜各3克，细辛2.5克，肉桂1.5克，白芥子6克，共为细末，用风湿膏2张将药粉分放在两张膏药上，再用斑蝥两只，去头足壳，压碎，每张膏药放1只，病发前6小时贴"神阙"、"命门"两穴，贴24小时取下。②血管瘤：阿魏、柴胡、甘草各15克，当归尾、赤芍各6克，桔梗3克，水煎服，每日1剂。须连续服15～30剂。

使用注意

脾胃虚弱及孕妇忌服。

荞麦 Qiao Mai

别 名 荞麦。

来 源 为蓼科植物荞麦的种子。

形态特征 一种双子叶植物，大部分种类的茎直立，有些多年生野生种的基部分枝呈匍匐状。茎光滑，无毛或具细绒毛，圆形，稍有棱角，幼嫩时实心，成熟时呈空腔。茎粗一般0.4～0.6厘米，茎高60～150厘米，最高可达300厘米。有膨大的节，节数因种或品种而不同，为10～30个不等。茎色有绿色、紫红色或红色。多年生种有肥大的球块状或根茎状的茎。叶包括叶片和叶柄。叶片呈圆肾形，基部微凹，具掌状网脉；叶柄细长。真叶分叶片、叶柄和托叶鞘三个部分。单叶，互生，三角形、卵状三角形、戟形或线形，稍有角裂，全缘，掌状网脉。叶片大小在不同类型中差异较大，一年生种一般长6～10厘米，宽3.5～6厘米，中下部叶柄较长，上部叶叶柄渐短，至顶部则几乎无叶柄。托叶鞘膜质，鞘状，包茎。为有限和无限的混生花序，顶生和腋生。簇状的螺状聚伞花序，呈总状、圆锥状或伞房状，着生于花序轴或分枝的花序轴上。多为两性花。单被，花冠状，常为5枚，只基部连合，绿色、黄绿色、白色、玫瑰色、红色、紫红色等。雄蕊不外伸或稍外露，常为8枚，成两轮：内轮3枚，外轮5枚。雌蕊1枚，三心皮联合，子房上位，1室，具3个花柱，柱头头状。蜜腺常为8个，发达或退化。有雌雄蕊等长花型，或长花柱短雄蕊和短花柱长雄蕊花型。大部为三棱型，少有2或多棱不规则型。形状有三角形、长卵圆形等，先端渐尖，基部有5裂宿存花被。果实的棱间纵沟有或无，果皮光滑或粗糙，颜色的变化，翅或刺的有无，是鉴别种和品种的主要特征。瘦果中有种

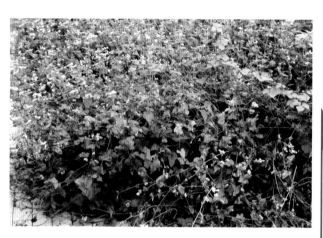

子一枚，胚藏于胚乳内，具对生子叶。

生境分布 生长于荒地或路旁。全国各地均产。

采收加工 霜降前后种子成熟后收割，打下种子，晒干。

性味归经 甘、酸，寒。归脾、胃、大肠经。

功能主治 开胃宽肠消积、清热利湿解毒。本品酸、甘，归脾、胃经，能健脾开胃宽肠，消食化积行滞。其性寒凉能清利湿热，治疗湿热之邪蕴积而致的各种病证。

药理作用 荞麦粉剂对鼠离体肠管有直接松弛作用，并有降低胃酸作用。

用法用量 9～15克，内服。外用：研末调敷。

配伍应用 ①饮食积滞，脾胃运化无力，腹胀腹痛：荞麦15克，隔山撬30克，莱菔子10克，共研为细末，每次10克，温开水送服。②脾虚而湿热下注，小便浑浊色白，或轻度的腹泻，妇女白带病：荞麦适量，炒至微焦，研细末，水泛为丸，每次6克，温开水送服，或以荞菜煎汤送服。③夏季肠胃不和，腹痛腹泻：荞麦研细末（荞麦面）10克，炒香，加水煮成稀糊服食。

使用注意

脾胃虚寒者禁用，不宜多食。

鸢尾 Yuan Wei

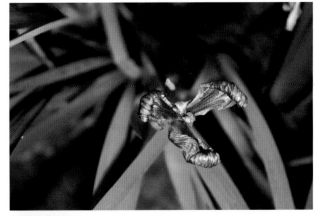

别　名	土知母、鸢尾根、扁竹根。
来　源	为多年生草本鸢尾科植物鸢尾的根茎。
形态特征	多年生宿根性直立草本，高约30～50厘米。根状茎匍匐多节，粗而节间短，浅黄色。叶为渐尖状剑形，宽2～4厘米，长30～45厘米，质薄，淡绿色，呈二纵列交互排列，基部互相包叠。春至初夏开花，总状花序1～2枝，每枝有花2～3朵；花蝶形，花冠蓝紫色或紫白色，径约10厘米，外3枚较大，圆形下垂；内3枚较小，倒圆形；外列花被有深紫斑点，中央面有一行鸡冠状白色带紫纹突起，花期4～6月，果期6～8月；雄蕊3枚，与外轮花被对生；花柱3歧，扁平如花瓣状，覆盖着雄蕊。花出叶丛，有蓝、紫、黄、白、淡红等色，花型大而美丽。蒴果长椭圆形，有6棱。变种有白花鸢尾，花白色，外花被片基部有浅黄色斑纹。

采收加工	全年可采，挖出根状茎，除去茎及须根，洗净晒干。
性味归经	辛、苦，寒；有毒。归肺、肝、脾经。
功能主治	消食化积，活血化瘀，行水消肿，清热解毒。本品辛、苦，性寒，辛能行散，入脾经能消积行滞，行水消肿，归肝经血分能活血化瘀。其苦寒之性可清热解毒泻火。
药理作用	有促进胃液分泌作用。有消炎作用，对腹水有抑制作用。
用法用量	0.9～3克，水煎内服。

生境分布	生长于沼泽土壤或浅水层中。全国各地均产。

使用注意

体虚者慎服。

梧桐子 Wu Tong Zi

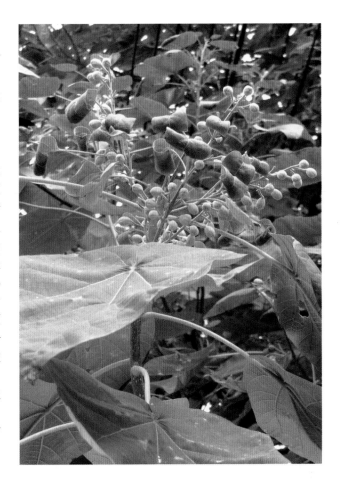

别　名	梧桐、青梧、桐麻、苍桐、青皮树、瓢羹树、九层皮、白梧桐。
来　源	为梧桐科植物梧桐的种子。
形态特征	落叶乔木，高可达15米。树干直，枝肥粗，树皮青色，平滑，芽近圆形，被褐色短柔毛。单叶互生，3～5掌状深裂，长15～30厘米，宽11～20厘米，基部心形，裂片先端渐尖，幼时上面具毛，后则光滑，下面被星状毛，咏掌状；叶柄约与叶片等长，被褐色毛。圆锥花序顶生：花单性，细小，淡绿色；萼片5，长约8毫米，外密被淡黄色小柔毛；无花瓣；雄花中的雄蕊柱约与萼片等长，花药约15枚，药室不等，聚合成一顶生的头；雌花子房柄发达，心皮5，基部分离，在其周围常有无柄韵花药环绕着，花柱联合。果为蓇葖果，成熟前心皮裂成叶状，向外卷曲；种子4～5粒，球形，生于心皮边缘。花期6～7月，果期8～10月。
生境分布	栽培作行道树，村边、路旁也有生长。分布于江苏、浙江、河南、陕西等地。

采收加工	秋季种子成熟时将种子采下，晒干。
性味归经	甘、平。归心、肺、胃经。
功能主治	和胃消食，清热解毒。本品甘、平，归胃经，能和胃消食，入心经能凉血清热解毒。
药理作用	止血：梧桐子粉6克/千克灌胃，连续3日，对兔血小板聚集有促进作用，其有效成分为生物碱。降压：梧桐子总生物碱0.3克、0.6克（生药）/千克静脉注射，对麻醉猫有降压作用，并使心率减慢，对兔有类似作用，心率

减慢更明显，总生物碱具有抑制胆碱酯酶的作用，增强乙酰胆碱的作用，可能降压与此有关。

| 用法用量 | 内服：煎汤3～9克，或研末。外用：煅存性研末撒。 |
| 配伍应用 | ①疝气：梧桐子炒香，剥（去）壳食用。②伤食腹泻：梧桐子炒焦研粉，冲服，每服3～5克。③白发：梧桐子、黑芝麻9～15克，何首乌、熟地15～25克，水煎服。 |

使用注意

生食无益，咳嗽多痰者勿食用。

啤酒花　Pi Jiu Hua

别　　名	香蛇麻。
来　　源	为桑科植物啤酒花的雌花序。
形态特征	为多年生草本植物。蔓长6米以上，通体密生细毛，并有倒刺。叶对生、纸质，卵形或掌形，3～5裂，边缘具粗锯齿。花单生、雌雄异株，雄花排列成圆锥花序，雌花穗状。茎枝、叶柄密生细毛，并有倒锯齿，上面密生小刺毛，下面疏生毛和黄色小油点；叶柄长。雌雄异株；雄花细小，排成圆锥花序，花被片和雄蕊各5；雌花每两朵生于一苞片腋部，苞片复瓦状排列成近圆形的穗状花序。果穗呈球果状，长3～4厘米，宿存苞片增大，有黄色腺体，气芳香。瘦果扁圆形，褐色。花期7～8月，果期9～10月。
生境分布	分布东北、华北、山东。
采收加工	夏、秋季花盛开时采摘雌花序，鲜用或晒干备用。
性味归经	苦，微凉。归心、胃、膀胱经。
功能主治	消食化积，利尿消肿，宁心安神。本品味苦，性微寒，入胃经能消食化积，归膀胱经能清热利尿消肿，归心经可宁心安神。
药理作用	解痉作用：啤酒花的乙醇提取液对离体兔空肠、十二指肠有强大的解痉作用。抗菌作用：啤酒花浸膏在试管内能抑制革兰氏阳性细菌的生长，如白喉杆菌、肺炎双球菌等，对结核菌也能抑制。镇静作用：国外民间将啤酒花用于癔病和失眠。其提取液对中枢神

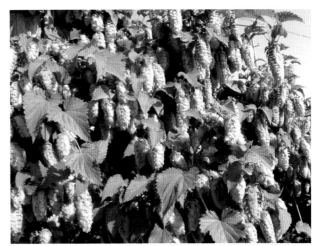

经系统小量镇静，中量催眠，大量麻痹。雌激素样作用：采集啤酒花的妇女大多于接触蛇麻花2～3日后即月经来潮，并能解除痛经。对离体兔空肠、十二指肠有强大的解痉作用，并能拮抗乙酰胆碱、氯化钡的致痉作用，其解痉作用系直接松弛平滑肌。

| 用法用量 | 10～15克，水煎服。 |
| 配伍应用 | ①肺结核：一方用啤酒花素片：每日8片（约合酒花浸膏3.5克），分2～3次服，疗程3个月。另一方酒花素乳剂：每服30～50毫升，每日3次。②矽肺及矽肺结核：内服啤酒花浸膏片3～4片（每片0.45克）及维生素C-200毫克，均每日3次。③淋巴结结核：用啤酒花素软膏外敷患处，隔日换药1次。④急性细菌性痢疾：用啤酒花素压片，每片0.4克。成人每次3片，每日4次，小儿按年龄酌减，7～10日为1个疗程。 |

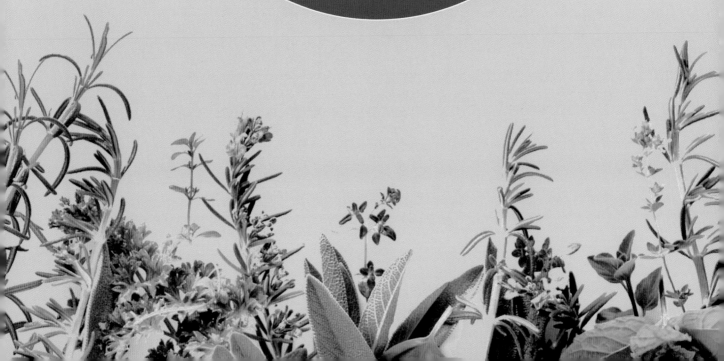

SHI YONG BEN CAO GANG MU CAI SE TU JIAN

第十章

止血药

一、凉血止血药

大 蓟 Da Ji

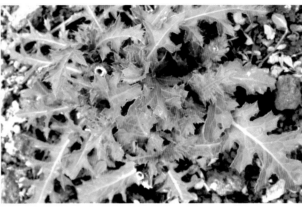

别　名 大蓟草、大蓟根、大蓟炭。

来　源 本品为菊科植物蓟的地上部分或根。

形态特征 多年生草本，高50～100厘米。根长圆锥形，丛生，肉质，鲜时折断可见橙红色油滴渗出。茎直立，基部被白色丝状毛。基生叶有柄，倒卵状披针形或披针状长椭圆形，长10～30厘米，宽5～8厘米，羽状深裂，边缘不整齐，浅裂，齿端具针刺，上面疏生丝状毛。背面脉上有毛；茎生叶无柄，基部抱茎。头状花序，顶生或腋生；总苞钟状，有蛛丝状毛，总苞片多层，条状披针形。外层顶端有刺；花两性，全部为管状花，花冠紫红色。瘦果椭圆形，略扁，冠毛暗灰色，羽毛状，顶端扩展。大蓟草茎呈圆柱形，棕褐色或绿褐色，有纵直的棱线。质略硬而脆，断面灰白色，髓部疏松或中空。叶皱缩，多破碎，绿褐色，边缘具不等长针刺，茎、叶均被灰白色蛛丝状毛。质松脆。头状花序球形或椭圆形；总苞枯褐色；苞片披针形，先端微带紫黑色；花冠常脱落，露出黄白色羽状冠毛。气微，味淡。大蓟根呈纺锤形或长椭圆形，长5～10厘米，直径约1厘米，数枚丛生而扭曲。表面暗褐色。有不规则纵皱纹和细横皱纹。质坚脆，易折断，断面较粗糙，皮部薄，棕褐色，木部类白色。气特异，味微苦涩。

生境分布 生长于山野、路旁、荒地。全国大部分地区均产。

采收加工 夏、秋两季花开时割取地上部分，或秋末挖根，除去杂质，晒干。

性味归经 苦、甘，凉。归心、肝经。

功能主治 凉血止血，散瘀解毒消痈。本品苦凉清泄，入心肝走血分，故有凉血止血、散热瘀、解热毒、消疮痈之效。

药理作用 有抗纤维蛋白溶解作用，故有助止血；炒炭能缩短出血时间。有降压作用，其根水煎液和根碱液降压作用更显著。对人型结核杆菌有抑制作用。有利胆、利尿作用。

用量用法 10～15克，煎服；鲜品可用30～60克。外用：适量，捣敷患处。

配伍应用 ①尿血、鼻出血、咯血和功能性子宫出血等：大蓟30克，每日1剂，水煎分3次服。鲜品可单味捣汁服或加生地汁及少许姜汁同用。②外伤出血：以本品捣烂外敷。③体表脓肿未溃：鲜大蓟适量，捣烂敷患处，每日3次。④阑尾炎：大蓟捣烂外敷或煎服。⑤副鼻窦炎：大蓟适量，捣烂外敷或煎服。⑥肺结核：大蓟根100克，水煎分2次服，每日1剂，连服3个月。如与瘦肉或猪肺同煎更好。⑦高血压病（对Ⅰ、Ⅱ期高血压，有较好的降压作用）：可服用大蓟根或叶制成的浸膏片。⑧肝癌：大蓟根、三白草根各9～120克，分别水煎，去渣后加适量白糖，上午服三白草根水煎液，下午服大蓟根水煎液。⑨高血压：取新鲜大蓟干根加水浸泡约半小时，煎煮3次，每次煮沸半小时，滤液合并浓缩成100毫升相当于生药15克的煎剂；早晚各服1次，每次100毫升。也可用新鲜干根或叶制成浸膏片。根制片每日3次，每次4片，日量相当于干根30克；叶制片每日3次，每次3片，日量相当于干叶15克左右。⑩烫伤：取鲜大蓟根捣细绞汁搽敷患处，药干后另换，每日4～5次，2～3日后肿退痛止，结痂，1周后痊愈。⑪小儿阴茎及肌肉硬结肿痛：大蓟根捣细绞汁盛碗中，待拌成糊膏状后敷在肿痛的小儿阴茎上，外用布包，1日后肿消，恢复如常。

使用注意

虚寒性出血不宜用。

小蓟 Xiao Ji

别　名	刺蓟、小蓟草、小蓟炭。
来　源	本品为菊科植物刺儿菜的地上部分。
形态特征	多年生草本，具长匍匐根。茎直立，高约50厘米，稍被蛛丝状绵毛。基生叶花期枯萎；茎生叶互生，长椭圆形或长圆状披针形，长5～10厘米，宽1～2.5厘米，两面均被蛛丝状绵毛，全缘或有波状疏锯齿，齿端钝而有刺，边缘具黄褐色伏生倒刺状牙齿，先端尖或钝，基部狭窄或钝圆，无柄。雌雄异株，头状花序单生于茎顶或枝端。总苞钟状，苞片5裂，疏被绵毛，外列苞片极短，卵圆形或长圆状披针形，顶端有刺，内列的呈披针状线形，较长，先端稍宽大，干膜质；花冠紫红色；雄花冠细管状，长达2.5厘米，5裂，花

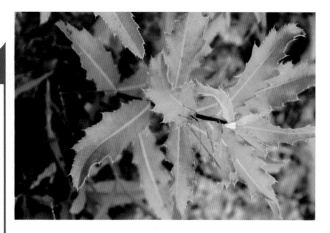

冠管部较上部管檐长约2倍，雄蕊5，聚药，雌蕊不育，花柱不伸出花冠外；雌花花冠细管状，长达2.8厘米，花冠管部较上部管檐长约4倍，子房下位，花柱细长，伸出花冠管之外。瘦果长椭圆形，无毛，冠毛羽毛状，淡褐色，在果热时稍较花冠长或与之等长。花期5～7月，果期8～9月。

生境分布	生长于山坡、河旁或荒地、田间。全国大部分地区均产。
采收加工	夏、秋两季花开时采割，除去杂质，晒干。
性味归经	苦、甘，凉。归心、肝经。
功能主治	凉血止血，散瘀解毒消痈。本品味苦性凉入心肝走血分，善清泄血热，故有凉血止血之效，兼能散瘀解毒消痈。
药理作用	小量可使出血时间明显缩短，止血成分为绿原酸和咖啡酸；能降低血胆固醇并有利胆作用；有利尿、强心、抗炎、兴奋子宫作用；对溶血性链球菌、肺炎双球菌、白喉杆菌及结核杆菌均有一定抑制作用。
用量用法	10～15克，煎服；鲜品可用30～60克。外用：适量，捣敷患处。
配伍应用	①九窍出血：单用本品捣汁服。②金疮出血：以本品捣烂外涂。③多种出血证：常与大蓟、茅根、侧柏叶、茜草等同用，如十灰散。④尿血、血淋：可单味应用；也可配伍生地、山栀、滑石、淡竹叶等，如小蓟饮子。

使用注意

脾胃虚寒而无瘀滞者忌服。

地榆 Di Yu

别　名	地榆根、生地榆、地榆炭。
来　源	本品为蔷薇科植物地榆或长叶地榆的根。
形态特征	为多年生草本，高50～100厘米，茎直立，有细棱。奇数羽状复叶，基生叶丛生，具长柄，小叶通常4～9对，小叶片卵圆形或长卵圆形，边缘具尖锐的粗锯齿，小叶柄基部常有小托叶；茎生叶有短柄，托叶抱茎，镰刀状，有齿。花小暗紫红色，密集成长椭圆形穗状花序。瘦果暗棕色，被细毛。
生境分布	生长于山地的灌木丛、山坡、草原或田岸边。全国均产，以浙江、江苏、山东、安徽、河北等地产量多。
采收加工	春季将发芽时或秋季植株枯萎后采挖，除去须根，洗净，干燥或趁鲜切片，干燥。
性味归经	苦、酸，微寒。归肝、胃、大肠经。
功能主治	凉血止血，解毒敛疮。本品苦泄酸涩，寒能清

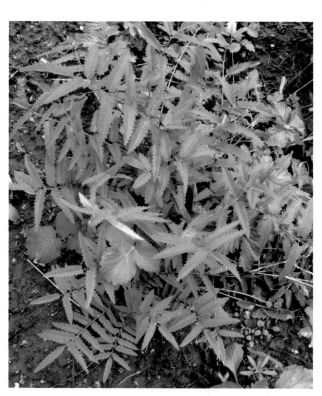

热，入血分，故有凉血止血、解毒敛疮之功。

药理作用 可缩短出血凝血时间，并能收缩血管，故有止血作用；对实验性烫伤有治疗作用；体外抑菌试验对金黄色葡萄球菌、绿脓杆菌、志贺氏痢疾杆菌、伤寒杆菌、副伤寒杆菌、人型结核杆菌及某些致病真菌均有作用；能抑制炎性肿胀，降低毛细血管通透性，促进皮肤伤口愈合，减少烧伤创面渗出和感染等。

用量用法 10～15克，煎服。外用：适量。

配伍应用 ①痔疮出血、便血：单用或用醋煎地榆服即有效，也可与槐花同用。②功能性子宫出血、月经过多：地榆45克，醋水各半煎服，每日1剂。或用本品配大、小蓟各15克，荆芥炭9克，或用地榆配白头翁各等量，水煎服。③急性上消化道出血：地榆50克，黄连10克，气虚者加党参，加水500毫升煎至100毫升左右，冷却后15～30分钟服1次，每次1～2汤匙，每24小时服2剂。④胃及十二指肠球部溃疡出血：地榆75克，制成煎剂200毫升，每次10毫升，每日3次。或用本品配黄连须、侧柏叶、海螵蛸，浓煎冷服，如复方黄连汤。⑤肺结核咯血：干地榆1500克，加水煎煮2次，过滤，浓缩至1200毫升，成人每次30毫升，每日4次。或制成浸膏片，每片含地榆生药1.5克，成人每次服5片，每日4次，一般连服4～5日。⑥结核性脓疡及慢性骨髓炎：用地榆制成注射液，每2毫升含生药2克，每日1次，每次4毫升，肌肉注射；或用地榆15克浓煎口服，每日1剂，小儿酌减。也可肌肉注射与口服交替进行。一般1个月为1疗程。⑦原发性血小板减少性紫癜：生地榆、太子参各30克，或加怀牛膝30克，水煎服，连服2个月。⑧宫颈糜烂：先用0.1%高锰酸钾洗净，再用地槐丸（生地榆、生槐花、明矾、龙骨）2丸放于阴道最深处，隔日1次，4次为1个疗程，疗程间隔5天。月经前后各5天禁用。⑨褥疮：地榆、卷柏、明矾按2：1：1比例共研末高温消毒，局部消毒后取适量均匀涂敷之，无菌纱布覆盖固定，每日换药1次。

使用注意

本品酸涩性凉，虚寒性出血及出血挟瘀者慎服。大面积烧、烫伤，不宜大量以地榆外涂，以免引起药物性肝炎。

槐 花 Huai Hua

别 名 槐米、槐花炭、槐米炭、炒槐花、炒槐米。

来 源 本品为豆科植物槐的花或花蕾。

形态特征 落叶乔木，高可达25米。羽状复叶，互生，小叶9～15，卵形至卵状披针形，长2.5～7.5厘米。圆锥花序顶生，花萼钟形，先端5浅裂；花冠乳白色，旗瓣阔心形，具短爪，稍向外反曲，有紫脉。荚果肉质，成连珠状，长25～6厘米，不裂。

生境分布 生长于向阳、疏松、肥沃、排水良好的地方。全国大部分地区均产。

采收加工 夏季花将开放时采收，及时干燥，除去枝、梗及杂质。

性味归经 苦，微寒。归肝、大肠经。

功能主治 凉血止血，清肝火。本品苦寒清泄而沉降，善清泄血分邪热及肝经火热，故有凉血止血、清肝火之功。

药理作用 能减少毛细血管的通透性及脆性，缩短出血时间；增强毛细血管的抵抗力；降血压，防治动脉硬化；扩张冠状动脉血管，改善心肌循环、降血脂、抗炎、解痉等作用。

用量用法 10～15克，煎服。止血炒炭用，清热泻火生用。

配伍应用 ①痔疮出血、便血：多炒炭用，并常与地榆配伍；也可与侧柏叶、枳壳、荆芥穗配伍，如《集简方》槐花散。如因大肠湿热较盛，伤及脉络而致便血或痔疮出血，可与黄连配伍。②痔疮出

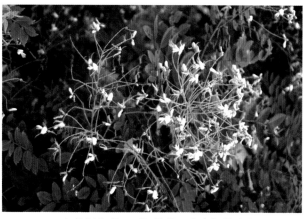

血兼便秘者：可与黄芩、火麻仁等清热、润肠药配伍。③初、中期内痔出血，大便难：可用本品配伍地榆、浙贝、白芷、桔梗各9克，银花、茵陈各12克，土茯苓15克，甘草4.5克，水煎服，如槐榆散。④泌尿系感染：用槐花萆薢浸膏12克溶温水中服用，每日2～3次。⑤头癣：将槐花花蕾炒后研末，用食用油调成膏状，涂于患处，每日1次，至痊愈为止。⑥咯血、吐血、衄血：将槐花烧存性，研末，每服6～9克；或用本品15克，水煎服。⑦尿血、功能性子宫出血：可单用本品，或与有关药物配伍。⑧高血压引起的脑血管破裂出血：槐花适量水煎代茶饮；或配伍夏枯草、豨莶草等，以提高疗效。

使用注意

脾胃虚寒者慎用。

侧柏叶 Ce Bai Ye

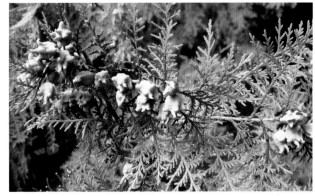

别　名	扁柏、侧柏炭。
来　源	本品为柏科植物侧柏的嫩枝叶。
形态特征	长绿小乔木，树皮薄，淡红褐色，常易条状剥落。树枝向上伸展，小枝扁平，排成一平面，直展。叶鳞形、质厚、紧贴在小枝上交互对生，正面的一对通常扁平。花单性，雌雄同株；雄花球长圆形，黄色，生于上年的枝顶上；雌花球长椭圆形，单生于短枝顶端，由6～8枚鳞片组成。球果卵状椭圆形，嫩时蓝绿色，肉质，被白粉；熟后深褐色，木质。
生境分布	生长于山地阳地、半阳坡，以及轻盐碱地和沙地。全国各地均有产。
采收加工	多在夏、秋两季采收，阴干，切段。
性味归经	苦、涩，微寒。归肝、肺、大肠经。
功能主治	凉血止血，化痰止咳。本品苦寒清泄兼涩敛，既清泄血热而兼收敛，又清泄肺热。故有凉血止血、化痰止咳之效。
药理作用	能明显缩短出凝血时间；有镇咳、祛痰、平喘作用；有抗菌和抗结核作用；有一定的镇静及轻度降压作用。
用法用量	生用清热凉血为好，治血热妄行之出血；炭药止血力强，用于各种出血。内服：煎汤，6～15克；或入丸、散。外用：适量，煎水洗或捣敷。
配伍应用	①肺结核、支气管扩张咯血：可单用，或配

伍生地、生荷叶、生艾叶，如四生丸。属虚寒出血者，配伍炮姜、艾叶，如《金匮要略》柏叶汤。②烧伤：鲜侧柏叶300～500克，捣烂如泥，加75%酒精少许调成糊状。以生理盐水冲洗创面，以膏外敷，3日换药1次。③腮腺炎：鲜侧柏叶200～300克，捣烂，鸡蛋清调敷患处，每日换药7～9次。④脱发：鲜侧柏叶25～35克，切碎，浸泡于75%乙醇100毫升中，7日后滤出备用。将药液涂于脱发部位，每日3～4次。⑤痔疮出血：炒侧柏叶30克，大黄炭20克，黑荆芥15克，研末，200毫升温开水搅匀，保留灌汤，每日1次。

使用注意

本品多服有胃部不适及食欲减退等副作用，长期使用宜佐以健运脾胃药物。

白茅根 Bai Mao Gen

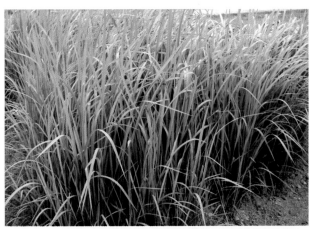

别　名	茅根、鲜茅根、茅根炭。
来　源	本品为禾本科植物白茅的根茎。
形态特征	多年生草本。根茎密生鳞片。秆丛生，直立，高30～90厘米，具2～3节，节上有长4～10毫米的柔毛。叶多丛集基部；叶鞘无毛，或上部及边缘和鞘口具纤毛，老时基部或破碎呈纤维状；叶舌干膜质，钝头，长约1毫米；叶片线形或线状披针形，先端渐尖，基部渐狭，根生叶长，几与植株相等，茎生叶较短。圆锥花序柱状，长5～20厘米，宽1.5～3厘米，分枝短缩密集；小穗披针形或长圆形，长3～4毫米，基部密生长10～15毫米之丝状柔毛，具长短不等的小穗柄；两颖相等或第一颖稍短，除背面下部略呈草质外，余均膜质，边缘具纤毛，背面疏生丝状柔毛，第一颖较狭，具3～4脉，第二颖较宽，具4～6脉；第一外稃卵状长圆形，长约1.5毫

米，先端钝，内稃缺如；第二外稃披针形，长1.2毫米，先端尖，两侧略呈细齿状；内稃长约1.2毫米，宽约1.5毫米，先端截平，具尖钝划、不同的数齿；雄蕊2，花药黄色，长约3毫米；柱头2枚，深紫色。颖果。花期夏、秋季。

生境分布	生长于低山带沙质草甸、平原河岸草地、荒漠与海滨。全国大部分地区均产。
采收加工	春、秋两季采挖，洗净，晒干，除去须根及

膜质叶鞘，捆成小把。

性味归经 甘，寒。归肺、胃、膀胱经。

功能主治 凉血止血，清热利尿。本品性寒清热，能清肺胃膀胱之热，故有凉血止血，清热利尿之功。

药理作用 煎剂有利尿作用；并有促凝血作用。煎液对宋内氏痢疾杆菌、弗氏痢疾杆菌有轻度抑制作用；并有解热作用。

用量用法 15～30克，煎服，鲜品加倍，以鲜品为佳，可捣汁服。多生用，止血也可炒炭用。

配伍应用 ①急性肾炎：干白茅根250～500克，水煎早晚分2次服。②小儿急性肾炎：白茅根30克，石韦12～20克，生地12～24克，通草、竹叶、甘草各6克，车前子、泽泻各10～20克，黄芩9克，每日1剂，煎煮2次共取汁200毫升，早晚各服100毫升，连用3～10日。③无症状慢性肾炎蛋白尿：白茅根、益母草各30克，黄芪30～60克，当归15～20克，土苓100～120克，益智仁10克，每日1剂水煎服，

1～2月为1个疗程。④慢性肾炎：白茅根、黄芪各50克，茯苓40克，山茱萸30克，阿胶20克，三七10克，每日1剂煎服。⑤急性黄疸型肝炎：白茅根、山楂根各30克，六月雪根60克，鲜品加倍，小儿减量，水煎服，每日1剂，10日为1个疗程。⑥乳糜尿：鲜茅根250克加水至2000毫升，煎成1200毫升，加糖适量，代茶饮，5～10日为1个疗程。⑦鼻衄，咯血，尿血，月经过多，上消化道出血：白茅根20克左右，或加藕节、荷叶、仙鹤草等煎服。⑧支气管扩张：新鲜白茅根2000克，麦冬10克，牡丹皮、桔梗各30克，水煎2次。将头汁、二汁和蜂蜜2000克倒入大瓷盆内，加盖，旺火隔水蒸两小时。每日3次，每次1匙，温开水冲服。3个月为1个疗程。

使用注意

脾胃虚寒，溲多不渴者忌服。

苎麻根 Zhu Ma Gen

来源 本品为荨麻科植物苎麻的根。

形态特征 多年生草本或亚灌木，高1～2米。根呈不规则圆柱形，略弯曲。茎直立，分枝，绿色，有短或长毛。叶互生，阔卵形或近圆形，长5～16厘米，宽3.5～14厘米，先端尾尖，基部宽楔形或圆形，边缘具粗齿，上面粗糙，下面密生白色绵毛。花单性同株，花序圆锥形；雄花序在雌花序下，雄花花被片4，雄花4，有退化雌蕊；雌花序簇生或球形，花被管状，4齿裂，子房1室，内含1胚珠。瘦果椭圆形，有毛，外被宿存花被，顶有宿存柱头，丝状。花期5～8月，果期8～10月。

生境分布 生长于荒地、山坡或栽培。分布于江苏、山东、陕西等地。

采收加工 冬、春季采挖，洗净，晒干。

性味归经 甘，寒。归心、肝经。

功能主治 凉血止血，安胎，解毒。本品性寒清热，入血分，故有凉血止血、清热安胎、清解热毒之效。

药理作用 有止血作用，可使出血时间及凝血时间缩短。

用量用法 10～30克，煎服。外用：适量。

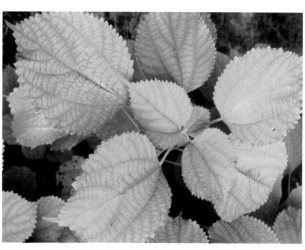

配伍应用 ①血热出血证：若出血量少，证情较轻者，可单用本品煎服；证情较重，出血不止，有气随血脱之象者，应配伍蛤粉、人参等同用，如苎根散（《圣济总录》）。②妊娠胎动下血腹痛：可单用取效，以单味苎麻根煎汤服用（《梅师方》）。③劳损所致的胎动腹痛下血：常配地黄、当归、阿胶、白芍等同用，如苎根汤（《小品方》）。④痈疽发背初起，未成脓者：以本品捣敷（《本草图经》）。⑤乳痈初起微赤：以本品捣敷（《梅师方》）。⑥丹毒：单用本品煮浓汁外洗（《外台秘要》、《肘后方》）。

使用注意

胃弱泄泻者勿服；诸病不由血热者，也不宜用。

羊蹄 Yang Ti

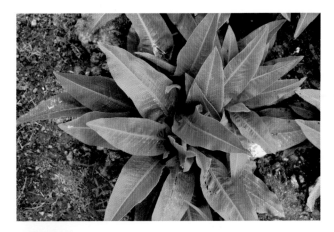

别　名 羊蹄根、土大黄。

来　源 本品为蓼科植物羊蹄或尼泊尔羊蹄的根。

形态特征 羊蹄：多年生草本，根粗大黄色。茎直立，高1米许。根生叶丛生，有长柄，叶片长椭圆形，长10～25厘米，宽4～10厘米，先端钝，基部圆或带楔形，边缘呈波状；茎生叶较小，有短柄。总状花序顶生，每节花簇略下垂；花被6，淡绿色，外轮3片展开，内轮3片成果被；果被广卵形，有明显的网纹，背面各具一卵形疣状突起，其表有细网纹，边缘具不整齐的微齿；雄蕊6，成3对；子房具棱，1室，1胚珠，花柱3，柱头细裂。瘦果三角形，先端尖，角棱锐利，长约2毫米，褐色，光亮。有3片增大的果被包覆。花期4月，果熟期5月。

尼泊尔羊蹄：多年生草本，根粗大。茎圆形，有浅棱，高0.7～1.5米，直立。单叶互生，叶柄细；茎生叶长椭圆形、卵状长椭圆形至三角状卵形，长20～40厘米，宽3～5厘米，或更大，先端短尖，基部心脏形或圆形，边缘具不整齐的波状起伏，上部偶有杂于花序中的少数叶。总状花序，花簇之间有距离，花梗中部有明显的关节；花被6，内轮3枚扩大为果被，卵圆形，网脉突出而明显，中央有长椭圆形的疣状突起，边缘有针状齿，每侧约10枚，齿端成钩状；雄蕊6；子房三棱形，花柱3，柱头流苏状。瘦果三角形，有光泽。花期5月。

生境分布 羊蹄生长于山野、略旁或湿地。尼泊尔羊蹄喜生于低山温暖地区的路旁及沟边。全国大部分地区均有。

采收加工 秋季（或春季）采挖，洗净，切片，晒干。

性味归经 苦、涩，寒。归心、肝、大肠经。

功能主治 凉血止血，解毒杀虫，泻下。本品寒清苦泄涩敛，归心、肝入血分以泻火凉血止血，又收敛止血，兼能清热解毒疗疮杀虫；归大肠以泻火通便。故有凉血止血，解毒杀虫，泻下之效。

药理作用 大黄酚能明显缩短凝血时间，其鞣质有收敛止血作用；酊剂在试管内对多种致病真菌有一定抑制作用。

用量用法 10～15克，煎服，鲜品30～45克。外用：适量。

临床应用 ①功能性子宫出血：羊蹄干品30克，煎煮，分3次服；或用羊蹄粉3克，开水冲服，每日3～4次。②子宫颈炎、Ⅲ度宫颈糜烂：羊蹄煎膏，涂于带线棉块上，贴于子宫颈上，12小时后取出，每日上药1次，连用4～6次。③痔疮便血：羊蹄24～30克，肥肉120克，入瓦罐水煮肉极烂时，饮汤。④肛门周围炎：鲜羊蹄根30～45克，水煎冲冰糖，早晚空腹服。⑤外伤肿痛：鲜羊蹄适量，捣烂，用酒炒热敷患处。

使用注意

脾胃虚寒，大便溏薄者慎服。含草酸，大剂量可中毒。

红旱莲 Hong Han Lian

别　名 红旱莲。

来　源 本品为藤黄科植物黄海棠的全草。

形态特征 多年生草本，高达1米，全体无毛。茎直立，具4棱。叶对生，长圆形至卵状披针形，长约8厘米，宽约2厘米，先端渐尖，全缘，基部抱茎；质薄，有疏散透明小点。花数朵成顶生的聚伞花序；萼片5，不等长；花瓣5，金黄色，狭倒卵形，稍偏斜而旋转；雄蕊多数，基部合成5束；子房上位，花柱5条。蒴果圆锥形，长12～18毫米，5室，熟时5瓣裂，内有多数细小种子。花期6～7月，果期7～8月。

生境分布 生长于荒坡、山野、路边。我国东北地区及黄河、长江、珠江流域均有，分布于江苏。

采收加工 7～8月果实成熟时，割取地上部分，用热水泡过，晒干。

性味归经 微苦，寒。归肝、心经。

功能主治 凉血止血，清热解毒。本品性寒清热，味苦降泄，故有凉血止血，清热解毒之效。

药理作用 平喘作用：红旱莲煎剂4克/千克腹腔注射，对豚鼠组胺–乙酰胆碱引喘有抑制作用，对猫、豚鼠支气管张力试验表明有对抗乙酰胆碱的收缩作用。祛痰作用红旱莲煎剂2.5、5克/千克灌胃，对家兔酚红排泌法表明有祛痰作

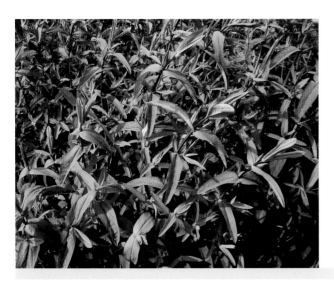

用。镇咳作用红旱莲煎剂4克/千克腹腔注射，对刺激猫喉上神经节引咳法有镇咳作用。抗菌作用：红旱莲煎剂试管稀释法对金黄色葡萄球菌、白色葡萄球菌、肺炎杆菌、肺炎双球菌有抑菌作用，其最低抑菌浓度分别为1：256、1：512、1：64、1：8。

用量用法 5～10克，煎服；或浸酒。外用：适量。

配伍应用 ①疟疾寒热：红旱莲嫩头7个，煎汤服。②喘息型支气管炎：红旱莲适量，制成糖衣片，每片含生药1.4克，每日3次，每次服6片，10日为1个疗程。③肝火头痛，吐血，咯血，衄血，子宫出血：红旱莲4.5～9克，水煎服。④跌打损伤，疮疖：红旱莲适量，捣敷或取汁涂。

万年青根　Wan Nian Qing Gen

别　名 白河车。

来　源 本品为百合科植物万年青的根及根茎。

形态特征 多年生常绿草本。根茎倾斜，肥厚而短，须根细长，密被白色毛茸。叶丛生；披针形或带状，长10～30厘米，宽2.5～7.5厘米，先端尖，基部渐狭而近叶柄状，全缘，革质而光滑，叶面深绿色，下面淡绿色，具平行脉，中脉在叶背面隆起。花多数，成椭圆形穗状花序，长约3厘米；花茎长7.5～20厘米；花被淡绿色，裂片6，下部愈合成盘状；雄蕊6，无柄，着生花被筒上，药长椭圆形，内向，纵裂；子房球形，花柱甚短，柱头3裂，外展。浆果球形，肉质，热时橘红色或黄色，内含种子1枚。花期6～7月，果期8～10月。

生境分布 栽培于庭园，或野生长于阴湿的林下、山谷。分布于浙江、江苏、四川等地。

采收加工 全年可采。挖取根及根茎，除去茎叶及须根后，洗净，晒干或烘干。

性味归经 苦、微甘，寒；有小毒。归肺、肝、心经。

功能主治 凉血止血，清热解毒，利尿。本品味苦降泄，性寒清热，故有凉血止血、清热解毒、利尿之功。

药理作用 有强心作用；在较低浓度时，使肠血管收缩，对冠状、肾、脑及四肢血管等扩张，高浓度时可使各血管收缩；有利尿作用；对胃肠及子宫平滑肌有兴奋作用。

用量用法 3～10克，鲜品30～60克，煎服。外用：适量。

配伍应用 ①咽喉肿痛：万年青根（鲜）3～9克，加冷

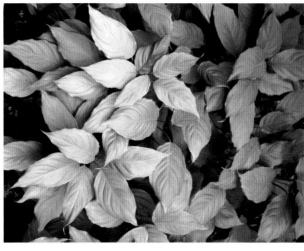

开水半碗，擂汁，频频含咽。②跌打损伤：万年青根6～10克，水煎，酒兑服。③流行性腮腺炎：新鲜万年青根20～30克，切碎捣烂，敷患处，早晚各换药1次。④心律失常：将万年青根注射液2～4毫升（每毫升含生药0.5克）稀释于25%葡萄糖250～500毫升中，静脉滴注，滴注速度控制在每分钟30～40滴。⑤急性细菌性痢疾：用20%的万年青醋浸液口服，首次剂量5毫升，以后每次3～4毫升，每日3～4次，5～7日为1个疗程。⑥白喉：新鲜万年青根茎40克，加入100毫升醋内，浸泡48小时至10日，去渣过滤，再加冷开水至20毫升，使成20%的浸液。每日用量：1岁以下1毫升，1～2岁2毫升，3～4岁3毫升，5～6岁4毫升，7～9岁5毫升，10～12岁6毫升，13～15岁7.5毫升，16岁以上10～15毫升，分6次服。首次量加倍。

使用注意

本品有小毒，不宜大量久服。

山茶花 Shan Cha Hua

别　名	山茶花。
来　源	本品为山茶科植物山茶的花。
形态特征	山茶是常绿阔叶灌木或小乔木。枝条黄褐色，小枝呈绿色或绿紫色至紫褐色。叶片革质，互生，椭圆形、长椭圆形、卵形至倒卵形，长4～10厘米，先端渐尖或急尖，基部楔形至近半圆形，边缘有锯齿，叶片正面为深绿色，多数有光泽，背面较谈，叶片光滑无毛，叶柄粗短，有柔毛或无毛。花两性，常单生或2～3朵着生于枝梢顶端或叶腋间。花梗极短或不明显，苞萼9～1片，覆瓦状排列，被茸毛。花单瓣，花瓣5～7片，呈1～2轮覆瓦状排列，花朵直径5～6厘米，色大

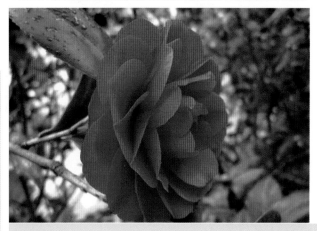

红，花瓣先端有凹或缺口，基部连生成一体而呈简状；雄蕊发达，多达100余枚，花丝白色或有红晕，基部连生成筒状，集聚花心，花药金黄色；雌蕊发育正常，子房光滑无毛，3～4室，花柱单一，柱头3～5裂，结实率高。蒴果圆形，外壳本质化，成熟茹果能自然从背缝开裂，散出种子。种子淡褐色或黑褐色，近球形或相互挤压成多边形，有平面和棱角，种皮角质坚硬，种子富含油质，子叶肥厚。

生境分布	分布于江苏、浙江、云南、四川等地。
采收加工	春分至谷雨为采收期。一般在含苞待放时采摘，晒干或烘干。
性味归经	甘、苦、辛，凉。归心、肝经。
功能主治	凉血止血，散瘀消肿。本品性凉清热，味苦降泄，味辛行散，归心肝走血分，故能凉血止血，又有散瘀消肿之效。
药理作用	山茶贰予大鼠或小鼠口服1～3个月，可抑制移植性软组织肿瘤的生长，并抑制9，10-二甲基1，2-苯骈蒽引起的成横纹肌细胞瘤的形成。
用量用法	5～10克，煎服。外用：适量。
配伍应用	①吐血咳嗽：宝珠山茶，瓦上焙黑色，调红砂糖，每日不拘多少。②赤痢：大红宝珠山茶花，阴干为末，加白糖拌匀，饭锅上蒸三、四次服。③痔疮出血：宝珠山茶，研末冲服。④乳头开花欲坠、疼痛异常：宝珠山茶，焙研为末，用麻油调搽。

吉祥草 Ji Xiang Cao

别　名	吉祥草。
来　源	本品为百合科植物吉祥草的带根全草。
形态特征	多年生草本。茎匍匐于地上，似根茎，绿色，多节，节上生须根。叶簇生于茎顶或茎节，每簇3～8枚；叶片条形至披针形，长10～38厘米，宽0.5～3.5厘米，先端渐尖，向下渐狭成柄。花葶长5～15厘米；穗状花序长2～6.5厘米，上部花有时仅具雄蕊；苞片卵状三角形，膜质，淡褐色或带紫色；花被片合生成短管状，上部6裂，裂片长圆形，长5-7毫米，稍肉质，开花时反卷，粉红色，花芳香；雄蕊6，短于花柱，花丝丝状，花药近长圆形，两端微凹，子房瓶状，3室，花柱丝状，柱头头状，3裂。浆果球形，直径6～10毫米，熟时鲜红色。花、果期7～11月。

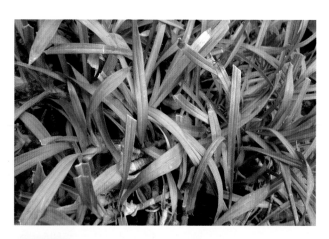

生境分布	生长于阴湿山坡、山谷或密林下或栽培。分布于云南、贵州、广东、广西、四川、福建等地。
采收加工	全年可采，晒干。
性味归经	甘，凉。归肺、肝经。
功能主治	凉血止血，清肺止咳，解毒。本品性凉能清热，入肝走血分以凉血止血，解热毒疗疮；入肺以清肺热止咳嗽，故有凉血止血、清肺

止咳、解毒之效。

用量用法 6~10克（鲜者15~30克），煎服；或捣汁、浸酒。外用：适量。

配伍应用 ①虚弱干呛咳嗽：吉祥草、土羌活头，煎水去渣，炖猪心、肺服。②喘咳：吉祥草30克，炖猪肺或肉吃。③吐血，咳血：吉祥草30克，煨水服。④黄疸：吉祥草30克，蒸淘米水吃。⑤妇女干病：吉祥草、天冬、白及、三白草根、百合各适量，加酒少许炖猪心、肺服。⑥急惊：吉祥草根捣汁，加冰片少许，灌下三匙。⑦目翳，疳积：吉祥草根9克，猪肝150克，同煎汤服。⑧跌打损伤或骨折：吉祥草、水冬瓜根皮、凤仙花秆各适量。捣绒，加酒炒热，包伤处。

第十章 止血药

黑木耳 Hei Mu Er

别 名 树鸡、木机、木耳。

来 源 本品为木耳科植物木耳的子实体。

形态特征 木耳指木耳属的食用菌，是子实体胶质，成圆盘形，不规则形，直径3~12厘米。新鲜时软，干后成角质。口感细嫩，风味特殊，是一种营养丰富的著名食用菌。它的别名很多，因生长于腐木之上，其形似人的耳朵，故名木耳；又似蛾蝶玉立，又名木蛾；因它的味道有如鸡肉鲜美：重瓣的木耳在树上互相镶嵌，宛如片片浮云，又有云耳之称。人们经常食用的木耳，主要有两种：一种是腹面平滑、色黑、而背面多毛呈灰色或灰褐色的，称毛木耳、粗木耳；另一种是两面光滑、黑褐色、半透明的，称为黑木耳、细木耳、光木耳。黑木耳子实体丛生，常覆瓦状叠生，耳状、叶状或近林状，边缘波状，薄，宽2~6厘米，最大者可达12厘米，厚2毫米左右，以侧生的短柄或狭细的基部固着于基质上。初期为柔软的胶质，黏而富弹性，以后稍带软骨质，干后强烈收缩，变为黑色硬而脆的角质至近革质。背面外面呈弧形，紫褐色至暗青灰色，疏生短绒毛。绒毛基部褐色，向上渐尖，尖端几无色，（115~135）微米×（5~6）微米。里面凹入，平滑或稍有脉状皱纹，黑褐色至褐色。菌肉由有锁状联合的菌丝组成，粗约2~3.5微米。子实层生于里面，由担子、担孢子及侧丝组成。担子长60~70微米，粗约6微米，横隔明显。孢子肾形，无色，（9~15）微米×（4~7）微米；分生孢子近球形至卵形，（11~15）微米×（4~7）微米，无色，常生于子实层表面。

生境分布 生长于栎、杨、榕、槐等120多种阔叶树的腐木上，单生或群生。分布四川、福建、江苏等地。

采收加工 夏、秋季采收，晒干。

性味归经 甘，平。归胃、肝、大肠经。

功能主治 凉血止血，润燥。本品味甘性平偏凉质黏，入肝走血分能凉血止血，入胃、大肠能润燥利肠，故有凉血止血，润燥之功。

药理作用 本品可降低血液中的胆固醇含量，抑制血小板聚积，有助于防治动脉粥样硬化；可提高小鼠巨噬细胞的吞噬指数和百分率，对抗治疗肿瘤的化学药物引起的白细胞下降；可提高钴60照射动物的存活率，已证实有抗放射作用；还能促进小鼠血清中蛋白的生物合成。

用量用法 6~30克，煎服；或研末服。外用：适量。

配伍应用 ①吐血、便血，痔疮出血，或妇女崩漏失血：木耳15~30克，湿水浸泡，洗净，以水煮烂后，加白糖适量服。②妇女崩中漏下，或有瘀血者：木耳60克，炒至见烟为度，加血余炭10克，共研细末。每次服6~10克，温开水或淡醋送下。

使用注意

大便不实者忌用。

蕹菜 Weng Cai

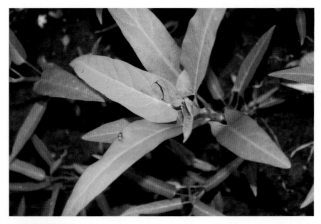

别　名	空心菜。
来　源	本品为旋花科植物蕹菜的茎、叶。
形态特征	一年生草本，蔓生。茎圆柱形，节明显，节上生根，节间中空，无毛。单叶互生；叶柄长3～14厘米，无毛；叶片形状大小不一，卵形、长卵形、长卵状披针形或披针形，长3.5～17厘米，宽0.9～8.5厘米，先端锐尖或渐尖，具小尖头，基部心形、戟形或箭形，全缘或波状，偶有少数粗齿，两面近无毛。聚伞花序腋生，花序梗长1.5～9厘米，有1～5朵花；苞片小鳞片状；花萼5裂，近于等长，卵形，花冠白色、淡红色或紫红色，漏斗状，长3.5～5厘米；雄蕊5，不等长，花丝基部被毛；子房圆锥形，无毛，柱头头状，浅裂。蒴果卵圆形至球形，无毛。种子2～4颗，多密被短柔毛。花期夏、秋季。
生境分布	生长于气候湿暖、土壤肥沃多湿的地方或水沟、水田中。我国长江流域，南至广东均产。
采收加工	夏、秋采，一般多鲜用。
性味归经	甘，寒。归肠、胃经。
功能主治	凉血止血，解毒，通便。本品性寒能清热，味甘能缓解毒性，归肠、胃经能清热通便，故有凉血止血、解毒、通便之功。

用量用法	60～120克，煎服；或捣汁。外用：适量。出血证有热者，热毒疮肿，蛇虫咬伤，及热结便秘等证。
配伍应用	①鼻血不止：蕹菜数根，和糖捣烂，冲入沸水服。②淋浊，小便血，大便血：鲜蕹菜洗净，捣烂取汁，和蜂蜜酌量服用。③翻肛痔：空心菜1000克，水1000毫升，煮烂去渣滤过，加白糖200克，同煎如饴糖状，每日150克，每日2次，早晚服，未愈再服。④出斑：蕹菜、野芋、雄黄、朱砂各等量，同捣烂，敷胸前。⑤囊痈：蕹菜捣烂，与蜜糖和匀敷患处。⑥皮肤湿痒：鲜蕹菜，水煎数沸，候微温洗患处，日洗1次。⑦蛇咬伤：蕹菜洗净捣烂，取汁约半碗和酒服之，渣涂患处。⑧蜈蚣咬伤：鲜蕹菜，盐少许，共搓烂，擦患处。

二、收敛止血药

白及 Bai Ji

别　名 白芨。

来　源 本品为兰科植物白及的块茎。

形态特征 多年生草本，高15～70厘米，根茎肥厚，常数个连生。叶3～5片，宽披叶形，长8～30厘米，宽1.5～4厘米。基部下延长鞘状。总状花序，花紫色或淡红色。蒴果圆柱形，具6纵肋。

生境分布 生长于林下阴湿处或山坡草丛中。分布于四川、贵州、湖南、湖北、浙江等地。

采收加工 夏、秋两季采挖，除去残茎及须根，洗净，置沸水中煮至无白心，除去外皮，晒干。

性味归经 苦、甘、涩，寒。归肺、胃、肝经。

功能主治 收敛止血，消肿生肌。本品味涩而质黏，又苦泄散结性寒清热，故有收敛止血、消痈肿生肌敛疮之效。

药理作用 有良好的止血作用，有缩短凝血时间及抑制纤溶作用，能形成人工血栓而止血；体外试验对结核杆菌、葡萄球菌、链球菌有抑制作用。白及粉内服对实验性胃、十二指肠穿孔有较好的堵塞作用。

用量用法 3～10克，煎服；每次2～5克，散剂。外用：适量。

配伍应用 ①黄褐斑：白及、浙贝母、白附子为主药，制成三白退斑膏，每日早晚各擦1次。②支气管扩张：成人每次服白及粉2～4克，每日3次，3个月为1个疗程。③上消化道出血：

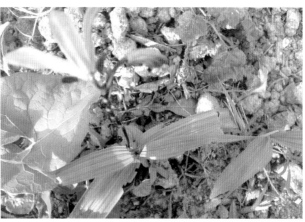

白及粉5克，每日3次，冷开水冲服，并给予一般支持治疗。④结核性瘘管：白及粉局部外用，每日敷1次或隔日1次，分泌物减少后改为每周1～2次。通常用药15次左右渐趋愈合。⑤胸内食管胃吻合口瘘：白及粉碎过筛，每次3～10克，加微开水调糊，搅拌至黏稠，饭前小口频服，每日3～4次。⑥鼻衄：白及粉撒在凡士林纱条或纱球表面后再行填塞，每次4～5克。⑦口腔黏膜病：用白及粉40%、白糖60%混合搽涂患处。⑧肛裂：白及末、凡士林调成40%～50%软膏，每日1次涂患处。⑨乳糜尿：白及30克，研末，早晚分2次配糯米煮粥服用，10日为1个疗程。

使用注意

反乌头。

仙鹤草 Xian He Cao

别　名 龙牙草、狼牙草、脱力草。

来　源 本品为蔷薇科植物龙牙草的地上部分。

形态特征 多年生草本，高30～90厘米，全株具白色长毛。根茎横走，圆柱形，秋末自先端生一圆锥形向上弯曲的白色冬芽。茎直立。单数羽状复叶互生，小叶大小不等，间隔排列，卵圆形至倒卵形，托叶卵形，叶缘齿裂，可制取黄色染料。穗状花序顶生或腋生，花小，黄色，萼筒外面有槽并有毛，顶端生一圈钩状刺毛。刺瘦果倒圆锥形，萼裂片宿存。

生境分布 生长于路旁、山坡或水边，也有栽培。全国大部分地区均有。

采收加工 夏、秋两季茎叶茂盛时采割，除去杂质，干燥。

性味归经 苦、涩，平。归肺、肝、脾经。

功能主治 收敛止血，消积，止痢，杀虫。本品味涩收敛，味苦燥泄，故既能收敛止血止痢，又有消积、杀虫之功。

药理作用 仙鹤草粗制品可促进血液凝固，收缩周围血

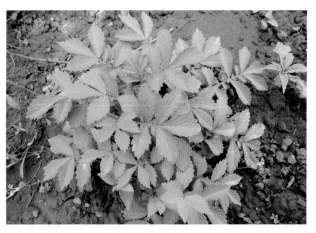

管，缩短出血时间，增加血小板，抑制纤维蛋白溶解酶等作用，但也有相反报告；有抗菌及抗阴道滴虫作用，对绦虫、蛔虫、血吸虫有杀灭作用，并有抗疟作用；对癌细胞有抑制作用；有调整心率、降低血糖等作用。

配伍应用 ①呕血、咯血：仙鹤草、藕节、侧柏炭各9

克，水煎服。②吐血、咯血、衄血：仙鹤草、白茅根各30克，藕节15克，水煎服。③滴虫性肠炎、胃肠炎、痢疾：仙鹤草30克，水煎服；或以仙鹤草、槐花、地榆各9克，荆芥炭6克，水煎服。④滴虫性阴道炎：以仙鹤草嫩茎叶煎浓汁冲洗阴道，再用带线棉球浸汁放入，3～4小时后取出，每日1次，一般连用1周即愈。或用本品制成200%的浓缩液，外涂阴道，每日1次，1周为1个疗程。⑤疮疖痈肿、乳腺炎：仙鹤草熬膏调蜜外涂，每日1次。或同时内服，有消肿止痛作用。⑥嗜盐菌感染性食物中毒：仙鹤草30克，加水煎至100毫升，每日1次服（小儿酌减），并配合输液及对症治疗。服药后呕吐者，可少量分次服。⑦美尼尔氏综合征：仙鹤草60克，水煎服，每日1剂，连用1～4日。⑧劳伤脱力、体虚身乏：仙鹤草、红枣各30克，水煎服。

用法用量 10～15克，大剂量30～60克。

使用注意

仙鹤草素偶可引起心悸、颜面充血与潮红等现象。

紫珠　Zi Zhu

别　　名 紫珠草、紫珠叶。

来　　源 本品为马鞭草科植物紫珠或杜虹花等的叶。

形态特征 落叶灌木，高达3米，小枝被黄褐色星毛。叶对生；卵状椭圆形或椭圆形，长7～15厘米，高3.5～8厘米，基部钝圆形或阔楔形，上面有细小粗毛，下面有黄褐色星毛，侧脉8～12对，边缘有齿牙及细锯齿；叶柄长8～15毫米，密被黄褐色星毛。复聚伞花序腋生，径约3～4厘米，花序梗长约1.5～2.5厘米；花柄长约1.5毫米；萼短钟形，4裂，裂片钝三角形，萼及柄均被星毛；花冠短筒状，4裂，紫色，长约2毫米，无毛；雄蕊4，长于花冠两倍；雌蕊1，子房4室，花柱细长，高于雄蕊，柱头单一。小核果，紫红色，径约2毫米。花期夏、秋间。

生境分布 生长于山地、林间。前者分布于陕西及河南南部至长江以南各省；后者分布于东南沿海各省（区）。

采收加工 夏、秋季采集，晒干。

性味归经 苦、涩，凉。归肝、肺、胃经。

功能主治 收敛止血，清热解毒。本品苦凉清泄涩收，故有收敛止血，清热解疮毒之功。

药理作用 有良好的止血作用，可使血小板增加，出凝血时间及凝血酶原时间缩短，对纤溶系统具

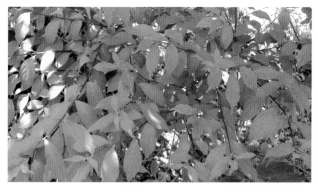

有显著的抑制作用。并能使蛙肠系膜血管收缩。对大肠杆菌、金黄色葡萄球菌、痢疾杆菌、链球菌等有抑制作用。

用量用法 10～15克，煎服；1.5～3克，研末服。外用：适量。

配伍应用 ①咯血、衄血、呕血：与白及、大蓟等同用。②尿血、血淋：与白茅根、小蓟等同用。③便血、痔血：与槐花、地榆等同用。④外伤出血：可单用捣敷或研末敷掺；或以纱布浸紫珠液覆盖压迫局部。⑤烧烫伤：用本品研末撒布患处；或用本品煎煮滤取药液，浸湿纱布外敷。⑥热毒疮疡：可单用鲜品捣敷，并煮汁内服；也可配其他清热解毒药物同用。

使用注意

本品味涩，表证初起者慎用。

四、温经止血药

炮姜　Pao Jiang

别　名 炮姜。

来　源 本品为姜科植物姜的干燥老根炮制品。

形态特征 多年生草本。根茎呈不整齐的结节状拳形团块，有明显结节状，节盘凸出；茎下部的节明显膨大成盘状。叶2～3回单数羽状复叶，小叶3～5对，边缘又作不等齐的羽状全裂或深裂，叶柄基部成鞘状抱茎。复伞形花序生于分枝顶端，伞幅细，有短柔毛；总苞和小总苞片线形；花白色。双悬果卵形，5棱。

生境分布 生长于向阳山坡或半阳山的荒地或水地，以及土质肥沃、排水良好的沙壤土。我国各地均产。

性味归经 苦、涩，温。归脾、肝经。

功能主治 温经止血，温中止痛。本品苦泄涩敛，温能胜寒，归肝入血分，归脾益脾阳，故有温经止血，温中止痛之效。

药理作用 能显著缩短出血和凝血时间，对应激性及幽门结扎型胃溃疡、醋酸诱发的胃溃疡均有抑制作用。

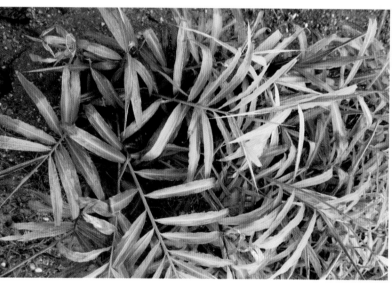

用量用法 3～6克，煎服。炮姜未成炭者偏于温中止痛；炮姜炭则专于温经止血。

配伍应用 ①心脉瘀阻之胸痹心痛：常与桂枝、丹参、檀香等同用。②肝郁气滞之胁痛：常配柴胡、香附、白芍，如柴胡疏肝散（《景岳全书》）。③肝血瘀阻，积聚痞块、胸胁刺痛：多与红花、桃仁等同用，如血府逐瘀汤（《医林改错》）。④跌仆损伤，瘀肿疼痛：可配乳香、三七、没药等药用。⑤血瘀经闭、痛经：与桃仁、赤芍等同用，如血府逐瘀汤（《医林改错》）。⑥寒凝血瘀：可配当归、桂心等，如温经汤（《妇人良方》）。⑦产后恶露不下，瘀阻腹痛：可配当归、炮姜、桃仁等，如生化汤（《傅青主女科》）。⑧月经不调、月经先期或错后：可配益母草、当归等，如益母胜金丹（《医学心悟》）。⑨风寒头痛：配羌活、白芷、细辛，如川芎茶调散（《和剂局方》）。⑩风热头痛：配菊花、僵蚕、石膏，如川芎散（《卫生保健》）。⑪风湿头痛：可配羌活、防风、独活，如羌活胜湿汤（《内外伤辨惑论》）。⑫血虚头痛：配白芍、当归同用，如加味四物汤（《金匮翼》）。⑬血瘀头痛：可配麝香、赤芍，如通窍活血汤（《医林改错》）。⑭风湿痹痛：常配独活、防风、秦艽、桂枝等药同用，如独活寄生汤（《千金方》）。

使用注意

阴虚火旺，多汗，热盛及无瘀之出血证和孕妇均当慎用。

艾叶 Ai Ye

别　名	蕲艾、陈艾叶、生艾叶、醋艾炭。
来　源	本品为菊科植物艾的叶。
形态特征	多年生草本，高45～120厘米；茎具明显棱条，上部分枝，被白色短绵毛。单叶，互生，茎中部叶卵状三角形或椭圆形，有柄，羽状深裂，两侧2对裂片椭圆形至椭圆状披针形，中间又常3裂，裂片边缘均具锯齿，上面暗绿色，密布小腺点，稀被白色柔毛，下面灰绿色，密被白色绒毛；茎顶部叶叶全缘或3裂。头状花序排列成复总状，总苞卵形，密被灰白色丝状茸毛；筒状小花带红色，外层雌性花，内层两性花。瘦果长圆形、无冠毛。
生境分布	生长于荒地、林缘，有栽培。全国大部分地区均产，以湖北蕲州产者为佳。
采收加工	夏季花未开时采摘，除去杂质，晒干。
性味归经	苦、辛，温。归肝、脾、肾经。
功能主治	温经止血，散寒调经，安胎。本品辛散苦泄，性温祛寒，归肝经走血分，归脾经益脾阳，归肾经温肾固冲任，故有温经止血、散寒调经、安胎之效。
药理作用	有抗纤维蛋白溶解作用，能降低毛细血管通透性而止血。艾叶油吸入有与异丙肾上腺素相近的平喘作用，且有明显的镇咳及祛痰作用。艾叶油有抗过敏作用；煎剂对家兔离体子宫有兴奋作用。水浸剂及煎剂对多种致病细菌及真菌有轻度抑制作用，烟熏剂则抗菌作用较明显。
用量用法	3～10克，煎服。外用：适量，温经止血宜炒炭用；余则生用。
配伍应用	①功能性子宫出血、月经过多对于证属虚

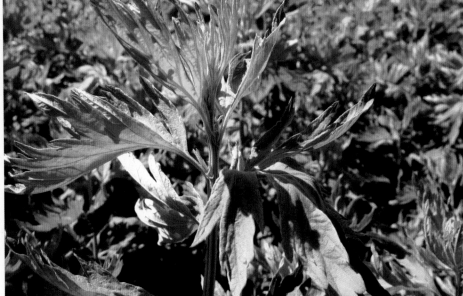

寒，出血不止，血色暗淡者：常与阿胶、地黄、川芎、当归、白芍、甘草配伍，如《金匮要略》胶艾汤。若兼气虚不摄者，与党参、黄芪、白术等配伍。产后出血、先兆流产对于产后子宫复旧不全、先兆流产出现出血不止，血色暗淡者，也可用胶艾汤；兼气虚不摄者，也可配用党参、黄花、白术等。②胃溃疡吐血证属血热者：配合生地、生侧柏叶、生荷叶等，以凉血止血，如《妇人良方》四生丸。③轻型慢性特异性溃疡性结肠炎：复方白及煎灌肠，寒湿用桂枝、艾叶炭各15克；湿热用槐花、地榆各20克；均煎汤200毫升，与白及面15克混合，待38℃左右时保留灌肠，尽量使药液在体内保留2小时以上，每日1次，3周为1疗程，疗程间隔1周。无副作用和不适反应。④慢性肝炎取：艾叶注射液（每毫升相当于生药0.5克），每日肌注4毫升，总疗程1～2月。⑤慢性支气管炎：干艾500克或鲜艾1000克，洗净，切碎，放4000毫升水中浸泡4～6小时，煎煮过滤，约得滤液3000毫升，加适量调味剂及防腐剂。每日3次，每次30～60毫升。或制成注射液，每日2次，每次肌注2～4毫升。⑥寻常疣：用鲜艾叶局部擦拭，每日数次，连用3～10日。

使用注意

阴虚血热者慎用。

灶心土 Zao Xin Tu

别　　名 伏龙肝。

来　　源 本品为久经柴草熏烧的灶底中心的土块。

形态特征 为久经柴草熏烧的灶心土。本品呈不规则块状，大小不一，表面红褐色。质坚硬，但较砖为松，指划易碎，并有粉末掉下。断面细腻或微有蜂窝小孔。有烟熏气，味淡，尝之有泥土感。

生境分布 全国农村均有。

采收加工 在拆修柴火灶（或烧柴的窑）时，将烧结的土块取下，用刀削去焦黑部分及杂质即得。全国农村均有。

性味归经 辛，温。归脾、胃经。

功能主治 温中止血，止呕，止泻。本品辛温性燥质沉，专入脾胃经，故有温中散寒、止血、止呕、止泻之效。

药理作用 动物实验表明，能减轻洋地黄酊引起的呕吐，有止呕作用。

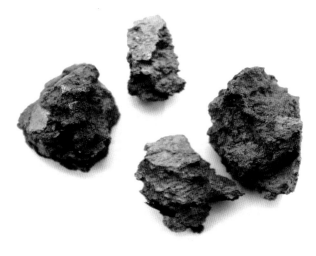

用量用法 15～30克，布包先煎，煎服；或用60～120克，煎汤代水。

配伍应用 ①便血，吐血，衄血，功能性子宫出血：灶中黄土30克，甘草、干地黄、白术、附子（炮）、阿胶、黄芩各10克，煎服。②呕吐：灶中土，用十余年者，为细末，米饮调下9克。

使用注意

阴虚失血及热证呕吐反胃忌服。

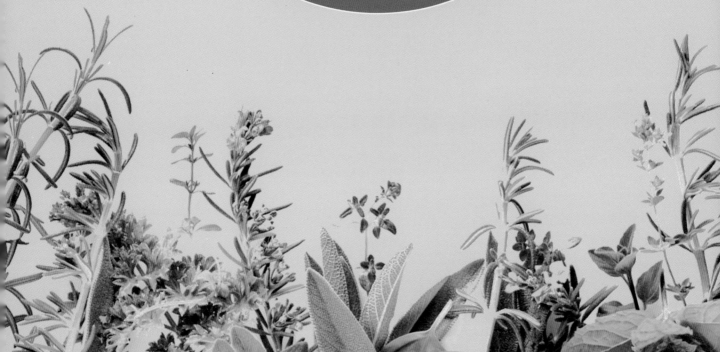

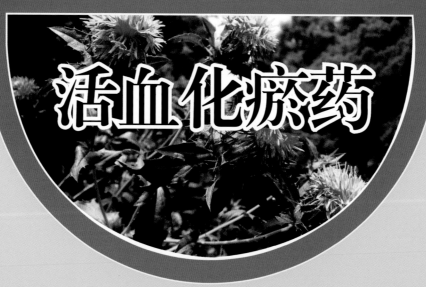

SHI YONG BEN CAO GANG MU CAI SE TU JIAN

第十一章

活血化瘀药

一、活血止痛药

川芎 Chuan Xiong

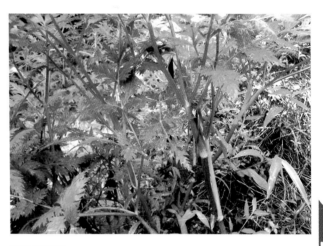

别　名 抚芎、大芎、茶芎、炒川芎、生川芎、酒川芎。

来　源 本品为伞形科多年生草本植物川芎的干燥根茎。

形态特征 多年生草本。根茎呈不整齐的结节状拳形团块，有明显结节状，节盘凸出；茎下部的节明显膨大成盘状。叶2～3回单数羽状复叶，小叶3～5对，边缘又作不等齐的羽状全裂或深裂，叶柄基部成鞘状抱茎。复伞形花序生于分枝顶端，伞幅细，有短柔毛；总苞和小总苞片线形；花白色。双悬果卵形，5棱。

生境分布 生长于向阳山坡或半阳山的荒地或水地，以及土质肥沃、排水良好的沙壤土。分布于四川省的灌县、崇庆、温江，栽培历史悠久，野生者较少，为道地药材。西南及北方大部地区也有栽培。

采收加工 5月下旬当茎上的节盘显著突出，并略带紫色时采挖根茎，除去泥沙及茎叶，晒干或烘干，再打去粗皮与须根。

性味归经 辛，温。归肝、胆、心包经。

功能主治 活血行气，祛风止痛。本品味辛行散，香温宣通，"上行头目，下行血海"，能散风邪，行气血，开郁结，通血脉，故有活血行气、祛风止痛之功。

药理作用 川芎嗪能抑制血管平滑肌收缩，扩张冠状动脉，增加冠脉血流量，改善心肌缺氧状况及肠系膜微循环，并降低心肌耗氧量，增加脑及肢体血流量，降低外周血管阻力；降低血小板表面活性，抑制血小板聚集，预防血栓形成；使孕兔离体子宫收缩加强，大剂量转为抑制，可抑制小肠的收缩。水煎剂对动物中枢神经有镇静作用，有降压作用；有抗维生素E缺乏作用。阿魏酸对免疫系统有一定调整作用，可提高γ球蛋白及T淋巴细胞；对Co60γ射线及氮芥所形成的动物损伤有明显保护作用。对宋内氏痢疾杆菌、大肠杆菌及变形、绿脓、伤寒、副伤寒杆菌等有抑制作用。

用量用法 3～10克，煎服；研末吞服，每次1～1.5克。

配伍作用 ①偏头痛：川芎20～30克，牛膝30～45克，琥珀（冲服）、僵蚕各5～10克，蔓荆子10～15克，石决明10～50克。水煎服，每日1剂，重者日2剂。②缺血性中风：磷酸川芎嗪80～100毫克，加5%葡萄糖500毫升，静滴，10次为1个疗程。③内伤头痛：采用川芎茶调散加蜈蚣或全蝎、僵蚕等。水煎日1剂，分3次服。④脑震荡：川芎、当归、赤芍、石菖蒲各12克，朱茯苓、丹参各15克，钩藤、白芷各10克，薄荷6克，怀牛膝、生龙骨、生牡蛎中20克。水煎日1剂。⑤非菌性炎症：用川芎药粉袋热敷于患处，敷药袋10日更换1次，连用30日～40日。⑥妇科病：川芎5克，当归、生地、延胡索、鸡血藤、益母草各9克，赤芍、月季花各6克，随证加味。⑦再生障碍性贫血：川芎、丹参、当归、鸡血藤各15克～30克，红花10克。随证加减。水煎服。⑧脑外伤后综合症：川芎嗪40～80毫克，加入5%葡萄糖300毫升～500毫升中，每日静滴1次，10次为1个疗程，停药2日进行下1个疗程。⑨三叉神经痛：川芎30克，当归、丹参、白芍各12克，柴胡15克，黄芩、白芷、全虫、地龙各9克，水煎服。

使用注意

性偏温燥，且有升散作用，阴虚火旺、舌红津少口干者不宜应用，月经过多者也应慎用。

延胡索 Yan Hu Suo

别　　名 元胡、玄胡、延胡、元胡索、玄胡索、炒元胡、醋元胡、酒元胡。

来　　源 本品为罂粟科多年生草本植物延胡索的干燥块茎。

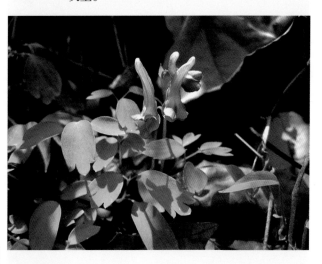

形态特征 多年生草本，茎纤弱，高约20厘米。叶互生，有长柄，小叶片长椭圆形至线形，全缘。总状花序顶生，花红紫色，横生于小花梗上，蒴果长圆形。

生境分布 生长于稀疏林、山地、树林边缘的草丛中。分布于浙江、江苏、湖北、湖南、安徽、江西等地大面积有栽培。本品为浙江特产，尤以金华地区产品最佳。

采收加工 夏初茎叶枯萎时采挖，除去须根，洗净，置沸水中煮至无白心时，取出晒干。

性味归经 辛、苦，温。归肝、脾、心经。

功能主治 活血，行气，止痛。本品辛散苦降温通，既走血分，又行气分；能行血中气滞，理气中血滞，止一身上下诸痛，作用强，应用颇广，疗效甚捷，故为活血行气止痛良药。

药理作用 有镇痛作用，以延胡索乙素和延胡索丑素作用最强，延胡索甲素次之，延胡索丙素也有明显的镇痛作用。延胡索乙素有明显的镇静、催眠与安定作用，尚有轻度中枢性镇呕及降低体温作用。醇提物特别是去氢延胡索甲素，有明显扩张动物冠状血管，增加冠脉血流量，对某些实验性心律失常有效，总碱水溶部分对室性早搏有效。去氢紫堇碱能保护大鼠实验性溃疡病，减少胃液分泌胃酸及胃蛋白酶的量。对实验性动脉硬化大白鼠有轻度降血脂之效。尚能促进肾上腺皮质激素的分泌。

用量用法 3～10克，煎汤，研末每次1～1.5克。醋制加强止痛之功。

配伍应用 ①心血瘀阻之胸痹心痛：常与丹参、薤白、桂枝、瓜蒌等同用。②热证胃痛：配川楝子，如金铃子散（《素问病机气宜保命集》）。③寒证胃痛：配桂枝（或肉桂）、高良姜，如安中散（《和剂局方》）。④气滞胃痛：配木香、香附、砂仁同用。⑤瘀血胃痛：配丹参、五灵脂等药用。⑥中虚胃痛：配白术、党参、白芍等同用。⑦肝郁气滞之胸胁痛：配伍郁金、柴胡同用。⑧肝郁化火之胸胁痛：配伍山栀、川楝子同用。⑨寒疝腹痛：配吴茱萸、小茴香等药用。⑩气滞血瘀之痛经、月经不调、产后瘀滞腹痛：常配红花、当归、香附等药用。⑪跌打损伤、瘀肿疼痛：常与没药、乳香同用。⑫风湿痹痛：可配桂枝、秦艽等药用。

使用注意

孕妇忌服。

五灵脂 Wu Ling Zhi

别　　名 灵脂、灵脂块、灵脂米、糖灵脂、炒五灵脂、醋五灵脂。

来　　源 本品为鼯鼠科动物的复齿鼯鼠的粪便。

形态特征 复齿鼯鼠形如松鼠，但略大一些。身长20～30厘米，体重约250～400克左右，头宽，吻部较短，眼圆而大，耳廓发达。后肢较前肢长，前后肢间有皮膜相联。爪呈钩状、尖锐。尾呈扁平状，几与体等长。全身密被细长毛，背部灰黄褐色，腹部黄棕色，四足背面均为深橙黄色，尾为灰黄色，尾尖有黑褐色长毛。

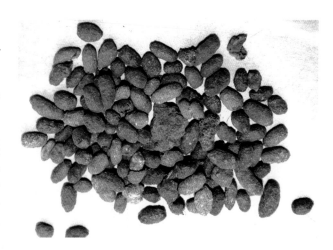

生境分布 栖于长有柏树的山地。分布于河北、山西、甘肃等地。

采收加工 全年均可采收，除去杂质晒干，以春季采者质佳。习以灵脂块为优。

性味归经 苦、咸、甘，温。归肝经。

功能主治 活血止痛，化瘀止血。本品苦咸温通疏泄，专入肝经血分，功擅活血化瘀止痛，为疗血瘀诸痛的要药。

药理作用 能抑制结核杆菌的生长；水浸剂对多种皮肤真菌有不同程度抑制作用，并可缓解平滑肌痉挛。

用量用法 煎服，3～10克，宜包煎；或入丸、散用。外用：适量。

配伍应用 ①冠心病、心绞痛：以本品配伍蒲黄、元胡、没药等，有活血化瘀，散瘀止痛作用。②胃肠痉挛、腹痛：五灵脂、香附各9克，水煎服。③闭经、痛经：以本品配香附、桃仁。④产后恶露不下，瘀血腹痛：五灵脂（醋炒）、配蒲黄各等份，共为细末，每用6～9克，用醋、水各半同煎，连渣热服，如《和剂局方》失笑散。也可共为细末，每用6克，黄酒或醋冲服。⑤分娩后儿枕痛（产后子宫复归不全）：用五灵脂置锅内加热，随炒随加米醋（不掺水），搅拌均匀，待嗅到药物气味后取出，研细，每服6克，温黄酒送下，每日3次。跌打损伤：可内服本品，并研末调敷。⑥萎缩性胃炎、浅表性胃炎、胃溃疡及胃息肉等见有胃脘痛剧、腹胀纳呆、喜温喜按，或有烧灼感者：五灵脂、元胡、草果仁（打碎）各9克，制乳香、制没药各6克，为散剂内服。⑦毒蛇咬伤：先用食醋适量，将咬伤处消毒，局麻，将表皮提起剪除或切除，吸取血水（不可用口吸），酒冲服五灵脂4克，雄黄2克，余渣敷创口，每日3次。

使用注意

血虚无瘀及孕妇慎用。与人参不宜同用。煎服有不良气味，胃弱者不宜用。

郁金 Yu Jin

别　名 玉金、川郁金、广郁金。

来　源 本品为姜科多年生草本植物温郁金、姜黄、广西莪术或蓬莪术的干燥块根。前两者分别习称"温郁金"和"黄丝郁金"，其余按性状不同习称"桂郁金"或"绿丝郁金"。

形态特征 郁金：多年生宿根草本。根粗壮，末端膨大成长卵形块根。块茎卵圆状，侧生，根茎圆柱状，断面黄色。叶基生；叶柄长约5厘米，基部的叶柄短，或近于无柄，具叶耳；叶片长圆形，长15～37厘米，宽7～10厘米，先端尾尖，基部圆形或三角形。穗状花序，长约13厘米；总花梗长7～15厘米；具鞘状叶，基部苞片阔卵圆形，小花数朵，生于苞片内，顶端苞片较狭，腋内无花；花萼白色筒状，不规则3齿裂；花冠管呈漏斗状，裂片3，粉白色，上面1枚较大，两侧裂片长圆形；侧生退化雄蕊长圆形，药隔距形，花丝扁阔；子房被伏毛，花柱丝状，光滑或被疏毛，基部有2棒状附属物，柱头略呈2唇形，具缘毛。花期4～6月，极少秋季开花。莪术：多年生草本，全株光滑无毛。叶椭圆状长圆形至长圆状披针形，长25～60厘米，宽10～15厘米，中部常有紫斑；叶柄较叶片为长。花茎由根茎单独发出，常先叶而生；穗状花序长约15厘米；苞片多数，下部的绿色，缨部的

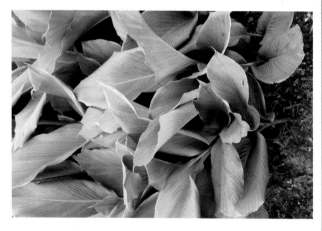

紫色；花萼白色，顶端3裂；花冠黄色，裂片3，不等大；侧生退化雄蕊小；唇瓣黄色，顶端微缺；药隔基部具叉开的矩。蒴果狼状三角形。花期3～5月。

生境分布 生长于林下或栽培。分布于浙江、四川等地。

采收加工 冬季茎叶枯萎后采挖，摘取块根，除去细根，蒸或煮至透心，干燥。切片或打碎，生用，或矾水炒用。

性味归经 辛、苦，寒。归肝、胆、心经。

功能主治 活血行气，解郁止痛，清心凉血，利胆退黄。本品味辛能散能行，既活血又行气解郁而止痛。性寒归肝胆、心经，能清热利胆退黄，顺气降火而凉血止血，解郁开窍而有清心之功。

药理作用 姜黄素能促进胆汁分泌与排泄，对肝脏损伤有保护作用；对实验动物的主动脉、冠状动

脉及分枝内膜斑块的形成有减轻作用。本品可抑制存在胆囊中的微生物，有镇痛、抗炎作用。

用量用法 5～12克，煎服；研末服，2～5克。

配伍应用 ①冠心病心绞痛：郁金、薤白、茯苓、白芍、元胡、甘草各15克，木香5克，枳实、桂枝、厚朴、川芎各12克，水煎3次，每日2次，连用7～65日。②低蛋白血症：郁金、丹参、黄芪各20～60克，大枣、当归、五味子、连翘、木香各15克，三七10克，鳖甲15～45克，随症加减，水煎或制蜜丸每次10克。③脑外伤综合症：郁金、陈皮、当归、桃仁、牛膝各10克，赤芍、生地各15克，川芎、柴胡各7克，红花2克，随症加减，每日1剂，水煎服。④中风：郁金、菖蒲、远志各15克，丹参30克，鼻饲、灌肠、口服等多种途径给药。⑤癫痫：郁金21克，白矾9克，竺黄、琥珀各6克，朱砂、苏薄荷各3克。研细末过100目筛，装胶囊，成人每服3克，小儿1.5～2克，每日3次，3周见效者继用，直至不发病，然后渐减药量再服1月左右。⑥肝脾肿大，对于血瘀所致的肝脾肿大，胁下胀满疼痛：可与丹参、鳖甲、香附、青皮等配

伍。黄疸型肝炎，肝区疼痛：郁金、栀子各9克，茵陈15克，板蓝根、大黄各30克，水煎服。⑦中耳炎：用广郁金1枚，蘸麻油少许，磨取浓汁，再放冰片0.03克调匀，试净患耳内脓液后滴之，每日3次，一般用广郁金1枚即愈。⑧脑血栓形成：郁金、水蛭、川芎、按2：1.5：3的比例混合粉碎制片，每片重0.3克，每日6片分3次服，7日为1个疗程，每间隔2日，连服8个疗程。⑨高脂血症：郁金7份，白矾3份，加50%蜜水制丸，每服6克，每日2～3次，20日为1个疗程，一般连用2～3疗程。⑩高血黏综合症：郁金、丹参、黄芪各30克，川芎、赤芍各20克，当归25克，水煎服，每日1剂，2周为1个疗程。⑪胆红素增高症：郁金15～30克，赤芍30～90克，明矾10～15克，川黄连8～10克（或炒麦芽10～15克）。共研细末为蜜丸重9克，每日1～2丸，1月为1个疗程。⑫自汗症：广郁金30克，五倍子9克，共研细末，每次用10～15克，蜂蜜调成药饼2块，贴两乳头，纱布固定，每日换药1次。⑬急性扭挫伤：郁金，醋制元胡、广木香各等份共研细末，温开水送服，每日15克，分3次服用。

使用注意

畏丁香。

姜黄 Jiang Huang

别　名 广姜黄、色姜黄、片子姜黄。

来　源 本品为姜科多年生草本植物姜黄的根茎。

形态特征 姜黄：多年生宿根草本。根粗壮，末端膨大成长卵形或纺锤状块根，灰褐色。根茎卵形，内面黄色，侧根茎圆柱状，红黄色。叶根生；叶片椭圆形或较狭，长20～45厘米，宽6～15厘米，先端渐尖，基部渐狭，叶柄长约为叶片之半，有时几与叶片等长；叶鞘宽，约与叶柄等长。穗状花序稠密，长13～19厘米；总花梗长20～30厘米；苞片阔卵圆形，每苞片内含小花数朵，顶端苞片卵形或狭卵形，腋内无花；萼3钝齿；花冠管上部漏斗状，3裂；雄蕊药隔矩形，花丝扁阔，侧生退化雄蕊长卵圆形；雌蕊1，子房下位，花柱丝状，基部具2棒状体，柱头2唇状。蒴果膜质，球形，3瓣裂；

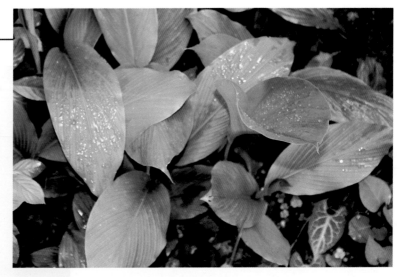

种子卵状长圆形，具假种皮。

生境分布 生长于排水良好、土层深厚、疏松肥沃的砂质壤土。分布于四川、福建等地。

采收加工 冬季茎叶枯萎时采挖，煮或蒸至透心，晒干，除去须根，切厚片，生用。

性味归经 辛、苦，温。归肝、脾经。

功能主治 活血行气，通经止痛。姜黄辛苦而温，归

肝、脾经，走气分又入血分，辛温相合可内行气血，苦温相合可活血通经，故有此功。

药理作用 姜黄能降血脂和抗心绞痛，并能抑制血小板聚集和增强纤溶活性，对大鼠和小鼠足肿有与考的松、保泰松相近似的抗炎作用；姜黄煎剂腹腔注射，对小鼠各期妊娠和兔早期妊娠有明显的终止妊娠作用。此外，还有兴奋子宫、利胆、抗病原微生物等作用。

用量用法 生用。内服：煎汤，3～10克；或入丸、散。外用：适量，研末调敷。

配伍应用 ①心绞痛：口服姜黄浸膏片或服姜黄散（与当归、木香和乌药配伍），可缓解心腹痛。②高脂血症：口服姜黄浸膏片（每片相当于生药3.5克）5片，每日3次。③胆囊炎、肝胆结石、上腹痛：姜黄、郁金各9克，茵陈15克，黄连、肉桂各3克，元胡6克，水煎服。④跌打损伤及体表脓肿疼痛属阳证者：姜黄、大黄、黄柏、陈皮、白芷、天南星、苍术、厚朴、花粉、甘草各适量，研末外敷，如《医宗金鉴》如意金黄散。⑤风湿肩臂关节肌肉疼痛及腰痛：姜黄、羌活、白术、当归、赤芍、海桐皮、甘草各适量，如《妇人良方》舒筋汤。⑥产后腹痛：姜黄1～6克，研末或煎汤分服。⑦闭经、痛经对于血瘀者：姜黄、莪术、川芎、当归、白芍、玄胡素、牡丹皮、红花、肉桂各适量配用，如《证治准绳》姜黄散。

使用注意

孕妇慎服。

红豆　Hong Dou

别　名 红豆。

来　源 本品为豆科植物红豆树的种子。

形态特征 常绿或落叶乔木，高达20～30米，胸径可达1米；树皮灰绿色，平滑。小枝绿色；奇数羽状复叶，小叶多为2对，互生或对生，薄革质，卵形或卵状椭圆形，先端急尖或渐尖，基部圆形或阔楔形，侧脉8～10对。圆锥花序顶生或腋生，长15～20厘米，下垂；花疏，有香气；花冠白色或淡红色。荚果近圆形，扁平，先端有短喙，果瓣近革质，褐色，有种子1～2粒。种子近圆形或椭圆形，长1.5～1.8厘米，宽1.2～1.5厘米，厚约5毫米，种皮鲜红光亮。花期4～5月，果期10～11月。

生境分布 多生于河旁、山坡、山谷林内地带。分布于陕西、江苏、湖北、广西、四川等地。

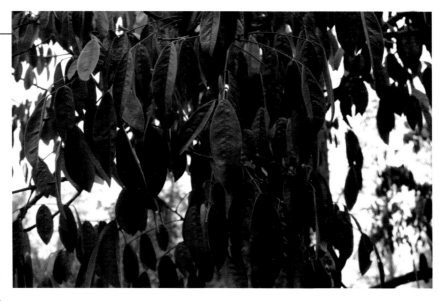

采收加工 秋末冬初采种子，备用。

性味归经 苦，平；有小毒。归肝、脾经。

功能主治 活血通经，理气止痛。本品味苦，性偏温，入肝经走血分，通经活血，通则不痛，气血通畅则疼痛自除，故有活血通经、理气止痛之功。

用量用法 9～15克，煎服。

乳香　Ru Xiang

别　名　熏陆香、滴乳香、乳香珠、明乳香、制乳香、炒乳香、醋制乳香。

来　源　本品为橄榄科小乔木卡氏乳香树及其同属植物皮部渗出的树脂。

形态特征　矮小灌木，高4～5米，罕达6米。树干粗壮，树皮光滑，淡棕黄色，纸状，粗枝的树皮鳞片状，逐渐剥落。叶互生，密集或于上部疏生，单数羽状复叶，长15～25厘米，叶柄被白毛；小叶7～10对，对

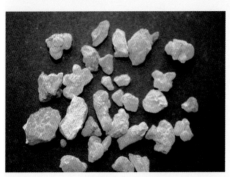

生，无柄，基部者最小，向上渐大，小叶片长卵形，长达3.5厘米，顶端者长达7.5厘米，宽1.5厘米，先端钝，基部圆形、近心形或截形，边缘有不规则的圆齿裂，或近全缘，两面均被白毛，或上面无毛。花小，排列成稀疏的总状花序；苞片卵形：花萼杯状，先端5裂，裂片三角状卵形；花瓣5片，淡黄色，卵形，长约为萼片的2倍，先端急尖；雄蕊10，着生于花盘外侧，花丝短；子房上位，3～4室，每室具2垂生胚珠，柱头头状，略3裂。桉果倒卵形，长约1厘米，有三棱，钝头，果皮肉质，肥厚，每室具种子1枚。

没药　Mo Yao

别　名　末药、醋制没药。

来　源　本品为橄榄科植物没药树或其他同属植物皮部渗出的油胶树酯。

形态特征　本植物为灌木或矮乔木，高3米。树干粗，具多数不规则尖刺状粗枝；树皮薄，光滑，常有片状剥落。叶单生或丛生，多为3出复叶，小叶倒长卵形或倒披针形，中央1片较大；叶柄短。总状花序腋生或丛生于短枝上，花杂性，萼杯状，宿存；花冠4瓣，白色，雄蕊8；子房3室。核果卵形，棕色。种子1～3枚。本品呈不规则颗粒状或粘结成团块，状似红砂糖。大小不一，一般直径为2.5厘米。表面红棕色或黄棕色，凹凸不平，被有粉尘。

生境分布　生长于海拔500～1500米的山坡地。分布于非

生境分布　生长于热带沿海山地。分布于非洲的索马里、埃塞俄比亚及阿拉伯半岛南部，土耳其、利比亚、苏丹、埃及也产。

采收加工　春、夏季将树干的皮部由下而上用刀顺序切伤，使树脂由伤口渗出，数天后凝成硬块，收集即得。

性味归经　辛、苦，温。归心、肝、脾经。

功能主治　活血止痛，消肿生肌。本品辛散、苦泄、温通，归肝、脾经，走气、血分，故能宣通经络，活血行气散滞，瘀消血活则疼痛止、肿疡消、肌肉生长，故有活血止痛、消肿生肌之功。

药理作用　有镇痛作用。

用量用法　生用活血消肿力强，炒用祛瘀止痛作用为好。内服：煎汤，生用2～5克，炒用4～10克；或入丸、散。外用：适量，研末调敷。

配伍应用　①冠心病、心绞痛：乳香、没药各9克，降香15克，郁金、丹参、红花、瓜蒌各9克，水煎服。②气滞胃痛、胃肠痉挛胃肠积气胀痛，胃肠痉挛疼痛：乳香、五灵脂、高良姜、香附各适量，水煎服。③痛经、闭经：乳香、当归、丹参、香附、元胡各适量，水煎服。④跌打瘀滞肿痛：乳香、没药、血竭、红花、麝香、冰片、朱砂、儿茶等配用，如《良方集腋》七厘散。⑤风湿性肌肉关节疼痛：配入祛风湿止痛药中，能增强活血止痛，抗风湿作用。

使用注意

　　孕妇及血虚无瘀者禁服。本品味苦气浊，易致呕吐，故胃弱者不宜多服久服。

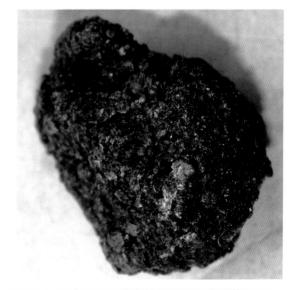

洲索马里、埃塞俄比亚以及印度等地。

采收加工　每年11月至翌年2月，采集由树皮裂缝处渗出于空气中变成红棕色坚块的油胶树脂，去净

树皮及杂质，打碎后炒用。

性味归经 苦，辛，平。归心、肝、脾经。

功能主治 活血止痛，消肿生肌。本品味辛芳香，能走窜而善行，故能活血行气，血行气利则疼痛止，肿疡消，故有此功。

药理作用 能抑制多种致病性真菌局部刺激作用，并能降血脂。

用量用法 炒用。内服，煎汤，3～9克；或入丸、散。外用：适量，研末调敷。

配伍应用 ①高脂血症：以没药胶囊（每粒含没药浸膏 0.1克），每次2～3次，每日3次，全日量相当于原生药2～3克，2个月为1个疗程。②急性腰腿扭伤：用乳没糊剂（乳香、没药等分为末，30%乙醇调糊）外敷，每日1～2次，连用3～5日。

使用注意

　　孕妇及血虚无瘀者禁服。本品气浊味苦，易致呕吐，胃弱者不宜多服。

毛冬青 Mao Dong Qing

别　　名 乌尾丁、毛披树根、毛冬青根、山冬青根。

来　　源 本品为冬青科常绿灌木植物毛冬青的干燥根。

形态特征 毛冬青常绿灌木或小乔木，高3～4米。小枝灰褐色，有棱，密被粗绒毛。叶互生；叶柄长3～4毫米，密被短毛；叶片纸质或膜质，卵形或椭圆形，长2～6.5厘米，宽1～2.7厘米，先端短渐尖或急尖，基部宽楔形或圆钝，边缘有稀疏的小尖齿或近全缘，中脉上面凹下，创脉4～5对，两面有疏粗毛，沿脉有稠密短粗毛。花序簇生叶腋；雄花序每枝有1花，稀3花，花4或5数，花梗长1～2毫米，花萼直径约2毫米，裂片卵状三角形，被柔毛，花冠直径4～5毫米，花冠倒卵状长圆形，雄蕊比花冠短；雌花序每枝具1～3花，花6～8数，花萼直径约2.5毫米，裂片宽卵形，有硬毛，花瓣长椭圆形，长约2毫米，子房卵形，无毛，柱头头状。果实球形，直径3～4毫米，熟时红色，宿存花柱明显，分核常6颗，少于5颗或7颗，椭圆形，背部有单沟，两侧面平滑，内果皮近木质。花期4～5月，果期7～8月。

生境分布 生长于山野坡地、丘陵的灌木丛中。分布广东、广西、安徽、浙江、福建等地。

采收加工 秋、冬两季采挖地下树根，洗净泥土，除去须根，切片，晒干。

性味归经 辛、苦，寒。归心经。

功能主治 活血祛瘀，清热解毒，祛痰止咳。本品辛以行散，苦能降泄，寒能清热，又走血分，故有活血化瘀、清热解毒、祛痰止咳之功效。

药理作用 毛冬青或毛冬青黄酮类能扩张冠状动脉血管，增加心肌收缩力，改善甲皱微循环，对血小板凝聚有一定的作用。还能镇咳、祛痰、平喘，对多种细菌有抑制作用。

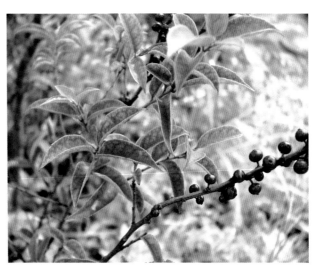

用量用法 10～30克，内服，入汤剂，单用60克。外用：适量。

配伍应用 ①冠状动脉粥样硬化性心脏病：毛冬青根90～150克，每日1剂，水煎分3次服；或用片剂、冲剂、糖浆剂等，剂量按每日生药90～120克计算，3次分服。②感冒，扁桃体炎，痢疾：毛冬青根25～50克，水煎服。③血栓闭塞性脉管炎：毛冬青根90克，煨猪脚1只服食，每日1次；另取毛冬青根150克，煎水浸泡伤口，每日1～2次，浸泡后外敷生肌膏。④动脉粥样硬化症：口服毛冬青糖浆（每100毫升含生药500克），每次20毫升，每日3次。⑤烧伤：毛冬青300～500克，水煎2次，滤液混合浓缩成50%煎液，制成油纱布备用。每日或隔日换药，以保持油纱布湿润为度。高烧时另给煎液内服，每次20～40毫升，每日2～3次。⑥中心性视网膜炎：用毛冬青针剂肌肉注射，每次2毫升（含黄酮40毫克），每日1～2次。⑦葡萄膜炎：采用毛冬青电离子透入法，每日1～2次，10日为1个疗程，合并毛冬青肌肉注射，每日1～2次，每次2毫升（相当于生药8克）；同时用1%阿托品点眼扩瞳。

红 曲　Hong Qu

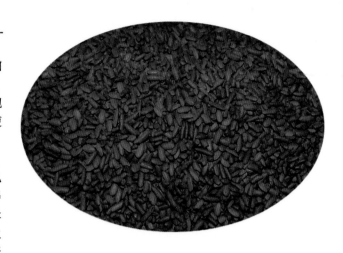

别　名　丹曲、赤曲、红米、福曲、红曲米、红曲炭。

来　源　本品为曲霉科真菌紫色红曲霉的菌丝体及孢子经人工培养，使菌丝在粳米内部生长，使整个米粒变为红色而成。

形态特征　菌丝体大量分枝，初期无色，渐变为红色，老后紫红色；菌丝有横隔，多核，含橙红色颗粒。成熟时在分枝的顶端产生单个或成串的分生孢子。分生孢子褐色，（6～9）微米×（7～10）微米。在另外菌丝顶端还产生橙红色单个球形子囊壳（闭囊壳）；闭囊壳橙红色，近球形，直径25～75微米，内含多个子囊。子囊球形，含8个子囊孢子，成熟后子囊壁消失。子囊孢子卵形或近球形，光滑，透明，无色或淡红色，（5.5～6）微米×（3.5～5）微米。

生境分布　此菌在自然界多存在于乳制品中，我国生产地区广泛，福建、江西、广东、北京、上海、浙江、台湾等地均产，以福建古田所产者最为著名。

采收加工　将菌种接种于蒸半熟的粳米上，发酵制得。

性味归经　甘，温。归脾、胃、大肠经。

功能主治　活血化瘀，健脾消食。本品为粳米加酒曲发酵而成，色变真红，能走营血以活血化瘀，味甘入脾、胃、大肠经，则健脾消食积，止泻痢。

药理作用　红曲发酵后可分离到辅酶Q10，辅酶Q10又名癸烯醌，是细胞代谢及细胞呼吸的激活剂，能改善线粒体呼吸功能，促进氧化磷酸化反应。它本身又是细胞自身产生的天然氧化剂，能抑制线粒体的过氧化，有保护生物膜结构完整性的功能。对免疫有非特异的增强作用，能提高吞噬细胞的吞噬率，增加抗体的产生，改善T细胞功能。

用量用法　6～12克，煎服；研末入丸、散。外用：捣敷。

配伍应用　①心腹作痛：红曲、香附、乳香各等份，为末，酒服。②产后瘀血不下、腹痛：红曲3～12克，加黄酒煎汁，趁温服下。③急性肠炎：红曲15克，炒研细末，合六一散（飞滑石6份，生甘草1份组成）等份，每服2～9克，米汤送服，每日3次。④小儿头疮、黄水疮：红曲炒研细末，麻油调敷患部，每日2次。

使用注意

阴虚胃火盛，无食积瘀滞者不用。

金盏菊　Jin Zhan Ju

别　名　山金菊、大金盏菊。

来　源　本品为菊科植物金盏菊的干燥花（根也可用）。

形态特征　金盏菊株高30～60厘米，为二年生草本植物，全株被白色茸毛。单叶互生，椭圆形或椭圆状倒卵形，全缘，基生叶有柄，上部叶基抱茎。头状花序单生茎顶，形大，4～6厘米，舌状花一轮，或多轮平展，金黄或桔黄色，筒状花，黄色或褐色。也有重瓣（实为舌状花多层）、卷瓣和绿心、深紫色花心等栽培品种。花期12～6月，盛花期3～6月。瘦果，呈船形、爪形，果熟期5～7月。

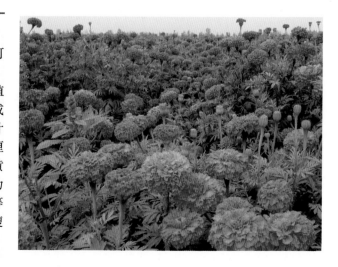

生境分布 四川、贵州、广西、广东、福建等地均有栽培。

采收加工 秋季或第二年春采花。

性味归经 淡，平。归肝、大肠经。

功能主治 行气活血，凉血止痢。本品甘平（偏凉），入肝经行气活血，入大肠经凉血止痢，故有此功。

药理作用 花、叶有抗菌消炎作用。花提取物对中枢神经有镇静作用，降低反射兴奋性；静脉注射可引起血压下降，增强心脏活动，增加心跳振幅，减慢心律，促进狗的胆汁分泌，加速创伤愈合。金盏花甙B对大鼠关节炎有明显的抗炎作用和抗溃疡作用。酊剂在试管中对病毒有杀灭作用。叶的水提取物有加速血凝的作用。

用量用法 内服：煎汤，根15～30克，鲜品加倍，花3～9克。

配伍应用 ①胃寒痛：金盏菊鲜根30～60克，水煎或酒、水煎服。②疝气：金盏菊鲜根60～120克，酒、水煎服。③瘰疬：金盏菊干根30～60克，酒、水煎服。④肠风便血：金盏菊鲜花10朵，酌加冰糖。水煎服。

二、活血调经药

丹 参 Dan Shen

别 名 赤参、紫丹参、酒丹参。

来 源 本品为唇形科多年生草本植物丹参的干燥根及根茎。

形态特征 多年生草本，高20～80厘米，全株密被柔毛及腺毛，根细长、圆柱形，外皮砖红色。茎四棱形，多分枝。叶对生，有长柄，奇数羽状复叶，小叶通常3～5片，卵形或长卵形，顶生的较大，边缘有浅钝锯齿，上面稍皱缩，下面毛较密。总状轮伞花序顶生或腋生，花冠唇形，蓝紫色，上唇稍长，盔状镰形。

生境分布 生长于气候温暖湿润、日照充足的地方。全国大部分地区均有生产。分布于河北、安徽、江苏、四川等地。

采收加工 秋季采挖，除去茎叶，洗净泥土，润透后切片，晒干。生用或酒炒用。

性味归经 苦，微寒。归心、心包、肝经。

功能主治 活血祛瘀，凉血消痈，安神。本品苦能降泄，微寒清热，入心、肝二经走血分，故有凉血、活血之功；瘀热去则痈肿消，故又有消痈之能。

药理作用 丹参对冠状动脉有扩张作用，并可改善心功能，缩小心肌梗塞范围。可增强豚鼠离体心脏的收缩力，可显著延长或提高小鼠或大鼠在常压缺氧下的存活时间或存活率。可改善外周循环障碍，有抗凝和促纤溶作用。能降低血压，对动脉粥样硬化家兔，可降低血和肝中的甘油三酯。此外，还有抗菌、镇静作用，以及延长艾氏腹水癌小鼠的存活时间。

用量用法 5～15克，煎服。活血化瘀宜酒炙用。

配伍应用 ①慢性肝炎、肝脾肿大：常用本品与当归、郁金、香附、鸡内金等配伍，或用本品配板

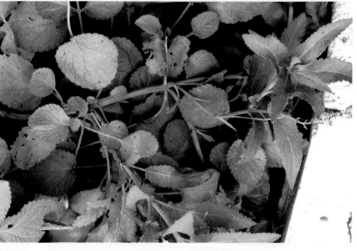

蓝根各15克，郁金12克，水煎服，也可用于晚期血吸虫病肝脾肿大，以改善肝功能，软缩肝脾。②慢性胃炎、胃及十二指肠溃疡、胃神经官能症对于气滞血瘀，上腹疼痛者：丹参30克，檀香、砂仁各5克，水煎服。③盆腔炎：丹参溶液15毫升，直流电导入，每日1次，15次为1个疗程。④痈肿、乳房肿痛：丹麦、金银花、连翘、知母、瓜蒌、乳香、没药、穿山甲配伍，如《医学衷中参西录》消乳汤。⑤复发性口疮：丹参30克，水煎服，每日1剂；甲基睾丸素养10毫克，每日3次。每周前5天服药，停药2天，连续2周为1个疗程。⑥血管性头痛：丹参30克，钩藤、牛膝、僵蚕（可用当归代之）、川芎、白芷各9克，水煎服。⑦癫痫（对于青少年初发癫痫，属气滞血瘀者）：丹参、乌药各100克，每日1剂，水煎服，连服3～5日。⑧坐骨神经痛：丹参、乳香、没药、当归配伍，如《医学衷中参西录》活络效灵丹。⑨月经不调、腹痛、腰背痛：丹参研末，每服6克，每日2次。

使用注意

反藜芦。

红花　Hong Hua

别　名　红蓝花、杜红花、川红花、草红花。

来　源　本品为菊科植物的干燥花。

形态特征　一年生或二年生草本，高30～90厘米。叶互生，卵形或卵状披针形，长4～12厘米，宽1～3厘米，先端渐尖，边缘具不规则锯齿，齿端有锐刺；几无柄，微抱茎。头状花序顶生，直径3～4厘米，总苞片多层，最外2～3层叶状，边缘具不等长锐齿，内面数层卵形，上部边缘有短刺；全为管状花，两性，花冠初时黄色，渐变为橘红色。瘦果白色，倒卵形，长约5毫米，具四棱，无冠毛。

生境分布　生长于向阳、地热高燥、土层深厚、中等肥力、排水良好的砂质壤土。分布于河南、浙江、四川、江苏、新疆等地，全国各地多有栽培。

采收加工　夏季花色由黄变红时采摘。多在早晨太阳未出，露水干前采摘管状花，摊晾阴干或弱日光下晒干。

性味归经　辛，温。归心、肝经。

功能主治　活血通经，祛瘀止痛。本品辛散温通，入心肝经血分，行血散瘀，血行则经脉通，瘀祛则疼痛止，故能活血通经，祛瘀止痛。

药理作用　红花水提取物有轻度兴奋心脏、增加冠脉流量作用，红花对犬急性心肌缺血有减轻作用，并使心率减慢，心电图S－T段抬高的幅度显著下降。红花黄素对乌头碱所致心律失常有一定对抗作用；对麻醉动物有不同程度的降压作用；有抑制血小板聚集和增加纤溶作用。煎剂对各种动物，不论已孕及未孕子宫均有兴奋作用，甚至发生痉挛，对已孕子宫尤为明显。此外，红花油还有降低血脂作用。

使用注意

　　孕妇忌服。

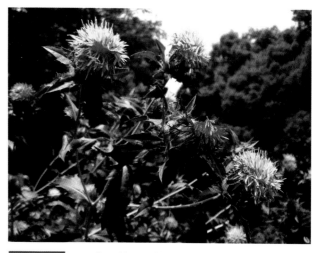

用量用法　3～9克，煎服，外用：适量。

配伍应用　①血滞经闭、痛经，产后瘀滞腹痛：与当归、桃仁、川芎等相须为用。②痛经：单用奏效，如《金匮要略》红蓝花酒，以本品一味与酒煎服；也可配伍赤芍、延胡索、香附等以理气活血止痛。③经闭：配伍赤芍、当归、桃仁等，如桃红四物汤（《医宗金鉴》）。④产后瘀滞腹痛：与蒲黄、荷叶、牡丹皮等配伍，如红花散（《活法机要》）。⑤癥瘕积聚：常配伍莪术、三棱、香附等药。⑥胸痹心痛：常配瓜蒌、桂枝、丹参等药。⑦瘀滞腹痛：常与川芎、桃仁、牛膝等同用，如血府逐瘀汤（《医林改错》）。⑧胁肋刺痛：与柴胡、桃仁、大黄等同用，如复元活血汤（《医学发明》）。⑨跌打损伤，瘀滞肿痛：配苏木、木香、乳香、没药等药用；或制为红花油、红花酊涂擦。⑩瘀滞斑疹色暗：常配伍清热凉血透疹的紫草、大青叶等用，如当归红花饮（《麻科活人书》）。

桃　仁　Tao Ren

别　名　光桃仁、山桃仁、桃仁泥、炒桃仁。

来　源　本品为蔷薇科植物桃或山桃的干燥成熟种子。

形态特征　桃为落叶乔木，高3～8米。树皮暗褐色，老时粗糙。叶互生，在短枝上呈簇生状，具线状托叶一对，宿存。叶柄长1～1.2厘米，具腺体；叶片椭圆状披针形或倒卵状披针形，长8～15厘米，先端渐尖，基部阔楔形，边缘具细锯齿。花单生，先叶开放；花梗极短；

花萼基部合生成短筒状，萼片5，外面密被白色短柔毛；花瓣5，基部具短爪，粉红色或白色；雄蕊多数；子房1室，胚珠2个，通常只有一个发育。核果心状卵形或近球形，密被短毛。直径5～7厘米或更大。山桃：与上种相似，唯树皮光滑，暗紫红色。托叶早落；叶片卵状披针形：长4～10厘米，近基部最宽，鲜绿色。萼外面多无毛，果实直径约3厘米。桃核近球形，表面有孔纹和短沟纹。

生境分布　生长于海拔800～1200米的山坡、山谷沟底或荒野疏林及灌丛内。全国大部分地区均产，分布于四川、陕西、河南、山东、河北等

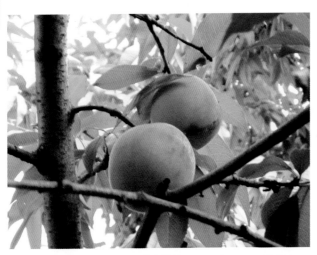

地。以山东产者质优。

采收加工 夏、秋季果实成熟时采摘果实或收集果核，除去果肉和核壳，取出种子。晒干。以秋季采者质佳。

性味归经 苦、甘，平；有小毒。归心、肝、大肠经。

功能主治 活血祛瘀，润肠通便。本品味苦降泄，入心肝经走血分，故活血祛瘀，其味甘则和畅血脉，甘苦相合而导瘀通经；富含油脂，入大肠经而润燥滑肠。故有活血祛瘀，润肠通便之功。

药理作用 促进初产妇子宫收缩；有抗凝及较弱的溶血作用，对血流阻滞、血行障碍有改善作用；能增加脑血流量，扩张兔耳血管；对呼吸中枢呈镇静作用；脂肪油有润肠缓下作用。水提取物能抑制小鼠血清中的皮肤过敏抗体及鼹鼠脾溶血性细胞的产生。

用量用法 5~10克，煎服，宜捣碎入煎。

配伍应用 ①瘀血经闭、痛经：常与红花相须为用；并配川芎、当归、赤芍等，如桃红四物汤（《医宗金鉴》）。②产后瘀滞腹痛：常配伍炮姜、川芎等，如生化汤（《傅青主女科》）。③瘀血日久之癥瘕痞块：常配丹皮、桂枝、赤芍等药，如桂枝茯苓丸（《金匮要略》）；或配三棱、莪术等药。④瘀滞较重，须破血逐瘀：配伍芒硝、大黄、桂枝等药用，如桃核承气汤（《伤寒论》）。⑤跌打损伤，瘀肿疼痛：常配红花、当归、大黄等药，如复元活血汤（《医学发明》）。⑥肺痈：配苇茎、冬瓜仁等药用，如苇茎汤（《千金方》）。⑦肠痈：配丹皮、大黄等药，如大黄牡丹皮汤（《金匮要略》）。⑧肠燥便秘证：常配伍当归、瓜蒌仁、火麻仁等用，如润肠丸（《脾胃论》）。⑨咳嗽气喘：既可单用煮粥食用，又常与杏仁同用，如双仁丸（《圣济总录》）。

使用注意

孕妇及血虚者忌用；便溏者慎用。本品有小毒，不可过量。

益母草 Yi Mu Cao

别　名 坤草、茺蔚草。

来　源 本品为唇形科植物益母草的干燥地上部分。

形态特征 一年或两年生草本，有倒向糙伏毛。根生叶近圆形，叶缘5~9浅裂，具长柄，中部叶掌状3深裂，裂片矩圆形。花序上的叶呈条形或条状披针形，全缘或具稀少牙齿；叶片两面被柔毛。轮伞花序腋生；花萼钟状5齿，前两尺靠合；花冠紫红湖泊淡紫红，花冠筒内有毛环，上下唇几等长。小坚果熟时黑褐色，三棱形。

生境分布 生长于山野荒地、田埂、草地等。全国各地均产，野生或栽培。

采收加工 夏季茎叶茂盛，花未开或初开时采割，晒干或切段晒干。

性味归经 苦、辛，微寒。归肝、心、膀胱经。

功能主治 活血调经，利水消肿。本品苦泄辛散，入心、肝走血分，故可活血祛瘀调经；入膀胱走水道，故可利水消肿。

药理作用 益母草对子宫有直接兴奋作用，可使子宫收

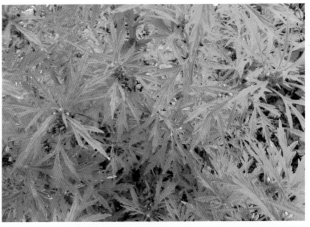

缩频率幅度及紧张度增加，益母草制剂对于垂体后叶素诱发的兔心肌缺血及冠状动脉结扎形成的犬心肌梗塞，均有保护作用。并可增加离体豚鼠心脏冠脉流量，减慢心率，改善微循环障碍，抑制血小板凝聚，提高纤维蛋白酶活性，对实验性血栓有一定的促进溶解作用。此外，益母草碱对呼吸中枢有兴奋作用，还能利尿及抑制皮肤真菌。

用量用法 煎服10~30克，或熬膏，入丸剂。外用：适量捣敷或煎水外洗。

配伍应用 ①血滞经闭、痛经、月经不调：可单用熬膏

服，如益母草流浸膏、益母草膏；也可配当归、川芎、丹参、赤芍等药用，如益母丸（《集验良方》）。②产后恶露不尽、瘀滞腹痛，或难产、胎死腹中：可单味煎汤或熬膏服用；也可配当归、川芎、乳香等药用，如送胞汤（《傅青主女科》）。③水肿，小便不利：可单用；也可与泽兰、白茅根等同用。④血热及瘀滞之血淋尿血：可与石韦、车前子、木通同用。⑤跌打损伤瘀痛：与当归、川芎同用。⑥疮痈肿毒，皮肤瘾疹：可单用外洗或外敷；也可配黄柏、苦参、蒲公英等煎汤内服。

牛 膝 Niu Xi

别　名 怀膝、怀牛膝、淮牛膝、炒牛膝、酒牛膝。

来　源 本品为苋科植物牛膝的干燥根。

形态特征 多年生草本，高30～100厘米。根细长，直径0.6～1厘米，外皮土黄色。茎直立，四棱形，具条纹，疏被柔毛，节略膨大，节上对生分枝。叶对生，叶柄长约5～20毫米；叶片椭圆形或椭圆状披针形，长2～10厘米，宽1～5厘米，先端长尖，基部楔形或广楔形，全缘，两面被柔毛。穗状花序腋生兼顶生，初时花序短，花紧密，其后伸长，连下部总梗在内长约15～20厘米；花皆下折贴近花梗；苞片1，膜质，宽卵形，上部突尖成粗刺状，另有2枚小苞片针状，先端略向外曲，基部两侧各具，1卵状膜质小裂片；花被绿色，5片，直立，披针形，有光泽，长3～5毫米，具1脉，边缘膜质；雄蕊5，花丝细，基部合生，花药卵形，2室，退化雄蕊顶端平或呈波状缺刻；子房长圆形，花柱线状，柱头头状。胞果长圆形，光滑。种子1枚，黄褐色，花期7～9月，果期9～10月。

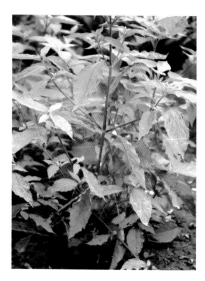

生境分布 栽培或野生于山野路旁。分布于河南，大量栽培于武陟、温县、博爱，有悠久历史，为道地药材。安徽、山东、河北、江苏等地也有栽培。

采收加工 冬季茎叶枯萎时采挖，除去须根及泥沙，捆成小把，晒干皱后，用硫黄熏2次，将顶端切齐，晒干。

性味归经 苦、甘、酸，平。归肝、肾经。

功能主治 活血祛瘀，补肝肾，强筋骨，利水通淋，引火（血）下行。本品味苦、甘、酸，性平，入肝、肾二经。生用苦酸，则降泄导瘀，引血下行，活血通经，通淋涩，利关节；制后，味变甘，入厥阴补肝强筋，入少阴补肾壮骨，可补肝肾、强筋骨。故有此功。

药理作用 牛膝醇浸剂对大鼠甲醛性关节炎有较明显的抑制作用；提取的皂甙对大鼠蛋清性关节炎有促进炎性肿胀消退的明显作用；对巴豆油性耳肿胀有明显抑制作用。所含蜕皮甾酮具蛋白质合成促进作用。醇提取液对离体蛙心有抑制作用，能扩张血管，具降压作用；对未孕或已孕子宫能产生明显兴奋，还有利尿、降血糖、改善肝功能、降低血浆胆固醇、镇静等作用。

用量用法 10～15克，入汤剂。补肝肾，强筋骨，多用制牛膝，活血祛瘀、利尿通淋，引血下行多用生牛膝。

配伍应用 ①瘀阻经闭、痛经、月经不调、产后腹痛：常配桃仁、当归、红花，如血府逐瘀汤（《医林改错》）。②胞衣不下：与瞿麦、当归、冬葵子等同用，如牛膝汤（《备急千金要方》）。③跌打损伤、腰膝瘀痛：与续断、乳香、当归、没药等同用，如舒筋活血汤（《伤科补要》）。④肝肾亏虚之腰痛、腰膝酸软：可配伍续断、杜仲、补骨脂等同用，如续断丸（《扶寿精方》）。⑤痹痛日久，腰膝酸痛：常配伍独活、桑寄生等，如独活寄生汤（《千金方》）。⑥湿热成痿，足膝痿软：与黄柏、苍术同用，如三妙丸（《医学正传》）。⑦热淋、血淋、砂淋：配冬葵子、车前子、瞿麦、滑石用，如牛膝汤（《千金方》）。⑧水肿、小便不利：配泽泻、生地黄、车前子，如加味肾气丸（《济生方》）。⑨肝阳上亢之头痛眩晕：可与生牡蛎、代赭石、生龟甲等配伍，如镇肝息风汤（《医学衷中参西录》）。⑩胃火上炎之齿龈肿痛、口舌生疮：可配生地黄、知母、石膏等同用，如玉女煎（《景岳全书》）。⑪气火上逆，迫血妄行之吐血、衄血：配栀子、白茅根、代赭石以引血下行，降火止血。

川牛膝 Chuan Niu Xi

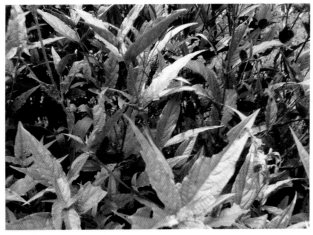

别　名 酒川牛膝、制川牛膝。

来　源 本品为苋科植物川牛膝的干燥根。

形态特征 多年生草本，高40～100厘米。主根圆柱形，直径0.8～1.5厘米，外皮棕色。茎下部近圆柱形，中部近四棱形，疏被糙毛，节处略膨六。叶对生，椭圆形至狭椭圆形，长3～13厘米，宽1.5～5厘米，先端渐尖，基部楔形或宽楔形，全缘，上面密叠倒伏糙毛，下面密生长柔毛；叶柄长0.3～1.5厘米。花绿白色，头状花序数个于枝端排成穗状；苞片卵形，长3～5毫米，干膜质，先端具钩状芒刺；苞腋有花纹朵，能育花居中，不育花居两侧；不育花的花被退化为2～5枚钩状芒刺，能育花的花被5，2长3短；雄蕊5，花丝基部密被长柔毛；退化雄蕊5，长方形，狭细，长钩0.3～0.4毫米，宽0.1～0.2毫米。先端齿状浅裂；雄蕊基部外侧围绕子房丛生的长柔毛较退化雄蕊为长；雌蕊子房上位，1室，花柱细。胞果长椭圆状倒卵形，长2～5毫米。种子卵形。花期6～7月，果期8～9月。

生境分布 野生于林缘、草丛中或栽培。分布于四川。贵州、云南等地也产。

采收加工 秋、冬两季采挖，栽培者以生长3年为宜，过早质量差，太晚有腐根。挖出后，除去芦头、支根及须根，去净泥土，炕或晒至半干，堆放回润，再炕干或晒干，或趁鲜切片，晒干。

性味归经 苦、甘、酸，平。归肝、肾经。

功能主治 逐瘀通经，通利关节，利水通淋，引血下行。本品苦降，入肝经走血分，逐瘀通经，引血下行；入肝经走筋脉，则通利关节，入肾经，又利水通淋。故有此功。

药理作用 所含昆虫变态甾体激素具有强的蛋白质合成促进作用；乙酸乙酯、苯及醇提取物均有对小鼠抗生育和抗着床作用；怀苋甾酮具有激素活性，使子宫重量增加，但对卵巢影响不大。

用量用法 10～15克，入汤剂。

配伍应用 ①血瘀经闭、痛经者：可与当归、川芎、红花等配伍。②祛风湿，通经络，止疼痛：与桑寄生、威灵仙、独活配伍。③热淋，血淋，尿血者：可与木通、滑石、瞿麦、蒲黄等配伍，以增强疗效。

使用注意

孕妇及月经过多忌用。

泽　兰 Ze Lan

别　名 香泽兰、鲜泽兰、泽兰叶、草泽兰。

来　源 本品为唇形科植物毛叶地瓜儿苗的干燥地上部分。

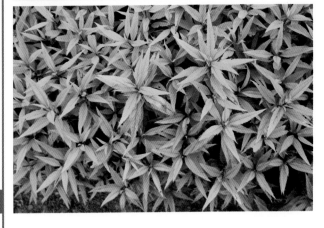

形态特征 为多年生草本，高60～170厘米。根茎横走，节上密生须根，先端肥大呈圆柱形茎通常单一，少分支，无毛或在节上疏生小硬毛。叶交互相对，长圆状披针形，先端渐尖，基部渐狭，边缘具锐尖粗牙齿状锯齿，亮绿色，两面无毛，下面密生腺点；无叶柄或短柄。轮伞花序腋生，花小，具刺尖头；花冠白色，内面在喉部具白色短柔毛。小坚果倒卵圆状四边形，褐色。

生境分布 生长于沼泽地、水边；野生，有栽培。全国大部分地区均产，分布于黑龙江、辽宁、浙江、湖北等地。

采收加工 夏、秋季当茎叶生长茂盛时采收，割取全草，去净泥杂，晒干。

性味归经 苦、辛，微温。归肝、脾经。

功能主治 活血祛瘀，利水消肿。本品辛散温通苦降，入肝经血分则活血祛瘀，入脾经，又芳香舒脾，脾气舒则水湿下行，故又利水退肿。

药理作用 泽兰全草水浸膏，可使模拟航天飞行中失重引起血瘀的兔明显改善循环障碍，对兔异常的血液流变也有较好的改善作用；降低血液黏度、纤维蛋白原含量及红细胞聚集指数；具强心作用。

用量用法 10～15克，煎服。外用：适量。

配伍应用 ①血瘀经闭，痛经，产后瘀滞腹痛：常配伍川芎、当归、香附等药用，如泽兰汤（《医学心悟》）。②血瘀而兼血虚：与当归、白芍等同用以活血补血，如《济阴纲目》泽兰汤。③跌打损伤，瘀肿疼痛：可单用捣碎；也可配伍当归、桃仁、红化等药用，如《医学心悟》泽兰汤。④胸胁损伤疼痛：配郁金、丹参、延胡索等。⑤疮痈肿毒：可单用捣碎；也可配伍金银花、赤芍、黄连等用，如夺命丹（《外科全生集》）。⑥产后水肿：以本品与防己等份为末，醋汤调服（《随身备急方》）。⑦腹水身肿：配伍白术、防己、茯苓、车前子等同用。

使用注意

无瘀滞者慎服。

鸡血藤 Ji Xue Teng

别 名 血藤、血节藤、大血藤、山鸡血藤。

来 源 本品为豆科植物密花豆的干燥藤茎。

形态特征 木质大藤本，长达数十米，老茎扁圆柱形，稍扭转。三出复叶互生，有长柄，小叶宽卵形，先端短尾尖，基部圆形或浅心形，背脉腋间常有黄色簇毛，小托叶针状。大型圆锥花序生枝顶叶腋。花近无柄，单生或2～3朵簇生于序轴的节上成穗状，花萼肉质筒状，被白毛，蝶形花冠白色，肉质。荚果扁平，刀状，长8～10.5厘米，宽2.5～3厘米。

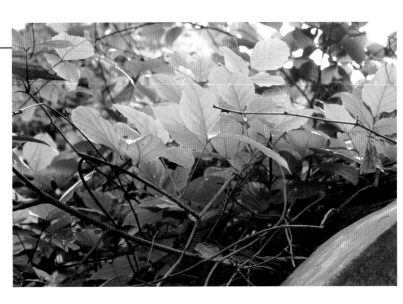

生境分布 生长于灌木丛中或山野间。分布于广西、广东、江西、福建、云南、四川等地。

采收加工 秋、冬两季采收，除去枝叶，切片，晒干。

性味归经 苦、甘，温。归肝经。

功能主治 行血补血，舒筋活络。本品苦甘而性温，归肝经走血分，既能活血又能补血，还可舒筋活络以利经脉，故有此功。

药理作用 三叶鸡血藤酊剂给大白鼠灌胃，对甲醛性关节炎有显著疗效。给大白鼠腹腔注射，有镇静、催眠作用。昆明鸡血藤煎剂或酊剂对已孕或未孕实验动物子宫，均有兴奋作用，尤以煎剂作用较强。

用量用法 10～15克，煎服，大剂量可用至30克，或浸酒服，或熬成膏服。

配伍应用 ①血瘀之月经不调、痛经、闭经：配伍川芎、当归、香附等同用。②血虚月经不调、痛经、闭经：配熟地、当归、白芍等药用。③风湿痹痛，肢体麻木：配伍祛风湿药，如独活、桑寄生、威灵仙等药。④中风手足麻木，肢体瘫痪：常配伍益气活血通络药，如丹参、黄芪、地龙等药。⑤血虚不养筋之肢体麻木及血虚萎黄：多配益气补血药之黄芪、当归等药用。

使用注意

月经过多者慎用。

王不留行 Wang Bu Liu Xing

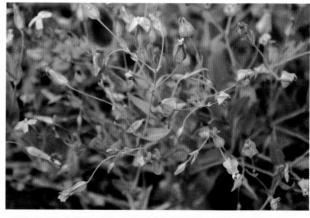

别　　名	王不留、留行子、炒王不留。
来　　源	本品为石竹科植物麦蓝菜的干燥成熟种子。
形态特征	一年或二年生草本，高30～70厘米，全株无毛。茎直立，节略膨大。叶对生，卵状椭圆形至卵状披针形，基部稍连合抱茎，无柄。聚伞花序顶生，下有鳞状苞片2枚；花瓣粉红色，倒卵形，先端具不整齐小齿，基部具长爪。蒴果卵形，包于宿萼内，成熟后，先端十字开裂。
生境分布	生长于山地、路旁及田间。全国各地均产，分布于江苏、河北、山东，及东北等地。以河北产量为最大，习惯认为分布于河北邢台者质优。
采收加工	夏季果实成熟、果皮尚未开裂时采割植株，晒干，打下种子，除去杂质，再晒干。
性味归经	苦，平。归肝、胃经。
功能主治	活血通经，下乳，利尿通淋。本品苦泄宣通，走血分，功专通利，上通乳汁，下通经闭，善利血脉，行而不止，走而不守，兼可利尿通淋。
药理作用	具有抗着床、抗早孕作用；除去钾盐的水煎剂对大鼠离体子宫有兴奋作用，醇浸液作用更强；对小鼠有镇痛作用；对艾氏腹水瘤、人体肺癌有抑制作用。
用量用法	6～10克，煎服。外用：研末调敷患处；按压耳穴。
配伍应用	①经行不畅、痛经及经闭：常配当归、香附、川芎、红花等药用。②妇人难产，或胎死腹中：配酸浆草、刘寄奴、五灵脂等药，如胜金散（《普济方》）。③产后乳汁不下：与穿山甲等同用，如涌泉散（《卫生宝鉴》）。④产后气血亏虚，乳汁稀少：与黄芪、当归或当归、猪蹄同用。⑤乳痈肿痛：可配夏枯草、蒲公英、瓜蒌等，如《本草汇言》治乳痈初起方。⑥热淋、血淋、石淋：与瞿麦、石韦、冬葵子等同用。

使用注意

孕妇不宜用。

月季花 Yue Ji Hua

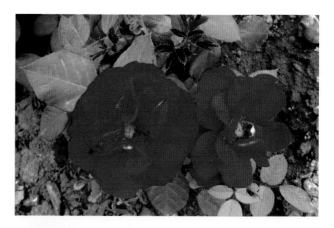

别　　名	月月红。
来　　源	本品为蔷薇科植物月季的干燥花。
形态特征	常绿直立灌木。枝圆柱形，有三棱形钩状皮刺。单数羽状复叶互生；小叶3～5，稀为7枚；小叶有柄，柄上有腺毛及刺；小叶片阔卵形至卵状长椭圆形，长2～7厘米，宽1～4厘米，先端渐尖或急尖，基部阔楔形或圆形，边缘有尖锯齿；总叶柄基部有托叶，边缘具腺毛。花通常数朵簇生，稀单生，红色或玫瑰色，重瓣；总苞2，披针形，先端长尾状，表面有毛，边缘有腺毛；花萼5，向下反卷，有长尾状锐尖头，常羽状裂，外面光滑，内面密被白色绵毛；花瓣倒卵形，先端圆形，脉纹明显，呈覆瓦状排列；雄蕊多数，着生于花萼筒边缘的花盘上；雌蕊多数，包于壶状花托的底部，子房有毛。果实卵形或陀螺形。花期5～9月。
生境分布	生长于山坡或路旁。全国各地大多有栽培。分布于江苏、山东、山西、湖北等地。
采收加工	全年均可采收，花微开时采摘，阴干或低温干燥入药。
性味归经	甘，温。归肝经。
功能主治	活血调经，消肿止痛。本品性味甘温，气清香，入肝经血分，能温通行滞，调畅气血，疏肝经瘀滞，故有活血通经、消肿止痛之

三、破血消癥药

莪术 E Zhu

别　名 广茂、文术、蓬莪术、蓬莪茂、蓬莪荗、醋莪术。

来　源 本品为姜科植物蓬莪术、广西莪术或温郁金的干燥根茎。后者习称"温莪术"。

形态特征 多年生草本，全株光滑无毛。叶椭圆状长圆形至长圆状披针形，长25～60厘米，宽10～15厘米，中部常有紫斑；叶柄较叶片为长。花茎由根茎单独发出，常先叶而生；穗状花序长约15厘米；苞片多数，下部的绿色，缨部的紫色；花萼白色，顶端3裂；花冠黄色，裂片3，不等大；侧生退化雄蕊小；唇瓣黄色，顶端微缺；药隔基部具叉开的矩。蒴果狼状三角形。花期3～5月。

生境分布 野生于山谷、溪旁及林边等阴湿处。主要分布于四川、广西、浙江等地。

采收加工 秋、冬季采挖其地下根茎，洗净泥土，除去须根。蒸熟或煮至透心，晒干。

性味归经 辛、苦，温。归肝、脾经。

功能主治 破血祛瘀，行气消积止痛。本品辛散苦泄温通，入肝脾二经，既走血分，以破血中瘀滞，又入气分，以行气消积止痛。故有此功。

药理作用 莪术油制剂在体外对小鼠艾氏腹水癌细胞、腹水型肝癌细胞等均有明显的抑制及破坏作用，还可使宿主特异性免疫功能增强而获得明显的免疫保护效应。莪术煎剂能促进家兔腹腔内自体血液和血块的吸收。姜黄素能抑制血小板聚积，有抗血栓形成作用；对消化道能兴奋胃肠平滑肌。莪术醇及半萜化合物有显著的抗早孕作用。挥发油能抑制金黄色

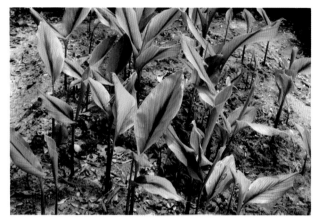

葡萄球菌、乙型溶血性链球菌、大肠杆菌、伤寒杆菌、霍乱弧菌等。

用量用法 3～10克，煎服。醋制加强止痛之功。

配伍应用 ①气滞血瘀、食积日久而成的癥瘕积聚以及气滞、血瘀、食停、寒凝所致的诸般痛证：常与三棱相须为用。②癥瘕痞块：与当归、三棱、香附等同用，如莪术散（《寿世保元》），并可治经闭腹痛。③胁下痞块：配丹参、鳖甲、三棱、柴胡等药用。④血瘀经闭、痛经：常配当归、红花、牡丹皮等。⑤胸痹心痛：配伍川芎、丹参等同用。⑥体虚而瘀血久留不去：配伍党参、黄芪等以消补兼施。⑦食积不化之脘腹胀痛：可配伍青皮、槟榔用，如莪术丸（《证治准绳》）。⑧脾虚食积之脘腹胀痛：配伍茯苓、党参、白术等同用。⑨跌打损伤，瘀肿疼痛：常与其他祛瘀疗伤药同用。

使用注意

月经过多及孕妇忌用。

三棱 San Leng

别　名 黑三棱、光三棱、京三棱、荆三棱、醋三棱。

来　源 本品为黑三棱科植物黑三棱的干燥块茎。

形态特征 多年生草本。根茎横走，下生粗而短的块茎。茎直立，圆柱形，光滑，高50～100厘米。叶丛生，2列；叶片线形，长60～95厘米，宽约2厘米，叶背具1条纵棱，先端钝尖，基部抱茎。花茎由叶丛抽出，单一，有时分枝；花单性，集成头状花序，有叶状苞片；雄花序位于雌花序的上部，直径约10毫米，通常2～10个；雌花序直径12毫米以上，通常1～3个；雄花花被3～4，倒披针形；雄蕊3；雌花有雌蕊1，罕为2，子房纺锤形，

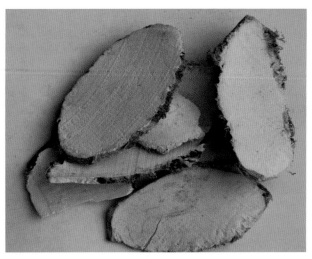

柱头长3～4毫米，丝状。果呈核果状，倒卵状圆锥形，长6～10毫米，径4～8毫米，先端有锐尖头，花被宿存。花期6～7月，果期7～8月。

生境分布 生长于池沼或水沟等处。主要分布于河北、辽宁、江西、江苏等地。

采收加工 秋、冬季采挖其根茎，洗净泥土，除去茎叶，削去外皮，晒干或烘干。

性味归经 苦，平。归肝、脾经。

功能主治 破血祛瘀，行气消积止痛。本品辛散苦平泄降，入肝、脾经，破血行气之力较强，善消血气互结之癥瘕积聚，每多与莪术同用，有"坚者削之"之功，兼能消除食积。

药理作用 通过减少血小板数，抑制血小板功能，抑制内外凝血功能、促进纤溶活性等，对体外血栓形成有抑制作用；煎剂对离体兔肠能加强收缩，紧张性升高。

用量用法 3～10克，煎服，醋制加强止痛作用。

配伍应用 ①气滞血瘀、食积日久而成的癥瘕积聚以及气滞、血瘀、食停、寒凝所致的诸般痛证：常与莪术相须为用。②癥瘕痞块：与当归、莪术、香附等同用，如莪术散（《寿世保元》），并可治经闭腹痛。③胁下痞块：配丹参、鳖甲、莪术、柴胡等药用。

使用注意

月经过多及孕妇忌用。

水蛭　Shui Zhi

别　名 马蛭、蚂蟥、制水蛭、烫水蛭。

来　源 本品为水蛭科动物蚂蟥、水蛭或柳叶蚂蟥的干燥体。

形态特征 体长稍扁，乍视之似圆柱形，体长约2～2.5厘米，宽约2～3毫米。背面绿中带黑，有5条黄色纵线，腹面平坦，灰绿色，无解剖图杂色斑，整体环纹显著，体节由5环组成，每环宽度相似。眼10个，呈∩形排列，口内有3个半圆形的颚片围成一Y形，当吸着动物体时，用此颚片向皮肤钻进，吸取血液，由咽经食道而贮存于整个消化道和盲囊中。身体各节均有排泄孔，开口于腹侧。雌雄生殖孔相距4环，各开口于环与环之间。前吸盘较易见，后吸盘更显著，吸附力也强。

生境分布 生长于稻田、沟渠、浅水污秽坑塘等处，全国大部分地区均有出产，多属野生。主要分布于我国南部地区。

采收加工 夏、秋季捕捉后，洗净，用开水烫死或用石灰、草木灰、酒闷死，晒干或烘干。

性味归经 咸、苦，平；有小毒。归肝经。

功能主治 破血逐瘀。本品咸能软坚，苦以降泄，入肝经血分，导瘀下行，破血散结消癥之力甚强，为破血逐瘀之峻品。

药理作用 水蛭素阻止凝血酶对纤维蛋白原之作用，阻碍血液凝固。20毫克水蛭素可阻止100克人血的凝固；对细菌内毒素引起的大鼠血栓形成

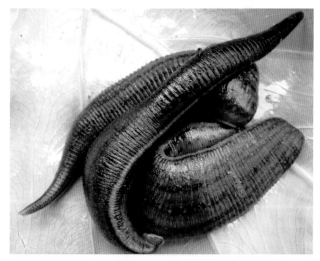

有预防作用，并减少大鼠的死亡率；肝素有抗凝血作用。

用量用法 3～6克，煎服；研末吞服，每次0.3～0.5克。

配伍应用 ①用于血滞经闭，癥瘕积聚等证：常与虻虫相须为用；也常配三棱、桃仁、莪术、红花等药用，如抵当汤（《伤寒论》）；若兼体虚者，可配当归、人参等补益气血药，如化癥回生丹（《温病条辨》）。②跌打损伤：配自然铜、苏木等药同用，如接骨火龙丹（《普济方》）。③瘀血内阻，心腹疼痛，大便不通：配伍牵牛子、大黄同用，如夺命散（《济生方》）。

使用注意

孕妇忌服。

虻虫 Meng Chong

别　　名 牛虻虫、炒虻虫。

来　　源 本品为虻科昆虫复带虻或同属昆虫的雌性干燥虫体。

形态特征 复带虻雌虻体长13～17毫米，黄绿色。复眼大型，无细毛，中部有1条细窄的黑色横带。

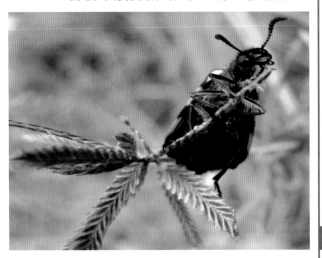

额黄色或略带浅灰；头顶被有短毛。触角黄色，第3节肥大，基部具有粗钝的背突。唇基和颊黄灰色。下颚须第2节浅黄色，被有白色并杂有黑色的短毛。中胸背板、侧板、腹板灰黄色，被有黄色短毛并杂有黑色和黄灰色长毛，翅透明无斑，平衡棒黄色。足3对，中、后足的股节基部1/3处灰色；前足跗节及前足胫节端部黑色；中、后足跗节的端部黑褐色。腹部暗黄灰色；第1～3或1～4腹节

背板两侧有大的黄色斑点，中间有暗黄色纵带，宽约为腹部宽度的1/4～1/3。腹部被有稠密的黄色或黄灰色短毛，有时夹杂有黑色短毛。腹面灰色，第1～2或第1～3腹板的两侧黄色。雄虻形状相似，但体较小，复眼被有纤细的灰色短毛。雌虻吸食牛、马、驴等家畜血液；雄虻不吸血，只吸食植物的汁液。

生境分布 平常居于草丛及树林中。主要分布于广西、四川、浙江、江苏、山西等地。

采收加工 6～8月间捕捉，沸水烫或稍蒸，晒干，或用线串起晒干。

性味归经 苦，微寒；有小毒。归肝经。

功能主治 破血逐瘀。本品苦能泄降，微寒清热，入肝经血分，通利血脉，破血逐瘀消癥之功与水蛭相近，而性尤峻猛，二者常同用，攻逐之力更强。

药理作用 有提高小鼠耐缺氧，扩张兔耳血管而增加血流量，加强离体蛙心收缩力等作用。对脑下垂体后叶素所致的急性心肌缺血有一定改善作用。

用量用法 1～1.5克，煎服；研末吞服，每次0.3克。

配伍应用 ①血瘀经闭、产后恶露不下，脐腹作痛：配熟地黄、桃仁、水蛭，如地黄通经丸（《妇人良方》）。②干血成劳，血瘀经闭，瘀结成块：配伍䗪虫、水蛭、大黄等，如大黄䗪虫丸（《金匮要略》）。③跌打损伤，瘀滞肿痛：以本品配牡丹皮末酒送服（《千金方》）；也可配没药、乳香等。

使用注意

孕妇忌服。

斑蝥 Ban Mao

别　　名 斑毛、生斑蝥、炒斑蝥、米斑蝥。

来　　源 本品为芫菁科昆虫南方大斑蝥或黄黑小斑蝥的干燥体。

形态特征 南方大斑蝥，又名：大斑蝥。体长15～30毫米，底色黑色，被黑绒毛。头部圆三角形，具粗密刻点，额中央有一条光滑纵纹。复眼大，略呈肾脏形。触角1对，线状，11节，末端数节膨大呈棒状，末节基部狭于前节。前胸长稍大于阔，前端狭于后端；前胸背板密被刻点，中央具一条光滑纵纹，后缘前面中央有一凹陷，后缘稍向上翻，波曲形。小楯片长形，末端圆钝。鞘翅端部阔于基部，底色黑色，每翅基部各有2个大黄斑，个别个体中斑点缩小；翅中央前后各有一黄色波纹状横带；翅面黑色部分刻点密集，密生绒毛，黄色部分刻点及绒毛较疏。鞘翅下为1对透明

的膜质翅，带褐色。足3对，有黑色长绒毛，前足和中足跗节均为5节；后足的跗节则为4节，跗节先端有2爪；足关节处能分泌黄色毒液，接触皮肤，能起水泡。腹面也具黑色长绒毛。具复变态，幼虫共6龄，以假蛹越冬。

成虫4~5月开始为害，7~9月为害最烈，多群集取食大豆之花、叶，花生、茄子叶片及棉花的芽、叶、花等。黄黑小斑蝥，又名：黄斑芫青。外形与上种极相近，体小型，长10~15毫米。触角末节基部与前节等阔。

生境分布 主要分布于河南、广西、安徽、四川、江苏、湖南等地。

采收加工 夏、秋两季捕捉，闷死或烫死，晒干。

性味归经 辛，寒；有大毒。归肝、肾、胃经。

功能主治 破血散结，攻毒蚀疮。本品辛散入血分，内服破瘀血、消癥散结；外用能使皮肤发红起泡，有强烈的刺激作用，且有毒，以毒攻毒，而有攻毒蚀疮之效。

药理作用 斑蝥素对小鼠腹水型肝癌和网织细胞肉瘤ARS均有一定抑制作用。水浸液对皮肤真菌有不同程度的抑制作用；具有雌激素样作用，局部刺激作用，对甲醛兔实验性关节炎有明显抑制作用。小鼠亚急性毒性试验，对心、肝、脾、肺、肾均有不同程度损害，尤以心、肝为明显。

用量用法 0.03~0.06克，多入丸、散。外用：适量，研末敷贴，或酒、醋浸泡，或泡用。

配伍应用 ①血瘀经闭：配伍桃仁、大黄药用，如斑蝥通经丸（《济阴纲目》）。②多种癌肿（尤以肝癌为优）：可用斑蝥1~3只置鸡蛋内煮食。③痈疽肿硬不破：用本品研末，和蒜捣膏贴之，可攻毒拔脓（《仁斋直指方》）。④顽癣：以本品微炒研末，蜂蜜调敷（《外台秘要》）。⑤瘰疬、瘘疮：配白砒、白矾、青黛等，研末外掺，如生肌干脓散（《证治准绳》）。

使用注意

本品有大毒，内服宜慎，严格掌握剂量，体弱及孕妇忌服；外敷刺激皮肤发红、起泡，甚至腐烂，不可敷之过久或大面积使用。内服过量，引起恶心、呕吐、腹泻、尿血及肾功能损害。

穿山甲 Wu Ling Zhi

别　名 甲片、山甲片、炮山甲、鲮鲤甲、炙山甲、炮甲片、醋山甲、山甲珠。

来　源 本品为鲮鲤科动物穿山甲的鳞甲。

形态特征 体形狭长，全身有鳞甲，四肢粗短，尾扁平而长，背面略隆起。成体身长50~100厘米，尾长10~30厘米，体重1.5~3千克。不同个体的体重和身长差异极大。头呈圆锥状，眼小，吻尖。舌长，无齿。耳不发达。足具5趾，并有强爪；前足爪长，尤以中间第3爪特长，后足爪较短小。全身鳞甲如瓦状。自额顶部至背、四肢外侧、尾背腹面都有。鳞甲从背脊中央向两侧排列，呈纵列状。鳞片呈黑褐色。鳞有三种形状：背鳞成阔的菱形，鳞基有纵纹，边缘光滑。纵纹条数不一，随鳞片大小而定。腹侧、前肢近腹部内侧和后肢鳞片成盾状，中央有龙骨状突起，鳞基也有纵纹。尾侧鳞成折合状。鳞片之间杂有硬毛。两颊、眼、耳以及颈腹部、四肢外侧、尾基都生有长的白色和棕黄色稀疏的硬毛。绒毛极少。成体两相邻鳞片基部毛相合，似成束状。雌体有乳头1对。

生境分布 栖息于丘陵山地的树林、灌丛、草莽等各种环境中，但极少在石山秃岭地带。主要分布于广东、广西、云南、贵州、浙江、福建、湖南、安徽等地。

采收加工 全年均可捕捉，杀死后置沸水中略烫，取下

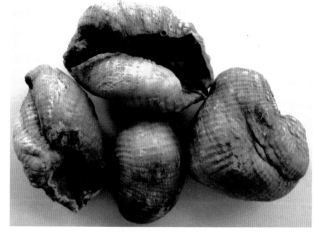

鳞甲，洗净，晒干。

性味归经 咸，微寒。归肝、胃经。

功能主治 活血通经，下乳，消肿排脓。本品味咸软坚化结聚，性微寒而清热。入肝经血分，化瘀血，通经络，下乳汁；入胃腑气分，消散积聚、食积、痞块；入阳明走肌肉，则消肿溃痈排脓。故有活血通经，下乳，消肿排脓之功。

药理作用 有降低血液黏度、延长凝血时间、抗炎，及提高小鼠常压缺氧的耐受能力等作用。

用量用法 3~10克，煎服；研末吞服，每次1~1.5克。

配伍应用 ①产后乳汁缺乏：可单用，为末，酒调服；也可与王不留行、当归、通草配用。②卵巢囊肿、闭经：常与鳖甲、大黄、赤芍、当归、干漆、芫花、肉桂配用，如《妇科大全》穿山甲散。③肿瘤（对于瘀滞的癥瘕痞块）：常配莪术、三棱、丹参、鳖甲等。④

射精不能症：穿山甲配地龙、当归、白芍、甘草各等份，蜈蚣1／2份，共研细末，每日2次，每次5克，并配合针灸中极、涌泉等穴，每日1次。⑤乳糜尿：将穿山甲甲片或整穿山甲（去内脏）置瓦上焙焦干，研末，每次

10～12克，每日3次，用黄酒冲服。⑥化脓性中耳炎：穿山甲烧存性，入麝香少许，吹入患耳。⑦输卵管阻塞：炮山甲、路路通各15克，蒲黄、五灵脂、桃仁、当归、赤芍、炙香附各10克，川芎6克，临症加减。

使用注意

气血不足痈肿已溃及孕妇忌用。

皂角刺　Zao Jiao Ci

别　　名 皂刺、皂针、皂角针、角针片。
来　　源 为豆科植物皂荚的棘刺。
形态特征 落叶乔木，高达15～30米，树干皮灰黑色，浅纵裂，干及枝条常具刺，刺圆锥状多分枝，粗而硬直，小枝灰绿色，皮孔显著，冬芽常叠生，一回偶数羽状复叶，有互生小叶3～7对，小叶长卵形，先端钝圆，基部圆形，稍偏斜，薄革质，缘有细齿，背面中脉两侧及叶柄被白色短柔毛，杂性花，腋生，总状花序，花梗密被绒毛，花萼钟状被绒毛，花黄白色，萼瓣均4数。荚果平直肥厚，长达10～20厘米，不扭曲，熟时黑色，被霜粉，花期5～6月，果熟9～10月。
生境分布 生长于路边、沟旁、住宅附近。分布江苏、湖北、河北、河南、山西等地。
采收加工 全年可采，但以9月至翌年3月间为宜。采摘皂荚树上的角刺，趁鲜切斜片晒干。
性味归经 辛，温。归肺、大肠经。
功能主治 托毒排脓，活血消肿。本品辛散温通，其性锐利，能消散痈肿，溃坚透脓，为消肿托毒溃疮所常用。对痈疽肿毒，未成能消，已成

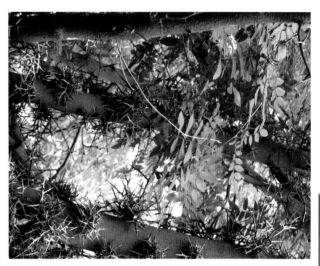

可溃，疮疡将溃未溃之际用之最宜。
药理作用 有抗癌作用
用量用法 3～10克，煎汤或入丸、散。外用：适量，醋蒸涂患处。
配伍应用 ①痈疽肿痛：与山甲同用。②麻风：与苍耳子、大枫子同服。③疥癣：以嫩刺同米醋煎涂。

使用注意

痈疽已溃及孕妇忌服。

蜣　螂　Qiang Lang

别　　名 推丸、牛屎虫、独角牛、屎蜣螂、独角蜣螂。
来　　源 本品为金龟子科昆虫屎蜣螂干虫体。
形态特征 全体黑色，稍带光泽。雄虫体长3.3～3.8厘米，雌虫略小。雄虫头部前方呈扇面状，表面有鱼鳞状皱纹，中央有一基部大而向上逐渐尖细并略呈方形的角突；其后方之两侧有复眼，复眼间有一光亮无皱纹的狭带。前胸背板密布匀称的小圆突，中部有横形隆脊，隆脊中段微向前曲成钝角状，两侧端各有齿状角突1枚，在齿突前下方有一浅凹，其底部光滑无小圆突，浅凹外侧有一较深的凹，底

部小圆突十分模糊或缺如；小盾片不可见；前翅为鞘翅，相当隆起，满布致密皱形刻纹，各方有7条易辨的纵线；后翅膜质，黄色或黄棕色。口部、胸部下方，有很多褐红色或褐黄色纤毛，中后足跗节两侧有成列的褐红色毛刺。雌虫外形与雄虫很相似，惟头部中央不呈角状突而为后面平、前面扁圆形的隆起，顶端呈一横脊；前胸背板横形隆脊近似直线，两侧端不呈齿状突角，且只有外侧的深凹，明显可见。
生境分布 栖息在牛粪堆、人屎堆中，主要分布于江苏、浙江、河北、湖北等地。
采收加工 夏、秋季晚上用灯光诱捕，或牛粪堆上捕取，捕得后，用开水烫死，晒干或烘干。
性味归经 咸，寒；有小毒。归肝经。

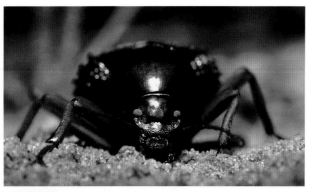

惊，故能破血镇惊，泻下攻毒。

药理作用 有抗癌作用。对实体瘤如W256及P388癌瘤有较高活性，对淋巴白血病具有边缘活性。

用量用法 1.5～3克，煎服；或入丸、散。外用研末，调敷或捣敷。

配伍应用 ①小儿惊风，不拘急慢：蜣螂1枚，杵烂，以水1小盏，于百沸汤中烫热，去滓饮用。②小便血淋：蜣螂研水服。③小儿重舌：烧蜣螂末和唾敷舌上。④大肠脱肛：蜣螂烧存性，为末，入冰片研匀，掺肛上，托之即入。⑤针灸疮血出不止：死蜣螂末猪脂涂抹。⑥膀胀、尿道结石：蜣螂去头，置于新瓦上焙干，研成粉末。每次口服1.5～3克，每日2次。

功能主治 破瘀镇惊，泻下攻毒。本品味咸性寒，有小毒。咸以软坚散结润下，性寒清热泻火解毒，入肝经血分，清肝经热邪，破血消癥镇

使用注意

孕妇忌服。

急性子　Ji Xing Zi

别　名 凤仙花子。

来　源 本品为凤仙花科植物凤仙花的干燥成熟种子。

形态特征 一年生草本，高约60～80厘米。茎粗壮，肉质，常带红色，节略膨大。叶互生，披针形，长6～15厘米，宽1.5～2.5厘米，先端长渐尖，基部楔形，边缘有锐锯齿；叶柄两侧有腺体。花不整齐，单一或数朵簇生于叶腋，密生短柔毛，粉红色、红色、紫红色或白色；萼片3，后面一片大，花瓣状，向后延伸成距；花瓣5，侧瓣合生，不等大；雄蕊5，花药粘合；子房上位，5室。蒴果密生茸毛。种子圆形，黄褐色。花期6～8月，果期9月。

生境分布 全国各地均有栽培。分布江苏、浙江、河北、安徽。

采收加工 夏、秋季果实成熟后采收，除去杂质果皮后晒干。

性味归经 苦、辛，温；有小毒。归心、肝经。

功能主治 破血散结，消肿软坚。本品味辛能散，苦降温通，入肝经走血分，有破血散结之功；入心经而兼有解毒消肿、软坚之功效。

药理作用 对子宫有明显兴奋作用，表现为节律收缩增快，紧张度增高甚至强直性收缩。有避孕作

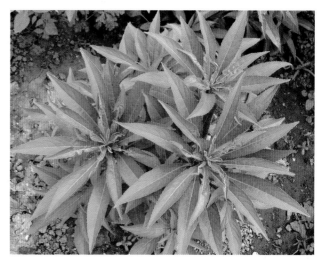

用。

用量用法 3～4.5克，水煎服，或入丸、散。外用：研末吹喉，或调敷或熬膏贴。

配伍应用 ①月经困难：凤仙子90克，研细蜜丸，每日3次，每次5克，当归15克煎汤送服。②产难催生：凤仙子10克，研末，水服，勿近牙。外以蓖麻子，随年数捣涂足心。③胎衣不下：凤仙子炒黄为末，黄酒温服5克。④骨哽：金凤花子，嚼烂嚼化下。无子用根也可，口中骨自下，便用温水灌漱，免损齿。鸡骨尤效。一方擂碎，水化服。⑤跌打损伤，阴囊入腹疼痛：急性子、沉香各2.5克，研末冲开水送下。

使用注意

内无瘀积及孕妇忌用。

石见穿 Shi Jian Chuan

别　　名 紫参、石打穿、石大川、月下红。

来　　源 本品为唇形科植物紫参的干燥全草。

形态特征 叶对生；下部叶为三出复叶，顶端小叶较大，两侧小叶较小，卵形或披针形，上部叶为单叶，卵形至披针形，长1.5～8厘米，宽

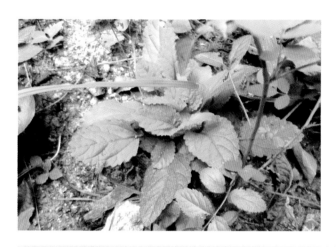

0.8～4.5毫米，先端钝或急尖，基部近心形或楔形，边缘具圆锯或全缘，两面均被有短柔毛毛。轮伞花序，每轮有花6，组成总状花序或总状圆锥花序，顶生或腋生，花序长5～24厘米；苞片披针形，长于小花梗；花萼钟状，长4.5～6毫米。有11条脉纹，外面脉上和喉部均有长柔毛，花冠紫色或蓝紫色，冠筒长10毫米，冠檐二唇形，上唇倒心形，先端凹，下唇呈3裂，中裂片倒心形；雄蕊花丝较短，藏于花冠之内。小坚果椭圆状卵形，褐色，光滑，包被于宿萼之内。花期8～10月。

生境分布 生长于山坡、路旁及田野草丛中。分布于河南、湖北、四川、广西、广东、湖南等地。

采收加工 夏至到处暑间采收。除净泥杂，晒干。

性味归经 苦、辛，平。归肝经。

功能主治 活血止痛，清热解毒。本品苦辛，性平而偏寒。归肝经走血分，辛散苦泄，则活血祛瘀，通则不痛。又性寒清热，热清则毒解，故有活血止痛、清热解毒之功。

药理作用 对肉瘤180有抑制作用。

用量用法 10～30克，内服：煎剂，煎服或捣汁和服。

油桐子 You Tong Zi

别　　名 桐子、高桐子、油桐果、桐油树子。

来　　源 本品为大戟科植物油桐的种子。

形态特征 油桐小乔木，高达9米。枝粗壮，无毛，皮孔灰色。单叶互生；叶柄长达12厘米，顶端有2红紫色腺体；叶片革质，卵状心形，长5～15厘米，宽3～14厘米，先端渐尖，基部心形或楔形，全缘，有时3浅裂，幼叶被诱色短柔毛，后近于无毛，绿色有光泽。花先叶开放，排列于枝端成短圆锥花序；单性，雌雄同株；萼不规则，2～3裂；花瓣5，白色，基部具橙红色的斑点与条纹；雄花具雄蕊8～20，排列成2轮，上端分离，且在花芽中弯曲；雌花子房3～5室，每室1胚珠，花柱2裂。核果近球形，直径3～6厘米。种子具厚壳状种皮。花期4～5月，果期10月。

生境分布 喜生于较低的山坡、山麓和沟旁。分布于四川、湖北、湖南、江苏、安徽、河南、陕西、甘肃、江西、浙江、广东、广西、福建、贵州、云南、台湾等地。

采收加工 秋季果实成熟时收集，将其堆积于潮湿处，

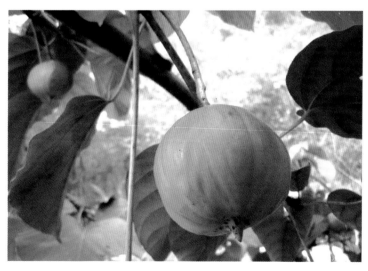

泼水，覆以干草，经10日左右，外壳腐烂，除去外皮收集种子晒干。

性味归经 甘，寒；有毒。归脾、肾经。

功能主治 解毒消肿，消积散结，祛风痰利咽，利二便。本品寒凉泄热，能解毒消肿，入肾经，故能利二便，甘缓入脾而能祛风痰，消积散结。

用量用法 研末吹喉，捣敷或磨水涂。内服：煎汤，1～2枚，磨水或捣烂冲水服。

配伍应用 ①疥癣：油桐果捣烂绞汁敷抹。②烫伤：油桐果捣烂绞汁，调冬蜜敷抹患处。③锈铁钉

刺伤脚底：鲜油桐果和红糖捣烂敷贴。④脓疱疮：嫩油桐果切开，将果内流出的水涂患处。⑤丹毒：油桐壳焙焦，研细面，香油调涂患处。⑥大小便不通：桐油树种子1粒。磨水服，大约半粒磨水50毫升。

錾菜 Zan Cai

别　　名	楼台草、白花益母草。
来　　源	本品为唇形科植物錾菜的全草。
形态特征	一年生草本，全体较粗糙。茎直立，高40～100厘米以上，方形，具4棱，有节，密被倒生的租毛。叶厚，带草质，对生，两面均有灰白色毛；下部的叶有长柄，卵圆形或羽状3深裂，先端锐尖，基部楔形，边缘有粗锯齿和缘毛；中部的叶有短柄，披针状卵圆形，有粗锯齿；枝梢的叶无柄，椭圆形至倒披针形，全缘。花多数，腋生成轮状，无柄；苞片线形至披针形，或呈刺状，有毛；萼钟状，外面密被细毛，5脉，萼齿5，先端刺尖，上3齿相似，呈三角形，下面2齿较大；花冠白色，常带紫纹，长1.3厘米，2唇，上唇匙形，先端微凹，有缘毛，下唇3浅裂，中间裂片倒心脏形；雄蕊4，2强；子房4裂，花柱丝状，柱头2裂。小坚果黑色，有3棱，表面光滑。花期7～9月，果期10～11月。
生境分布	生长于山坡、路边、荒地上。分布于东北、华北、华中、华东及西南等地。
采收加工	夏、秋采收，晒干。
性味归经	甘、辛，平。归肝、肾经。
功能主治	破血散瘀，滋阴补肾。本品味辛行散，入肝经血分，功善破血散瘀；又甘平入肾经，能滋阴补肾。
用量用法	内服：煎汤，6～10克，或研末服。外用：捣烂或研末调涂。
配伍应用	①产后腹痛：錾菜15克，桃仁、红花各10克，水煎服。②经期不准，腰腹疼痛：錾菜、茜草各15克，鸡冠花25克，水煎服。

落得打　Luo De Da

别　　名　积雪草、马蹄草。

来　　源　本品为伞形科多年生草本植物积雪草的干燥地上部分或带根的全草。

形态特征　多年生草本，茎葡萄，细长，节上生根，无毛或稍有毛。单叶互生；叶柄长2-15厘米，基部鞘状；叶片肾形或近圆形，长1~3厘米，宽1.5~5厘米，基部阔心形，边缘有钝锯齿，两面无毛或在背面脉上疏生柔毛；常状脉5~7。单伞形花序单生，或2~4个聚状；花瓣卵形，紫红色或乳白色。果实圆球形，基部心形或平截，长2~3米，宽2~3.5毫米，每侧有纵棱数条，棱间有明显的小横脉，网状，平滑或稍有毛。花、果期4~10月。

生境分布　生长于海拔200~1990米的阴湿草地、田边、沟边。分布广东、四川、广西、江苏、浙江等地。

采收加工　夏、秋两季采收，除去杂质及泥沙，晒干。

性味归经　苦、辛，寒。归肝、脾、肾经。

功能主治　活血消肿止痛，清热利湿，解毒。本品性味苦寒，能清热泻火解毒；辛能宣散行滞，入血分则能活血消肿止痛，入肾经则清热利湿。故有此功。

用量用法　10~30克，煎服；或捣汁服。外用：捣敷或捣汁涂。

药理作用　有镇静、抗菌作用，积雪草甙能治疗皮肤溃疡。

配伍应用　①暑泻：与葛根配伍同用。②砂淋属于热者：与海金沙配伍应用。③咯血，衄血，呕血：与生地配伍应用。④一切痈疽，发背，疔肿，瘰疬，无名肿毒：与紫花地丁配伍应用。⑤瘰疬，鼠疮：与玄参配伍应用。

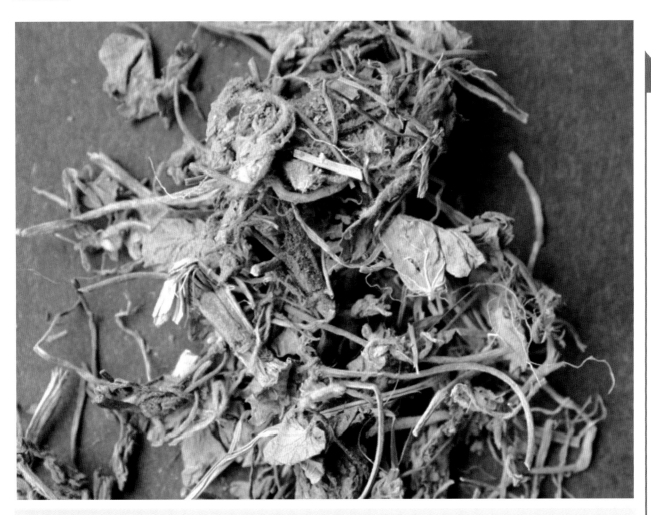

使用注意

虚寒者不宜。

接骨仙桃草 Jie Gu Xian Tao Cao

别　名	仙桃草、夺命丹、蚊母草、八卦仙丹、接骨仙桃。

来　源　本品为玄参科植物仙桃草的带虫瘿的干燥全草。

形态特征　一年或二年生草本，无毛或具腺毛，高12～18厘米。茎直立，有时基部作匍匐状，多分枝；呈丛生状。叶对生，倒披针形，长1.5～2厘米，宽2～4毫米，下部叶具柄、上部叶无柄，全缘或具细微稀锯齿。花单生于苞腋；苞片线状倒披针形；花柄长约1毫米，远短于泣片和萼片；花萼4裂，裂片狭披针形，先端钝；花冠白色，略带淡红，冠筒短，4深裂，辐射状排列；雄蕊4，雌蕊1，子房上位，花瓣短粗。蒴果扁压状卵形，先端微凹，无毛，在成熟果实内常有小虫寄生。种子长圆形，扁平，无毛。花、果期4～5月。

生境分布　生长于河边或湿地、水稻田旁。分布于华东及贵州等地。

采收加工　5～6月间，虫瘿膨大略带红色，趁果实内寄生虫尚未逸出之前采收，立即干燥或蒸过后晒干。

性味归经　辛，凉。归肺经。

功能主治　活血消肿，止血止痛。本品味辛能散能行，活血散瘀消肿，瘀祛血止，疼痛自除，故有活血消肿、止血止痛之功。

用量用法　内服：煎汤，15～30克，研末或捣汁。外用：适量捣汁敷或煎水洗。

配伍应用　①跌打坠压伤及受伤后咳嗽吐血，肺痨咳嗽吐血：接骨仙桃草，烈日晒燥后，用童便浸1日，晒干，再浸再晒，研成极细末，每用5～7.5克，热甜酒送服。咳嗽吐血者，温开水送服，每日1次。②跌扑损伤：接骨仙桃草、苏木各25克，八角金盘根5克，臭梧桐花15克，煎酒服。③吐血：新鲜接骨仙桃草，捣汁，加人乳和服。④咳血、吐血、呕血、鼻中出血：接骨仙桃10～20克，猪瘦肉100克，隔水煮熟，食肉及汤。⑤舌下核肿：仙桃草末，每服10克，水煎服。⑥月经不调，痛经：仙桃草15～25克，兑甜酒服。⑦子宫出血：鲜仙桃草125克，水煎服。

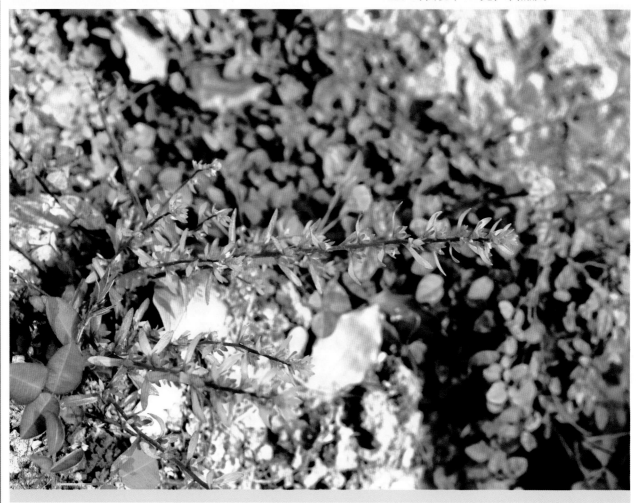

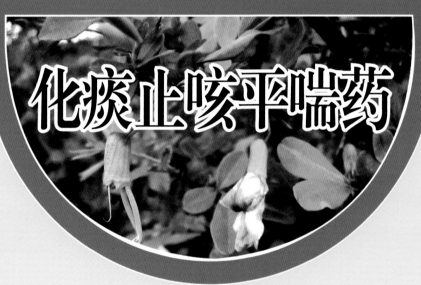

SHI YONG BEN CAO GANG MU CAI SE TU JIAN

第十二章

化痰止咳平喘药

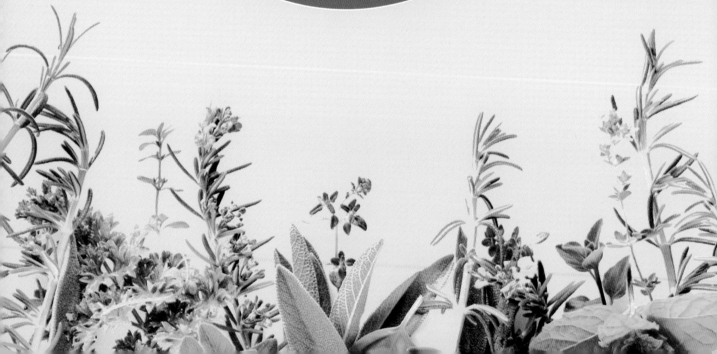

一、化痰药

半夏 Ban Xia

别　名 生半夏、制半夏、姜半夏、法半夏、清半夏、半夏曲。

来　源 本品为天南星科植物半夏的干燥块茎。

形态特征 多年生小草本，高15～30厘米。块茎近球形。叶基生，一年生的叶为单叶，卵状心形；2～3年后，叶为3小叶的复叶，小叶椭圆形至披针形，中间小叶较大，全缘，两面光滑无毛。叶柄长10～20厘米，下部有1株芽。花单性同株，肉穗花序，花序下部为雌花，贴生于佛焰苞，中部不育，上部为雄花，花序中轴先端附属物延伸呈鼠尾状，伸出在佛焰苞外。浆果卵状椭圆形，绿色，成熟时红色。

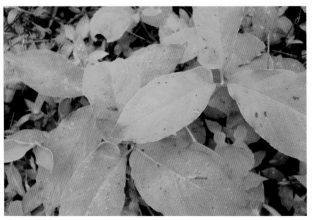

生境分布 生长于山坡、溪边阴湿的草丛中或林下。我国大部分地区均有。分布于四川、湖北、江苏、安徽等地。以四川、浙江产者量大质优。

采收加工 夏、秋两季采挖，洗净，除去外皮及须根，晒干。

性味归经 辛、温；有毒。归脾、胃、肺经。

功能主治 燥湿化痰，降逆止呕，消痞散结。本品辛散温燥，入中焦脾胃，能祛中焦寒湿之邪。脾无浊湿，则脾健运而痰涎自消；胃无浊湿，则逆气降而胃和，痞满呕吐可止。又入肺经，以辛散消痞，化痰散结，故有燥湿化痰、降逆止呕、消痞散结的功效。

药理作用 对咳嗽中枢有镇静作用，可解除支气管痉挛，并使支气管分泌减少而起镇咳祛痰作用；半夏煎剂、流浸膏、粉剂对实验动物有镇吐作用。但生半夏反能催吐。半夏对小鼠有明显抗早孕作用。生半夏浸剂有抗心率失常活性。掌叶半夏的稀醇或水浸液对动物实验性癌肿和Hela细胞都具有明显的抑制作用。所含的葡萄糖醛酸的衍生物有显著的解毒作用。

用量用法 5～10克，煎服。外用：适量。法半夏温性较弱，长于燥湿和胃；姜半夏长于降逆止呕；清半夏辛燥之性减，长于化湿痰；半夏曲有化痰消食之功。

配伍应用 ①痰湿壅滞之咳喘声重，痰白质稀者：常配茯苓、陈皮同用，如二陈汤（《和剂局方》）。②湿痰上犯清阳之头痛、眩晕，甚则呕吐痰涎者：与白术、天麻以化痰息风，如半夏白术天麻汤（《古今医鉴》）。③痰饮内盛，胃气失和而夜寐不安者：配秫米以化痰和胃安神。④痰饮或胃寒所致的胃气上逆呕吐：常配生姜同用，如小半夏汤（《金匮要略》）。⑤胃热呕吐：配黄连同用。⑥胃阴虚呕吐：配石斛、麦冬同用。⑦胃气虚呕吐：配白蜜、人参同用，如大半夏汤（《金匮要略》）。⑧痰热阻滞致心下痞满者：常配干姜、黄芩、黄连以苦辛通降，开痞散结，如半夏泻心汤（《伤寒论》）。⑨痰热结胸：配黄连、瓜蒌同用，如小陷胸汤（《伤寒论》）。⑩梅核气，气郁痰凝者：配紫苏、茯苓、厚朴等，以行气解郁，化痰散结，如半夏厚朴汤（《金匮要略》）。⑪瘿瘤痰核：常配海藻、昆布、贝母等。⑫痈疽发背、无名肿毒初起或毒蛇咬伤：可生品研末调敷或鲜品捣敷。

使用注意

反乌头，其性温燥，对阴亏燥咳、实火咽痛、血证、燥痰、热痰等当慎用或忌用。

配伍应用 ①外感风寒咳嗽，咯痰不爽者：配桔梗、荆芥等同用，如止嗽散（《医学心悟》）。②咳喘浮肿，喉中痰鸣，不能平卧：与紫菀、大戟、半夏等同用，以逐饮平喘，如白前汤（《深师方》）。③内伤肺热咳喘：配清泻肺热之葶苈子、桑白皮等同用，如白前丸（《圣济总录》）。④久咳肺气阴两虚者：与益气润肺之沙参、黄芪等配伍。

使用注意

咳喘属气虚不归元者，不宜应用。

前 胡 Qian Hu

别　　名 岩风、嫩前胡、粉前胡、炙前胡、信前胡。

来　　源 本品为伞形科植物白花前胡或紫花前胡的干燥根。

形态特征 为多年生草本，高30~120厘米。主根粗壮，根圆锥形。茎直立，上部呈叉状分枝。基生叶为二至三回三出式羽状分裂，最终裂片菱状倒卵形，不规则羽状分裂，有圆锯齿；叶柄长，基部有宽鞘，抱茎；茎生叶较小，有短柄。复伞形花序，无总苞片，小总苞片呈线状披针形，花瓣白色。双悬果椭圆形或卵圆形，光滑无毛，背棱和中棱线状，侧棱有窄翅。

生境分布 生长于向阳山坡草丛中。前者分布于浙江、湖南、四川等地，后者分布于江西、安徽、山西等地，习惯认为浙江产者质量较好。

采收加工 深秋及冬季地上部分枯萎或次春生苗不久，未抽花茎时采挖，除去茎叶、须根，洗净，晒干或微火烘干。

性味归经 苦、辛，微寒。归肺经。

功能主治 降气祛痰，宣散风热。本品辛而能散，苦而能泄，寒能清热，专入肺经，故能宣散风热以解表；清泻肺火，降肺气而化痰止咳。故

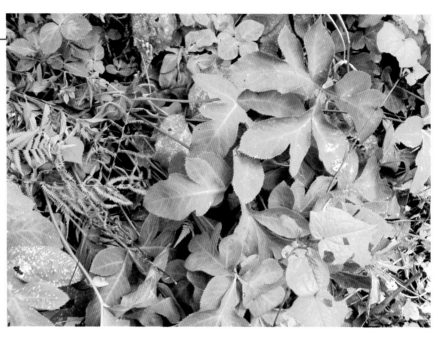

有降气祛痰、宣散风热之功。

药理作用 紫花前胡煎剂，麻醉猫口服，能明显增强呼吸道分泌，而有较好的祛痰作用，且作用时间长，效力与桔梗相当。前胡煎剂对流感病毒有抑制作用。白花前胡丙素能增加冠脉流量，但不影响心率和收缩力。前胡的香豆素类成分，有抑制人血小板聚集作用。

用量用法 6~10克，煎服。

配伍应用 ①痰热咳喘：常配杏仁、贝母、桑白皮等药，如前胡散（《圣惠方》）。②湿痰、寒痰证：常与白前相须为用。③外感风热，身热头痛，咳嗽痰多：常与桑叶、桔梗、牛蒡子等同用。④风寒咳嗽：配紫苏、荆芥等同用，如杏苏散（《温病条辨》）。

使用注意

阴虚气弱咳嗽者慎服。

第十二章 化痰止咳平喘药

SHIYONGBENCAOGANGMUCAISETUJIAN

305

桔 梗 Jie Geng

别 名	苦桔梗、白桔梗、玉桔梗、炙桔梗。
来 源	本品为桔梗科植物桔梗的干燥根。
形态特征	一年生草本，体内有白色乳汁，全株光滑无毛。根粗大，圆锥形或有分叉，外皮黄褐色。茎直立，有分枝。叶多为互生，少数对生，近无柄，叶片长卵形，边缘有锯齿。花大形，单生于茎顶或数朵成疏生的总状花序；花冠钟形，蓝紫色，蓝白色，白色，粉红色。蒴果卵形，熟时顶端开裂。
生境分布	适宜在土层深厚、排水良好、土质疏松而含腐殖质的砂质壤土上栽培。我国大部分地区均产。以华北、东北地区产量较大，华东地区、安徽产品质量较优。
采收加工	春、秋两季采挖，以深秋采者为佳。洗净，除去须根，趁鲜刮去外皮或不去外皮，干燥或切片晒干。
性味归经	甘、辛，平。归肺经。
功能主治	宣肺化痰，利咽，排脓。本品苦泄辛散，气

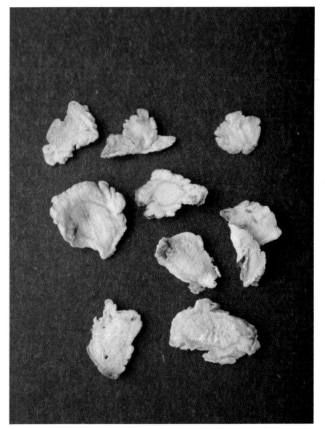

平性浮，善于开提宣散。入肺经，能宣肺导滞而止咳嗽，通肺气而利咽喉，决壅滞而排痈脓，为"诸药舟楫，载药上行之剂"，具有宣肺化痰、利咽、排脓之功。

药理作用	能反射性地增加气管分泌，稀释痰液而有较强的祛痰作用；并有镇咳作用；桔梗皂甙有抗炎作用，能抑制胃液分泌和抗溃疡。此外还有解痉、镇痛、降血糖、降血脂等作用。桔梗皂甙有很强的溶血作用，但经口服能在消化道中被分解破坏。
用量用法	3～10克，煎服。
配伍应用	①咳嗽痰多，胸闷不畅：风寒者，配杏仁、紫苏，如杏苏散（《温病条辨》）；风热者，配菊花、桑叶、杏仁，如桑菊饮（《温病条辨》）；若治痰滞胸痞，常配枳壳用。②外邪犯肺，咽痛失音者：常配甘草、牛蒡子等用，如桔梗汤（《金匮要略》）及加味甘桔汤（《医学心悟》）。③咽喉肿痛，热毒盛者：可配马勃、射干、板蓝根等以清热解毒利咽。④肺痈咳嗽胸痛、咯痰腥臭者：可配甘草用之，如桔梗汤（《金匮要略》）；现代临床多配鱼腥草、冬瓜仁等以加强清肺排脓之力。

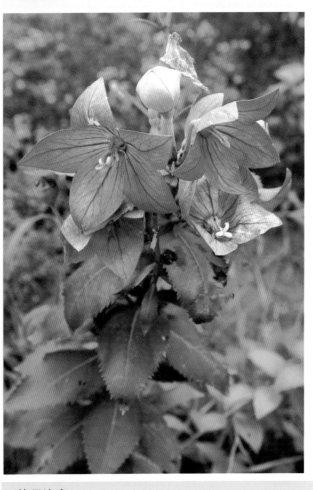

使用注意

本品辛散苦泄，凡阴虚久咳及有咳血倾向者均不宜用。

川贝母 Chuan Bei Mu

别名 川贝、青贝、松贝、炉贝。

来源 本品为百合科植物川贝母、暗紫贝母、甘肃贝母或棱砂贝母的干燥鳞茎。前三者按性状不同分别习称"松贝"和"青贝"，后者习称"炉贝"。

形态特征 川贝母为多年生草本，鳞茎圆锥形，茎直立，高15～40厘米。叶2～3对，常对生，少数在中部间有散生或轮生，披针形至线形，先端稍卷曲或不卷曲，无柄。花单生茎顶，钟状，下垂，每花具狭长形叶状苞片3枚，先端多少弯曲成钩状。花被通常紫色，较少绿黄色，具紫色斑点或小方格，蜜腺窝在北面明显凸出。

生境分布 生长于高寒地区、土壤比较湿润的向阳山坡。分布于四川、云南、甘肃等地。以四川产量较大。以松贝为贝母之佳品。此外，分布于东北等地的平贝母的干燥鳞茎及分布于青海、新疆等地的伊贝母（新疆贝母或伊犁贝母）的干燥鳞茎，均作为川贝母入药。

采收加工 夏秋两季或积雪融化时，采挖地下鳞茎，除去须根、粗皮及泥沙，晒干或低温干燥。

性味归经 甘、苦，微寒。归肺、心经。

功能主治 清热化痰，润肺止咳，散结消肿。本品苦泄甘润，微寒清热，能清肺热，润肺燥而化痰止咳；又苦寒泄热降痰火，痰火祛则痈肿瘰疬消。故有清热化痰，润肺止咳，散结消肿之效。

药理作用 贝母总生物碱及非生物碱部分均有镇咳作用。川贝流浸膏、川贝母碱均有不同程度祛痰作用。西贝母碱还有解痉作用。猫静脉注射川贝碱有降压作用，并有短暂的呼吸抑制，西贝母碱对麻醉狗也有降压作用。贝母碱有使豚鼠离体子宫张力增加的作用。贝母总碱有抗溃疡作用。

用量用法 3～10克，煎服；研末服1～2克。

配伍应用 ①肺阴虚劳嗽，久咳有痰者：常与麦冬、沙参等以养阴润肺化痰止咳。②肺热、肺燥咳嗽：常与知母以清肺润燥，化痰止咳，如二母散（《急救仙方》）。③痰火郁结之瘰疬：常与牡蛎、玄参等药用，如消瘰丸（《医学心悟》）。④热毒壅结之乳痈、肺痈：常与鱼腥草、蒲公英等以清热解毒，消肿散结。

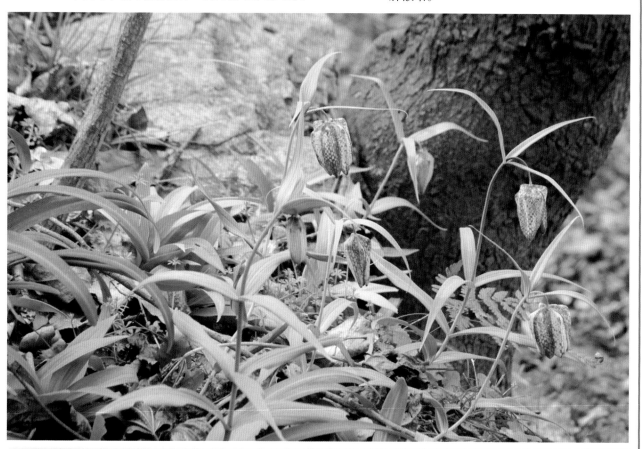

使用注意

本品性质寒润，善化热痰、燥痰，若寒痰、湿痰则不宜用。反乌头。

浙贝母 Zhe Bei Mu

别　名 浙贝、大贝、珠贝、元宝贝、珠贝母、象贝母、大贝母。

来　源 本品为百合科植物浙贝母的干燥鳞茎。

形态特征 多年生草本，鳞茎半球形，茎单一，直立，圆柱形，高50～80厘米。叶无柄，狭披针形至线形，全缘。下部叶对生，中上部的叶常3～5片轮生，先端钩状；上部叶互生，先端常卷须状。花1至数朵，生于茎顶或叶腋，钟形，俯垂；花被淡黄色或黄绿色。蒴果卵圆形，有6条较宽的纵翅，成熟时室背开裂。

生境分布 生长于湿润的山脊、山坡、沟边及村边草丛中。原分布于浙江象山，故称象贝。现分布地浙江鄞县樟树，均为人工栽培。江苏、安徽、湖南、江西等地也产。以浙江产品质优，奉为道地药材。

采收加工 于初夏植株枯萎后采挖，洗净泥土，按大小分开，大者摘去心芽，分别撞擦，除去外皮，干燥。

性味归经 苦，寒。归肺、心经。

功能主治 清热化痰，开郁散结。本品味苦气寒，开泄力大，能清降肺火而化痰止咳，降火消痰以散痈肿、瘰疬，故有清热化痰，开郁散结之功。

药理作用 浙贝母碱及去氢浙贝母碱有明显镇咳作用。浙贝母碱在低浓度下对支气管平滑肌有显著扩张作用。此外，还有中枢抑制作用，有镇静、镇痛作用。

用量用法 3～10克，煎服。

配伍应用 ①风热咳嗽及痰热郁肺之咳嗽：前者常配牛蒡子、桑叶同用；后者多配知母、瓜蒌等。②痰火瘰疬结核：与牡蛎、玄参等同用，如消瘰丸（《医学心悟》）。③瘿瘤：配昆布、海藻同用。④疮毒乳痈：多与蒲公英、连翘等同用，内服外用均可。⑤肺痈咳吐脓血：常配鱼腥草、桃仁、芦根等。

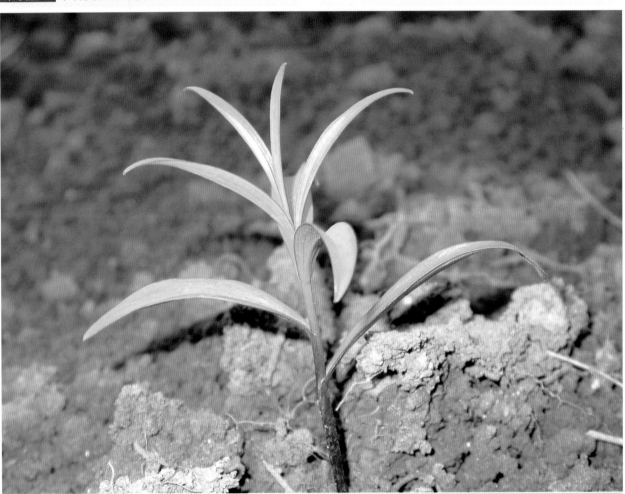

使用注意

同川贝母。

瓜蒌 Gua Lou

别名 栝萎、栝楼、全瓜萎、糖瓜萎、栝楼仁、瓜萎仁、萎仁霜、瓜萎皮。

来源 本品为葫芦科植物栝楼或双边栝楼的干燥成熟果实。成熟种子称瓜萎仁，果实剖开，除去果瓤及种子，称瓜萎皮。

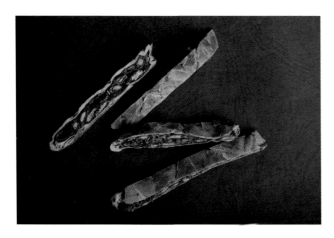

形态特征 多年生草质藤本。茎有棱线，卷须2～3歧。叶互生，叶片宽卵状心形，长宽相近，5～14厘米，3～5浅裂至深裂，边缘常再分裂，小裂片较圆，两面稍被毛。雄花生于上端1/3处，3～8朵成总状花序，有时单生，萼片线形，花冠白色，裂片扇状倒三角形，先端流苏长1.5～2厘米；雌花单生，花梗长约6厘米。果实椭圆形至球形，长7～11厘米，果瓤橙黄色。种子扁椭圆形。

生境分布 生长于山坡、草丛、林缘半阴处。全国均产，栽培或野生。分布于山东、河北、河南、安徽、浙江等地，以山东者质量优。

采收加工 9～10月间果实成熟，外皮转红变厚，内部糖汁渐稠时采收。连果柄一齐剪下，悬挂阴凉通风处阴干。

性味归经 甘、微苦，寒。归肺、胃、大肠经。

功能主治 瓜蒌，清肺化痰，利气宽胸；瓜萎仁，润肺化痰，滑肠通便；全瓜萎，清热化痰，宽胸散结，润肠通便。本品甘苦寒而质润，以清热养阴润燥为功。能上清肺胃之热而涤痰，以宽胸散结，下润大肠之燥而通秘结，故有此功，为润肺滑肠之要药。

药理作用 所含皂甙及皮中总氨基酸有祛痰作用；瓜萎注射液对豚鼠离体心脏有扩张冠脉作用，对垂体后叶素引起的大鼠急性心肌缺血有明显保护作用；能明显提高小鼠对常压、低压缺氧的耐受力；并有降血脂作用；对大肠杆菌、葡萄球菌、肺炎双球菌、绿脓杆菌、溶血性链球菌、皮肤真菌等有抑制作用。致泻作用以瓜萎仁为强，瓜萎霜作用较缓和，皮作用较弱。

用量用法 全瓜萎10～20克；瓜萎皮6～12克；瓜萎仁10～15克。

配伍应用 ①痰热阻肺，咳嗽痰黄，质稠难咯，胸膈痞满者：与黄芩、枳实、胆南星等同用，如清气化痰丸（《医方考》）。②燥热伤肺，干咳无痰或痰少质黏，咯吐不利者：与天花粉、川贝母、桔梗等同用。③痰气互结、胸阳不振之胸痹疼痛，不得卧者：常配薤白、半夏同用，如栝楼薤白白酒汤、栝楼薤白半夏汤（《金匮要略》）。④痰热结胸，胸膈痞满，按之则痛者：与半夏、黄连同用，如小陷胸汤（《伤寒论》）。⑤肺痈咳吐脓血：常配芦根、鱼腥草等同用。⑥肠痈：可配红藤、败酱草等同用。⑦乳痈初起，红肿热痛：配当归、没药、乳香等同用，如神效瓜萎散（《校注妇人大全良方》）。⑧肠燥便秘：常配郁李仁、火麻仁、生地等同用。

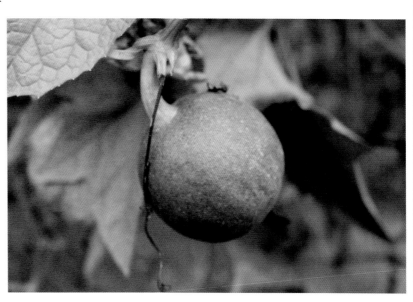

使用注意

本品性寒质润能滑肠，故寒饮及脾胃虚弱泄泻者忌用。反乌头。

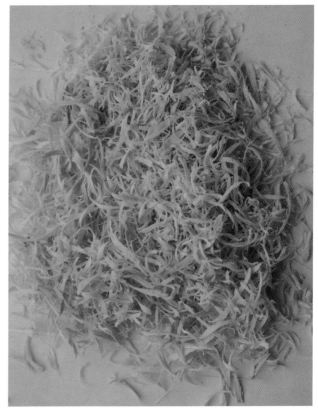

竹 茹 Zhu Ru

别　名 竹二青、淡竹茹、嫩竹茹、鲜竹茹、炒竹茹、姜竹茹。

来　源 本品为禾本科植物青秆竹、大头典竹或淡竹的茎秆的干燥中间层。

形态特征 单丛生，秆高6～8米，直径3～4.5厘米。节间壁厚，长30～36厘米，幼时被白粉。节稍隆起。分枝常于秆基部第一节开始分出，数枝簇生节上。秆箨早落。箨鞘背面无毛，干时肋纹稍缢起，先端呈不对称的拱形，外侧一边稍下斜至箨鞘全长的1/10～1/8。箨耳稍不等大，靠外侧1枚稍大，卵形，略波褶，边缘被波曲状刚毛，小的1枚椭圆形。箨舌高2.5～3.5毫米，边缘被短流苏毛，片直，呈不对称三角形或狭三角形，基部两侧与耳相连，连接部分宽约0.5毫米。叶披针形至狭披针形，长10～18厘米，宽11～17毫米，背面密生短柔毛。

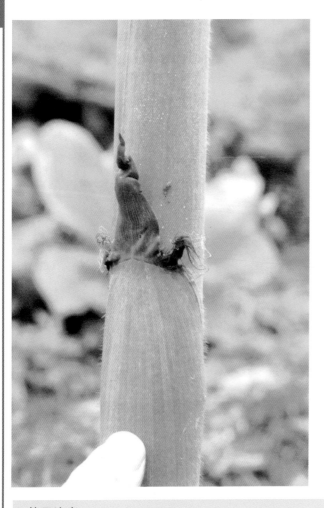

生境分布 生长于路旁、山坡，也有栽培的。分布于长江流域和南方各省。

采收加工 全年均可采制，取新鲜茎，除去外皮，将稍带绿色的中间层刮成丝条，或削成薄片，捆扎成束，阴干。前者称"散竹茹"，后者称"齐竹茹"。

性味归经 甘，微寒。归肺、胃、胆经。

功能主治 清热化痰，除烦止呕。本品甘而微寒，入肺经则清肺热而化热痰。痰热除，肺气清肃则咳止；痰火清，心神得安则烦除；又入胃清解阳明之热止呕逆，故有清热化痰，除烦止呕之功效。

药理作用 对白色葡萄球菌、枯草杆菌、大肠杆菌及伤寒杆菌等有较强的抑制作用。

用量用法 6～10克，煎服。祛痰多生用；止呕多姜汁炒用；鲜竹茹性较寒凉，清热除烦力强。

配伍应用 ①肺热咳嗽，痰黄稠者：常配桑白皮、瓜蒌等同用。②痰火内扰，胸闷痰多，心烦不寐者：常配枳实、茯苓、半夏，如温胆汤（《千金方》）。③热性呕逆：常配黄芩、黄连、生姜等药用，如竹茹饮（《延年秘录》）。④胃虚有热之呕吐：与陈皮、人参、生姜等同用，如橘皮竹茹汤（《金匮要略》）。⑤胎热恶阻呕逆：常配陈皮、枇杷叶等同用。

使用注意

寒痰咳嗽、胃寒呕吐勿用。

天竺黄 Tian Zhu Huang

别　名 竺黄、竹黄、天竹黄、广竹黄。

来　源 本品为禾本科植物青皮竹或华思劳竹等茎秆内的分泌液干燥后的块状物。

形态特征 青皮竹竿高达9～12米，径3～5厘米。竿直立，先端稍下垂，节间长35～60厘米，幼时被白粉并密生向上淡色刺毛；节上簇生分枝，主枝较纤细而长，其余枝较短，最长达2米。竹壁薄，3～5毫米，近基部数节无芽；箨环倾斜，箨鞘厚革质，坚硬光亮，先端微凸呈不对称的宽弧形，背面常无毛或近基部贴生暗棕色易落柔毛；箨耳小，长椭圆形，高约2毫米，近相等，两面被小刚毛，边缘具锯齿且有纤毛。箨舌略呈弧形，中部高约2～3毫米，边缘齿裂并被短纤毛；箨叶直立，长三角形或卵状三角形，基部略作心形收缩，背面无毛，腹面粗糙；出枝较高，基部附近数节不见出枝，分枝密集丛生达10～12枚，分枝粗细相同；每小枝上具叶片8～12枚，叶片披针形，长9～25厘米，宽1.0～2.5厘米；笋期5～9月，花期2～9月，授粉后20日左右种实成熟，形似麦粒，很少开花。

生境分布 青皮竹常栽培于低海拔地的河边、村落附近。分布于云南、广东、广西等地。

采收加工 冬、秋季采收。砍取有蜂洞的老竹，取出竺黄晾干。也有采用火烧竹林法，使竹受暴热后，竹沥溢在竹节间凝结而成，剖取竹黄，晒干。

性味归经 甘，寒。归心、肝、胆经。

功能主治 清热化痰，清心定惊。本品性味功效与竹沥相仿。但其性质和缓，无透络搜风之效，且无寒滑之弊，唯定惊之功为其所长，小儿惊痫方中多用。

药理作用 竹红菌甲素具有明显的镇痛抗炎作用。

用量用法 3～6克，煎服；研粉冲服，每次0.6～1克。

配伍应用 ①小儿痰热惊风：与麝香、辰砂、胆南星等同用，如抱龙丸（《小儿药证直诀》）。②中风痰壅、痰热癫痫等：与黄连、郁金、石菖蒲等同用。③热病神昏谵语：可配连翘、牛黄、竹叶卷心等同用。④痰热咳喘：与贝母、瓜蒌、桑白皮等药用。

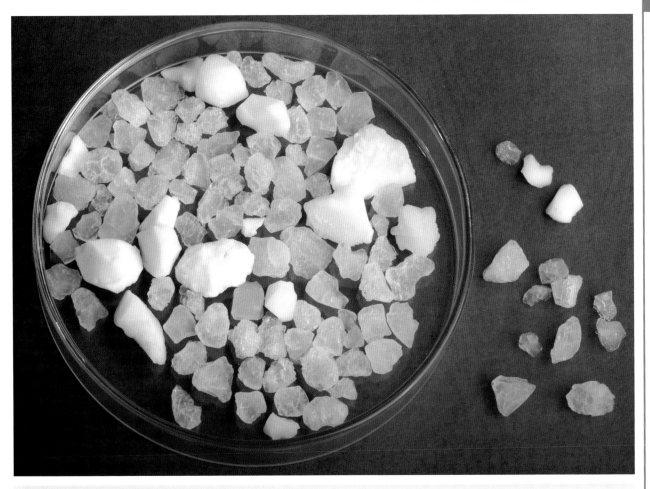

使用注意

脾胃虚弱者、寒嗽者忌服。

第十二章　化痰止咳平喘药

SHIYONGBENCAOGANGMUCAISETUJIAN

311

青礞石 Qing Meng shi

别　名	礞石、煅青礞石。
来　源	本品为变质岩类黑云母片岩或绿泥石化云母碳酸盐片岩。
形态特征	绿泥石片岩：主要由绿泥石组成，常成细小鳞片或针状集合体，厚者呈块状。颜色由绿色以至暗绿色。硬度2～2.5。常含有磁铁矿、阳起石、绿帘石，多呈良好的小晶体，间或含有长石。云母片岩：主要由云母属矿物组成，并含有石英、长石等其他矿物。最常见的是白云母片岩和黑云母片岩，具有极显著的片理构造。颜色视所含云母的种类而异，如含白云母较多时，就呈银白色或银灰色，如含黑云母较多时，则颜色深暗。
生境分布	前者药材称青礞石，分布于湖南、湖北、四川等地；后者药材称金礞石，分布于河南、河北等地。
采收加工	本品全年可采，采挖后，除去泥沙和杂石。
性味归经	甘、咸，平。归肺、肝经。
功能主治	下气坠痰，平肝镇惊。本品质重镇降，性凉清热，咸能软坚化痰。入肺经，清降肺热而消痰，入肝经则镇降肝火，平肝经横逆之气，故有下气坠痰，平肝镇惊之功。
药理作用	青礞石呈八面体配位的阳离子层夹在两个相同四面体单层间所组成，存在着静态电位

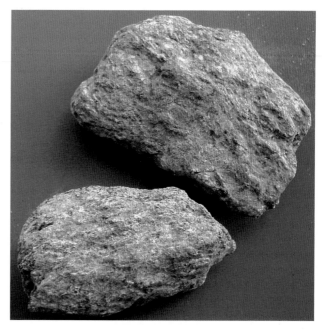

差，故能促进阳离子交换，产生吸附作用，这是其化痰利水作用机制之一。

用量用法	6～10克，煎服；入丸、散剂，1.5～3克。
配伍应用	①顽痰、老痰胶固之证（症见咳喘痰壅难咯，大便秘结）：与黄芩、沉香、大黄同用，如礞石滚痰丸（《景岳全书》）。②热痰壅塞，引起的惊风抽搐：以煅礞石为末，用薄荷汁和白蜜调服，如夺命散（《婴孩宝鉴》）。③痰积惊病，大便秘结者：可用礞石滚痰丸以逐痰降火定惊。

使用注意

脾虚胃弱、小儿慢惊及孕妇忌用。

海浮石 Hai Fu Shi

山喷出的岩浆形成的多孔石块。

别　名	浮石、石花、岩浮石、煅浮海石。
来　源	为胞孔科动物脊突苔虫瘤苔虫的骨骼；或火

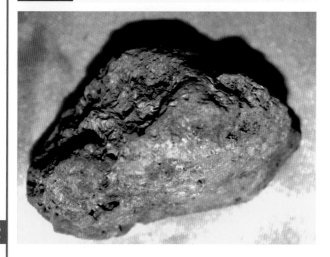

形态特征	脊突苔虫：固着生活的水生群体动物。雌雄同体。群体常呈树枝状。个体很小，为囊状。体外分泌石灰质及胶状物质，形成群体之骨胳。体前端有口，口缘有马蹄状的突起，其上生多数触手。消化管屈曲成U形，肛门也在体之前端。瘤苔虫：与上种近似，群体呈肿瘤状，淡黄褐色。
生境分布	脊突苔虫常附着于海滨岩礁上。瘤苔虫常附着于海藻、柳珊瑚、岩石上。前者分布于浙江、福建、广东沿海；后者分布于辽宁、山东、福建、广东沿海。
采收加工	海浮石：全年可采，以夏季为多。自海中捞出，晒干。脊突苔虫、瘤苔虫的骨骼，6～10月从海中捞出，用清水洗去盐质及泥砂，晒干。
性味归经	咸，寒。归肺经。
功能主治	清肺化痰，软坚散结。本品性寒清热，味咸

软坚。寒能降火，咸寒入肺则清肺化痰，除上焦痰热。故有清肺化痰，软坚散结之功效。

药理作用 本品有促进尿液分泌及祛除支气管分泌物的作用。

用量用法 6～10克，煎服；或入丸、散。

配伍应用 ①痰热壅肺，咳喘咯痰黄稠者：常配瓜蒌、胆星、贝母等同用，如清膈煎（《景岳全书》）。②肝火灼肺，久咳痰中带血者：可配栀子、青黛、瓜蒌等药用，以污肝清肺，化痰止血，如咳血方（《丹溪心法》）。③瘰疬，瘿瘤：常配贝母、牡蛎、海藻等同用。④血淋，石淋：可单味研末或配蒲黄、小蓟、木通等用。

使用注意

古籍称"多服能损人气血"，故一般虚寒咳嗽及脾胃虚寒者，不宜应用。

海蛤壳 Hai Ge Qiao

别 名 海蛤、蛤壳、蛤粉、青蛤壳、蛤蜊壳、紫蛤壳、煅蛤壳、煅海蛤壳。

来 源 本品为帘蛤科动物文蛤或青蛤的贝壳。

形态特征 青蛤：贝壳2片，近圆形。壳长约36.5～56毫米，高几与长相等，宽度约为长度的2/3。壳顶突出，位于背侧中央，尖端向前方弯曲。无小月面，楯面狭长，全部为韧带所占据，韧带黄褐色，不突出壳面。贝壳表面极凸出，生长线在顶部者细密，不甚显著，至腹面渐粗大，凸出壳面。壳面淡黄色或棕红色。壳内面为白色或淡肉色，边缘具有整齐的小齿。小齿愈近背缘愈大。铰合部狭长而平，左、右壳各具3个主齿。外套痕显明，外套窦深，自腹缘向上方斜伸至贝壳的中心部，后端宽，至前端渐狭，呈楔形。前闭壳肌痕细长，呈半月状，后闭壳肌痕大，椭圆形。足扁平，舌状。

生境分布 生活于近海的泥沙质海底。分布于沿海各省。

采收加工 夏、秋两季捕捞，去肉，洗净，晒干。

性味归经 苦、咸，寒。归肺、胃经。

功能主治 清热化痰，软坚散结。本品寒清苦泄，咸以软坚，能清肺热，泄湿热，降痰火，消散、软化结聚之邪，故有清热化痰、软坚散结之功。

药理作用 有抗衰老作用，能明显降低动物过氧化脂

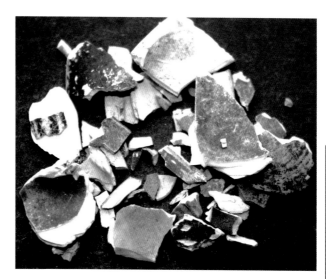

质，明显提高超氧化物歧化酶活性。另有抗炎作用，其与昆布、海藻、牡蛎的组方能抑制大鼠肉芽组织增生，对小鼠冰醋酸致急性腹膜炎有显著抑制效果。

用量用法 10～15克，煎服，蛤粉宜包煎。外用：适量。多入丸、散剂。一般内服宜生用，外敷宜煅用。

配伍应用 ①热痰咳喘，痰稠色黄：常与海浮石、瓜蒌仁等同用。②痰火内郁，灼伤肺络之胸胁疼痛咯吐痰血：常配青黛同用，即黛蛤散（《卫生鸿宝》）。③瘿瘤，痰核：常与昆布、海藻等同用，如含化丸（《证治准绳》）。④湿疮、烫伤：研末外用，可收涩敛疮。

使用注意

病因热邪痰结气闭者宜之，若气虚有寒，中阳不运而为此证者，切勿轻授。

瓦楞子　Wa Leng Zi

别　名　蚶壳、瓦垄子、蚶子壳、煅瓦楞子。

来　源　本品为软体动物蚶科毛蚶、泥蚶或魁蚶的贝壳。

形态特征　毛蚶：成体壳长4～5厘米，壳面膨胀呈卵圆形，两壳不等，壳顶突出而内卷且偏于前方；壳面放射肋30～44条，肋上显出方形小结节；铰合部平直，有齿约50枚；壳面白色，被有褐色绒毛状表皮。泥蚶：贝壳极坚厚，卵圆形。两壳相等，极膨胀，尖端向内卷曲。韧带面宽、角质、有排列整齐的纵纹。壳表放射肋发达，肋上具颗粒状结节，故又名粒蚶。壳石灰白色，生长线明显。壳内面灰白色，无珍珠质层。铰合部直，具细而密的片状小齿。前闭壳肌痕呈三角形，后闭壳肌痕呈四方形。泥蚶血液中含有泥蚶血红素，呈红色，因而又称血蚶。魁蚶：大型蚶，壳高达8厘米，长9厘米，宽8厘米。壳质坚实且厚，斜卵圆形，极膨胀。左右两壳近相等。背缘直，两侧呈钝角，前端及腹面边缘圆，后端延伸。壳面有放射肋42～48条，以43条者居多。放射肋较扁平，无明显结节或突起。同心生长轮脉在腹缘略呈鳞片状。

壳面白色，被棕色绒毛状壳皮，有的肋沟呈黑褐色。壳内面灰白色，其壳缘有毛、边缘具齿。铰合部直，铰合齿约70枚。

生境分布　毛蚶生活于浅海泥沙底，尤其喜在有淡水流入的河口附近。泥蚶生活于浅海软泥滩中。魁蚶生活于潮下带5米至10～30米深的软泥或泥沙质海底。分布于各地沿海地区。

采收加工　秋、冬至次年春捕捞，洗净，置沸水中略

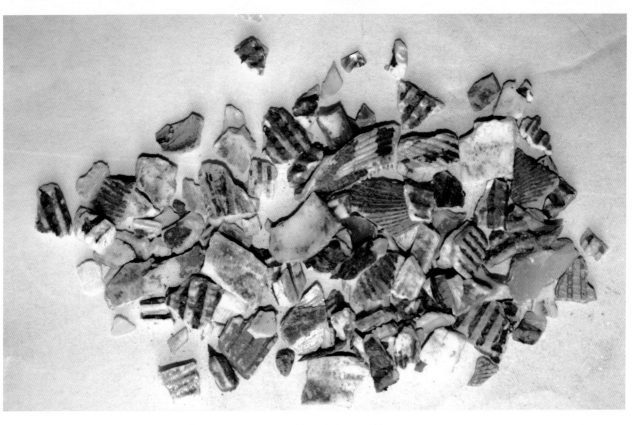

煮，去肉，干燥。

性味归经　咸，平。归肺、胃、肝经。

功能主治　消痰软坚，化瘀散结，制酸止痛。本品味咸性平，咸以软坚，入肺胃则散结消痰；入肝经血分则消瘀散结；入胃则止胃酸、止疼痛，故有消痰软坚、化瘀散结、制酸止痛之功效。

药理作用　碳酸钙能中和胃酸，减轻胃溃疡之疼痛。

用量用法　10～30克，宜久煎。研末服每次1～3克。生用消痰散结，煅用制酸止痛。

配伍应用　①瘰疬，瘿瘤：与昆布、海藻等配伍，如含化丸（《证治准绳》）。②气滞血瘀及痰积所致的癥瘕痞块：可单用，醋淬为丸服，即瓦楞子丸（《万氏家抄方》）；也常与莪术、三棱、鳖甲等行气活血消瘀软坚之品配伍。③肝胃不和，胃痛吐酸者：可单用；也可配甘草同用。

使用注意

无瘀血痰积者勿用。

昆布 Kun Bu

别　名 海带、海昆布、淡昆布。

来　源 本品为海带科植物海带或翅藻科植物昆布的干燥叶状体。

形态特征 海带：多年生大型褐藻，植物体成熟时成带状，长可达6米以上。根状固着器粗纤维状，由数轮叉状分歧的假根组成，假根末端有吸着盘。其上为圆柱状的短柄，长5～15厘米。柄的上部为叶状体，叶状体幼时呈长卵状，后渐伸长成带状，扁平，长2～6米，宽20～50厘米，坚厚，革质状，中部稍厚，两边较薄，有波状皱褶。生殖期在叶状体两面产生孢子囊。昆布：多年生大型褐藻。根状固着器由树枝状的叉状假根组成，数轮重叠成圆锥状，直径5～15厘米。柄部圆柱状或略扁圆形，中实，长8～100厘米，直径10～15毫米，黏液腔道呈不规则的环状，散生在皮层中。叶状体扁平，革质，微皱缩，暗褐色，厚2～3毫米，1～2回羽状深裂，两侧裂片长舌状，基部楔形，叶缘一般有粗锯齿。孢子囊群在叶状体表面形成，9～11月产生游孢子。

生境分布 海带生长于较冷的海洋中，多附生于大干潮线以下1～3米深处的岩礁上。昆布生长于低潮线附近的岩礁上。分布于辽宁、山东及福建等地。

采收加工 夏秋季采捞，除去杂质，漂净，稍晾，切宽丝，晒干用。

性味归经 咸、寒。归肝、胃、肾经。

功能主治 消痰软坚，利水消肿。本品味咸性寒。咸以软坚，性寒清热，入肝胃肾经，则清化热痰，软坚散结而消瘿瘤瘰疬，又利水道而消肿。故有消痰软坚，利水消肿之功。

药理作用 因富含碘及碘化物，可防治缺碘性甲状腺肿；海带氨酸及钾盐有降压作用；藻胶酸及海带氨酸降血清胆固醇；褐藻酸磺化后有类似肝素的抗凝血作用。褐藻酸钠则具止血效应。尚有轻度通便作用。

用量用法 内服：煎汤，5～10克；或入丸、散。

配伍应用 ①糖尿病：褐藻酸钠冲剂每日2～3次，每次25～50克。②脑血管病：PSS注射剂300毫克加入葡萄糖液静脉滴注，每日1次，连续10日。③高脂血症：用从海带中提取的海带多糖制成胶囊，每粒300毫克，连服60日为1个疗程。④便秘：昆布60克，温水浸泡几分钟后煮熟，取出，拌佐料，1次吃完，每日1次。⑤甲亢：昆布、海藻、玄参、芫蔚子制成丸，每丸10克，每日2～3丸。

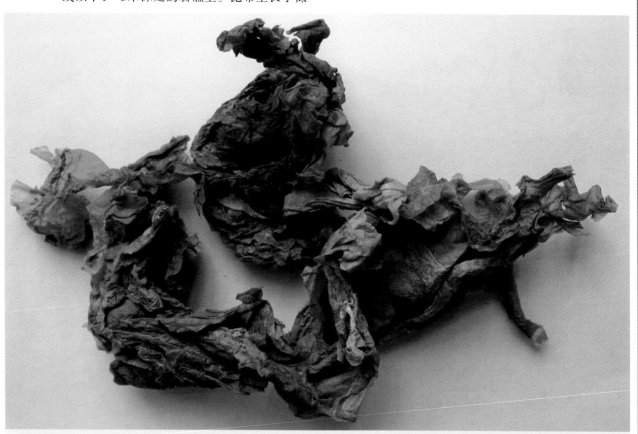

使用注意

脾虚便溏及孕妇禁服。本品所含碘化物能使病态的组织崩溃，故对有活动性肺结核者一般不用。

海藻 Hai Zao

别名 乌菜、落首、海萝、海带花、淡海藻。

来源 本品为马尾藻科植物海蒿子或羊栖菜的干燥藻体。前者习称"大叶海藻"，后者习称"小叶海藻"。

形态特征 海蒿子：多年生褐藻，暗褐色，高30～100厘米。固着器扁平盘状或短圆锥形，直径可达2厘米；主轴圆柱形，幼时短，但逐年增长，两侧有呈钝角或直角的羽状分枝及腋生小枝，幼时其上均有许多短小的刺状突起；叶状突起的形状，大小差异很大、披针形、倒披针形、倒卵形和线形均有，长者可达25厘米，短者只2厘米，宽者可达2.5厘米，有不明显的中脉状突起，并有明显的

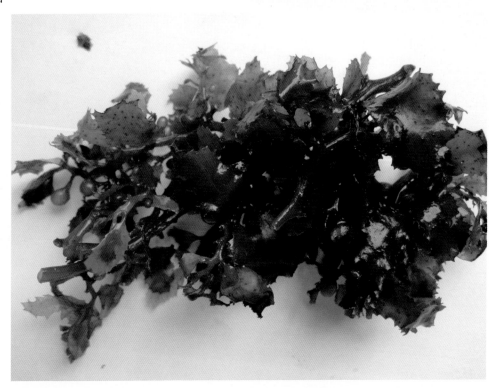

毛窠斑点，狭者只1毫米，无中脉状突起，也无斑点，全缘或有锯齿。在线形叶状突起的腋部，长出多数具有丝状突起的小枝，生殖托或生殖枝即从丝状突起的腋间生出。气囊生于最终分枝上，有柄，成熟时球形或近于球形，顶端圆或有细尖状凸起，表面有稀疏的毛窠斑点。生殖托单生或总状排列于生殖小枝上，圆柱形，长3～15毫米或更长，直径约1毫米。羊栖菜：多年生褐藻，高15～40厘米，最高可达2米以上。藻体黄褐色，肥厚多汁，干后变黑。固着器由圆柱形假根组成。主干圆柱形，直立，直径1～3毫米，四周互生侧枝和叶。叶棒状，全缘，先端常膨大中空。气囊腋生，纺锤形。

生境分布 生长于低潮线以下的浅海区域—海洋与陆地交接的地方。小叶海藻分布于福建、浙江、广东

等地；大叶海藻分布于山东、辽宁等地。

采收加工 夏秋季由海中捞取或割取，去净杂质，用淡水洗净，晒干。

性味归经 咸，寒。归肝、胃、肾经。

功能主治 消痰软坚、利水。本品功效与昆布相似，但作用稍弱，每相须为用，可增强疗效。均为治瘿瘤瘰疬之主药。

药理作用 本品所含碘化物，对缺碘引起的地方性甲状腺肿大有治疗作用；并对甲状腺机能亢进，基础代谢增高有暂时抑制作用。藻胶酸硫酸脂有抗高血脂症作用，又可降低家兔血清胆固醇及减轻动脉粥样硬化。海藻水浸剂对麻醉犬、兔有降压作用。海藻中含有抗血凝的物质而有抗凝作用；对人型结核杆菌有抗菌作用，对流感病毒及皮肤真菌也有抑制作用；褐藻酸钠有止血作用。所含藻胶酸钠扩容效力与右旋糖酐相似，能增进造血功能。

用量用法 10～15克，煎服。

配伍应用 ①瘿瘤：常配贝母、昆布等同用，如海藻玉壶汤（《外科正宗》）。②瘰疬：常与玄参、夏枯草、连翘等同用，如内消瘰疬丸（《疡医大全》）。③睾丸肿胀疼痛：配昆布、橘核、川楝子等，如橘核丸（《济生方》）。④痰饮水肿：与猪苓、茯苓、泽泻等利湿药同用。

使用注意

不宜与甘草同用。

胖大海 Pang Da Hai

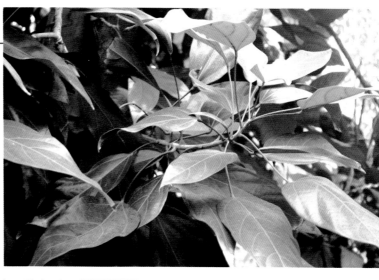

别　名 通大海、安南子、大洞果。

来　源 本品为梧桐科植物胖大海的干燥成熟种子。

形态特征 落叶乔木，高可达40米。单叶互生，叶片革质，卵形或椭圆状披针形，通常3裂，全缘，光滑无毛。圆锥花序顶生或腋生，花杂性同株；花萼钟状，深裂。骨朵果1~5个，着生于果梗，呈船形，长可达24厘米。种子棱形或倒卵形，深褐色。

生境分布 生长于热带地区。分布越南、印度、马来西亚、泰国、印度尼西亚等热带地区。我国广东、海南岛也有出产。

采收加工 果实成熟时分批采摘成熟果荚，晒干、打出种子，除净杂质及果荚，再晒干。

性味归经 甘，寒。归肺、大肠经。

功能主治 清宣肺气，润肠通便。本品味甘而气寒，性清润，归肺、大肠经。能上清肺火，开宣肺气，化痰利咽，下清大肠而润肠通便。故有此功。

药理作用 胖大海素对血管平滑肌有收缩作用，能改善黏膜炎症，减轻痉挛性疼痛。水浸液有促进肠蠕动、缓泻作用，且种仁作用最强；有降压及一定的利尿、镇痛作用。

用量用法 2~4枚，沸水泡服或煎服。如用散剂，用量减半。

配伍应用 ①肺热声哑，咽喉疼痛、咳嗽：常单味泡服；也可配甘草、桔梗等同用。②燥热便秘，头痛目赤：可单味泡服；或配清热泻下药以增强药效。

使用注意

有感冒者禁用。

木蝴蝶 Mu Hu Die

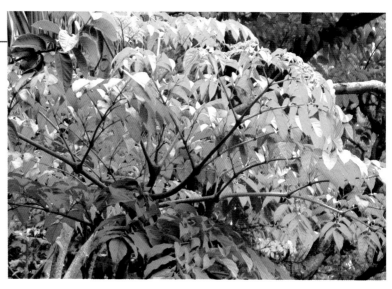

别　名 玉蝴蝶、千张纸、白千层、云故纸。

来　源 本品为紫葳科植物木蝴蝶的干燥成熟种子。

形态特征 叶对生，2~3回羽状复叶，着生于茎的近顶端；小叶多数，卵形，全缘。总状花序顶生，长约25厘米。花大，紫红色，两性。花萼肉质，钟状。蒴果长披针形，扁平，木质。种子扁圆形，边缘具白色透明的膜质翅。

生境分布 生长于山坡、溪边、山谷及灌木丛中。分布于云南、广西、贵州等地。

采收加工 10~12月采摘成熟果实，取出种子，晒干或烘干。

性味归经 苦、甘，凉。归肺、肝、胃经。

功能主治 清肺利咽，疏肝和胃。本品苦甘而凉，味苦能泄，性寒胜热。入肺经则能清肺热利咽喉，入肝胃则能清泄肝胃之郁热，故有清肺利咽，疏肝和胃之功效。

药理作用 种子、茎皮含黄芩贰元，有抗炎、抗变态反应、利尿、利胆、降胆固醇的作用。种子和茎皮中含白杨素，对人体鼻咽癌细胞有细胞毒活性。

用量用法 内服：煎汤，1.5～3克；或研末。外用：敷贴。

配伍应用 ①邪热伤阴，咽喉肿痛，声音嘶哑：多与麦冬、玄参、冰片等配伍。②肺热咳嗽，或小儿百日咳：与桔梗、款冬花、桑白皮等配伍，如止咳糖浆。③肝气郁滞，肝胃气痛，脘腹、胁肋胀痛等：单用本品研末，酒调送服。

使用注意

本品苦寒，脾胃虚弱者慎用。

黄药子　Huang Yao Zi

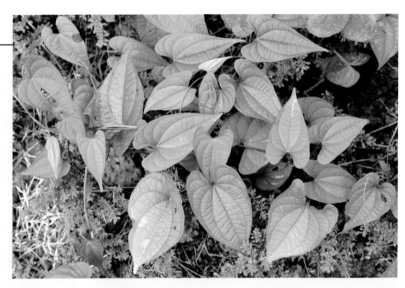

别　名 黄药、黄独、黄药根、木药子、黄药脂、金线吊虾蟆。

来　源 本品为薯蓣科植物的干燥块茎。

形态特征 多年生草质缠绕藤本。块茎单生，球形或圆锥形，直径3～10厘米，外皮暗黑色，密生须根。茎圆柱形，长可达数米，绿色或紫色，光滑无毛；叶腋内有紫棕色的球形或卵形的珠芽。叶互生；叶片广心状卵形，长7～22厘米，宽7～8厘米，先端尾状，基部宽心形，全缘，基出脉7～9条；叶柄扭曲，与叶等长成稍短。花单性，雌雄异株；小花多数，黄白色，呈穗状花序，腋生；花基部均有苞片2，卵形，先端锐尖；雄花花被6片，披针形，雄蕊6，花丝很短；雌花花被6片，披针形，先端钝尖，子房下位，3室，花柱3裂。蒴果下垂，长椭圆形，有3个膜质的翅。花期8～9月，果期9～10月。

生境分布 生长于山谷、河岸、路旁或杂林边缘。全国大部分地区均有分布。主要分布于湖北、湖南、江苏等地，河北、山东等地也有栽培。

采收加工 夏末至冬初均可采挖，以9～11月产者为佳。将挖出的块茎去掉茎叶及须根，洗净泥土，横切厚片，晒干。

性味归经 苦，寒。归肺、肝经。

功能主治 消痰软坚散结，清热解毒，凉血止血。本品苦寒清热而泻火，入肺经消痰火，散郁结；入肝经走血分，清热凉血；火退痰清，则瘿瘤疮痈自消，咳喘平，出血止，故有消痰散结、清热解毒、凉血止血之功。

药理作用 对缺碘所致的动物甲状腺肿有一定治疗作用；对离体肠管有抑制作用，而对子宫则有兴奋作用；甾体皂甙能抑制动物实验性移植性肿瘤。水煎剂对常见致病性皮肤真菌有一定抑制作用；尚有止血作用等。

用量用法 10～15克，煎服。

配伍应用 ①瘿瘤：《斗门方》治项下气瘿结肿，单以本品浸酒饮；也可与牡蛎、海藻等配伍同用，如海药散（《证治准绳》）。②疮疡肿毒，咽喉肿痛，毒蛇咬伤：可单用或配其他清热解毒药同用。

使用注意

本品多服久服，可引起消化道反应如呕吐、腹泻、腹痛等；对肝功能有一定损害，故长期用药者，应注意观察肝功能变化。

石花菜　Shi Hua Cai

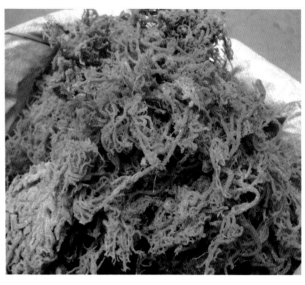

别　名　石华、海菜、琼枝、阜珊瑚。

来　源　本品为红翎菜科植物琼枝的藻体。

形态特征　石花菜：藻体红带紫色，软骨质，丛生，高10～20（～30）厘米，主枝亚圆柱形、侧扁，羽状分枝4～5次，互生或对生，分枝稍弯曲，也有平直，无规律，各分枝末端急尖，宽约0.5～2毫米。髓部为无色丝状细胞组成，皮层细胞产生许多根状丝，细胞内充满胶质。藻体成熟时在末枝上生有多数四分孢子囊，十字形分裂，精子囊和囊果均在末枝上生成，囊果两面突出，果孢子囊为棍棒状。藻体固着器假根状。

细毛石花菜：藻体暗紫色，软骨质；丛生，高2～4（～6）厘米，初生枝匍匐卧生，自上长出次生枝，直立，圆柱状，线形，不规则羽状分枝，互生或对生，有时在同一节上生出2～3个以上的小分枝，枝端尖锐。四分孢子囊十字形分裂，生在枝端膨大处。固着器盘状。

大石花菜：藻体红带紫色，软骨质，大而粗壮，高10～20厘米，也可达30厘米，羽状分枝3～4次，互生或对生，分枝线形，两侧略扁，较长而略向左右弯曲伸展，其上密生羽状小枝。髓部丝状体稀疏，下皮层丝状体密集。四分孢子囊生于小枝或小羽枝上，形成略膨起的圆形囊群，囊果生于小枝顶端下方，单条或分枝，中间膨起。固着器假根状。

生境分布　石花菜生长于低潮带的石沼中或水深6～10米

的海底岩石上。细毛石花菜生长于中潮带盖有沙的岩石上。大石花菜生长于低潮带石上或外海岛屿干潮线以下数米深的岩礁上。分布于广东、海南岛沿海岸。

采收加工　每年3月入海采取，晒干。

性味归经　甘、咸，寒。归肺、脾、胃、肝经。

功能主治　清肺化痰，清热燥湿，凉血止血。本品性寒清热，入肺、脾、胃、肝经，故能清肺化痰，清热燥湿，凉血止血。

药理作用　对高脂血症的大鼠有降低血清胆固醇的作用。

用量用法　6～9克，煎服。

配伍应用　①热痰或燥痰咳嗽：石花菜60克，开水浸泡使软，微切碎；生姜10克，切成细粒。加适量醋、盐、熟油拌食。②燥热便结、痔疮出血：石花菜250克，切碎，加水浸煮待化，捞出渣，加适量白糖，每次服1匙。

使用注意

脾胃虚寒者慎服，孕妇不宜多食。

兔儿伞　Tu Er San

别　名　七里麻、一把伞、贴骨伞、雨伞菜。

来　源　本品为菊科植物兔儿伞的根或全草。

形态特征　多年生草本。茎直立，高70～120厘米，单一，无毛，略带棕褐色。根生叶1枚，幼时伞形，下垂；茎生叶互生，圆盾形，掌状分裂，直达中心，裂片复作羽状分裂，边缘具不规则的牙齿，上面绿色，下面灰白色；下部的叶直径20～30厘米，具长柄，长约10～16厘米，裂片7～9枚；上部的叶较小，直径12～24厘米，柄长2～6厘米，裂片4～5枚。头状花序多数，密集成复伞房状；苞片1

层，5枚，无毛，长椭圆形，顶端钝，边缘膜质。花两性，8～11朵，花冠管状，长约1厘米，先端5裂。雄蕊5，着生花冠管上；子房下位，1室；花柱纤细，柱头2裂。瘦果长椭圆形，长约5毫米；冠毛灰白色或带红色。花期7～8月，果期9～10月。

生境分布　生长于山坡荒地。分布于东北、华北及华东等地区。

采收加工　秋季采收，除净泥土，晒干。

性味归经　辛，温。归肺、大肠经。

功能主治　温肺祛痰，祛风止痢，消肿杀虫。本品辛温，入肺、大肠经，辛能散，温祛寒，故有温肺祛痰、祛风止痢等功效。

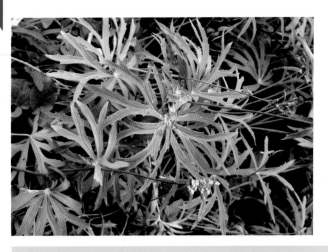

用量用法 6～15克，煎汤；或浸酒。外用：适量，捣敷。
配伍应用 ①风湿麻木，全身骨痛：兔儿伞、刺五茄根各20克，白龙须、小血藤、木瓜根各15克，泡酒1000毫升，每日2次，每次50～75毫升。②四肢麻木，腰腿疼痛：兔儿伞根100克，白酒200毫升，浸泡，分3次服。③肾虚腰痛：兔儿伞根适量，泡酒服。④痈疽：兔儿伞全草适量，捣烂，鸡蛋白调敷。⑤颈部淋巴结炎：兔儿伞根10～20克，水煎服。⑥跌打损伤：兔儿伞全草或根捣烂，加烧酒或75%酒精适量，外敷伤处。⑦毒蛇咬伤：兔儿伞根捣烂，加黄酒适量，外敷伤处。

使用注意

孕妇忌服。

猫眼草　Mao Yan Cao

别　　名 猫儿眼、打碗花。
来　　源 本品为大戟科植物猫眼草的全草。
形态特征 多年生草本，高达40厘米。茎通常分枝，基部坚硬。下部叶鳞片状，早落；中上部叶狭条状披针形，长2～5厘米，宽2～3毫米，先端钝或具短尖，两面无毛。杯状聚伞花序顶生者通常有4～9伞梗，基部有轮生叶与茎上部叶同形；腋生者具伞梗1；每伞梗再2～3分叉，各有扇状半圆形或三角状心形苞叶1对；总苞杯状，无毛，先端4裂，裂片间无片状附属物，腺体4，新月形，黄褐色，两端有短角；雄蕊1；子房3室，花柱3，分离，柱头2浅裂。蒴果扁球形，无毛；种子长圆形，长约2毫米，光滑，一边有纵沟，无网纹及斑点。花期4～6月，果期6～8月。
生境分布 生长于山坡、山谷或河岸向阳处。分布于河北、内蒙古、山西、新疆、东北等地。
采收加工 春、夏季采收，除去杂质和泥土，晒干。
性味归经 苦，微寒；有毒。归肺、肝经。
功能主治 止咳化痰，杀虫止痒。本品苦寒泄热，入肺肝二经清其邪热，故能止咳化痰，以毒解毒杀虫。
药理作用 有镇咳、祛痰、平喘作用。有抗菌作用。
用量用法 研末外敷；或制片剂、注射剂。

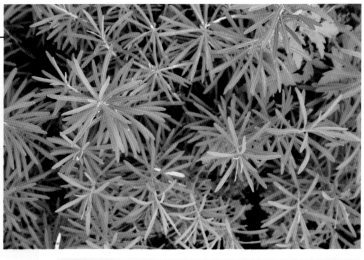

配伍应用 ①颈淋巴结结核已破成管：猫眼草煎熬成膏，适量外敷患处。②癣疮发痒：猫眼单研末，香油或花生油、猪油调敷患处。③慢性气管炎：每片含猫眼草生药0.25克，每次6片，每日3次，20日为1个疗程；或用猫眼草（去根）、葶苈子、沙参等分研末，不加辅助剂，制成0.5克片剂。每次4片，每日3次，10日为1个疗程，疗程间隔均为7～10日。④痰饮水肿：猫眼草18克 水煎3次，煎汁合并熬膏，每服6克，每日3次，黄酒冲服。⑤肺结核、骨结核、副睾结核、淋巴结结核、皮肤结核及结核性角膜炎：猫眼草、狼毒各30克，水煮汁熬膏，与30克蒸熟枣肉捣和为丸，梧子大。每服9克，分3次食后温开水送。视副作用有无，可以递减或递增至每日18丸，分3次服。连服3个月为1疗程。

紫菜 Zi Cai

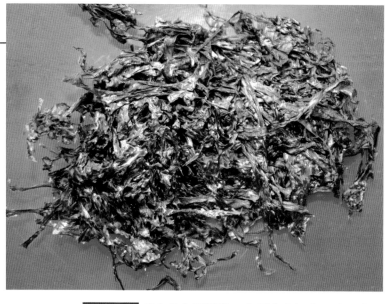

别　名 索菜、子菜、紫英、紫奠。

来　源 本品为红毛菜科植物甘紫菜的叶状体。生长于海湾内较平静的潮带岩石上。

形态特征 紫菜外形简单，由盘状固着器、柄和叶片3部分组成。叶片是由1层细胞（少数种类由2层或3层）构成的单一或具分叉的膜状体，其体长因种类不同而异，自数厘米至数米不等。含有叶绿素和胡萝卜素、叶黄素、藻红蛋白、藻蓝蛋白等色素，因其含量比例的差异，致使不同种类的紫菜呈现紫红、蓝绿、棕红、棕绿等颜色，但以紫色居多，紫菜因此而得名。紫菜的一生由较大的叶状体（配子体世代）和微小的丝状体（孢子体世代）两个形态截然不同的阶段组成。叶状体行有性生殖，由营养细胞分别转化成雌、雄性细胞，雌性细胞受精后经多次分裂形成果孢子，成熟后脱离藻体释放于海水中，随海水的流动而附着于具有石灰质的贝壳等基质上，萌发并钻入壳内生长。成长为丝状体。丝状体生长到一定程度产生壳孢子囊枝，进而分裂形成壳孢子。壳孢子放出后即附着于岩石或人工设置的木桩、网帘上直接萌发成叶状体。此外，某些种类的叶状体还可进行无性繁殖，由营养细胞转化为单孢子，放散附着后直接长成叶状体。单孢子在养殖生产上也是重要苗源之一

生境分布 多生长在潮间带，主要分布江苏、连云港以北的黄海和渤海海岸，有栽培者。另外常见的尚有分布于青岛以南沿海的圆紫菜或分布浙江、福建、广东沿海的长紫菜等数种。

采收加工 每年11月至次年5月叶状体生长期采收、晒干。

性味归经 甘、咸，寒。归肺经。

功能主治 化痰软坚，清热利湿。本品甘咸性寒，主入肺经。寒能清热，咸以软坚，体轻上浮，故清热化痰，软坚消瘿瘤；肺为水之上源，肺气清肃，则水道通利，故有清热利湿之功。

用量用法 9～12克，煎汤。

配伍应用 ①瘿瘤、瘰疬和痰核肿块：紫菜15克，加水煎服；或用猪肉与紫菜煮汤，略加油、盐调味食。②肺脓疡、支气管扩张，咳嗽痰稠或腥臭：紫菜15克，研成细末。每次5克，蜂蜜兑开水送服。

使用注意

多食令人腹胀腹痛、发气、吐白沫。

二、止咳平喘药

苦杏仁 Ku Xing Ren

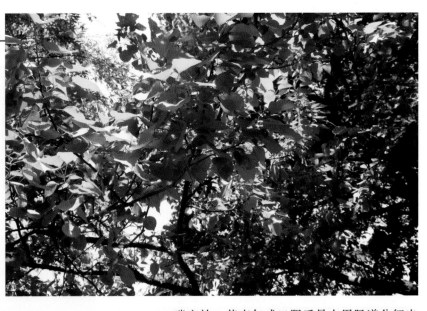

别　名 杏仁、北杏仁、光杏仁、杏仁泥、杏仁霜。

来　源 本品为蔷薇科植物山杏、西伯利亚杏、东北杏或杏的干燥成熟种子。

形态特征 落叶乔木，高达10米。叶互生，广卵形或卵圆形，先端短尖或渐尖，基部阔楔形或截形，边缘具细锯齿或不明显的重锯齿；叶柄多带红色，近基部有2腺体。花单生，先叶开放，几无花梗；萼筒钟状，带暗红色，萼片5，裂片比萼筒稍短，花后反折；花瓣白色或粉红色。核果近圆形，果肉薄，种子味苦。核坚硬，扁心形，沿腹缝有沟。

生境分布 多栽培于低山地或丘陵山地。我国大部分地区均产，分布于东北各省，以内蒙古、辽宁、河北、吉林产量最大。山东产品质优。

采收加工 夏、秋季果实成熟时采摘，除去杏肉及核壳，取出种子，晒干。

性味归经 苦，微温；有小毒。归肺、大肠经。

功能主治 止咳平喘，润肠通便。本品苦降温散，多脂质润，入肺则降肺气，消痰涎，具宣散风寒之能，使肺气宣畅则咳喘自平，故有止咳平喘之功。且富含油脂，其性滑润，能上润肺燥，以助平喘，下通大肠，润肠燥，通秘结，故又润肠通便。

药理作用 苦杏仁甙分解后产生的轻量氢氰酸能抑制呼吸中枢，使呼吸运动趋于安静而起镇咳、平喘之效。苦杏仁甙口服后易在胃肠道分解出氢氰酸，故毒性较静脉注射大。苯甲醛可抑制胃蛋白酶的消化功能。苦杏仁油对蛔虫、钩虫、蛲虫，以及伤寒杆菌、副伤寒杆菌有抑制作用，且有润肠通便作用。此外，苦杏仁尚有抗肿瘤、抗衰老等作用。

用量用法 3～10克，打碎入煎。外用：适量。

配伍应用 ①风寒咳喘，胸闷气逆：配甘草、麻黄，以散风寒宣肺平喘，如三拗汤（《伤寒论》）。②风热咳嗽，发热汗出：配菊花、桑叶，以散风热宣肺止咳，如桑菊饮（《温病条辨》）。③燥热咳嗽，痰少难咯：配贝母、桑叶、沙参，以清肺润燥止咳，如桑杏汤（《温病条辨》）、清燥救肺汤（《医门法律》）。④肺热咳喘：配石膏等以清肺泄热宣肺平喘，如麻杏石甘汤（《伤寒论》）。⑤肠燥便秘：常配郁李仁、柏子仁等同用，如五仁丸（《世医得效方》）。

使用注意

阴虚咳喘及大便溏泻者忌用。内服不宜过量，以免中毒，婴儿慎用。

紫苏子 Zi Su Zi

别 名 苏子、黑苏子、铁苏子、杜苏子、炒苏子、炙苏子、苏子霜。

来 源 本品为唇形科草本植物紫苏的干燥成熟果实。

形态特征 一年生直立草本，高1米左右，茎方形，紫或绿紫色，上部被有紫或白色毛。叶对生，有长柄；叶片皱，卵形或卵圆形，先端突出或渐尖，基部近圆形，边缘有粗锯齿，两面紫色或仅下面紫色，两面疏生柔毛，下面有细腺点。总状花序顶生或腋生，稍偏侧；苞片卵形，花萼钟形，外面下部密生柔毛；花冠二唇形，红色或淡红色。小坚果倒卵形，灰棕色。

生境分布 生长于山坡、溪边、灌丛中。分布于江苏、浙江、湖北、河北、河南、四川等地，多系栽培。

采收加工 秋季果实成熟时采收，除去杂质，晒干。

性味归经 辛，温。归肺、大肠经。

功能主治 降气化痰，止咳平喘，润肠通便。本品辛温气香，质润下降，尤善利膈下气消痰，气降痰消则咳喘自平；又含油脂，润燥滑肠，故有降气化痰，止咳平喘，润肠通便之功。

药理作用 紫苏油有明显的降血脂作用，给易于卒中的自发性高血压大鼠喂紫苏油可延长其存活率，使生存时间延长。紫苏油还可提高实验动物的学习能力。实验证实其有抗癌作用。

用量用法 5~10克，煎服。炒苏子药性较和缓，炙苏子润肺止咳之功效优。

使用注意

阴虚喘咳及脾虚便溏者慎用。

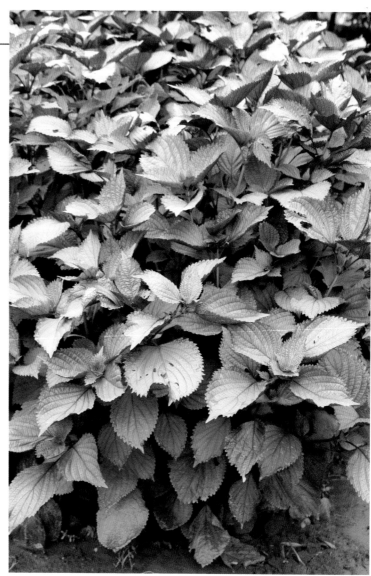

配伍应用 ①痰壅气逆，咳嗽气喘，痰多胸痞，甚则不能平卧之证：常配莱菔子、白芥子，如三子养亲汤（《韩氏医通》）。②上盛下虚之久咳痰喘：配当归、肉桂、厚朴等温肾化痰下气之品，如苏子降气汤（《和剂局方》）。③肠燥便秘：常配杏仁、瓜蒌仁、火麻仁等，如紫苏麻仁粥（《济生方》）。

百部 Bai Bu

别 名 百部根、肥百部、炙百部、蒸百部、炒百部、鲜百部。

来 源 本品为百部科植物直立百部、蔓生百部或对叶百部的干燥块根。

形态特征 直立百部：多年生草本，高30~60屋米。茎直立，不分枝，有纵纹。叶常3~4片轮生，偶为5片；卵形、卵状椭圆形至卵状披针形，长3.5~5.5厘米，宽1.8~3.8厘米，先端急尖或渐尖，基部楔形，叶脉通常5条，中间

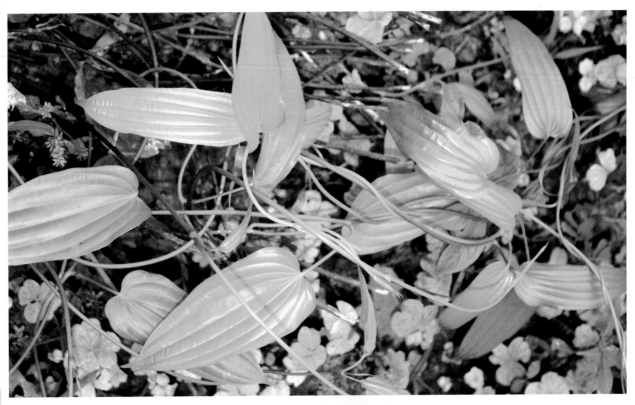

3条特别明显；有短柄或几无柄。花腋生，多数生于近茎下部呈鳞片状的苞腋间；花梗细长，直立或斜向上。花期3～4月。蔓生百部：多年生草本，高60～90厘米，全体平滑无毛。根肉质，通常作纺锤形，数个至数十个簇生。茎上部蔓状，具纵纹。叶通常4片轮生；卵形或卵状披针形，长3～9厘米，宽1.5～4厘米，先端锐尖或渐尖，全缘或带微波状，基部圆形或近于截形，偶为浅心形，中脉5～9条；叶柄线形，长1.5～2.5厘米。花梗丝状，长1.5～2.5厘米，其基部贴生于叶片中脉上，每梗通常单生1花；花被4片，淡绿色，卵状披针形至卵形；雄蕊4，紫色，花丝短，花药内向，线形，顶端有一线形附属体；子房卵形，甚小，无花柱。蒴果广卵形而扁；内有长椭圆形的种子数粒。花期5月，果期7月。对叶百部：多年生攀援草本，高达5米。块根肉质，纺锤形或圆柱形，长15～30厘米。茎上部缠绕。叶通常对生；广卵形，长8～30厘米，宽2.5～10厘米，基部浅心形，全缘或微波状，叶脉7～11条；叶柄长4～6厘米。花腋生；花下具1披针形的小苞片；花被4片，披针形，黄绿色，有紫色脉纹。蒴果倒卵形而扁。花期5～6月。

生境分布 生长于阳坡灌木林下或竹林下。分布于安徽、江苏、湖北、浙江、山东等地。

采收加工 春季2～3月发新芽前及秋季8～9月茎苗枯干时挖取根部，洗净泥沙，除去茎苗及须根，置沸水中略烫或蒸至无白心，取出，晒干或阴干。

性味归经 甘、苦，微温。归肺经。

功能主治 润肺止咳，杀虫灭虱。本品甘润苦降，微温不燥，无寒热偏弊之害，主归肺经，有较好的润肺下气止咳作用，为治疗肺虚久咳及肺痨咳嗽之要药；又驱杀蛔虫、蛲虫，疗疥癣、体虱等，具有杀虫灭虱之功。

药理作用 百部碱能降低动物呼吸中枢的兴奋性，抑制咳嗽反射而具镇咳作用，又能对抗组织胺致痉作用，对组织胺所致的离体豚鼠平滑肌有松弛作用。水煎剂及醇浸剂对头虱、衣虱、蚊蝇幼虫及臭虫等均有明显杀灭作用；对鼠蛲虫有显著杀灭作用；对金黄色葡萄球菌、人型结核杆菌、肺炎双球菌、痢疾杆菌、伤寒杆菌、绿脓杆菌、大肠杆菌、流感病毒及皮肤真菌均有抑制作用。

用量用法 5～15克，煎服；外用：适量。久咳、燥咳、劳嗽宜用蜜炙百部。

配伍应用 ①风寒咳嗽：配桔梗、荆芥、紫菀等，如止嗽散（《医学心悟》）。②久咳不已，气阴两虚者：配沙参、黄芪、麦冬等，如百部汤（《本草汇言》）。③肺痨咳嗽，阴虚者：常配麦冬、沙参、川贝母等。④阴道滴虫：可单用；或配蛇床子、苦参等煎汤坐浴外洗。⑤头虱、体虱及疥癣：可制成20%乙醇液，或50%水煎剂外搽。

使用注意

　　易伤胃滑肠，脾虚便溏者慎服。本品且有小毒，服用过量，可引起呼吸中枢麻痹。

紫 菀 Zi Wan

别 名 紫菀头、紫菀茸、真紫菀、北紫菀、生紫菀、蜜紫菀、炙紫菀。

来 源 本品为菊科植物紫菀的干燥根及根茎。

形态特征 多年生草本，高1~1.5米。根茎短，簇生多数细根，外皮灰褐色。茎直立，上部分枝，表面有沟槽。根生叶丛生，开花时脱落；叶片篦状长椭圆形至椭圆状披针形，长20~40厘米，宽6~12厘米，先端钝，基部渐狭，延成长翼状的叶柄，边缘具锐齿，两面疏生小刚毛；茎生叶互生，几无柄，叶片狭长椭圆形或披针形，长18~35厘米，宽5~10厘米，先端锐尖，常带小尖头，中部以下渐狭缩成一狭长基部。头状花序多数，伞房状排列，直径2.5~3.5厘米，有长梗，梗上密被刚毛；总苞半球形，苞片3列，长圆状披针形，绿色微带紫；舌状花带蓝紫色，单性，花冠长15~18毫米，先端3浅裂，基部呈管状，花柱1枚，柱头2叉；管状花黄色，长约6毫米，先端5齿裂，雄蕊5，花药细长，聚合，包围花柱；子房下位，柱头2叉，瘦果扁平，一侧弯曲，长3毫米，被短毛；冠毛白色或淡褐色，较瘦果长3~4倍。花期8月，果期9~10月。

生境分布 生长于山地或河边草地。分布于河北、安徽及东北、华北、西北等地区，以河北、安徽产品质优。

采收加工 春、秋两季采挖，除去有节的根茎（习称"母根"）和泥沙，编成瓣状晒干，或直接晒干。

性味归经 辛、甘、苦，温。归肺经。

功能主治 润肺，化痰，止咳。本品甘润苦泄，辛温不燥，性质平和，主入肺经，长于润肺下气，开肺郁，化痰浊而止咳，故有润肺化痰止咳之功。

药理作用 本品所含皂甙，经家兔口服试验，能促使气管分泌物增加，具显著祛痰作用。紫菀提取物中分得的紫菀酮，对氨雾所致的咳嗽有较好的镇咳作用；对大肠杆菌、痢疾杆菌、伤寒杆菌、霍乱弧菌等有一定抑制作用；槲皮素有利尿作用。表无羁萜醇对小鼠艾氏腹水癌有一定抗癌作用。紫菀皂甙有强力溶血作用。

用量用法 5~10克，煎服。外感暴咳多生用，肺虚久咳蜜炙用。

配伍应用 ①风寒犯肺，咳嗽咽痒，咯痰不爽：配桔梗、荆芥、百部等，如止嗽散（《医学心悟》）。
②阴虚劳嗽，痰中带血：配贝母、阿胶等以养阴润肺，化痰止嗽，如王海藏紫菀汤。

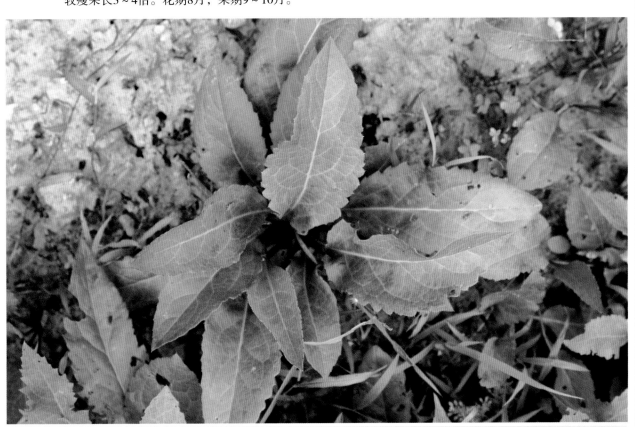

使用注意

有实热者忌服。

款冬花　Kuan Dong Hua

别　名	款花、冬花、炙冬花、炒冬花、蜜炙款冬花。
来　源	本品为菊科多年生草本植物款冬的干燥花蕾。
形态特征	本品为多年生草木，高10～25厘米。叶基

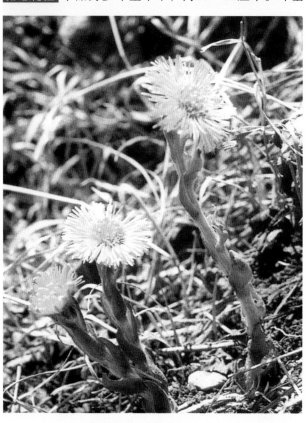

生，具长柄，叶片圆心形，先端近圆或钝尖，基部心形，边缘有波状疏齿，下面密生白色茸毛。花冬季先叶开放，花茎数个，被白茸毛；鳞状苞叶椭圆形，淡紫褐色；头状花序单一顶生，黄色，外具多数被茸毛的总苞片，边缘具多层舌状花，雌性，中央管状花两性。

生境分布	栽培或野生于河边、沙地。栽培与野生均

有。分布于河南、甘肃、山西、陕西等地。甘肃灵台产者称"灵台冬花"，品质最优。

采收加工	12月或地冻前当花尚未出土时采挖，除去花梗及泥沙，阴干。本品不宜日晒，不可见雾、露、雨和雪，否则不易保持色泽鲜艳。
性味归经	辛，微苦，温。归肺经。
功能主治	润肺止咳化痰。本品辛散而润，温而不燥。功同紫菀，为止嗽要药。凡咳嗽上气喘促，不论内伤外感，寒嗽热咳，每多同用。
药理作用	煎剂可使呼吸道分泌物增加，有明显镇咳作用，并能兴奋中枢神经系统，引起呼吸兴奋及狂躁不安等；醇提取液及煎剂有升高血压作用；醚提取物能抑制胃肠平滑肌，有解痉作用。
用量用法	5～10克，煎服（也可烧烟吸之）。外感暴咳宜生用，内伤久咳宜炙用。
配伍应用	①咳嗽偏寒：可与紫菀、干姜、五味子同用，如款冬煎（《千金方》）。②肺热咳喘：配桑叶、知母、川贝母同用，如款冬花汤（《圣济总录》）。③肺气虚弱，咳嗽不已：与人参、黄芪等同用。④阴虚燥咳：配麦冬、沙参等同用。⑤喘咳日久痰中带血：常配百合同用，如百花膏（《济生方》）。⑥肺痈咳吐脓痰者：也可配桔梗、薏苡仁等同用，如款花汤（《疮疡经验全书》）。

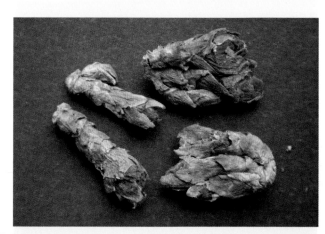

使用注意

大便溏泄者不宜用。

马兜铃 Ma Dou Ling

别　名 兜铃、马铃果、生马兜铃、炙马兜铃。

来　源 本品为马兜铃科植物北马兜铃或马兜铃的干燥成熟果实。

形态特征 多年生缠绕草本，基部木质化，全株无毛。根细长，在土下延伸，到处生苗。叶三角状椭圆形至卵状披针形或卵形，顶端短尖或钝，基部两侧有圆形的耳片。花单生于叶腋；花柄长约1厘米，花被管状或喇叭状，略弯斜，基部膨大成球形，中部收缩成管状，缘部卵状披针形，上部暗紫色，下部绿色。

生境分布 生长于郊野林缘、路边、灌丛中散生。北马兜铃分布于黑龙江、吉林、河北等地；马兜铃分布于江苏、安徽、浙江等地。

采收加工 秋季果实由绿变黄时采收，晒干，除去杂质。

性味归经 苦、微辛，寒。归肺、大肠经。

功能主治 清肺化痰，止咳平喘，清肠消肿。本品味苦、微辛而气寒，入肺、大肠二经，以清肺热，降肺气，使热邪清，肺气降，热痰消，咳喘平，故有清肺化痰、止咳平喘之功。又肺与大肠相表里，故又能清泄大肠实热而消肿。

药理作用 煎剂对麻醉兔有微弱祛痰作用；对离体豚鼠支气管灌流，则1%浸剂可使之舒张，并能对抗毛果云香碱、乙酸胆碱及组织胺引起的支气管痉挛；对流感杆菌、肺炎双球菌、奈瑟氏菌及皮肤真菌有抑制作用；有温和而持久的降压作用；尚有抗感染、增强吞噬细胞活性等作用。马兜铃碱皮下注射，引起严重肾炎、血尿、尿闭、呼吸困难、脉搏不整，甚至呼吸停止而死亡。

用量用法 3～10克，煎服。外用：适量，煎汤熏洗。一般生用，肺虚久咳炙用。

配伍应用 ①肺热咳喘：常配黄芩、桑白皮、枇杷叶等同用。②肺虚火盛，喘咳咽干，或痰中带血者：与阿胶等同用，以养阴清肺、止咳平喘，如补肺阿胶散（《小儿药证直诀》）。③痔疮肿痛或出血：常配白术、生地等药内服；也可配地榆、槐角煎汤熏洗患处。

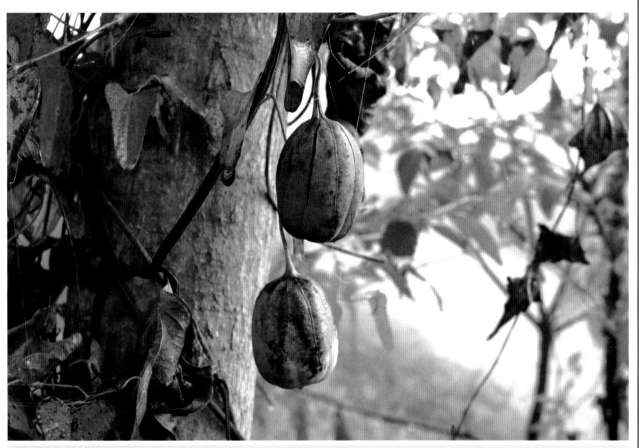

使用注意

本品含马兜铃酸，可引起肾脏损害等不良反应；儿童及老人慎用；孕妇、婴幼儿及肾功能不全者禁用。

枇杷叶 Pi Pa Ye

别　名 炙杷叶、毛枇杷叶、炙枇杷叶、蜜枇杷叶、炒枇杷叶。

来　源 本品为蔷薇科植物枇杷的干燥叶。

形态特征 本植物为常绿小乔木，小枝密生锈色绒毛。叶互生。革质，具短柄或近无柄；叶片长倒卵形至长椭圆形，边缘上部有疏锯齿；表面多皱，深绿色，背面及叶柄密被锈色绒毛。圆锥花序顶生，长7～16厘米，具淡黄色绒毛；花芳香，萼片5，花瓣5，白色；雄蕊20；子房下位，柱头5，离生。梨果卵圆形、长圆形或扁圆形，黄色至橙黄色，果肉甜。种子棕褐色，有光泽，圆形或扁圆形。叶柄短，被棕黄色毛茸。叶片革质，呈长椭圆形或倒卵形，长12～28厘米，宽3～9厘米。先端尖，基部楔形，边缘基部全缘，上部有疏锯齿。上表面灰绿色、黄棕色或红棕色，有光泽；下表面色稍浅，淡灰色或棕绿色，密被黄色毛茸。主脉显著隆起，侧脉羽状。

生境分布 常栽种于村边、平地或坡边。分布于广东、江苏、浙江、福建、湖北等南方各地，均为栽培。

采收加工 幼嫩叶片全年均可采收，一般多在4～5月间采叶，将叶采摘后，晒至七八成干时。扎成小把再晒干。

性味归经 苦，微寒。归肺、胃经。

功能主治 清肺止咳，降逆止呕。本品味苦、微寒，以清降为功，为清肃肺胃之品。故能上清肺热，肃降肺气以化痰止咳；中清胃腑之热，降胃气而止呕哕，除烦渴。具有清肺止咳，降逆止呕之效。

药理作用 本品具止咳、平喘作用及轻度祛痰作用。煎剂在体外对金黄色葡萄球菌有抑制作用。熊果酸有抗炎作用。

用量用法 10～15克，煎服。枇杷叶背面绒毛甚多，应刷去毛或用布包煎。化痰止咳宜炙用，和胃止呕宜生用或姜汁拌炒。

配伍应用 ①肺热咳嗽，气逆喘急：可单用制膏服用；或与黄芩、栀子、桑白皮等同用，如枇杷清肺饮（《医宗金鉴》）。②燥热咳喘，咯痰不爽，口干舌红者：宜与宣燥润肺之品麦冬、桑叶、阿胶等同用，如清燥救肺汤（《医门法律》）。③胃热呕吐，哕逆：常配竹茹、陈皮等同用。

使用注意

本品清降苦泄，凡寒嗽及胃寒作呕者不宜用。

桑白皮 Sang Bai Pi

别　名 桑皮、白桑皮、桑根皮、生桑皮、炙桑皮、炒桑皮、桑根白皮。

来　源 本品为桑科植物桑的干燥根皮。

形态特征 落叶灌木或小乔木，高达15米。树皮灰黄色或黄褐色；幼枝有毛。叶卵形或阔卵形，顶端尖或钝，基部圆形或近心形，边缘有粗锯齿或多种分裂，表面无毛有光泽，背面绿色，脉上有疏毛，腋间有毛；叶柄长1～2.5厘米。花单性异株，穗状花序。聚花果（桑葚），黑紫色或白色。

生境分布 生长于丘陵、山坡、村旁、田野等处，多为人工栽培。全国大部分地区均产，分布于安徽、河南、浙江、江苏、湖南等地。以南方育蚕区产量较大。

| 采收加工 | 春、冬两季即秋末落叶时至次春发芽前挖其地下根，趁鲜洗净泥土，刮去黄棕色粗皮，除去须根，纵向剖开皮部，剥取根皮，晒干。 |

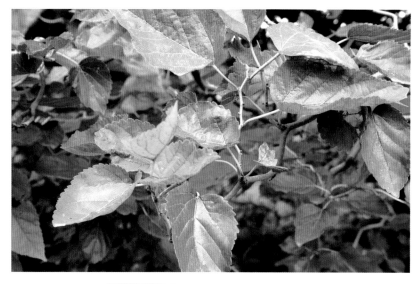

性味归经	甘，寒。归肺经。
功能主治	泻肺平喘，利水消肿。本品以寒为用，以清为功，主入肺经，既能清泻肺经湿热痰火，使痰火祛，肺气宣畅而咳喘止，又肃降肺气，通调水道，使小便自利而肿消。故有泻肺平喘、利水消肿之效。
药理作用	有利尿作用，动物实验证明，尿量及钠、钾、氯化物排出量均增加；具轻度镇咳作用；煎剂和水、乙醇、正丁醇或乙醚等多种溶媒提取物，均有不同程度降压作用；对神经系统有镇静、安定、镇痛、抗惊厥、降温作用；煎剂对金黄色葡萄球菌、伤寒杆菌、福氏痢疾杆菌等有抑制作用；对兔离体肠和子宫有兴奋作用；热水提取物体外实验对人子宫颈癌JTC—28株的抑菌率约为70%。
用量用法	10~15克，煎服。

| 配伍应用 | ①肺热咳喘：常与地骨皮同用，如泻白散（《小儿药证直诀》）。②水饮停肺，胀满喘急：与杏仁、麻黄、葶苈子等宣肺逐饮之药同用。③肺虚有热而咳喘气短、潮热、盗汗者：与人参、熟地、五味子等补益药配伍，如补肺汤（《永类钤方》）。④全身水肿，面目肌肤浮肿，胀满喘急，小便不利者：常配大腹皮、茯苓皮、陈皮等，如五皮散（《中藏经》）。 |

使用注意

肺虚无火喘嗽慎服。泻肺利水、平肝清火宜生用，肺虚咳嗽宜蜜炙用。

葶苈子 _Ting Li Zi_

别　　名	葶苈、甜葶苈、苦葶苈、炒葶苈、炙葶苈。
来　　源	本品为十字花科植物独行菜或播娘蒿的干燥成熟种子。
形态特征	独行菜：为一年生或两年生矮小草本，高5~30厘米。叶不分裂，基部有耳，边缘有稀疏齿状缺裂。总状花序长，花小。角果卵状椭圆形，扁平，成熟时自中央开裂，假隔膜薄膜质。播娘蒿：一年生或二年生草本，高30~70厘米，全体灰白色而被叉状或分歧柔毛。茎上部多分枝，较细小。叶互生；2~3回羽状分裂，最终的裂片狭线形，先端渐尖；在茎下部的叶有柄，渐向上则渐短或近于无柄。总状花序顶生，果序时特别伸长；花小；萼4，十字形排列，线形，先端渐尖；

易早脱；花瓣4，黄色，匙形，较花萼稍长，先端微凹，基部渐狭而呈线状；雄蕊6，4强，均伸出于花瓣外，花丝扁平；子房圆柱形，2室，柱头呈扁压头状。长角果，线形，长2~3厘米，宽约1毫米。种子小，卵状扁平，褐色。花期4~6月，果期5~7月。

生境分布	生长于路旁、沟边或山坡、田野。前者习称"北葶苈子"，分布于河北、辽宁、内蒙古、吉林等地；后者习称"南葶苈子"，分布于江苏、山东、安徽、浙江等地。
采收加工	夏季果实成熟时采割植株，晒干，搓出种子，除去杂质。
性味归经	苦、辛，大寒。归肺、膀胱经。
功能主治	泻肺平喘，利水消肿。葶苈子味辛苦，其性大寒，辛寒以散无形之热，苦寒则泻有形水湿。入肺和膀胱二经，故能上泻肺中水饮、痰火以祛痰平喘；下泻膀胱水湿、通调水道以行水消肿。故有泻肺平喘，利水消肿之效。

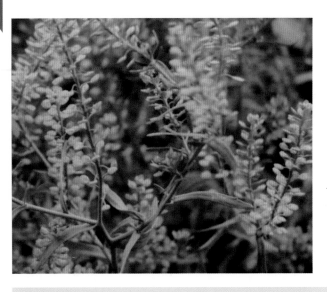

药理作用 两种葶苈子醇提取物，均有强心作用，能使心肌收缩力增强，心率减慢；对衰弱的心脏可增加输出量，降低静脉压。大剂量可引起心律不齐等强心式中毒症状。尚有利尿作用。

用量用法 5～10克，煎服；3～6克，研末服用。炒葶苈子，可缓其寒性，不易伤脾胃。

配伍应用 ①痰涎壅盛，喘息不得平卧：常佐大枣以缓其性，如葶苈大枣泻肺汤（《金匮要略》）；也常配苏子、桑白皮、杏仁等共用。②腹水肿满属湿热蕴阻者：配椒目、防己、大黄，即己椒苈黄丸（《金匮要略》）。③结胸、胸水，腹水肿满：配大黄、杏仁、芒硝，即大陷胸丸（《伤寒论》）。

使用注意

本品性泄利易伤正，故凡肺虚喘促、脾虚肿满、膀胱气虚、小便不利者均当忌用。或可配伍补脾益气药同用。

白 果　Bai Guo

别　　名 银杏、白果仁、白果肉、煨白果、熟白果、炒白果仁。

来　　源 本品为银杏科植物银杏的干燥成熟种子。

形态特征 落叶乔木，高至数丈。叶扁圆，鸭脚形，叶脉平行，至秋则变黄色而脱落。夏季开淡春色花。结果如杏桃状，生时青色、熟呈淡黄色，核有两棱或三棱，中有绿白色仁肉，霜降后采集。其树质肌理白腻，为雕刻的绝好材料。

生境分布 生长于海拔500～1000米的酸性土壤，排水良好地带的天然林中。全国各地均有栽培，分布于广西、四川、河南、山东等地。以广西产者品质最优。

采收加工 秋季种子成熟时采收，除去肉质外种皮，洗净，稍蒸或略煮后，烘干。

性味归经 甘、苦、涩，平。有毒。归肺经。

功能主治 敛肺定喘，止带，缩尿。本品以苦涩为用。性涩收敛，味苦降泄。故上能祛痰下气，敛肺定喘；下能收涩止带，缩尿止遗。

药理作用 白果各部分，特别是白果酸能抑制结核杆菌生长，体外对多种细菌及皮肤真菌有不同程度的抑制作用。但过食白果可致中毒。

用量用法 5～10克，捣碎煎服。入煎剂可生用，制散剂或嚼食宜煨熟用。

配伍应用 ①寒喘由风寒之邪引发者：与麻黄辛散，敛肺而不留邪，宣肺而不耗气，如鸭掌散（《摄生众妙方》）。②肺肾两虚之虚喘：配五味子、胡桃肉等以补肾纳气，敛肺平

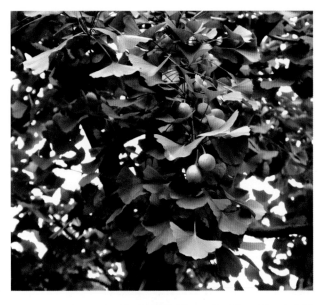

喘。外感风寒而内有蕴热而喘者：配黄芩、麻黄等同用，如定喘汤（《摄生众妙方》）。③肺热燥咳，喘咳无痰者：宜配麦冬、天冬、款冬花同用，以润肺止咳。④带下，白浊，尿频，遗尿：常配山药、莲子等健脾益肾之品同用；若属湿热带下，色黄腥臭者，也可配车前子、黄柏等，以化湿清热止带，如易黄汤（《傅青主女科》）。⑤遗精、尿频、遗尿：常配熟地、覆盆子、山萸肉等，以补肾固涩。

使用注意

本品有毒，大量或生食易引起中毒，需注意；咳嗽痰稠不利者慎用。

洋金花 Yang Jin Hua

别　名 茄花、山茄花、胡茄化、曼陀罗花、白曼陀罗花。

来　源 本品为茄科植物白曼陀罗的干燥花。

形态特征 一年生草本，高0.5～2米，全体近于无毛。茎上部呈二歧分枝。单叶互生，上部常近对生，叶片卵形至广卵形，先端尖，基部两侧不对称，全缘或有波状短齿。花单生于枝的分叉处或叶腋间；花萼筒状，黄绿色，先端5裂，花冠大漏斗状，白色，有5角棱，各角棱直达裂片尖端；雄蕊5枚，贴生于花冠管；雄蕊1个，柱头棒状。蒴果表面具刺，斜上着生，成熟时由顶端裂开，种子宽三角形。花常干缩成条状，长9～15厘米，外表面黄棕或灰棕色，花萼常除去。完整的花冠浸软后展开，呈喇叭状，顶端5浅裂，裂开顶端有短尖。

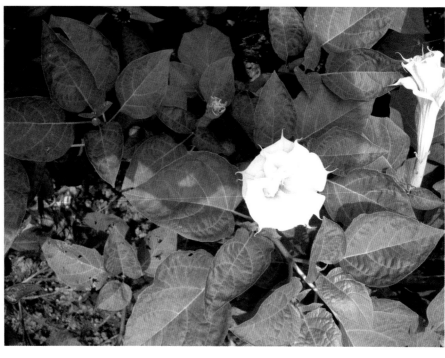

生境分布 生长于山坡草地或住宅附近。多为栽培，也有野生。分布于江苏、浙江、福建、广东等地。

采收加工 4～11月花初开时采收，将初开放的花朵采下，晒或低温烘七至八成干时，扎成把，然后再晒干。

性味归经 辛，温。有毒。归肺、肝经。

功能主治 平喘止咳，镇痛止痉。本品辛温有毒，辛温以散风祛寒湿，通经络，且借其毒以麻醉止痛。归肺经以宣肺气，镇咳而平喘；入肝经则除肝经寒湿，具止痉之功，故有平喘止咳，镇痛止痉之功效。

药理作用 具有麻醉作用。有效成分为东莨菪碱，东莨菪碱对大脑皮层和皮层下某些部位主要是抑制作用，使意识丧失，产生麻醉，与冬眠灵合用，产生强大的协同作用，但对延髓和脊髓则有不同程度的兴奋作用，特别是对延髓的呼吸中枢，东莨菪碱还有一定镇痛作用。对支气管及胃肠平滑肌有松弛作用，有阿托品样解除血管痉挛，改善微循环及组织器官的血液灌注而有抗休克作用。有散瞳、调节眼麻痹及抑制腺体分泌作用。洋金花生物碱小剂量时，兴奋迷走神经中枢，使心率减慢，剂量较大，则阻滞心脏M胆碱受体，使心率加快。

用量用法 0.3～0.6克，散剂吞服；如作卷烟吸，分次用，每日量不超过1.5克。麻醉用，煎服20克。现多以静滴其总碱0.08～0.1毫克／千克或东莨菪碱0.06～0.1毫克／千克，配合氯丙嗪、杜冷丁以及肌松剂等用之。治银屑病，以总碱0.2～0.5毫克／千克，与乙酰丙嗪20毫克，加入生理盐水40毫升，静脉缓推。外用：适量。煎汤洗或研末外敷。

配伍应用 ①哮喘咳嗽：可散剂单服；或配烟叶制成卷烟燃吸；现也常配入复方用治慢性喘息性支气管炎、支气管哮喘。②心腹疼痛，风湿痹痛，跌打损伤：单用即有效；也可配草乌、川乌、姜黄等同用。③痹痛，跌打疼痛：除煎汤内服外，还可煎水熏洗或外敷。④麻醉：常与川乌、草乌、姜黄等同用，如整骨麻药方（《医宗金鉴》）。⑤癫痫，小儿慢惊风：可配天麻、全蝎、天南星等息风止痉药同用以增强药效。

使用注意

本品有剧毒，应严格控制剂量，以免中毒。心脏病、高血压及孕妇当慎用；表证未解，痰多黏稠者忌用。

矮地茶 Ai Di Cha

别　　名	紫金牛、平地木、老勿大。
来　　源	本品为紫金牛科常绿小灌木植物紫金牛的全株。
形态特征	常绿小灌木，高10～30厘米。地下茎作匍匐状，具有纤细的不定根。茎单一，圆柱形，径约2毫米，表面紫褐色，有细条纹，具有短腺毛。叶互生，通常3～4叶集生于茎梢，呈轮生状；叶柄长5～10毫米，密被短腺毛，无托叶，叶片椭圆形。花着生于茎梢或顶端叶腋，2～6朵集成伞形，花两性，花冠白色或淡红色。核果球形，径5～10毫米，熟时红色。
生境分布	生长于谷地、林下、溪旁阴湿处。分布于长江流域以南各省。
采收加工	本品全年可采，以秋季采者为好，连根拔起植株，洗净晒干。
性味归经	苦、辛，平。归肺、肝经。

功能主治	止咳平喘，清利湿热，活血化瘀。本品辛苦，性平偏凉，行散之中兼有降性。入肺经能清泻肺热，止咳平喘；入厥阴经走血分，则消散瘀血，导瘀下行；又下清肝胆湿热、利湿退黄疸，故有止咳平喘，清利湿热，活血化瘀之功。
药理作用	煎剂对小鼠有明显祛痰作用。矮茶素1号有明显镇咳作用。紫金牛酚Ⅰ、Ⅱ有抗结核作用。挥发油对金黄色葡萄球菌有较强抑制作用。紫金牛醌有驱绦虫作用。
用量用法	煎服，10～30克；单用鲜品30～60克。外用：捣敷。
配伍应用	①肺热咳喘痰多：可单用；也可配金银花、枇杷叶、猪胆汁等药用；若属寒痰咳喘，则配麻黄、细辛、干姜等温肺化痰止咳平喘药同用。②湿热黄疸，水肿治急、慢性黄疸：常配虎杖、茵陈等药用。③水肿尿少：配茯苓、泽泻等。④热淋：常配萹蓄、车前草等药。⑤脾虚带下：与山药、白扁豆、椿皮同用。

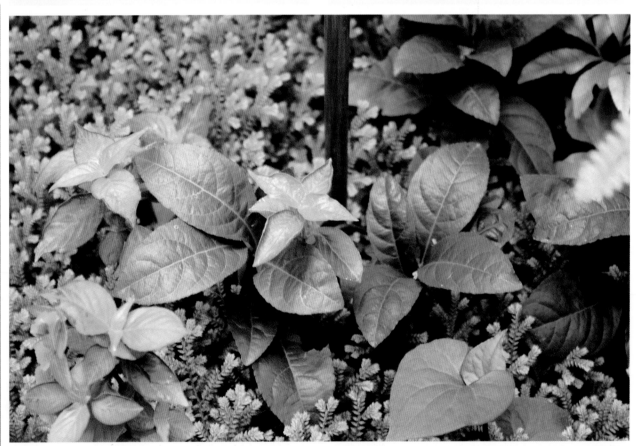

使用注意

服用本品或矮地茶素片，少数患者有胃脘部不适等消化道反应。

钟乳石 Zhong Ru Shi

别　名 滴乳石、鹅管石、石钟乳、煅钟乳石。

来　源 本品为碳酸盐类矿物方解石族方解石。

形态特征 在石灰岩里面，含有二氧化碳的水，渗入石灰岩隙缝中，会溶解其中的碳酸钙。这溶解了碳酸钙的水，从洞顶上滴下来时，由於水分蒸发、二氧化碳逸出，使被溶解的钙质又变成固体（称为固化）。由上而下逐渐增长而成的，称为"钟乳石"。

生境分布 多分布于石灰岩溶洞中。我国广西、四川、贵州、云南、湖北等省（区），有石灰岩洞穴处均有产。

采收加工 全年可采，采收后，除去杂石，洗净泥污，晒干。

性味归经 甘，温。归肺、肾、胃经。

功能主治 温肺平喘，益肾助阳，通乳。本品性味甘温，其性通达，入肺经善温肺寒，止咳平喘；入肾则益肾壮阳纳气，疗阳痿冷喘；入胃经又益胃而通乳汁，故有温肺平喘，益肾助阳，通乳之效。

用量用法 9~15克，煎服。

配伍应用 ①肺虚壅喘急，连绵不息：生钟乳五两（细研如粉），黄蜡三两（锉）。上二味，先取黄蜡盛于细瓷器，用慢火化开，投入钟乳粉末，搅和令匀，取出，用物封盖定，于饭甑内蒸熟，研如膏，旋丸如梧桐子大。每服一、二丸，温水下。（《圣济总录》钟乳丸）②五劳七伤，损肺气，阳气绝，手足冷，心中少气，髓虚腰疼脚痹，身烦口干不能食：钟乳二两（别研令细），菟丝子一两（酒浸一宿，别捣），石斛一两，吴茱萸半两。上四味，别捣筛为末，炼蜜丸如梧子。空腹服七丸，日再服之讫，行数

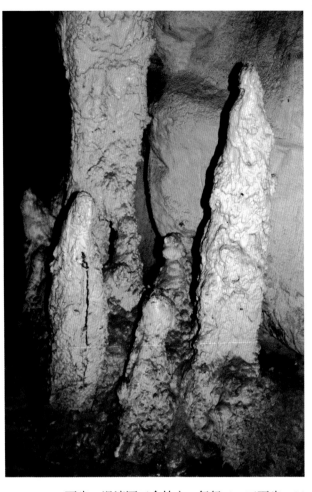

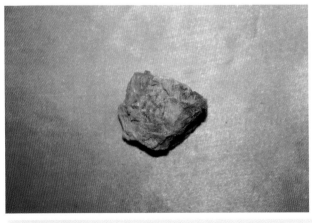

百步，温清酒三合饮之，复行二、三百步，口胸内热，热如定，即食干饭豆酱；过一日，食如常，暖将息。（《千金翼方》草钟乳丸）③积冷上气，坐卧不得，并风虚劳损，腰脚弱：钟乳三两，研如面，以夹帛练袋盛，稍宽容，紧系头，纳牛奶一大升中煎之，三分减一分即好，去袋空（腹）饮乳汁。若患冷人，即用酒蒸，患热人即用水煎。若用水及酒例须减半。不可啖热面、猪、鱼、蒜等。（《崔氏纂要方》乳煎钟乳）④虚损，通顺血脉，极补下气：钟乳五两，附子、甘菊各二两，石斛、苁蓉各五两。上五味，以清酒三斗渍。服二合，日再，稍增至一升。（《千金方》钟乳酒）⑤无乳汁：石钟乳、漏芦各二两。上二味，治下筛。饮服方寸匕。（《千金方》）⑥吐血损肺：炼成钟乳粉，每服二钱，糯米汤下。（《十便良方》）⑦大肠冷滑不止：钟乳粉一两，肉豆蔻（煨）半两。为末，煮枣肉丸梧子大。每服七十丸，空心米饮下。（《济生方》）

使用注意

肺虚无火喘嗽慎服。

胡颓叶 Hu Tui Ye

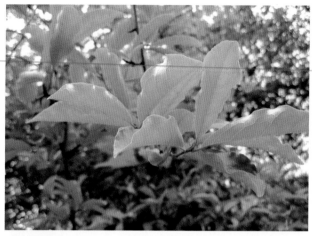

别　名	蒲颓叶、胡颓子叶。
来　源	本品为胡颓子科植物胡颓子的干燥叶。
形态特征	常绿灌木，高达4米，通常具刺。枝开展，小枝褐色。叶厚革质，椭圆至长圆形，长4～10厘米，宽2～5厘米，先端尖或钝，基部圆形，边缘通常波状，上面初有鳞片，后即脱落。下面初具银白色鳞片，后渐变褐色鳞片；叶柄长6～12毫米，褐色。花1～3朵或4朵簇生，银白色，下垂，长约1厘米，有香气；花被筒圆筒形或漏斗形，筒部在子房上部突狭细，先端4裂；雄蕊4；子房上位，花柱无毛，柱头不裂。果实椭圆形，长约1.5厘米，被锈色鳞片，成熟时棕红色。花期10～11月，果熟期翌年5月。
生境分布	生长于海拔1000米以下的向阳山坡或路旁。全国大部分地区均有分布。多为栽培。
采收加工	夏、秋季节摘采叶片，晒干或阴干。
性味归经	酸，平。归肺经。
功能主治	敛肺止咳平喘，止血，消肿。本品味酸，酸主收涩，入肺以敛肺气，止咳平喘，收敛止血，敛疮消肿。
药理作用	本品扩张支气管，改善实验性支气管炎的病理变化，以奏平喘之效。且能使大多数上皮细胞修复。煎剂体外对金黄色葡萄球菌、肺炎球菌、大肠杆菌有抑制作用。
用量用法	3～10克，煎服；或焙干研粉吞服，每次2～3克。外用：适量。
配伍应用	①慢性喘息及哮喘虚寒型：单味煎汤或研末服有效；或配其他化痰止咳平喘药同用，也可制成片剂及注射液使用。②咯血，吐血，外伤出血：内服可治咯血及吐血；鲜品外用又可治外伤出血。③痈疽发背：可鲜品外敷。④痔疮肿痛：可煎汤熏洗。

凤凰衣 Feng Huang Yi

别　名	凤凰退、鸡蛋衣、鸡蛋膜衣、鸡子白皮。
来　源	为雉科动物家鸡的蛋壳内膜。
形态特征	家鸡，家禽，嘴短而坚，略呈圆锥状，上嘴稍弯曲。鼻孔裂状，被有鳞状瓣。眼有瞬膜。头上有肉冠，喉部两侧有肉垂，通常呈褐红色；肉冠以雄者为高大，雌者低小；肉垂也以雄者为大。翼短；羽色雌、雄不同，雄者羽色较美，有长而鲜丽的尾羽；雌者尾羽甚短。足健壮，跗、跖及趾均被有鳞板；趾4，前3趾，后1趾，后趾短小，位略高，雄者跗跖部后方有距。
生境分布	全国各地均产。
采收加工	春、秋季采收，将孵出小鸡后的蛋壳敲碎，剥其内膜，洗净，阴干。
性味归经	甘，平。归肺经。
功能主治	养阴，润肺止咳。本品为血肉有情之品，性味甘平，主入肺经，能养肺阴，润肺燥，生津止咳开音。
药理作用	本品为高度胶原化的纤维结缔组织，是由致密的与表面平行的纤维组织组成，贴敷于清创良好的烧伤表面，因其薄而柔软，占位性强，抗原性弱，是一种良好的天然生物性敷料。本品能为创面提供一层新的保持膜和屏障，使创面暂时封闭，减少水分蒸发及污染和感染的机会，使自然愈合过程不受干扰，愈合后创面光滑平整，减少瘢痕形成。
用量用法	3～10克，煎服；外用敷贴或研末敷。
配伍应用	①咳嗽日久：鸡子白皮（炒）十四枚，麻黄三两（焙）。为末，每服方寸匕，饮下，日二。（孟诜《必效方》）②口疮口疳，并乳

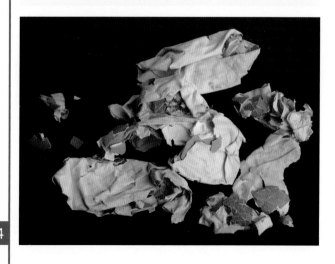

一、重镇安神药

朱砂 Zhu Sha

别　名 辰砂、丹砂、朱宝砂、飞朱砂。

来　源 本品为三方晶系硫化物类矿物辰砂族辰砂，主含硫化汞（HgS）。

形态特征 为三方晶系辰砂的矿石，以天然辰砂为主，含极少量的其他矿物。除在晶洞中呈晶簇状的结晶集合体外，主要在灰岩、白云岩中与方解石或白云石连生。人工朱砂比天然辰砂纯净，但仍含较多混入物。朱砂为粒状或块状集合体，呈粒状或片状。鲜红色或黯黑色。具金刚光泽，半透明。质重而脆，硬度2～2.5，比重8.09～8.20，条痕红色至褐红色。无臭、无味。其中呈细小颗粒状、色红明亮、触之不染手者，习称"朱宝砂"；呈不规则板片状、斜方形或长条形，大小厚薄不一，边缘不整齐，色红而鲜艳，光亮如镜面而微透明，质较松脆者，习称"镜面砂"。其中质稍松，色鲜红者，称"红镜"；体较坚，颜色发暗者，称"青镜"；块较大，方圆形或多角形，颜色发暗或呈灰褐色，质重而坚，不易碎者，习称"豆瓣砂"。

生境分布 分布于湖南、贵州、四川、云南等地，以湖南沅陵（古称辰州）产者质量最佳，奉为道地正品。

采收加工 随时开采，采挖后，选取纯净者，用磁铁吸净含铁的杂质，再用水淘去杂石和泥沙，研细或水飞、晒干装瓶备用。

性味归经 甘，寒；有毒。归心经。

功能主治 镇心安神，清热解毒。本品质重沉降，归心经而镇心安神，寒能清热，热清则毒解，况且以毒解毒，故又能清热解毒。

药理作用 朱砂有无镇静催眠作用，认识不甚一致。因本品具有相当毒性，镇静作用又未能完全肯定，因此有人认为朱砂作内服药用的实用价值和潜在毒性，应重新考虑。有解毒、防腐作用。外用能抑杀皮肤细菌和寄生虫等。朱砂为汞的化合物。汞与蛋白质中的巯基有特别的亲合力，高浓度时，可抑制多种酶的活动。进入体内的汞，主要分布在肝肾，而引起肝肾损害，并可透过血脑屏障，直接损害

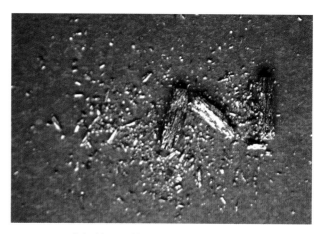

中枢神经系统。

用量用法 0.3～1克，入丸、散或研末冲服。外用：适量。

配伍应用 ①病毒性心肌炎：朱砂、黄芪、丹参、川连、五味子、麦冬、茯苓、甘草、生地、当归各适量，每日1剂，15日为1个疗程，并随证加减。②神经性呕吐：朱砂30克，法半夏15克，丁香、生甘草各6克，冰片0.6克，制成散剂，每服3克，每日2次。③慢性气管炎：朱砂30克，川军300克，共研细末，炼蜜为丸，每丸3克，每日1丸，10日为1个疗程。④结核盗汗：朱砂粉1份、五倍子粉5份，均匀混合，成人每次2～3克，加少许温开水糊成团状，每晚睡前敷于脐窝内，纱布覆盖，小儿用量酌减。⑤产后血晕：朱砂1.5～3.0克，研末，用热醋或鲜童便适量灌服。⑥小儿夜啼：朱砂研末，晚上睡前用湿毛笔蘸药少许，涂于神阙、膻中及双侧劳宫、风池穴，不用包扎，每晚1次，可连用3日。⑦失眠：朱砂3～5克，研细末，用干净的白布1块，涂浆糊少许，将朱砂均匀粘附于上，然后外敷涌泉穴，胶布固定。用前先用热水把脚洗净，睡前贴。⑧精神分裂症：朱砂3克，鲜猪心2个，将猪心扎3个洞，每个猪心填入朱砂1.5克，用砂锅炖熟，喝汤吃肉。

使用注意

　　本品有毒，内服不可过量或持续服用，以防汞中毒；忌火煅，火煅则析出水银，有剧毒。肝肾功能不正常者，慎用朱砂，以免加重病情。

磁石 Ci Shi

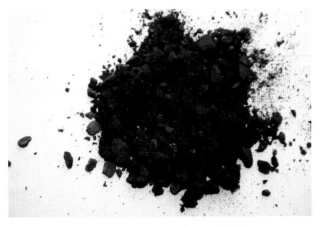

别　名 灵磁石、活磁石、煅磁石。

来　源 本品为等轴晶系氧化物类矿物尖晶石族磁铁矿的矿石，主含四氧化三铁（Fe_3O_4）。

形态特征 为等轴晶系磁铁矿的矿石。常与石英、透闪石及其变化产物——粘土矿共存。晶形为菱形十二面体、八面体，多为粒块状集合体。呈不规则块状，大小不一，多具棱角。多为粒块状集合体。表面铁黑色或具暗蓝的锖色。条痕黑，具半金属光泽，不透明，质坚硬，硬度5.5～6，比重4.9～5.2，无解理，含Ti多可有八面体或立方体裂开，断口不平坦，具磁性，日久磁性渐弱。有土腥气，无味。

生境分布 分布山东、江苏、辽宁、河北、安徽、广东等地。

采收加工 随时可采，除去杂质，选择吸铁能力强者入药。生用或煅后醋淬研细用。

性味归经 咸，寒。归心、肝、肾经。

功能主治 镇惊安神，平肝潜阳，聪耳明目，纳气定喘。本品咸寒质重而降下，归心、肝经，则镇惊安神，平肝潜阳；归肾经则聪耳明目，纳气定喘。

药理作用 磁石有补血及镇静中枢神经作用。可用于缺铁性贫血及神经衰弱失眠等证。

用量用法 15～30克，煎服，入汤剂宜打碎先煎。入丸、散服，每次1～3克，宜煅用。

配伍应用 ①牙痛：细辛1.2克，煎水冲磁石粉3克噙患处，每日2次。②产后尿潴留：磁石、商陆各5克，麝香0.1克，研末，外敷于脐、关元穴上。③神经官能症、癫痫（对于烦躁不宁、心悸、失眠等，证属阴虚阳亢者）：常与朱砂、神曲配用，如磁朱丸。④眩晕综合征（对于头晕、耳鸣，证属肝肾阴虚者）：可与熟地、山萸肉、五味子等药配用。⑤高血压病（对于头痛、头晕，证属阴虚阳亢者）：与石决明、白芍、生地等药配用。⑥气管炎哮喘、慢性支气管炎、肺气肿、心脏病性哮喘等见有咳嗽、气喘、呼吸困难，证属上实下虚、肾不纳气者：宜与代赭石、五味子、胡桃肉等药配伍。⑦扁平疣：磁石、代赭石、紫贝齿各30克，生石决明12克，生白芍6克，紫草30克，水煎服。

使用注意

吞服后不易消化，如入丸、散不可多服，最好配神曲、鸡内金以助消化。脾胃虚弱者慎服。内服过量或长期服用易发生铁剂中毒。

龙骨 Long Gu

别　名 生龙骨、煅龙骨、五花龙骨。

来　源 本品系古代多种大型哺乳动物，如三趾马、犀类、鹿类、牛类、象类等的骨骼化石。五花龙骨为象类门齿的化石，质优。

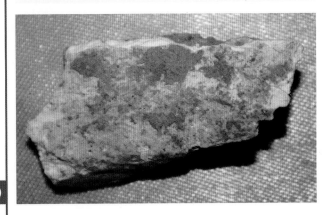

形态特征 为古代哺乳动物如象类、犀牛类、牛类、三趾马、鹿类、骆驼类、羚羊类等的骨骼化石，习称"龙骨"。而象类门齿的化石习称"五花龙骨"。龙骨：呈骨骼状或破碎块状，大小不一。表面白色、灰白色或浅棕色，多较平滑，有的具棕色条纹和斑点。质较酥、体轻，断面不平坦、色白、细腻，骨髓腔部分疏松，有多数蜂窝状小孔。吸湿性强，以舌舔之有吸力。无臭、无味。五花龙骨：呈不规则块状，大小不一，也可见圆柱状或半圆柱状，长短不一，直径6～25厘米。全体呈淡灰白色或淡黄白色，或淡黄棕色，夹有蓝灰色及红棕色深浅粗细不同的花纹，偶有不具花纹者。表面光滑，时有小裂隙。质硬，较酥脆，易片状剥落，吸湿性强，以舌舔之有吸力。无臭，无味。以体轻、质脆、分层、有蓝、灰、红、棕等色的花纹，吸湿性强者为佳。一般习惯认为以五花龙骨为优。无吸湿性，烧之发烟有异臭者不可药用。

生境分布 分布山西、内蒙古、河南、河北、陕西、甘肃等地。

采收加工 全年均可采挖，除去泥土和杂质，置干燥处。生用或煅用。

性味归经 甘、涩，平。归心、肝、肾经。

功能主治 镇静安神，平肝潜阳，收敛固涩。本品质重沉降，味甘则补，入心、肝则补血，故能镇静而安心神，平肝以潜降肝阳，味涩则收敛固涩。

药理作用 龙骨所含钙盐吸收后，有促进血液凝固、降低血管壁的通透性及抑制骨骼肌的兴奋等作用。

用量用法 15~30克，煎服，入汤剂宜先煎。外用：适量。收敛固涩宜煅用。

配伍应用 ①心神不宁，心悸失眠，健忘多梦等症：与远志、菖蒲等同用，如孔圣枕中丹（《千金方》）；也常与酸枣仁、柏子仁、朱砂、琥珀等安神之品配伍。②痰热内盛，惊痫抽搐，癫狂发作者：须与牛黄、羚羊角、胆南星、钩藤等化痰及息风止痉之品配伍。③肝阴不足，肝阳上亢所致的头晕目眩，烦躁易怒等症：与赭石、生白芍、生牡蛎等滋阴潜阳药同用，如镇肝息风汤（《医学衷中参西录》）。④肾虚遗精、滑精：与芡实、牡蛎、沙苑子等配伍，如金锁固精丸（《医方集解》）。⑤心肾两虚，小便频数，遗尿者：与桑螵蛸、茯神、龟甲等配伍，如桑螵蛸散（《本草衍义》）。⑥气虚不摄，冲任不固之崩漏：与黄芪、五倍子、乌贼骨等配伍，如固冲汤（《医学衷中参西录》）。⑦表虚自汗，阴虚盗汗者：与牡蛎、浮小麦、生地黄、五味子、黄芪等同用；若大汗不止，脉微欲绝的亡阳证，可与人参、牡蛎、附子同用，以回阳救逆固脱。⑧湿疮流水，阴汗瘙痒：常配伍牡蛎研粉外敷；若疮疡溃久不敛，常与枯矾等份，共研细末，掺敷患处。

使用注意

湿热积滞者不宜使用。

琥珀 Hu Po

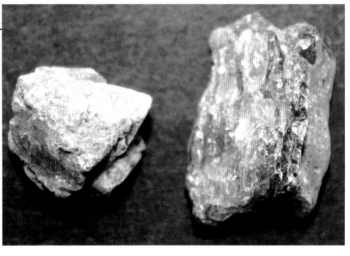

别名 血琥珀、老琥珀、琥珀屑。

来源 本品为古代松科植物的树脂埋藏地下经年久转化而成的化石样物质。

形态特征 多呈不规则的粒状、块状、钟乳状及散粒状。有时内部包含着植物或昆虫的化石。颜色为黄色、棕黄色及红黄色。条痕白色或淡黄色。具松脂光泽。透明至不透明。断口贝壳状极为显着。硬度2~2.5。比重1.05~1.09。性极脆。磨擦带电。

生境分布 分布于黏土层、砂层、煤层及沉积岩内。分布于云南、广西、辽宁、河南、福建等地。

采收加工 全年可采，从地下或煤层挖出后，除去砂石、泥土等杂质，研粉用。分布于煤中者，称"煤珀"。

性味归经 甘，平。归心、肝、膀胱经。

功能主治 镇惊安神，活血散瘀，利尿通淋。本品质重降下而镇惊安神，归心、肝走血分而活血散瘀，入膀胱则利尿通淋。

药理作用 琥珀酸具有中枢抑制作用，能明显减少小鼠自主活动，延长戊巴比妥钠引起的小鼠睡眠时间；对大鼠听源性惊厥、小鼠电惊厥以及士的宁引起的动物性惊厥，均具有对抗作用。

用。

用量用法 1.5~3克，研末冲服，不入煎剂，多入丸、散用。外用：适量。

配伍应用 ①心神不宁，心悸失眠，健忘等症：与远志、菖蒲、茯神等同用，如琥珀定志丸（《杂病源流犀烛》）。②心血亏虚，惊悸怔忡，夜卧不安：与人参、酸枣仁、当归等同用，如琥珀养心丸（《证治准绳》）。③小儿惊风：与茯苓、天竺黄、胆南星等同用，如琥珀抱龙丸（《幼科发挥》）。④小儿胎惊：以本品与朱砂等合用（《仁斋直指方》）。⑤小儿胎痫：与全蝎、朱砂、麦冬配伍。⑥血瘀气阻之痛经经闭：与莪术、当归、乌药等活血行气药同用，如琥珀散（《灵苑方》）。⑦血瘀经闭：与虻虫、水蛭、大黄等活血通经之品配伍，如琥珀煎丸（《圣惠方》）。⑧心血瘀阻，胸痹心痛证：与三七同用，研末内服。⑨癥瘕积聚：与鳖甲、三棱、大黄等活血消癥、软坚散结药同用。⑩淋证、尿频、尿痛及癃闭小便不利之证：单用有效，如《仁斋直指方》单用琥珀为散，灯心汤送服。⑪石淋、热淋：与海金沙、金钱草、木通等利尿通淋药同用。⑫疮痈肿毒：内服能活血消肿，外用可生肌敛疮。

使用注意

阴虚内热及无瘀滞者忌服。

紫石英 Zi Shi Ying

别 名	煅紫石英。
来 源	本品为氟化物类矿物氟化钙（CaF）的天然矿石。
形态特征	萤石晶体呈立方体、八面体、十二面体；集合体常呈致密粒状块体出现。颜色很少是无色透明的，大部分被染成各种颜色，如黄、浅绿、浅蓝、紫色及紫黑色等，以浅绿、紫色和紫黑色者为最常见，其色可因加热、压力、X射线、紫外线等而改变，加热时能失去色彩，而受X射线照射后，又恢复原色。条痕白色。玻璃光泽。透明至微透明。解理依八面体。断面呈贝壳状。硬度4，比重3.18。加热后显萤光。
生境分布	主要分布于热液脉中。分布于甘肃、山西、湖北、江苏、广东、福建、贵州等地。
采收加工	全年可采，采得后，拣选紫色的入药，去净泥土杂质。火煅醋淬2次，晾干粉碎用。
性味归经	甘，温。归心、肝、肺、肾经。
功能主治	镇心定惊，温肺平喘，温肾暖宫。本品甘温，质重，入心肝经则镇心定惊；入肺则温补肺阳而温肺平喘；入肾则温补肾阳而温肾暖宫。故有此功。
药理作用	有镇静和安神作用。
用量用法	9～15克，入汤剂宜先煎。
配伍应用	①肾阳亏虚，宫冷不孕，崩漏带下：与熟地、当归、香附、川芎、白术等配伍（《青囊秘方》）。②心悸怔忡，虚烦失眠：与柏子仁、酸枣仁、当归等同用（《郑子来家秘方》）。③心经痰热，惊痫抽搐：与寒水石、龙骨、大黄等同用，如风引汤（《金匮要略》）。④肺寒气逆，痰多喘咳症：可单用火煅，花椒泡汤（《青囊秘方》）。⑤肺气不足，短气喘乏，口出如含冰雪，语言不出者：与款冬花、五味子、人参、桑白皮等配伍，如钟乳补肺汤（《御药院方》）。

使用注意

阴虚火旺而不能摄精之不孕症及肺热气喘者忌用。

珊 瑚 Shan Hu

来 源	本品为矶花科动物桃色珊瑚等珊瑚虫所分泌的石灰质骨骼。
形态特征	桃色珊瑚为水生群栖腔肠动物，群体呈树枝状。分枝扩展如扇，分歧甚细，其表面生有多数水螅体，称为珊瑚虫；虫体呈半球状，上有羽状的触手8条，触手中央有口，虫体能分泌石灰质而形成骨骼，即通常所称的"珊瑚"。骨骼的表面红色，莹润。中轴白色。质坚硬，很美观。

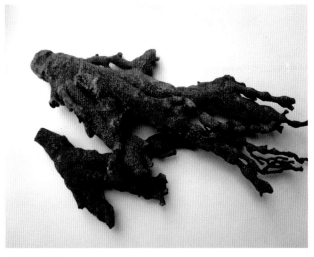

性味归经 甘，平。归心、肝经。

功能主治 安神镇惊，去翳明目。本品甘平质重，入心肝而安神镇惊，该品及水生之物，虽性平而偏凉，故能凉肝而明目退翳。

药理作用 碳酸钙内服可中和胃酸，可明显缓解胃及十二指肠溃疡引起的反酸、腹胀等上腹部不适感。

用量用法 0.3～0.6克，研粉内服，或入丸、散。外用：适量，研粉点眼，吹鼻。

配伍应用 ①小儿眼有障翳：珊瑚，细研如粉，每点时，取如黍米大，纳在翳上，第二日再点之。②去肤翳：珊瑚、贝子、真珠、琥珀、石蟹。为极细末，点入目中。③心神昏冒，惊痫卒倒，或怔忡烦乱：大红珊瑚、琥珀、真珠（研极细）各3克，人参、白术、当归、胆星各9克（共研末）。和珊瑚等末，每服3克，灯心汤调下。④心肺郁热，吐衄不止：大红珊瑚，徐徐研极细如粉。每服二分，百合煮成糊，调服。

生境分布 着生于海底岩礁上。分布福建、台湾、海南西沙群岛等地。

采收加工 用网垂入海底，将珊瑚拉入网内或挂网上，然后取出，拣净杂物即得。药用珊瑚多为工艺制品残余的碎块。研粉生用。

金箔 Jin Bo

别　名 金薄。

来　源 本品为自然金锤成的纸状薄片。自然金通常分为脉金（山金）和砂金两种，脉金分布于石英脉中，砂金分布于冲积层中。我国多数地区有产，其中原生矿床以山东等地著称，砂金矿以金沙江、黑龙江和湖南沅水流域分布最多。

采收加工 用黄金加工锤成极薄的纸状薄片即可。

性味归经 辛、苦，凉。归心、肝经。

功能主治 镇心安神，清热解毒。本品苦降，质重镇潜，故能清降心热而镇心安神，凉则清热，热清以绝化毒之源，故又能清热解毒。

用量用法 一般入丸、散，内服，或多作丸药挂衣。外用，研粉外撒。

配伍应用 ①心脏风邪，恍惚狂言，意志不定：金箔200片，腻粉15克，用新小铛子，中先布金箔，逐重用粉隔之，然后下牛乳一小盏，用文火煎至乳尽，金箔如泥，即于火上焙干，研为末，蒸饼和丸如小豆大。每服五丸，食后新汲水下。②风邪发狂：金箔100片，丹

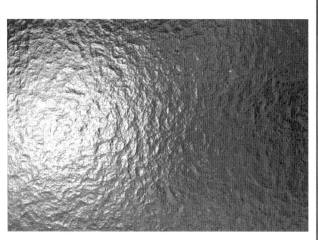

砂（研）、龙脑（研）、牛黄（研）、珍珠末、琥珀末、犀角末各15克。上七味，将六味同再研匀。以鼎子一个，铺一重金箔了，掺一重药末，次第铺盖了，用牛乳三升，于鼎上浇之，以慢火煨令乳汁尽成膏为度。每服取皂角子大，薄荷汤化服之。③小儿食痫，坠痰涎：金箔五片（细研），腻粉三钱，甘遂一分（煨微黄，捣为末）。上药相和研令匀，以枣瓤和作剂子，以五片金箔裹上，更著湿纸裹，煻灰火煨匀热，候冷，取研，丸如绿豆大。每服以人参汤下二丸，量儿大小，以意加减。

使用注意

阳虚气陷、下利清冷者忌服。

二、养心安神药

酸枣仁 Suan Zao Ren

别　名 生枣仁、炒枣仁。

来　源 本品鼠李科落叶灌木或小乔木植物酸枣的干燥成熟种子。

形态特征 落叶灌木或小乔木，枝上有两种刺：一为针状直形，长1~2厘米；一为向下反曲，长约5毫米。单叶互生，叶片椭圆形至卵状披针形，托叶细长，针状。花黄绿色，2~3朵簇生叶腋，花梗极短。核果近球形，先端尖，具果柄，熟时暗红色。

生境分布 生长于阳坡或干燥瘠土处，常形成灌木丛。分布于河北、河南、山西、山东、辽宁、内蒙、陕西等地。

采收加工 秋末冬初果实成熟时采收，除去果肉，碾碎果核，取出种子，晒干。生用或炒用，用时打碎。

性味归经 甘、酸，平。归心、肝、胆、脾经。

功能主治 养心益肝，安神敛汗。味甘则补，入心则养心血，归肝则补肝阴，心血得养而神志可安，酸又能敛汗，故有养心益肝，安神，敛汗之功。

药理作用 实验证明，生酸枣仁及炒枣仁对多种动物及人均有显著的镇静催眠作用。据此可以否定"生用醒睡，炒用安眠"之说，有效成分为酸枣仁皂甙。有镇痛及降温作用。并能对抗吗啡引起的狂躁。酸枣仁水溶性成分对子宫有兴奋现象，孕妇应用应加注意。酸枣仁还

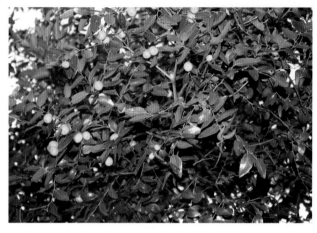

有降压及抗心律失常作用。动物试验，酸枣仁配伍五味子有抗烫伤休克及减轻烫伤局部水肿作用。

用量用法 10~20克，煎服。研末吞服，每次1.5~3克。

配伍应用 ①心悸失眠：与白芍、当归、龙眼肉、何首乌等配伍同用。②肝虚有热之虚烦不眠：与茯苓、知母、川芎等同用，如酸枣仁汤（《金匮要略》）。③心脾气血亏虚，惊悸不安，体倦失眠者：可以本品与当归、黄芪、党参等配伍应用，如归脾汤（《校注妇人良方》）。若心肾不足，阴亏血少，心悸失眠，健忘梦遗者：与生地、麦冬、远志等合用，如天王补心丹（《摄生秘剖》）。④体虚自汗、盗汗：每与山茱萸、五味子、黄芪等益气固表止汗药同用。⑤伤津口渴咽干者：常与麦冬、生地、天花粉等养阴生津药同用。

使用注意

肠滑泄泻、心脾实热、感冒风寒者不宜服用。

柏子仁 Bai Zi Ren

别　名 侧柏仁、柏子霜。

来　源 本品为柏科常绿乔木植物侧柏的干燥成熟种仁。

形态特征 常绿乔木，高达20米，直径可达1米。树冠圆锥形，分枝多，树皮红褐色，呈鳞片状剥

落。小枝扁平，呈羽状排列。叶十字对生，细小鳞片状，紧贴于小枝上，亮绿色，端尖，背有凹陷的腺体1个。雌雄同株，雄球花多生在下部的小枝上，呈卵圆形，长2~3毫米，具短柄，有5~10对雄蕊；雌球花生于上部的小枝上，球形，无柄，直径3~4毫米，鳞片3对，有时4对，下面2对下半部肉质突起，基部各生有2个直立胚珠，球果卵圆形，长1.2~2.5厘米，肉质，浅蓝色，后变为木

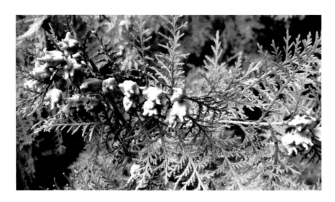

质，深褐色而硬，裂开，果鳞的顶端有一钩状刺，向外方卷曲。种子椭圆形，无刺，淡黄色，质柔软，长0.5厘米，径0.3厘米。花期4月，果期9～10月。

生境分布 喜生长于湿润肥沃的山坡。全国大部分地区均产，分布山东、河南、河北、湖北等地。

采收加工 冬初种子成熟时采收，晒干，压碎种皮，簸净，阴干，收集种仁用。

性味归经 甘，平。归心、肾、大肠经。

功能主治 养心安神，止汗，润肠。本品味甘则补，归心补血，而养心安神；汗为心之液，心血充足，则汗出可止；况质润多油脂，归大肠而润肠通便，故有此功。

药理作用 因含大量脂肪油，故有润肠通便作用。

用量用法 10～20克，用时打碎。大便溏者可用柏子仁霜。

配伍应用 ①心阴不足，心血亏虚，心神失养之心悸怔忡、虚烦不眠、头晕健忘等：与人参、白术、五味子等配伍，如柏子仁丸（《普济本事方》）；也可与当归、酸枣仁、茯神等同用，如养心汤（《校注妇人良方》）。②心肾不交之心悸不宁、心烦少寐、梦遗健忘：以本品配伍麦冬、石菖蒲、熟地黄等以补肾养心，交通心肾，如柏子养心丸（《体仁汇编》）。③阴虚血亏，老年、产后等肠燥便秘证：常与松子仁、郁李仁、杏仁等同用，如五仁丸（《世医得效方》）。

使用注意

便溏及多痰者慎用。

远志 Hai Song Zi

别　名 远志肉、远志筒、关远志、制远志、蜜炙远志。

来　源 本品为远志科多年生草本植物远志或卵叶远志的干燥根。

形态特征 多年生矮小草本，高约30厘米，茎丛生，纤细，近无毛。叶互生，线形或狭线形，近无柄。总状花序，花偏向一侧；花绿白色带紫。蒴果扁，倒卵形，边缘有狭翅。种子扁平、黑色、密被白色细茸毛。

生境分布 生长于海拔400～1000米的路旁或山坡草地。分布于陕西、山西、河北、河南、吉林等地。以山西、陕西产者为道地，习称关远志。

采收加工 春、秋挖取其根，除去残基须根泥沙，晒干，生用或蜜炙用。过去趁新鲜时，选择较粗的根，抽去木心，即称"远志筒"，较细根，用棒捶裂，除去木心，称"远志肉"，因加工复杂，现药典规定已不再应用此种加工方法。

性味归经 辛、苦，微温。归心、肾、肺经。

功能主治 宁心安神，祛痰开窍，消散痈肿。本品辛苦微温，性善宣泄通达，既能交通心肾，又能助心气，开心郁，故能宁心安神；味辛通利，既能祛痰，又利心窍，故又有祛痰开窍之功；况苦泄温通，疏通气血之壅滞而达消散痈肿之效果。

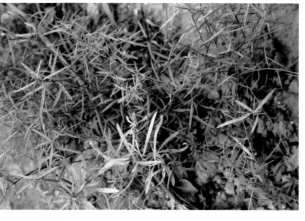

药理作用 远志具明显祛痰作用，其祛痰成分主要在皮内，木质部已无甚效果。祛痰作用可能是由于所含皂甙对胃黏膜的刺激作用，反射性促进支气管分泌液增加所致。全远志、皮、木质部均有催眠作用，并有抗惊厥作用。远志皂甙具有溶血作用，此种作用皮部较木质部为强。远志还有降压活性。远志乙醇提取物在体外可抑制革兰氏阳性菌、痢疾杆菌、伤寒杆菌及人型结核杆菌。远志皂甙能刺激胃黏膜而反射地引起轻度恶心，故胃炎及溃疡病人应避免使用。动物实验对未孕或已孕的子宫有兴奋作用。

用量用法 5～15克，水煎服。外用：适量。

配伍应用 ①心肾不交之心神不宁、失眠、惊悸等症：与龙齿、茯神、朱砂等同用，如远志丸（《张氏医通》）。②健忘证：与茯苓、人参、菖蒲同用,如开心散(《千金方》);若方中再加茯神,即不忘散(《证治准绳》)。③癫痫昏仆、痉挛抽搐者:与天麻、半夏、全蝎等配伍。惊风狂证发作:与郁金、菖蒲、白矾等同用。④痰多黏稠、咳吐不爽或外感风寒、咳嗽痰多者:与杏仁、瓜蒌、贝母、桔梗等同用。⑤痈疽疮毒,乳房肿痛:内服、外用均有疗效,内服可单用为末,黄酒送服;外用可隔水蒸软,加少量

黄酒捣烂敷患处。远志味辛入肺,开宣肺气,以利咽喉,如《仁斋直指方》治喉痹作痛用"远志肉为末,吹之,涎出为度。"

使用注意

凡实热或痰火内盛者,以及有胃溃疡或胃炎者慎用。

合欢皮　He Huan Pi

别　名　芙蓉树皮。

来　源　本品为豆科落叶乔木植物合欢的干燥树皮。

形态特征　落叶乔木,高4～15米。羽片4～12对,小叶10～30对,长圆形至线形,两侧极偏斜。花序头状,多数,伞房状排列,腋生或顶生;花淡红色。荚果线形,扁平,幼时有毛。

生境分布　生长于林边、路旁及山坡上。全国大部分地区都有分布,分布长江流域各省(区)。

采收加工　夏、秋两季剥取树皮,切片晒干生用。

性味归经　甘,平。归心、肝经。

功能主治　安神解郁,活血消肿。本品甘补心血而安神,舒肝而解郁,郁解结散则肿消血活,故有安神解郁、活血消肿之效。

药理作用　对小鼠自发性活动能显著抑制,呈现镇静催眠作用。对妊娠子宫能增强其节律收缩,并有抗早孕效应。

用量用法　10～15克,水煎服。

配伍应用　①情志不遂,忿怒忧郁,烦躁失眠,心神不宁等症:可单用或与柏子仁、首乌藤、酸枣仁、郁金等安神解郁药配伍应用。②跌打仆伤,损筋折骨:用合欢皮配麝香、乳香研

末,温酒调服(《续本事方》);也可与红花、桃仁、没药、乳香、骨碎补等活血疗伤,续筋接骨药配伍同用。③肺痈,胸痛,咳吐脓血:单用有效,如黄昏汤(《千金方》);也可与鱼腥草、桃仁、冬瓜仁、芦根等清热消痈排脓药同用。④疮痈肿毒:与蒲公英、连翘、紫花地丁、野菊花等清热解毒药同用。

使用注意

孕妇慎用。

夜交藤　Ye Jiao Teng

别　名　首乌藤。

来　源　本品为蓼科多年生蔓生草本植物何首乌的藤茎或带叶藤茎。

形态特征　多年生缠绕草本。根细长,末端成肥大的块根,外表红褐色至暗褐色。茎基部略呈木质,中空。叶互生,具长柄,叶片狭卵形或心形,长4～8厘米,宽2.5～5厘米,先端渐尖,基部心形或箭形,全缘或微带波状,上面深绿色,下面浅绿色,两面均光滑无毛。托叶膜质,鞘状,褐色,抱茎,长5～7毫米。花小,直径约2毫米,多数,密聚成大形

圆锥花序,小花梗具节,基部具膜质苞片;花被绿白色,花瓣状,5裂,裂片倒卵形,大小不等,外面3片的背部有翅;雄蕊8,比花被短;雌蕊1,子房三角形,花柱短,柱头3裂,头状。瘦果椭圆形,有3棱,长2～3.5毫米,黑色光亮,外包宿存花被,花被成明显的3翅,成熟时褐色。花期10月,果期11月。

生境分布　生长于草坡、路边、山坡石隙及灌木丛中。分布河南、湖北、湖南、江苏等地。

采收加工　夏秋采取,切段,晒干,生用。

性味归经　甘,平。归心、肝经。

功能主治　养心安神,祛风通络。本品味甘则补,入心补心血而安神志,养血则祛风邪,风邪祛经络通,则疼痛可止,故有养心安神、祛风通

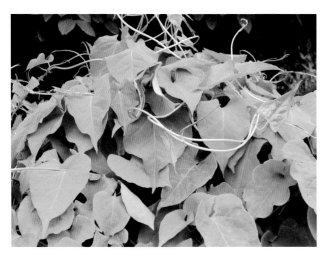

络之效。

药理作用 有镇静催眠作用，与戊巴比妥钠合用有明显的协同作用；首乌藤醇提取物能抑制实验性大鼠高脂血症；对实验性动脉粥样硬化有一定防治作用；并能促进免疫功能。

用量用法 15～30克，煎服。外用：煎水洗或鲜用捣敷。

配伍应用 ①阴虚血少之失眠多梦，心神不宁，头目眩晕等症：常与合欢皮、柏子仁、酸枣仁等养心安神药同用；若失眠而阴虚阳亢者，可与龙骨、珍珠母、牡蛎等潜阳安神药配伍。②血虚身痛：与当归、鸡血藤、川芎等配伍。③风湿痹痛：与独活、羌活、秦艽、桑寄生等祛风湿、止痹痛药同用。④风疹疥癣等皮肤瘙痒症：与浮萍、蝉蜕、蛇床子、地肤子等同用，煎汤外洗，共收祛风止痒之效。

使用注意

躁狂属实火者慎服。

灵芝 Ling Zhi

别　名 灵芝草。

来　源 本品为多孔菌科植物紫芝、赤芝的全株。

形态特征 菌盖木栓质，肾形，红褐、红紫或暗紫色，具漆样光泽，有环状棱纹和辐射状皱纹，大小及形态变化很大，大型个体的菌盖为20×10厘米，厚约2厘米，一般个体为4×3厘米，厚0.5～1厘米，下面有无数小孔，管口呈白色或淡褐色，每毫米内有4～5个，管口圆形，内壁为子实层，孢子产生于担子顶端。菌柄侧生，极少偏生，长于菌盖直径，紫褐色至黑色，有漆样光泽，坚硬。孢子卵圆形，8～11×7厘米，壁两层，内壁褐色，表面有小疣，外壁透明无色。

生境分布 生长于栎树及其他阔叶树的枯干、腐朽的木桩旁，喜生长于植被密度大，光照短、表土肥沃、潮湿疏松之处。分布于浙江、江西、湖南、广西、福建、广东、贵州等地。

采收加工 秋季采取，洗净晒干用。

性味归经 甘，平。归心、肝、肺经。

功能主治 养心安神，止咳平喘，补气养血。本品味甘则补，归心肝则补血养血而养心安神，归肺则补气而止咳平喘。故有养心安神、止咳平喘、补气养血之功。

药理作用 能降低中枢神经系统兴奋性，而起镇静作用。酊剂能对抗电惊厥，并有一定镇痛作

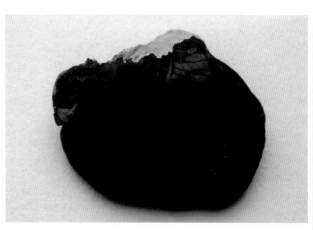

用。有祛痰、止咳、平喘作用。但也有不同实验结果的报告。有一定保肝、解毒、降血糖及抗放射效应。并对实验性胃溃疡有保护作用。有强心、降压、提高耐缺氧能力，及保护心肌缺血、降血脂、抗动脉粥样硬化作用。灵芝多糖能提高机体免疫力，其抗肿瘤作用也与此有关。

用量用法 3～15克，煎服。研末每服1.5～3克，或用各种灵芝制剂。

配伍应用 ①心神不宁，失眠，惊悸：可单用研末吞服；或与白芍、当归、柏子仁、酸枣仁、龙眼肉等同用。②咳喘痰多：可单用或与党参、干姜、五味子、半夏等益气敛肺、温阳化饮药同用。③虚劳短气、不思饮食、手足逆冷，或烦躁口干等症：与人参、山茱萸、地黄等补虚药配伍，如紫芝丸（《圣济总录》）。

使用注意

服用时忌超量、忌久服。

缬草 Xie Cao

别　名 拨地麻、满山香。

来　源 本品为败酱科植物缬草的根及根茎。

形态特征 多年生草本，高100～150厘米。茎直立，有纵条纹，具纺锤状根茎或多数细长须根。基生叶丛出，长卵形，为单数羽状复叶或不规则深裂，小叶片9～15，顶端裂片较大，全缘或具少数锯齿，叶柄长，基部呈鞘状；茎生叶对生，无柄抱茎，单数羽状全裂，裂片每边4～10，披针形，全缘或具不规则粗齿；向上叶渐小。伞房花序顶生，排列整齐；花小，白色或紫红色；小苞片卵状披针形，具纤毛；花萼退化；花冠管状，长约5毫米，5裂，裂片长圆形；雄蕊3，较花冠管稍长；子房下位，长圆形。蒴果光滑，具1种子。花期6～7月，果期7～8月。

生境分布 生长于山坡草地，适于酸性肥沃土壤。分布于陕西、甘肃、青海、新疆、四川、河北、河南、山东等地。

采收加工 秋季（9～10月）间采挖，去掉茎叶及泥土，晒干。

性味归经 辛，苦，温。归心、肝经。

功能主治 镇静安神，活血化瘀，温经散寒。本品辛散，苦降，温则宣通，入心肝走血分，而活血化瘀、瘀血祛新血生以养心神，况温通经脉以散寒邪，故有此功。

药理作用 对神经系统的作用：本品具有镇静安定作用，能加强大脑皮层的抑制过程，减弱反射兴奋性，解除平滑肌痉挛，用以治疗失眠及神经官能症。对循环、呼吸的作用：本品中的某些成分对离体蛙心，它能抑制强心甙或对蛙心的收缩作用，但不能拮抗乌头碱引起的心律不整，适当剂量注入猫或兔的静脉或直肠，可兴奋呼吸，但在水合氯醛深麻醉时则无兴奋作用，大剂量还可抑制正常动物的呼吸。有降压、抗菌、抗利尿等作用。并对四氯化碳性肝坏死，有一定的保护作用。

用量用法 3～5克，煎服，研末或浸酒服。

配伍应用 ①心神不宁，失眠少寐，心悸怔忡等症：与合欢皮、酸枣仁、首乌藤等养心安神药同用。②心脾两虚，气血双亏，心神失养者：配伍当归、党参、黄芪、龙眼肉等补养气血之药。③惊风，癫痫等四肢抽搐，神志失常：常用缬草酊，每次2～5毫升，每日2～3次。④血瘀经闭，痛经：与丹参、泽兰、益母草、红花等配伍。⑤痹证，腰腿疼痛，日久不愈者：与桑寄生、川芎、独活等同用。⑥跌打伤痛：与骨碎补、红花、桃仁、乳香等活血疗伤，祛瘀止痛药配伍应用。⑦脘腹疼痛：若气滞脘腹胀痛甚者，常与枳壳、木香、延胡索等理气药同用；血瘀脘腹刺痛甚者，可与蒲黄、五灵脂、赤芍等活血化瘀药配伍。⑧外伤出血：可用本品研末外敷。

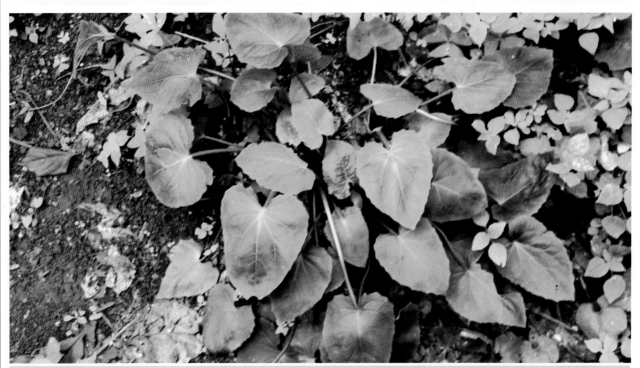

使用注意

体弱阴虚者慎用。

睡 菜 Shui Cai

别　名 瞑菜、醉草。

来　源 本品为龙胆科多年生草本植物睡菜的叶或全草。

形态特征 多年生沼生植物。具长的匍匐根状茎，节上有膜质鳞片。叶为基生叶，托出水面；三出复叶，叶柄长12～30厘米，小叶无柄；叶片椭圆形，长2.5～8厘米，宽1.2～4厘米，先端钝圆，基部楔形，全缘或边缘微波状，中脉明显。花葶由根茎中抽出，高30～35厘米，总状花序；花梗长1～1.8厘米，基部有一卵形的苞片；花萼筒甚短，长4～5毫米，5深裂至基部，裂片卵形，花白色，花冠漏斗状，长1.4～1.8厘米，5裂，裂片椭圆状披针形，上部内面具白色长流苏状毛；雄蕊5，着生于花冠筒中部；子房椭圆形，无柄，花柱线形，柱头2裂。蒴果球形，长6～7毫米。种子膨胀，圆球形。花、果期5～7月。

生境分布 生长于海拔450－3600米的沼泽中成群落生长。分布云南、贵州、四川及东北等地。

采收加工 夏、秋间采收完整带柄的叶，晒干用。

性味归经 甘、微苦，寒。归心、脾经。

功能主治 安神除烦，健脾消食。本品甘苦而性寒，入心经则清降心热而除烦安神；入脾则甘助脾阳而健脾消食，故有安神除烦、健脾消食之功。

药理作用 叶、根煎剂可作苦味健胃剂，并有泻下作用，大量可致吐；苦味与其中所含之睡菜苦甙有关。

用量用法 6～12克，煎服。

配伍应用 ①胃热口黏，食欲减退：睡菜叶3～6克（鲜草加倍），水煎服。②烦躁失眠：睡菜叶3克，开水冲泡，睡前冷服一杯。③心热口苦，小便色黄而少：睡菜叶6克，芦根12克，灯芯草3克，水煎服。

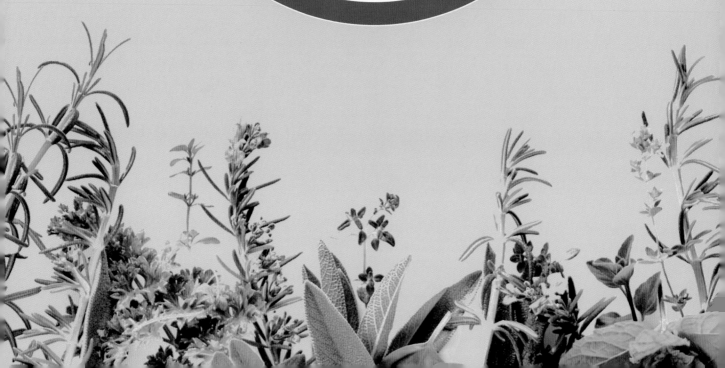

SHI YONG BEN CAO GANG MU CAI SE TU JIAN

第十四章

平肝息风药

一、平抑肝阳药

石决明 Shi Jue Ming

别　名 石决明、煅石决明。

来　源 本品为鲍科动物杂色鲍（光底石决明）、皱纹盘鲍（毛底石决明）、羊鲍、澳洲鲍、耳鲍或白鲍的贝壳。

形态特征 杂色鲍：贝壳坚硬，螺旋部小，体螺层极大。壳面的左侧有一列突起，约20余个，前面的7～9个有开口，其余皆闭塞。壳口大，外唇薄，内唇向内形成片状边缘。壳表面绿褐色，生长纹细密，生长纹与放射肋交错使壳面呈布纹状。壳内面银白色，具珍珠光

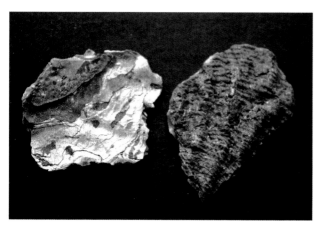

泽。足发达。皱纹盘鲍：贝壳大，椭圆形，较坚厚。向右旋。螺层3层，缝合不深，螺旋部极小。壳顶钝，微突出于贝壳表面，但低于贝壳的最高部分。从第二螺层的中部开始至体螺层的边缘，有一排以20个左右凸起和小孔组成的旋转螺肋，其末端的4～5个特别大，有开口，呈管状。壳面被这排突起和小孔分为右部宽大、左部狭长的两部分。壳口卵圆形，与体螺层大小相等。外唇薄，内唇厚.边缘呈刃状。足部特别发达肥厚，分为上、下足。腹面大而平，适宜附着和爬行。壳表面深绿色，生长纹明显。壳内面银白色，有绿、紫、珍珠等彩色光泽。羊鲍：近圆形，长4～8厘米，宽2.5～6厘米，高0.8～2厘米。壳顶位于近中部而高于壳面，螺旋部与体螺部各占1/2，从螺旋部边缘有2行整齐

的突起，尤以上部较为明显，末端4～5个开孔，呈管状。澳洲鲍：产自澳洲海域一带，体积大，肉厚，普通小的有200～300克，大的有600～700克，外壳厚实，有7～9个小孔，有的大澳洲鲍时间久长，外壳甚至长有海草，外壳肉表呈唛红色或淡黄色。耳鲍：贝壳狭长，螺层约3层，螺旋部很小，体螺层大，与壳口相适应，整个贝壳扭曲成耳状。壳面左侧有一条螺肋由一列约20个左右排列整齐的突起组成，其中5～7个突起有开口。肋的左侧至贝壳的边缘具4～5条肋纹。生仟纹细密。壳表面光滑，为绿色、黄褐色，并布有紫色、褐色、暗绿色等斑纹。壳内银白色，具珍珠光泽。足极发达，不能完全包于壳中。白鲍：呈卵圆形，长11～14厘米，宽8.5～11厘米，高3～6.5厘米。表面砖红色，光滑，壳顶高于壳面，生长线颇为明显，螺旋部约为壳面的1/3，疣状突起30余个，末端9个开孔，孔口与壳平。

生境分布 杂色鲍生活于暖海低潮线附近至10米左右深的岩礁或珊瑚礁质海底，以盐度较高、水清和藻类丛生的环境栖息较多。皱纹盘鲍喜生活于潮流通畅、透明度高、褐藻繁茂的水域，栖息于水深3～15米处，于低潮线附近或20米以下的深水区则数量较少。羊鲍生活于潮下带岩石、珊瑚礁及藻类较多的海底。耳鲍生活于暖海低潮线以下的岩石、珊瑚礁及藻类丛生的海底。分布于广东、福建、辽宁、山东等沿海地区。

采收加工 夏、秋两季捕捉，去肉，洗净，干燥。

性味归经 咸，寒。归肝经。

功能主治 平肝潜阳，清肝明目。本品咸寒清降，质重潜阳，专入肝经，故能平肝潜阳，清肝明目。

药理作用 石决明有镇静作用。在胃中能中和过多之胃酸。

用量用法 15～30克，煎服。应打碎先煎。平肝、清肝宜生用，外用点眼宜煅后水飞。

配伍应用 ①邪热灼阴所致筋脉拘急、手足蠕动、头目眩晕之症：与白芍、牡蛎、生地黄等配伍应用，如阿胶鸡子黄汤（《通俗伤寒论》）；若肝阳独亢而有热象，头晕头痛、烦躁易怒者，可与夏枯草、菊花、黄芩等清热、平肝

药同用，如平肝潜阳汤（《常见病中医治疗研究》）。②肝火上炎，目赤肿痛：与黄连、夜明砂、龙胆草等同用，如黄连羊肝丸（《全国中药成药处方集》）；也常配伍决明子、夏枯草、菊花等同用。③风热目赤、翳膜遮睛：与菊花、蝉蜕、木贼等配伍。④

目生翳障：常配伍木贼、桑叶、荆芥、谷精草、白菊花、苍术等，如石决明散（《证治准绳》）。⑤肝虚血少、目涩昏暗、雀盲眼花属虚证者：每与熟地黄、菟丝子、枸杞子等配伍。⑥青盲雀目：与猪肝、苍术配伍同用。⑦外伤出血：研末外敷。

使用注意

本品咸寒易伤脾胃，故脾胃虚寒，食少便溏者慎用。

珍珠母　Zhen Zhu Mu

别　名　珍珠母、煅珍珠母。

来　源　本品为蚌科动物三角帆蚌、褶纹冠蚌的蚌壳或珍珠贝科动物马氏珍珠贝、珍珠贝的贝壳的珍珠层。

形态特征　三角帆蚌：贝壳略呈四角形。左右两壳顶紧接在一起，后背缘长，并向上突起形成大的三角形帆状后翼，帆状部脆弱易断。铰合齿发达，左壳有拟主齿和侧齿各2枚；右壳有拟主齿2枚，侧齿1枚。褶纹冠蚌：贝壳略似不等边三角形。前部短而低，前背缘冠突不明显。后部长而高，后背缘向上斜出，伸展成为大型的冠。壳面深黄绿色至黑褐色。铰合部强大，左右两壳各有1高大的后侧齿，前侧齿细弱。马氏珍珠贝：贝壳呈斜四方形，壳长5～9厘米。壳顶位于前方，后耳大，前耳较小。背缘平直，腹缘圆。边缘鳞片层紧密，末端稍翘起，右壳前耳下方有一明显的足丝凹陷。壳面淡黄色，同心生长轮纹极细密，成片状，薄而脆，极易脱落，在贝壳中部常被磨损，在后缘部的排列极密，延伸成小舌状，末端翘起。贝壳内面珍珠层厚，光泽强，边缘淡黄色。闭壳肌痕长圆形。

生境分布　前两种在全国的江河湖沼中均产；马氏珍珠贝和珍珠贝分布于海南岛、广东、广西沿海。

采收加工　全年均可采收。去肉后将贝壳用碱水煮过，漂净，刮去外层黑皮，晒干。

性味归经　咸，寒。归肝、心经。

功能主治　平肝潜阳，清肝明目，镇心安神。本品寒清肝心，质重潜阳，故有平肝潜阳、清肝明目、镇心安神之功。

药理作用　碳酸钙可中和胃酸。珍珠母30％硫酸水解产物，能增大离体心脏的心跳幅度；乙醚提取液能抑制离体肠管、子宫的收缩，防止组织胺引起的豚鼠休克及死亡；珍珠母对四氯化碳引起的肝损伤有保护作用。

用量用法　煎服，15～30克，宜打碎先煎。外用：适量。

配伍应用　①肝阴不足，肝阳上亢所致的头痛眩晕、耳鸣、心悸失眠等症：与白芍、龙齿、生地黄等同用，如甲乙归藏汤（《医醇剩义》）。②肝阳眩晕、头痛者：与牡蛎、石决明、磁石等平肝药同用，以增强平肝潜阳之功。③肝阳上亢并有肝热烦躁易怒者：与菊花、钩藤、夏枯草等清肝火药物配伍。④心悸失眠，心神不宁：与龙骨、朱砂、琥珀等配伍，如珍珠母丸（《普济本事方》）。⑤癫痫、惊风抽搐：与钩藤、天麻、天南星等同用。⑥肝热目赤，羞明怕光，翳障：与菊花、石决明、车前子配伍，能清肝明目退翳。⑦肝虚目暗，视物昏花：与女贞子、枸杞子、黑芝麻等配伍，可养肝明目。⑧肝虚目昏或夜盲者：与苍术、猪肝或鸡肝同煮服用。

使用注意

本品属镇降之品，故脾胃虚寒者、孕妇慎用。

实用

本草纲目

彩色图鉴

下

SHIYONGBENCAOGANGMUCAISETUJIAN

- 权威诠释传承久远的医学巨著
- 轻松步入博大精深的医学殿堂

主编
韦桂宁：广西中医药研究院
路军章：中国人民解放军总医院中医院副院长

中医古籍出版社
Publishing House of Ancient Chinese Medical Books

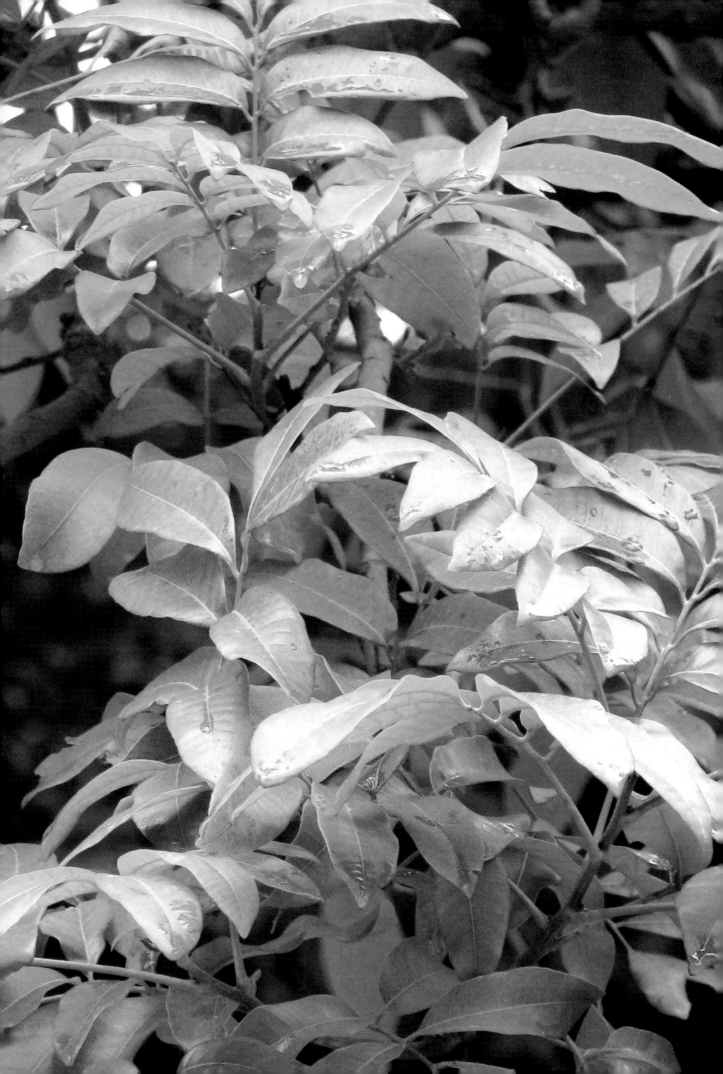

牡 蛎 Mu Li

别　名 煅牡蛎。

来　源 本品为牡蛎科动物长牡蛎、大连湾牡蛎或近江牡蛎的贝壳。

形态特征 长牡蛎：贝壳大型，坚厚，呈长条形，背腹几乎平行，一般壳长比壳高大3倍。左壳附着。右壳较平如盖，鳞片环生，呈波纹状，排列稀疏，层次甚少，壳面淡紫色、灰白色或黄褐色。壳内面瓷白色。闭壳肌痕马蹄

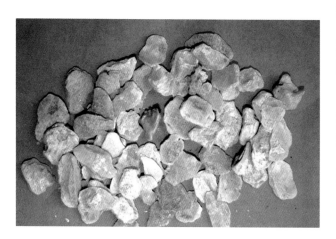

形，棕黄色，位于壳的后部背侧。左壳凹下，鳞片较右壳粗大。肉质部软，鳃成直条状，不弯至背后角。大连湾牡蛎：贝壳大型，中等厚，前后延长，壳顶至后部渐扩张近似三角形。左壳附着。右壳壳表鳞片起伏成水波状，不如近江牡蛎平伏，放射肋不明显。壳面淡黄色；壳内面白色。闭壳肌痕白色或紫色，位于背后方。肉质部延长形，鳃自前方延伸至后方中央，弯曲度小。近江牡蛎：贝壳2片，坚厚，呈圆形、卵圆形或三角形。左壳附着，较大而厚。右壳（即上壳）略扁平，较左壳（即下壳）小，表面环生极薄而平直的黄褐色或紫褐色鳞片；1~2年的个体，鳞片平、薄、脆，有时呈游离状；2至数年的个体，鳞片平坦，有时在后缘起伏成弱小的水波状；生长多年的个体，鳞片层

层相迭，坚厚如石。壳面有灰、青、紫、棕等色彩，内面白色，边缘为灰紫色。韧带紫黑色，闭壳肌痕甚大，淡黄色，大多为卵圆形或肾脏形，位于中部背侧。足退化，无足丝。杂食性，以细小的浮游生物为食。

生境分布 长牡蛎栖息于从潮间带至低潮线以下10多米深的泥滩及泥沙质海底，大连湾牡蛎栖息于潮间带的蓄水入及低潮线以下20米左右的岩礁上，近江牡蛎生活于低潮线附近至水深7米左右的江河入海近处，分布于我国沿海地区。

采收加工 全年可采集。以冬春两季产量最多。采得后，去肉取壳，洗净晒干。

性味归经 咸、涩，微寒。归肝、肾经。

功能主治 平肝潜阳，软坚散结，收敛固涩。本品质重微寒，味咸软坚，涩可固脱，故能平肝潜阳，软坚散结，收敛固涩。

药理作用 牡蛎所含钙盐有抗酸及轻度镇静、消炎作用。

用量用法 煎服，10~30克。宜打碎先煎。除收敛固涩外，余皆生用。

配伍应用 ①心神不安，惊悸怔忡，失眠多梦等症：与龙骨相须为用，如桂枝甘草龙骨牡蛎汤（《伤寒论》）；也可配伍琥珀、朱砂、酸枣仁等同用。②水不涵木，阴虚阳亢，头目眩晕，烦躁不安，耳鸣者：与龟甲、龙骨、白芍等同用，如镇肝息风汤（《医学衷中参西录》）。③热病日久，灼烁真阴，虚风内动，四肢抽搐之症：与龟甲、生地黄、鳖甲等配伍，如大定风珠（《温病条辨》）。④痰火郁结之痰核、瘰疬、瘿瘤等：与玄参、浙贝母等配伍，如消瘰丸（《医学心悟》）。⑤气滞血瘀癥瘕积聚：与丹参、鳖甲、莪术等同用。⑥自汗、盗汗：与麻黄根、浮小麦等同用，如牡蛎散（《和剂局方》）；也可用牡蛎粉扑撒汗处，有止汗作用。⑦肾虚遗精、滑精：与龙骨、沙苑子、芡实等配伍，如金锁固精丸（《医方集解》）。⑧尿频、遗尿：与桑螵蛸、益智仁、金樱子、龙骨等同用。⑨崩漏、带下证：与海螵蛸、山药、山茱萸、龙骨等配伍。

使用注意

本品多服久服，易引起便秘和消化不良。

代赭石 Dai Zhe Shi

别　名 赭石、生赭石、煅赭石。

来　源 本品为三方晶系氧化物类矿物赤铁矿的矿

石，分布于许多种矿床和岩石中。

形态特征 为赤铁矿 Haelnatite 矿石。本品为豆状、肾状、葡萄状集合体，多呈不规则的扁平块状，大小不一。暗棕红色或灰黑色，铁青色，多具金属光泽，也有暗淡或无光泽。一面多

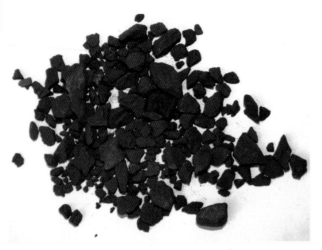

有圆形的突起，习称"钉头"。另一面与突起相对应处有同样大小的凹窝。体重，质硬，硬度5.5~6，比重5~5.3，条痕樱红色或棕红色。砸碎后断面显层叠状。气微，味淡。

生境分布 分布于许多种矿床和岩石中。分布于山西、河北、河南、山东等地。

采收加工 开采后，除去杂石泥土。

性味归经 苦，寒。归肝、心经。

功能主治 平肝潜阳，重镇降逆，凉血止血。本品苦寒质重，清降镇潜，入心、肝走血分，故有平肝潜阳、重镇降逆、凉血止血之功。

药理作用 所含铁质能促进红细胞及血红蛋白的新生；对肠管有兴奋作用，使肠管蠕动亢进；对中枢神经有镇静作用；对离体蛙心有抑制作用。

用量用法 煎服，10~30克，宜打碎先煎。入丸、散，每次1~3克。生用降逆平肝；煅用止血。

配伍应用 ①肝阳上亢，头晕目眩：与怀牛膝、生牡蛎、生龙骨、生白芍等同用，如镇肝息风汤，建瓴汤（《医学衷中参西录》）。②肝阳上亢，肝火上炎所致的头晕头痛、心烦难寐：配珍珠母、猪胆膏、磁石、冰片、半夏等，如脑立清（《上海市药品标准》）。③胃气上逆之呕吐、呃逆、噫气不止等症：与旋覆花、生姜、半夏等配伍，如旋覆代赭汤（《伤寒论》）。④噎膈不能食，大便燥结：配伍当归、党参、肉苁蓉等，如参赭培气汤（《医学衷中参西录》）。⑤宿食结于肠间，胃气上逆不降，大便多日不通者：配伍芒硝、甘遂、干姜等同用，如赭遂攻结汤（《医学衷中参西录》）。⑥哮喘有声，卧睡不得者：单用本品研末，米醋调服取效（《普济方》）。⑦肺肾不足，阴阳两虚之虚喘：与党参、胡桃肉、山茱萸、山药等同用，如参赭镇气汤（《医学衷中参西录》）。⑧肺热咳喘者：与苏子、桑白皮、旋覆花等同用。⑨吐血、衄血：以本品煅烧醋淬，研细调服（《斗门方》）。⑩崩中淋沥不止：用代赭石研为细末，醋汤调服（《普济方》）。⑪热而胃气上逆所致吐血、衄血、胸中烦热者：与竹茹、白芍、牛蒡子、清半夏等配伍，如寒降汤（《医学衷中参西录》）。⑫血热崩漏下血：可配伍赤石脂、禹余粮、五灵脂等，如震灵丹（《和剂局方》）。

使用注意

孕妇慎用。因含微量砷，故不宜长期服用。

紫贝齿 Zi Bei Chi

别　名 紫贝、煅紫贝齿。

来　源 本品为宝贝科动物蛇首眼球贝、山猫宝贝或绶贝等的贝壳。

形态特征 蛇首眼球贝：贝壳小型，坚固，略呈卵圆形。壳长约3厘米，宽约2.4厘米，高约1.5厘米。贝壳表面被有一层珐琅质，光滑，有美丽的光泽。成贝的螺旋部为珐琅质所埋没，体螺层占全壳极大部分。贝壳周缘呈深褐色，前后端为淡褐色，背面有大小不同的白斑散布，腹面周缘呈灰青色。壳口狭长，内外两唇周缘各有细白的齿14~17个。幼体的壳薄，可看到

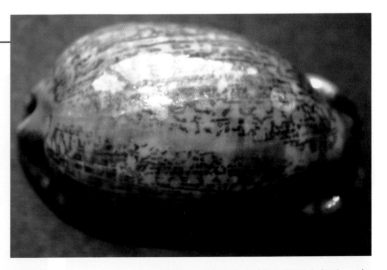

2~3个螺层，壳面乳白色，背面中部有一条宽褐色带。体柔软，可全部缩入壳内。头部

宽，吻短，触角长而尖，眼突出，位于触角的外侧。足部发达。山猫宝贝：贝壳中型，壳长约4.3厘米，宽2.7厘米，高约2.2厘米，周缘及底部呈白色；背面呈褐色，上布有不规则的深褐色及淡蓝色的斑点。壳口唇周缘各有齿26～29个，齿间为血红色。绶贝：贝壳中型，壳长约4.5厘米，宽约2.7厘米，高约2.1厘米。周缘为乳红色，上有暗蓝褐色斑点，两端呈暗褐色；背面为灰白色，具稠密褐色的不规则纵纹。底壳微红色，周缘有暗蓝色斑点散布。壳口两唇周缘微红色，各有褐色细齿23～26个。

生境分布 生活于低潮线附近岩石或珊瑚礁的洞穴内。布于海南岛、福建、台湾等地。

使用注意

脾胃虚弱者慎用。

采收加工 5～7月间捕捉，除去肉，洗净晒干。
性味归经 咸，平。归肝经。
功能主治 平肝潜阳，镇惊安神，清肝明目。味咸质重，平而偏寒，专入肝经，能潜降清热，故能平肝潜阳、镇惊安神、清肝明目。
药理作用 紫贝齿的系统药理研究未见报道。
用量用法 10～15克，煎服。宜打碎先煎。
配伍应用 ①肝阳上亢，头晕目眩：与牡蛎、石决明、磁石等同用，以增强平肝潜阳之力。②惊悸失眠：与磁石、龙骨、酸枣仁等同用，共收安神、平肝之效。③小儿惊风、高热抽搐者：与珍珠母、羚羊角、钩藤等配伍。④肝热目赤肿痛、目生翳膜、视物昏花等症：与蝉蜕、菊花、夏枯草等配伍。

第十四章 平肝息风药

SHIYONGBENCAOGANGMUCAISETUJIAN

玳瑁 Dai Mao

别　名 明玳瑁、玳瑁片。
来　源 本品为海龟科动物玳瑁的背甲。
形态特征 本品为海龟科动物玳瑁的背甲。本品为近圆形、三角形或多角形的板片，长10～20厘米，厚1.5～3毫米。边缘较薄，中央稍厚。表面呈暗褐色的半透明体。并有暗褐色与乳黄色的花纹，平滑而有光泽；内面密布白色的条纹或斑点，并有纵横交错的沟纹。质坚韧，不易折断，断面角质。
生境分布 分布于福建、台湾、海南岛、西沙群岛等地。为野生品种。
采收加工 全年均可捕捉。捕得后，将其倒悬，用沸醋浇泼，其甲即能逐片剥下，去净残肉，洗净，干燥。
性味归经 甘、咸.寒。归心、肝经。
功能主治 平肝定惊，清热解毒。本品味甘咸性寒，咸寒清降，甘寒解毒，入心肝二经，以平肝定惊、清心解毒，故有平肝定惊、清热解毒之功。
药理作用 对中枢神经、胃肠道系统具有活性。

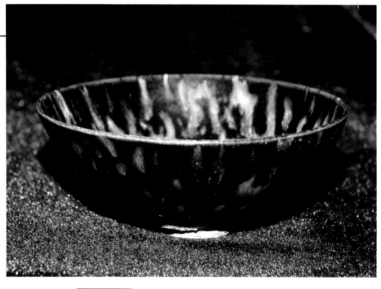

用量用法 每次3～6克，入丸散。少煎服。也可磨汁冲服。
配伍应用 ①原发性血小板减少性紫癜：玳瑁、黄药子、山豆根、北黄芪、当归、茜草根、仙鹤草、鸡血藤、丹皮、土大黄、紫草、蒲草、川芎、赤芍、三七各适量，制成蜜丸，每丸重15克，每服1丸，每日3次。儿童酌减。②肝癌：与露蜂房、龟甲、海藻、鸦胆子、蟾酥等配用。

使用注意

本品甘寒、阳虚气虚，脾胃虚弱者慎用。

刺蒺藜　Ci Ji Li

别　名 蒺藜、白蒺藜、蒺藜子。

来　源 本品为蒺藜科1年生或多年生草本植物蒺藜的成熟果实。

形态特征 一年生或多年生草本，全株密被灰白色柔毛。茎匍匐，由基部生出多数分枝，枝长30～60厘米，表面有纵纹。双数羽状复叶，对生，叶连柄长2.5～6厘米；托叶对生，形小，永存，卵形至卵状披针形；小叶5～7对，具短柄或几无柄，小叶片长椭圆形，长5～16毫米，宽2～6毫米，先端短尖或急尖，基部常偏斜，上面仅中脉及边缘疏生细柔毛，下面毛较密。花单生叶腋间，直径8～20毫米，花梗丝状；萼片5，卵状披针形，边缘膜质透明；花瓣5，黄色，倒广卵形；花盘环状；雄蕊10，生于花盘基部，其中5枚较长且与花瓣对生，在基部的外侧各有1小腺体，花药椭圆形，花丝丝状；子房上位，卵形，通常5室，花柱短，圆柱形，柱头5，线形。果五角形，直径约1厘米，由5个果瓣组成，成熟时分离，每果瓣呈斧形，两端有硬尖刺各一对，先端隆起，具细短刺。每分果有种子2～3枚。花期5～7月，果期7～9月。

生境分布 生长于沙丘、路旁。分布于河南、河北、山东、安徽等地。

采收加工 秋季果实成熟时采割植株，晒干，打下果实，碾去硬刺，簸净杂质。

性味归经 苦、辛，平。归肝经。

功能主治 平肝疏肝，祛风明目。本品苦泄辛散，主入肝经，能平肝阳、解肝郁，兼能疏散肌肤及肝经风热，故有平肝疏肝、祛风明目之效。

药理作用 水浸剂及乙醇浸出液对麻醉动物有降压作用。煎剂有利尿作用。生物碱和水溶性部分能抑制大鼠小肠运动，对乙酰胆碱有拮抗作用，并能抑制金黄色葡萄球菌、大肠杆菌的生长。

用量用法 6～15克，煎服。外用：适量。

配伍应用 ①肝阳上亢，头晕目眩等症：与珍珠母、钩藤、菊花等平肝潜阳药同用。②肝郁气滞，胸胁胀痛：与香附、柴胡、青皮等同用。③肝郁乳汁不通、乳房作痛：可单用本品研末服；或与穿山甲、王不留行等配伍应用。④风热目赤肿痛，多泪多眵或翳膜遮睛等症：与菊花、决明子、蔓荆子、青葙子等同用，如白蒺藜散（《张氏医通》）。⑤风疹瘙痒：与荆芥、防风、地肤子等配伍。⑥血虚风盛，瘙痒难忍者：与当归、防风、何首乌等同用。⑦白癜风：单用本品研末冲服（《千金方》）。

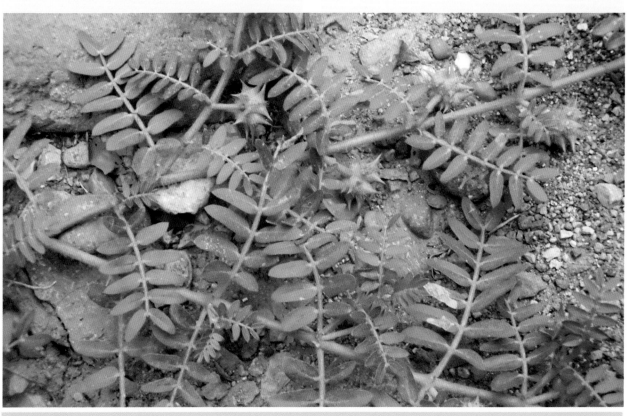

使用注意

孕妇慎用。

罗布麻叶 Luo Bu Ma Ye

来　源 本品为夹竹桃科多年生草本植物罗布麻的叶。

形态特征 半灌木，高1.5～4米，全株有白色乳汁，枝条常对生，无毛。紫红色或淡红色，背阴部分为绿色。叶对生，在中上部分枝处或互生。单歧聚伞花序顶生，花萼5深裂；花冠紫红色或粉红色，钟状，上部5裂，花冠内有明显三条紫红色脉纹，基部内侧有副花冠及花盘。蓇葖果长角状，叉生。种子多数，顶生一簇白色细长毛。

生境分布 生长于河岸、山沟、山坡的砂质地。分布于我国东北、西北、华北等地。

采收加工 夏季开花前采摘叶片，除去杂质，干燥。

性味归经 甘、苦，凉。归肝经。

功能主治 平抑肝阳，清热，利尿。本品苦凉，清热降泄，入肝经能泻肝火平抑肝阳，其性清泄以清热利尿。

药理作用 罗布麻叶煎剂有降压作用、利尿作用和降血脂作用。又有一定的镇静、抗惊厥作用。

用量用法 3～15克，煎服或开水泡服。

配伍应用 ①肝阳上亢之头晕目眩：本品单用有效，煎服或开水泡代茶饮；也可与牡蛎、代赭石、石决明等同用。②肝火上攻之头晕目眩：与钩藤、野菊花、夏枯草等配伍。③水肿，小

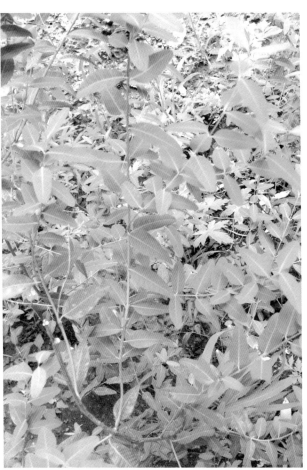

便不利而有热者：可单用取效；或配伍车前子、猪苓、木通、泽泻等同用。

使用注意

脾胃虚寒者，不宜长期服用。

二、息风止痉药

羚羊角 Ling Yang Jiao

别　名 羚羊角粉、羚羊角片。

来　源 本品为牛科动物赛加羚羊的角。

形态特征 体形中等，身长1～1.4米。肩高雄兽为70～83厘米，雌兽为63～74厘米。体重雄兽为37～60千克，雌兽为29～37千克。头大。鼻

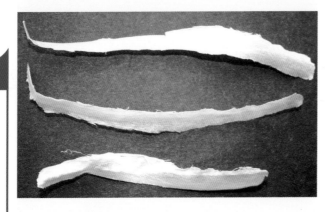

吻膨大，鼻孔也大，且能灵活伸缩和左右摆动。额前部分较隆突。眼大。耳短。四肢细小，蹄低而长。尾细短，下垂。雌兽有乳头4对。夏毛短而密，紧贴皮肤。全身呈棕黄色或栗色，脸面部较淡，背脊中央有狭长的一条呈肉桂色；颈下方、胸腹部及四肢内侧几呈白色。雄兽具角，长于眼眶之上，向后微倾。角基部为棕黄色，上部黄白色如蜡，表面约有20个轮脊，角上部至尖端处光滑无轮脊。雌兽无角，仅有短的突起。

生境分布 主要栖于半沙漠地区。分布于新疆、青海等地。

采收加工 全年均可捕捉，但以秋季猎取为佳。捕后锯取其角，晒干。

性味归经 咸，寒。归肝、心经。

功能主治 平肝息风，清肝明目，清热解毒。本品咸寒质重，入肝心二经，善清肝火，息肝风，平肝阳，清肝明目。又能清心凉血，解毒定惊，故有平肝息风、清肝明目、清热解毒之效。

药理作用 羚羊角水煎剂和醇提液均可显著减少小鼠的自主活动，具有镇静和一定的抗惊厥作用。对人工发热家兔有明显的解热作用。静脉注射对麻醉猫有降压作用。此外，其外皮浸出液能增加小鼠耐缺氧能力，并有镇痛作用。

用量用法 煎服，1～3克，单煎2小时以上，取汁服。磨汁或研末服，每次0.3～0.6克。

配伍应用 ①温热病热邪炽盛之高热、神昏、惊厥抽搐者：与钩藤、菊花、白芍、桑叶、生地同用，如羚角钩藤汤（《通俗伤寒论》）。②妇女子痫：与防风、茯神、独活、酸枣仁等配伍，如羚羊角散（《济生方》）。③癫痫、惊悸等：与钩藤、郁金、天竺黄、朱砂等同用。④肝阳上亢，头晕目眩：与石决明、生地、龟甲、菊花等同用，如羚羊角汤（《医醇剩义》）。⑤肝火上炎，目赤头痛：与决明子、龙胆草、黄芩、车前子等同用，如羚羊角散（《和剂局方》）。⑥温热病壮热神昏，热毒发斑：与寒水石、石膏、麝香等配伍，如紫雪丹（《千金方》）；又王孟英以羚羊角、犀角加入白虎汤中，称羚犀石膏知母汤，治温热病壮热、谵语发斑等。

使用注意

本品性寒，脾虚慢惊者忌用。

牛　黄 Niu Huang

别　名 西黄、人工牛黄。

来　源 本品为牛科动物牛干燥的胆结石。即天然牛黄。

形态特征 体长1.5～2米，体重一般在250千克左右。体格强壮结实，头大，额广，鼻阔，口大。上唇上部有2个大鼻孔，其间皮肤硬而光滑，无毛，称为鼻镜。眼、耳都很大。头上有角1对，左右分开，角之长短、大小随品种而异，弯曲，无分枝，中空，内有骨质角髓。四肢匀称。4趾，均有蹄甲，其后方2趾不着地，称悬蹄。尾端具丛毛。毛色大部为黄

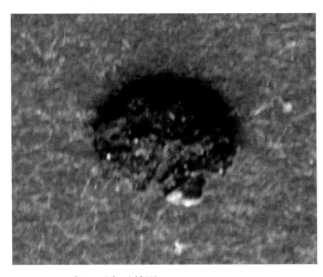

色，无杂毛掺混。

生境分布 分布我国西北、东北及河北等地。国外分布于南美洲（金山牛黄）及印度（印度牛黄）等地。由牛胆汁或猪胆汁经提取加工而制成者称人工牛黄。近年又试对活牛进行手术方法培育天然牛黄，即在牛胆囊内埋置黄核，注入非致病性大肠杆菌，使胆汁中成分在黄核上沉淀附着，形成结石，称人工天然牛黄。

采收加工 宰牛时，如发现胆囊、胆管或肝胆管中有牛黄，应立即滤去胆汁，将牛黄取出，除去外部薄膜，置阴凉处阴干，切忌风吹、日晒或火烘，以防破裂或变色。

性味归经 苦，凉。归肝、心经。

功能主治 息风止痉，化痰开窍，清热解毒。本品苦凉，以清热解毒，气清香，入肝心二经，能清肝、心之热，凉肝息风定惊，清心化痰开窍。

药理作用 牛黄有镇静和抗痉厥作用；对实验性发热动物有显著解热作用；有镇痛、抗炎、利胆和保肝作用；牛黄能和多种有机物结合成稳定化合物，而起解毒作用。

用量用法 入丸散，每次0.2~0.5克。外用：适量，研细末敷患处。

配伍应用 ①热病神昏：与朱砂、麝香、冰片、黄连、栀子等配伍，如安宫牛黄丸（《温病条辨》）。②小儿惊风，癫痫：与全蝎、朱砂、钩藤等清热息风止痉药配伍，如牛黄散（《证治准绳》）。③口舌生疮，咽喉肿痛，牙痛，痈疽疔毒：与雄黄、黄芩、大黄等同用，如牛黄解毒丸（《全国中药成药处方集》）。④咽喉肿痛，溃烂：与珍珠为末吹喉，如珠黄散（《绛囊撮要》）。⑤痈疽、疔毒、疖肿等：与草河车、金银花、甘草同用，如牛黄解毒丸（《保婴撮要》）。⑥乳岩、横痃、痰核、流注、瘰疬、恶疮等证：与乳香、麝香、没药同用，如犀黄丸（《外科证治全生集》）。

使用注意

非实热证不宜用，孕妇慎用。

钩藤 Gou Teng

别　名 钩藤、双钩、嫩钩藤。

来　源 本品为茜草科常绿木质藤本植物钩藤、大叶钩藤、毛钩藤、华钩藤或无柄果钩藤的干燥带钩茎枝。

形态特征 钩藤：为干燥的带钩茎枝，茎枝略呈方柱形，长约2厘米，直径约2毫米，表面红棕色或棕褐色，一端有一环状的茎节，稍突起，节上有对生的两个弯钩，形如船锚，尖端向内卷曲，也有单钩的，钩大小不一，基部稍圆，径2~3毫米，全体光滑，略可见纵纹理。质轻而坚，不易折断，断面外层呈棕红色，髓部呈淡黄色而疏松如海绵状。气无，味淡。以双钩形如锚状、茎细、钩结实、光滑、色红褐或紫褐者为佳。华钩藤：性状与钩藤大致相同。唯茎枝呈方柱形，径约2~3毫米，表面灰棕色，钩基部稍阔。大叶钩藤：攀援状大藤本，高12~15米。小枝压

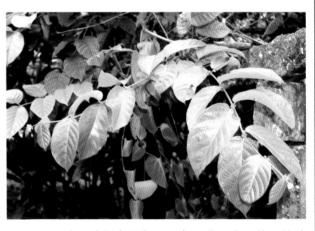

扁，有褐色疏粗毛，每一节上有双钩，钩幼时也有疏粗毛。叶革质，宽椭圆形或长椭圆形，长10~16厘米，宽6~12厘米，先端锐尖，基部。圆形或心形，上面近光滑，下面有褐黄色粗毛；托叶2裂。头状花序圆球形，单生叶腋，开花时径4~4.5厘米，花序柄长3.5~6.5厘米，有褐黄色粗毛；花淡黄色，长约1.6厘米，萼管长，5裂；花冠管状漏斗形，5裂。裂片覆瓦状排列；雄蕊5；子房下

第十四章　平肝息风药

SHIYONGBENCAOGANGMUCAISETUJIAN

359

位，纺锤形，2室。蒴果有长柄，纺锤形，长1~1.5厘米，有粗毛。花期夏季。

生境分布 生长于灌木林或杂木林中。分布于广西、江西、湖南、浙江、广东、四川等长江以南地区。

采收加工 春、秋两季采收带钩的嫩枝，剪去无钩的藤茎，晒干。或先置锅内蒸片刻，或于沸水中略烫后再取出晒干。

性味归经 甘，微寒。归肝，心包经。

功能主治 息风止痉，清热平肝。本品味甘微寒，轻清疏泄，清肝火、平肝阳、息肝风、止痉挛，有良好的息风止痉作用。

药理作用 煎剂及提取物均有明显的降压作用，且无快速耐受现象。煎剂有镇静和抗惊厥作用。钩藤乙醇浸膏能制止豚鼠癫痫的发作。

用量用法 煎服，10~15克，宜后下。其有效成分钩藤碱加热后易被破坏，故不宜久煎。一般以煎煮10~20分钟以内为宜。

天麻 Tian Ma

别　名 天麻、冬麻、明天麻。

来　源 本品为兰科多年生寄生草本植物天麻的干燥块茎。

形态特征 多年生寄生植物。寄主为密环菌，以密环菌的菌丝或菌丝的分泌物为营养源。块茎横生，椭圆形或卵圆形，肉质。茎单一，直立，黄红色。叶退化成膜质鳞片状，互生，下部鞘状抱茎。总状花序顶生；苞片膜质，披针形或狭叶披针形，膜质，具细脉。花淡绿黄色或橙红色，花被下部合生成歪壶状，顶端5裂；唇瓣高于花被管2/3，能育冠状雄蕊1枚，着生于雄蕊上端子房柄扭转。蒴果长圆形或倒卵形。种子多而极小，成粉末状。

生境分布 生长于腐殖质较多而湿润的林下，向阳灌木丛及草坡也有。分布于四川、云南、贵州等地。

采收加工 冬、春两季采挖。冬采者名"冬麻"，质量优良；春采者名"春麻"，质量逊于冬麻。采挖后除去地上茎及须根，洗净泥土，用清水泡，及时擦去粗皮，随即放入清水或白矾水中浸泡，再水煮或蒸，至中心无白点时为度，取出干燥。

性味归经 甘，平。归肝经。

功能主治 息风止痉，平抑肝阳，祛风通络。本品甘缓质润，能缓肝急而平抑肝阳、息风止痉；又能祛风通络。

药理作用 有镇静，抗惊厥，镇痛，降压作用。能增强免疫力及耐缺氧能力。

用量用法 3~10克，煎服。研末吞服，每次1~1.5克。

配伍应用 ①小儿急惊风：与钩藤、羚羊角、全蝎等同

配伍应用 ①头痛，眩晕：属肝火者，与夏枯草、栀子、龙胆草、黄芩等配伍；属肝阳者，常与天麻、石决明、杜仲、怀牛膝、茯神等同用，如天麻钩藤饮（《杂病证治新义》）。②小儿急惊风，壮热神昏、牙关紧闭、手足抽搐者：与天麻、僵蚕、全蝎、蝉蜕等同用，如钩藤饮子（《小儿药证直诀》）。③温热病热极生风，痉挛抽搐：与羚羊角、菊花、白芍、生地黄等同用，如羚角钩藤汤（《通俗伤寒论》）。④诸痫啼叫，痉挛抽搐：与天竺黄、黄连、蝉蜕、大黄等同用，如钩藤饮子（《普济方》）。⑤小儿惊啼、夜啼：与薄荷、蝉蜕同用。

使用注意

无风热及实热者应慎用。

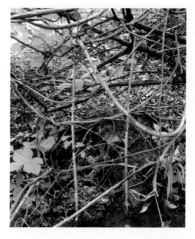

用，如钩藤饮（《医宗金鉴》）。②小儿脾虚慢惊：与白术、人参、白僵蚕等药配伍，如醒脾丸（《普济本事方》）。③小儿诸惊：与全蝎、白僵蚕、制南星同用，如天麻丸（《魏氏家藏方》）。④破伤风痉挛抽搐、角弓反张：与白附子、天南星、防风等药配伍，如玉真散（《外科正宗》）。⑤肝阳上亢之眩晕、头痛：与钩藤、牛膝、石决明等同用，如天麻钩藤饮（《杂病证治新义》）。⑥风痰上扰之眩晕、头痛，痰多胸闷者：与半夏、茯苓、陈皮、白术等同用，如半夏白术天麻汤（《医学心悟》）。⑦头风攻注，偏正头痛，头晕欲倒者：可配等量川芎为丸，如天麻丸（《普济方》）。⑧中风手足不遂，筋骨疼痛等：与没药、麝香、制乌头等药配伍，如天麻丸（《圣济总录》）。⑨妇人风痹，手足不遂：与杜仲、牛膝、附子浸酒服，如天麻酒（《十便良方》）。⑩风湿痹痛，关节屈伸不利者：与羌活、秦艽、桑枝等同用，如秦艽天麻汤（《医学心悟》）。

使用注意

津液衰少，血虚、阴虚者慎用天麻；不可与御风草根同用，否则有令人肠结的危险。

地龙 **Di Long**

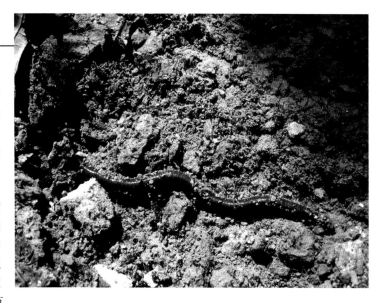

别　名 蚯蚓、广地龙、沪地龙、土地龙。

来　源 本品为巨蚓科动物参环毛蚓、通俗环毛蚓、威廉环毛蚓、栉盲环毛蚓或缟蚯蚓的全虫体。

形态特征 参环毛蚓：体较大，长110～380毫米，宽5～12毫米。体背部灰紫色，腹面稍淡。前端较尖，后端较圆，长圆柱形。头部退化，口位在体前端。全体由100多个体节组成。每节有一环刚毛，刚毛圈稍白。第14～16节结构特殊，形成环带，无刚毛。雌性生殖孔1个位于第14节腹面正中，雄性生殖也1对位于第18节腹面两侧，受精囊孔3对位于6～7，7～8，8～9节间。通俗环毛蚓：本种身体大小、色泽及内部构造与威廉环毛蚓相似。唯受精囊腔较深广，前后缘均隆肿，外面可见腔内大小乳突各一。雄交配腔也深广，内壁多皱纹，有平顶乳突3个，位置在腔底，有一突为雄孔所在处，能全部翻出。威廉环毛蚓：体长96～150毫米，宽5～8毫米。背面青黄色或灰青色，背中浅深青色。环带占14～16三节，无刚毛。身体上刚毛较细，前端腹面并不粗而疏。雄生殖孔在18节两侧一浅交配腔内，陷入时呈纵裂缝，内壁有褶皱，褶皱间有刚毛2～3条，在腔底突起上为雄孔，突起前面通常有孔头突。受精囊孔3对，在6～7，7～8，8～9节间，孔在一横裂中的小突起上，无受精囊腔。8～9，9～10节间缺隔膜，盲肠简单。受精囊的盲管内端2/3在平面上，左右弯曲，为纳精囊。栉盲环毛蚓：体长100～150毫米，宽5～9毫米。背面及侧面有深紫色或紫红色。刚毛圈不白，环带占3节，无刚毛。身体前部刚毛虽粗，但在2～9节并不特殊粗。雄生殖孔在一个十字形突的中央，常由一浅囊状皮褶盖住，内侧有一个或多个乳头，其排列变化很大。受精囊孔3对，位于6～7，7～8，8～9节间，其位置几近节周的一半距离，孔在一乳头的后侧，前后两侧表皮腺肿大，孔常陷入，孔的内侧腹面在刚毛圈前或后，有乳头突，排列较规则。8～9，9～10节间缺隔膜。盲肠复式，其腹侧有栉状小囊。副性腺有索状短管。盲管较受精囊本体长，内端3/4稍粗，或直或稍弯曲。

生境分布 前一种习称"广地龙"，生长于潮湿、疏松之泥土中，行运迟缓，分布于广东、广西、福建等地；后三种习称"沪地龙"，生活于潮湿多有机物处，分布于上海一带。

采收加工 广地龙春季至秋季捕捉，沪地龙夏季捕捉，捕得后及时剖开腹部，除去内脏及泥沙，洗净，晒干或低温干燥；土地龙夏秋季捕捉，捕得后用草木灰呛死，洗去灰晒干或低温干燥。

性味归经 咸，寒。归肝、脾、膀胱经。

功能主治 清热息风，平喘，通络，利尿。本品咸寒，清降通利，入肝则清肝热而息风、止痉抽；上能清肺而平喘，下能清利膀胱而利尿；性善走窜，又能活络通痹。故有清热息风、平喘、通络、利尿之功。

药理作用 地龙热浸剂、乙醇浸剂对麻醉动物和高血压模型动物均有明显的降压作用；对白鼠和家兔均有镇静和抗惊厥作用；所含次黄嘌呤能抗组织胺，明显舒张支气管；其水溶性提取物，具有良好的退热作用，有效成分主要为蚯蚓解热碱。此外，还有抗血栓形成，抗心率失常、收缩血管、兴奋子宫及肠道平滑肌以及杀精子等作用。

用量用法 煎服，5～15克，鲜品10～20克。研末吞服，每次1～2克。外用：适量。

配伍应用 ①狂热癫痫：以本品同盐化为水，饮服（《本草拾遗》）。②小儿急慢惊风：则用本品研烂，同朱砂作丸服（《摄生众妙方》）。③高热抽搐惊痫：与钩藤、全蝎、牛黄、白僵蚕等同用。④中风后气虚血滞，经络不利，半身不遂，口眼㖞斜等症：与当归、黄芪、川芎等配伍，如补阳还五汤（《医林改错》）。⑤关节红肿疼痛、屈伸不利之热痹：与防己、桑枝、秦艽、忍冬藤等配伍。⑥风寒湿痹、肢体关节麻木、疼痛尤甚、屈伸不利等症：与川乌、南星、草乌、乳香等配伍，如小活络丹（《和剂局方》）。⑦邪热壅肺，肺失肃降之喘息不止，喉中哮鸣有声者：单用研末内服即效；也可用鲜地龙水煎，加白糖收膏用；或与麻黄、黄芩、杏仁、葶苈子等同用，以加强清肺化痰、止咳平喘之功。⑧热结膀胱，小便不通：可单用；或配伍木通、车前子、冬葵子等同用。

使用注意

脾胃素虚及血虚无瘀或出血者慎服。地龙有毒，有溶血作用，内服过量可产生毒副反应。

全 蝎　Quan xie

别　名	蝎尾、全虫、淡全蝎、咸全蝎。
来　源	本品为钳蝎科动物东亚钳蝎的干燥体。如单用尾，名蝎尾。
形态特征	钳蝎体长约6厘米，分为头胸部及腹部2部。头胸部较短，7节，分节不明显，背面覆有头胸甲，前端两侧各有1团单眼，头胸甲背部中央处，另有1对，如复眼。头部有附肢2对，1对为钳角，甚小；1对为强大的脚须，形如蟹螯。胸部有步足4对，每足分为7节，末端各有钩爪2枚。腹部甚长，分前腹及后腹两部，前腹部宽广，共有7节，第1节腹面有一生殖厣，内有生殖孔；第2节腹面有1对栉板，上有齿16～25个；第3～6节的腹面，各有肺书孔1对。后腹部细长，分为5节和1节尾刺，后腹部各节皆有颗粒排列而成的纵棱数条。尾刺呈钩状，上屈，内有毒腺。卵胎生。
生境分布	生长于阴暗潮湿处。分布于河南、山东、湖北、安徽等地。
采收加工	野生蝎春末至秋初均可捕捉。清明至谷雨前后捕捉者，称为"春蝎"，此时未食泥土，品质较佳；夏季产者称为"伏蝎"，产量较多。因已食泥土，品质较次。饲养蝎一般在秋季，隔年收捕1次。捕得后，先浸入清水中，待其吐出泥土，置沸水或沸盐水中，煮至全身僵硬，捞出，置通风处，阴干。
性味归经	辛，平；有毒。归肝经。
功能主治	息风止痉，解毒散结，通络止痛。本品属虫类药，味辛善走窜行散，既能搜外风，又可息内风；通经络，散结以止痛；以毒攻毒，故有息风止痉、解毒散结、通络止痛之功。
药理作用	有抗惊厥、降压、抗癌等作用。所含蝎毒，毒性较剧，主要危害是使呼吸麻痹。
用量用法	煎服，2～5克。研末吞服，每次0.6～1克。外用：适量。传统认为，蝎尾效佳，故单用蝎尾，用量为全蝎的1/3。
配伍应用	①各种原因之惊风、痉挛抽搐：与蜈蚣同

用，即止痉散（《经验方》）。②小儿急惊风高热、神昏、抽搐：与羚羊角、钩藤、天麻等配伍。③小儿慢惊风抽搐：与白术、党参、天麻等同用。④痰迷癫痫抽搐：与郁金、白矾等份，研细末服。⑤破伤风痉挛抽搐、角弓反张：与天南星、蜈蚣、蝉蜕等配伍，如五虎追风散（广州中医学院《方剂学》）；或与钩藤、蜈蚣、朱砂等配伍，如摄风散（《证治准绳》）。⑥风中经络，口眼㖞斜：与白僵蚕、白附子等同用，如牵正散（《杨氏家藏方》）。⑦诸疮肿毒：用全蝎、栀子，麻油煎黑去渣，入黄蜡为膏外敷，如（《本草纲目》引《澹寮方》）。⑧消颔下肿硬：以本品焙焦，黄酒下（《医学衷中参西录》）。⑨流痰、瘰疬、瘿瘤等证：本品配半夏、马钱子、五灵脂等，共为细末，制成片剂用，如小金散（《经验方》）。⑩淋巴结核、骨与关节结核等：配伍地龙、蜈蚣、土鳖虫各等份，研末或水泛为丸服。⑪流行性腮腺炎：单用全蝎，香油炸黄内服。⑫风湿顽痹：用全蝎配麝香少许，共为细末，温酒送服，有减轻疼痛之效，如全蝎末方（《仁斋直指方》）；临床也常与川乌、没药、白花蛇等同用。⑬偏正头痛：单味研末吞服即有效；配合天麻、川芎、蜈蚣、僵蚕等同用，则其效更佳。

使用注意

本品有毒，中毒剂量为30～60克，故内服最大用量不宜超过30克。血虚生风及孕妇慎用。

蜈 蚣 Wu Gong

别　　名 天龙、百脚。

来　　源 本品为蜈蚣科动物少棘巨蜈蚣的干燥体。

形态特征 少棘巨蜈蚣体形扁平而长，全体由22个同型环节构成，长约6～16厘米，宽5～11毫米，头部红褐色；头板近圆形，前端较窄而突出，长约为第一背板之2倍。头板和第一背板为金黄色，生触角1对，17节，基部6节少毛。单眼4对；头部之腹面有颚肢1对，上有毒钩；颚肢底节内侧有1距形突起，上具4枚小齿，颚肢齿板前端也具小齿5枚。身体自第2背板起为墨绿色，末板黄褐色。背板自2～19节各有2条不显著的纵沟，第2、4、6、9、11、13、15、17、19各节之背板较短；腹板及步肢均为淡黄色，步肢21对，足端黑色，尖端爪状；末对附肢基侧板端有2尖棘，同肢前腿节腹面外侧有2棘，内侧1棘，背面内侧1～3棘。

生境分布 生长于山坡、田野、路边或杂草丛生的地方，或栖息在井沿、柴堆以及砖瓦缝隙间，特别喜欢阴湿、陈旧的地面。分布江苏、浙江、湖北、湖南、河南、陕西等地。

采收加工 春、夏两季捕捉，用竹片插入头尾，绷直晒干；或先用沸水烫过，然后晒干或烘干。

性味归经 辛，温；有毒。归肝经。

功能主治 息风止痉，解毒散结，通络止痛。本品辛散善行、搜风通络、息风止痉等与全蝎之功用类似，而效力更强。

药理作用 有抗惊厥、镇静及降压作用。有抑制肿瘤细胞作用。试管内对多种皮肤真菌有抑制作用。

用量用法 1～3克，煎服。研末吞服，每次0.6～1克。外用：适量，研末或油浸涂患处。

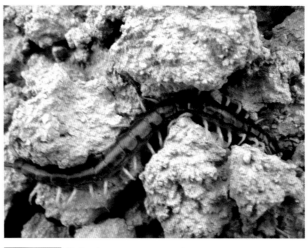

配伍应用 ①各种原因引起的痉挛抽搐：与全蝎同用，如止痉散（《经验方》）。②小儿撮口，手足抽搐：可配全蝎、钩藤、僵蚕等，如撮风散（《证治准绳》）。③小儿急惊风：配丹砂、轻粉等分研末，乳汁送服，如万金散（《圣惠方》）。④破伤风，角弓反张：以本品为主药，配伍南星、防风等同用，如蜈蚣星风散（《医宗金鉴》）。⑤疮疡肿毒，瘰疬结核：与雄黄、猪胆汁配伍制膏，外敷恶疮肿毒，效果颇佳，如不二散（《拔萃方》）。⑥瘰疬溃烂：本品与茶叶共为细末，如《本草纲目》引《枕中方》验方。⑦骨结核：与全蝎、土鳖虫同用，共研细末内服。⑧毒蛇咬伤：以本品焙黄，研细末，开水送服；或与黄连、大黄、生甘草等同用。⑨风湿顽痹：与防风、独活、威灵仙等同用。⑩顽固性头痛：与天麻、川芎、白僵蚕等同用。

使用注意

本品有毒，用量不宜过大。孕妇忌用。

僵 蚕 Jiang Can

别　　名 僵虫、姜虫、天虫、白僵蚕、制僵蚕。

来　　源 本品为蚕蛾科昆虫家蚕的幼虫在未吐丝前，因感染白僵菌而致死的干燥体。

形态特征 家蚕，雌、雄蛾全身均密被白色鳞片。体长1.6～2.3厘米。翅展3.9～4.3厘米。体翅黄白色至灰白色。前翅外缘顶角后方向内凹切，各横线色稍暗，不甚明显，端线与翅脉灰褐色，后翅较前翅色淡，边缘有鳞毛稍长。雌蛾腹部肥硕，末端钝圆；雄蛾腹部狭窄，末端稍尖。幼虫即家蚕，体色灰白至白色，胸部第2、第3节稍见膨大，有皱纹。腹部第8节背面有一尾角。

生境分布 分布于浙江、江苏、四川等养蚕区。

采收加工 多于春、秋季生产，收集病死的僵蚕，倒入石灰中拌匀，吸去水分，晒干或焙干。

性味归经 咸、辛，平。归肝、肺经。

功能主治 息风止痉，祛风止痛，化痰散结。本品味咸软坚，味辛行散，平而偏寒；入肝、肺二经，息内外风，宣散风热，兼能化痰，故有息风止痉、祛风止痛、化痰散结之功。

药理作用 有催眠、抗惊厥作用，能增强机体防御能力和调解功能，有抑菌作用，有降胆固醇作用。

用量用法 3～10克，煎服。散剂，每次1～1.5克。一般制用。生用，散风热。

配伍应用 ①高热抽搐：与蝉蜕、钩藤、菊花同用。②急惊风，痰喘发痉者：与全蝎、天麻、朱

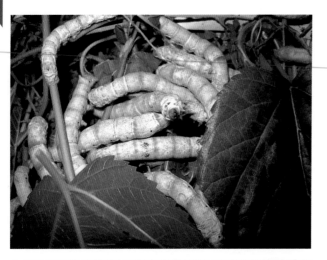

砂、牛黄、胆南星等配伍，如千金散（《寿世保元》）。③小儿脾虚久泻、慢惊搐搦者：与党参、白术、天麻、全蝎等配伍，如醒脾散（《古今医统》）。④破伤风、角弓反张者：与全蝎、蜈蚣、钩藤等配伍，如撮风散（《证治准绳》）。⑤风中经络，口眼㖞斜：与与全蝎、白附子等同用，如牵正散（《杨氏家藏方》）。⑥肝经风热上攻之头痛、目赤肿痛、迎风流泪等症：与桑叶、木贼、荆芥等配伍，如白僵蚕散（《证治准绳》）。⑦风热上攻之咽喉肿痛、声音嘶哑者：与桔梗、薄荷、荆芥、防风、甘草等同用，如六味汤（《咽喉秘集》）。⑧风疹瘙痒：用本品为末，内服（《圣惠方》）。⑨风疮瘾疹：可单味研末服；或与蝉蜕、薄荷等同用。⑩痰核、瘰疬：可单用为末；或与浙贝母、夏枯草、连翘等同用。⑪乳腺炎、流行性腮腺炎、疔疮痈肿等症：与金银花、连翘、板蓝根、黄芩等同用。

使用注意

血虚无风者慎服。

螳 螂　Tang Lang

来　源 本品为螳螂科昆虫大刀螂及小刀螂的全虫。

形态特征 大刀螂：体形较大，呈黄褐色或绿色，长约7厘米。头部三角形。前胸背板、肩部较发达。后部至前肢基部稍宽。前胸细长，侧缘有细齿排列。中纵沟两旁有细小的疣状突起，其后方有细齿，但不甚清晰。前翅革质，前缘带绿色，末端有较明显的褐色翅脉；后翅比前翅稍长，向后略微伸出，有深浅不等的黑褐色斑点散布其间。雌性腹部特别膨大。小刀螂：螳螂科，体形大小中等，长4.8～9.5厘米，色灰褐至暗褐，有黑褐色不规则的刻点散布其间。头部稍大，呈三角形。前胸背细长，侧缘细齿排列明显。侧角部的齿稍特殊。前翅革质，末端钝圆，带黄褐色或红褐色，有污黄斑点。后翅翅脉为暗褐色。前胸足腿节内侧基部及胫节内侧中部各有一大形黑色斑纹。全国大部地区均有分布。巨斧螳螂：雌虫体长55～57毫米，雄虫体长45～50毫米。身体粉绿至草绿色。前胸背板中部较宽呈菱形。前翅中部宽，在脉纹的偏后左方各有1个椭圆形的白色眼形斑，斑的外固镶有浅色黄边。后翅透明，呈浅茶褐色，基部棕色。中、后足细长；前足粗壮，呈镰刀形，基节内侧有短齿3个，腿节及腔节有成排小齿，为典型的捕捉式足。

生境分布 全国大部分地区均有分布。

采收加工 夏、秋间捕捉。烫死，干燥。

性味归经 甘、咸，平。归肝、心经。

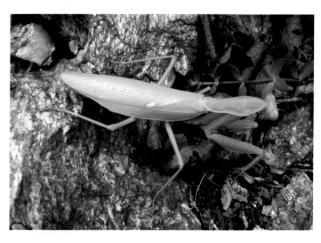

功能主治 息风定惊，解毒消肿。

药理作用 本品有抗利尿及敛汗作用。磷脂有减轻动脉粥样硬化作用，并能促进红细胞发育和细胞膜合成。

用量用法 内服：1至数枚，入丸、散。外用：适量，研末吹喉或调敷。

配伍应用 ①肾虚遗精、滑精：与五味子、龙骨、制附子等同用，如桑螵蛸丸（《世医得效方》）。②小儿遗尿：可单用为末，米汤送服。③心神恍惚，小便频数，遗尿，白浊：与龙骨、远志、石菖蒲等配伍，如桑螵蛸散（《本草衍义》）。④肾虚阳痿：与肉苁蓉、鹿茸、菟丝子等同用。

使用注意

本品助阳固涩，故阴虚多火，膀胱有热而小便频数者忌用。

黄 芪 Huang Qi

别 名 口芪、北芪、棉芪、生黄芪、炙黄芪。

来 源 本品为豆科植物蒙古黄芪或膜荚黄芪的干燥根。此外，金翼黄芪、塘谷耳黄芪、春黄芪、云南黄芪、多花黄芪、弯齿黄芪，阿克苏黄芪的干燥根在各产地供药用。

形态特征 多年生草本。茎直立，上部有分枝。奇数羽状复叶互生，小叶12~18对；小叶片广椭圆形或椭圆形，下面被柔毛；托叶披针形。总状花序腋生；花萼钟状，密被短柔毛，具5萼齿；花冠黄色，旗瓣长圆状倒卵形，翼瓣及龙骨瓣均有长爪；雄蕊10，二体；子房有长柄。荚果膜质，半卵圆形，无毛。花期6~7月，果期7~9月。

生境分布 生长于土层深厚、土质疏松、肥沃、排水良好、向阳高燥的中性或微酸性砂质壤土，平地或向阳的山坡均可种植。分布山西、黑龙江、内蒙古等地，以山西雁北、忻州地区产棉芪、内蒙古及东北栽培的为优。

采收加工 生长5~7年的黄芪，春、秋两季采挖，切去根头，除去须根、泥土，洗净晒干。按质分等。

性味归经 甘，温。归肺、脾经。

功能主治 补气升阳，固表止汗，利水消肿，托毒生肌。本品甘，温，入脾、肺二经。补气之中有升发、外达之性。故能补气升阳而举陷。益卫固表而止汗，温运阳气以利水退肿，内托阴疽为疮家圣药。蜜炙为补气升阳要药。

药理作用 对正常心脏有加强收缩作用，对因中毒或疲劳而衰竭的心脏其强心作用更为显著。有扩张血管作用，可使血压下降。口服或注射黄芪均有显著的利尿作用，大白鼠口服大量黄芪粉对血清性肾炎的发病有抑制作用，并能延迟蛋白尿及高胆固醇症的发生。能保护肝脏，有防止肝糖元减少的作用。能兴奋中枢神经系统，增强网状内皮系统的吞噬功能，提高抗病能力。对志贺氏痢疾杆菌、溶血性链球菌、肺炎双球菌、金黄色葡萄球菌等有抗菌作用。具有闭塞皮肤分泌孔、止汗作用。有类激素样作用。有镇静、收缩子宫作用。

用量用法 10~15克，大剂量可用至30~120克。补气升阳蜜炙用，其他方面多生用。

配伍应用 ①脾气虚弱，倦怠乏力，食少便溏者：可单用熬膏服；或与白术、党参等配伍。②脾虚中气下陷之久泻脱肛，内脏下垂：与升麻、人参、柴胡等品同用，如补中益气汤（《脾胃论》）。③脾虚水湿失运，以致浮肿尿少者：与茯苓、白术等配伍。④血虚证：与当归同用，如当归补血汤（《兰室秘藏》）。⑤脾虚不能统血所致失血证：与白术、人参等品同用，如归脾汤（《济生方》）。⑥脾虚不能布津之消渴：与葛根、天花粉等品同用，如玉液汤（《医学衷中参西录》）。⑦肺气虚证：与款冬花、紫菀、杏仁等配伍。⑧气虚自汗：与麻黄根、牡蛎等同用，如牡蛎散（《和剂局方》）；若因卫气不固，表虚自汗而易感风邪者，宜与防风、白术等品同用，如玉屏风散（《丹溪心法》）。⑨气血亏虚，疮疡难溃难腐，或溃久难敛：与当归、白芷、升麻、人参等品同用，如托里透脓散（《医宗金鉴》）；溃疡后期，因气血虚弱，脓水清稀，疮口难敛者，常与当归、人参、肉桂等品同用，如十全大补汤（《和剂局方》）。⑩风寒湿痹：与独活、川乌、牛膝、川芎等配伍。⑪中风后遗症：与川芎、当归、地龙等品同用，如补阳还五汤（《医林改错》）。

使用注意

疮疡初起，表实邪盛及阴虚阳亢等证，不宜用。

白 术 Bai Zhu

别 名 漂术、炒白术、焦白术。

来 源 本品为菊科植物白术的根茎。

形态特征 多年生草本，高30~60厘米，根状茎肥厚，略呈拳状，茎直立，上部分枝。叶互生，叶片3，深裂或上部茎的叶片不分裂，裂片椭圆形，边缘有刺。头状花序顶生，总苞钟状，花冠紫红色，瘦果椭圆形，稍扁。

生境分布 原生长于山区丘陵地带，野生种在原产地几已绝迹。现广为栽培，分布于浙江、湖北、湖南等地。以浙江于潜产者最佳，称为"于术"。

采收加工 冬季下部叶枯黄，上部叶变脆时采挖，2～3年生的根茎。除去泥沙，烘干或晒干，再除去须根。

性味归经 苦、甘，温。归脾、胃经。

功能主治 补气健脾，燥湿利水，止汗，安胎。本品甘，温，入脾胃经，具良好的补气健脾作用；苦温燥湿利水，又为治脾虚水肿佳品。通过补气健脾，达固表止汗，脾气健旺，生气化血，胎元得养而自安，故有安胎之效。

药理作用 具有明显持久的利尿作用。降低血糖作用。煎剂有保护肝脏、防止四氯化碳引起的肝糖元减少作用，有强壮作用，抗血凝作用。

用量用法 5～15克，煎服。燥湿利水生用，补气健脾宜炒用，健脾止泻宜炒焦用。

配伍应用 ①脾虚有湿，食少便溏或泄泻：与茯苓、人参等品同用，如四君子汤（《和剂局方》）。②脾虚中阳不振，痰饮内停者：与温阳化气、利水渗湿之品配伍，如苓桂术甘汤（《金匮要略》）。③脾虚水肿：与桂枝、茯苓等药同用。④脾虚湿浊下注，带下

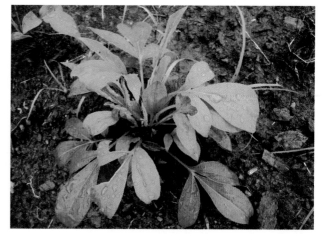

清稀者：可与健脾燥湿之品同用。⑤汗出不止：单用本品（《千金方》）。⑥脾肺气虚，卫气不固，表虚自汗，易感风邪者：与防风、黄芪等配伍，以固表御邪，如玉屏风散（《丹溪心法》）。⑦脾虚胎儿失养者：与阿胶、人参等配伍。⑧脾虚失运，湿浊中阻之妊娠恶阻，呕恶不食，四肢沉重者：与茯苓、人参、陈皮等配伍。⑨脾虚妊娠水肿：与健脾利水之品配伍使用。

使用注意

本品燥湿伤阴，阴虚内热，津液亏耗者忌用。

山药 Shan Yao

别　名 生山药、淮山药、怀山药、炒山药。

来　源 本品为薯蓣科多年生蔓生草本植物薯蓣的根茎。

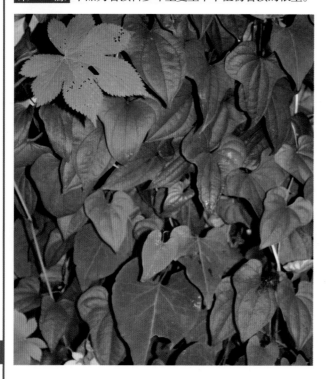

形态特征 年生缠绕性宿根草质藤本。块茎长而粗壮，外皮灰褐色，有须根，茎常带紫色。单叶在茎下部互生，中部以上对生。少数为三叶轮生，叶片三角形至宽卵形或戟形，变异大。花极小，单性，雌雄异株，穗状花序，雄花序直立，聚生于叶腋内。蒴果扁圆形，具三棱翅状，表面被白粉。种子扁圆形，四周有膜质宽翅。

生境分布 生长于排水良好、疏松肥沃的壤土中。全国各地均有栽培。分布于河南焦作市，习称怀山药，质量最佳。

采收加工 冬季（11～12月）茎叶枯萎后采挖，切去根头，洗净，除去外皮及须根，用硫磺熏后干燥，为毛山药；也有选择肥大顺直的干燥山药，置清水中，浸至无干心，闷透，用硫磺熏后，切齐两端，用木板搓成圆柱状，晒干，打光，习称光山药。

性味归经 甘，平。归脾、肺、肾经。

功能主治 补脾养胃，生津益肺，补肾涩精。山药甘，平。既可补气，又可养阴，作用和缓，不寒不燥，药食兼用，虽补气而不燥，养阴而不腻，为平补三焦良药，略具涩性，以固肾涩精。

药理作用 增强肌体的免疫功能，山药能增加机体T细胞的数目，增强细胞免疫功能，且可促进干扰

素的生成。山药煎液在体外对白细胞吞噬金黄色葡萄球菌的能力有促进作用。有抗老延寿作用。能明显降低四氧嘧啶所致高血糖小鼠的血糖。对家兔离体肠道节律性活动有明显作用，可明显拮抗肾上腺素引起的肠管紧张性降低，使肠管恢复节律。

用量用法 10~30克，大量60~250克，煎服；研末吞服，每次6~10克。外用：鲜品适量，捣敷。

配伍应用 ①脾虚证：治脾虚食少便溏的参苓白术散

（《和剂局方》），治带下的完带汤（《傅青主女科》），本品皆用作白术、人参等药的辅助药。②肺虚咳喘：与南沙、太子参等品同用，共奏补肺定喘之效。③肾虚证：历代不少补肾名方，如肾气丸（《金匮要略》）、六味地黄丸（《小儿药证直诀》）中均配有本品。④消渴气阴两虚证：与天花粉、黄芪、知母等品同用，如玉液汤（《医学衷中参西录》）。

使用注意

本品养阴而兼涩性，能助湿，故湿盛中满或有积滞者不宜单独使用。实热邪实者忌用。

白扁豆　Bai Bian Dou

别　　名 扁豆、炒扁豆。
来　　源 本品为豆科植物扁豆的干燥成熟种子。
形态特征 一年生缠绕草本。三出复叶，先生小叶菱状广卵形，侧生小叶斜菱状广卵形，长6~11厘米，宽4.5~10.5厘米，顶端短尖或渐尖，两面沿叶脉处有白色短柔毛。总状花序腋生，花2~4朵丛生于花序轴的节上。花冠白色或紫红色；子房有绢毛，基部有腺体，花柱近顶端有白色髯毛。
生境分布 均为栽培品，分布湖南、安徽、河南等地。
采收加工 秋、冬两季采收成熟果实，晒干，取出种子，再晒干。
性味归经 甘，微温。归脾、胃经。
功能主治 健脾和中，解暑化湿。本品味甘，微温，补脾气而不壅滞，故有健脾和中、化湿之功。为暑季常用。
药理作用 扁豆所含的植物血球凝集素A不溶于水，无抗胰蛋白酶活性，如混于食物中饲喂大鼠，可抑制其生长，甚至引起肝脏的区域性坏死；加热后，则毒性作用大减，故该成分为粗制豆粉中的部分有毒成分。凝血素仍可溶于

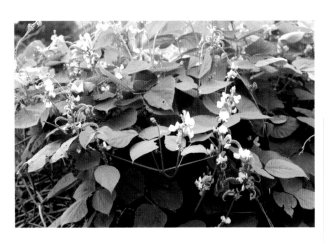

水，有抗胰蛋白酶的活性。

用量用法 煎汤，10~30克；入丸、散，6~10克。健脾止泻炒用，消暑解毒生用。

配伍应用 ①脾虚湿滞，食少、便溏或泄泻：以本品作为人参、白术等药物的辅助，如参苓白术散（《和剂局方》）。②脾虚湿浊下注之白带过多：与苍术、白术、芡实等配伍。③暑湿吐泻，暑多夹湿：如《千金方》单用本品水煎服；偏于暑热夹湿者，与滑石、荷叶等同用；若属暑月乘凉饮冷，外感于寒，内伤于湿之"阴暑"，配伍散寒解表、化湿和中之品，如香薷散（《和剂局方》）以之与厚朴、香薷同用。

使用注意

多食能壅气，伤寒邪热炽者勿服。患疟者忌用。因含毒性蛋白质，生用有毒，加热毒性大减。故生用研末服宜慎。

甘　草　Gan Cao

别　　名 国老、粉甘草、生甘草、炙甘草、甘草梢、甘草节、甘草头。
来　　源 本品为豆科植物甘草、胀果甘草或光果甘草

的干燥根及根茎。

形态特征 甘草为多年生草本植物，高30~80厘米，根茎多横走，主根甚发达。外皮红棕色或暗棕色。茎直立，有白色短毛和刺毛状腺体。奇数羽状复叶互生，小叶7~17对，卵状椭圆形，全缘，两面被短毛及腺体。总状花序

腋生，花密集。花萼钟状，外被短毛或刺状腺体，花冠蝶形，紫红色或蓝紫色。荚果扁平，呈镰刀形或环状弯曲，外面密被刺状腺毛，种子扁卵圆形，褐色。

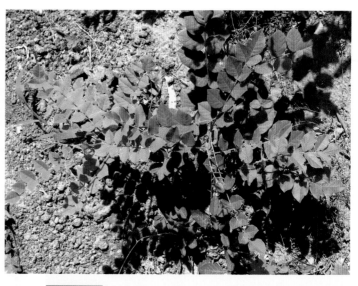

生境分布 生长于干旱、半干旱的荒漠草原、沙漠边缘和黄土丘陵地带。分布于内蒙古、山西、甘肃、新疆等地。以内蒙古伊克昭盟杭锦旗所产品质最优。

采收加工 春、秋两季均可采挖，但以春季为佳。将挖取的根和根茎，切去茎基的幼芽串条、枝叉、须根，洗净。截成适当的长短段，按粗细、大小分等，晒至半干，打成小捆，再晒至全干。去掉栓皮者，称"粉甘草"。

性味归经 甘，平。归心、肺、脾、胃经。

功能主治 补脾益气，祛痰止咳，清热解毒，缓急止痛，调和诸药。本品甘平，为治脾胃要药。生用偏凉，能清热解毒，祛痰止咳，炙用偏温，能补中益气。其甘缓之性又可缓急止痛，调和药性。

药理作用 具有盐皮质激素及糖皮质激素样作用。有抗炎、抗变态反应作用。抗消化道溃疡作用。解毒作用。解痉作用。对吞噬细胞的吞噬功能因机体状态不同而呈双向作用，即在应激状态下，机体抵抗力受到损耗时有明显促进作用；但在安静状态下则呈抑制作用。甘草甜素还可增加干扰素的产生。具有镇咳祛痰，镇痛，抗菌作用。甘草甜素有抗艾滋病毒活性作用，降血脂作用。甘草与柴胡合用，有抗脂肪肝作用。此外尚有抗利尿及一定的解热作用。甘草还能抗实验性心律失常。

用量用法 3～10克，煎服。生用：清热解毒。炙用：补中益气。

配伍应用 ①伤寒耗伤心气之心悸、脉结代：单用本品（《伤寒类要》）。②气血两虚：与补气养血之品配伍，与阿胶、人参、生地黄等品同用，如炙甘草汤（《伤寒论》）。③脾气虚证：与白术、人参、黄芪等补脾益气药配伍用于脾气虚弱之证。④咳喘：单用有效；也可随证配伍用于寒热虚实多种咳喘，有痰无痰均宜。⑤脘腹、四肢挛急疼痛：与白芍同用，即芍药甘草汤（《伤寒论》）。临床常以芍药甘草汤为基础，随证配伍用于血虚、血瘀、寒凝等多种原因所致的脘腹、四肢挛急作痛。⑥热毒疮疡：可单用煎汤浸渍；或熬膏内服；还常与连翘、地丁等配伍。⑦热毒咽喉肿痛：与桔梗、板蓝根、牛蒡子等配伍。

使用注意

恶心呕吐者忌用。各种水肿、肾病、高血压、低血钾、充血性心力衰竭不宜服。不宜与洋地黄、利尿药、水杨酸、硫酰尿类降糖药合用。

大枣 Da Zao

别　　名 枣、红枣。

来　　源 本品为鼠李科植物枣的干燥成熟果实。

形态特征 灌木或小乔木，高达10米。小叶有成对的针刺，嫩枝有微细毛。叶互生，椭圆状卵形或卵状披针形，先端稍钝，基部偏斜，边缘有细锯齿，基出三脉。花较小，淡黄绿色，2～3朵集成腋生的聚伞花序。核果卵形至长圆形，熟时深红色。

生境分布 生长于海拔1700米以下的山区、丘陵或平原，全国各地均有栽培，分布于河南、河北、山东、陕西等省。

采收加工 秋季果实成熟时采收，晒干。

性味归经 甘，温。归脾、胃经。

功能主治 补中益气，养血安神，缓和药性。本品甘温，药食兼用。具补中益气，养血安神之功，味甘能缓，以缓和药性。

药理作用 增加体重和肌力，保肝。人口服后，白细胞内及血浆中cAMP含量均明显上升，cAMP/cGMP比值上升，是其抗过敏作用的药理机制。大枣的热水提取物，体外试验对JTC—26细胞生长的抑制率达90%以上，且与剂量大

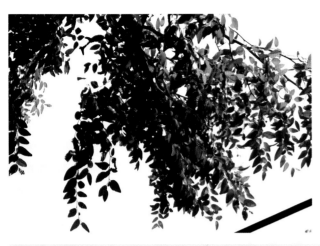

小有关，小剂量无效。三萜类化合物是抗肿瘤活性成分。有镇静作用。

【用量用法】10～30克，煎服；或3～12枚，劈开，入丸去皮核捣烂，入散服宜去核，也可生食。

【配伍应用】①脾气虚弱，消瘦、倦怠乏力、便溏等症：单用有效；若气虚乏力较甚，宜与白术、人参等补脾益气药配伍。②脏躁，失眠证：单用有效，如《证治准绳》治脏躁自悲自哭自笑，以红枣烧存性，米饮调下。因其证多与心阴不足，心火亢盛有关，且往往心气也不足，故常与甘草、浮小麦配伍，如甘麦大枣汤（《金匮要略》）。

使用注意

味甘助湿生痰蕴热，令人中满，故湿盛脘腹胀满者忌用。实热、湿热、痰热诸疾均不宜。

饴 糖　Yi Tang

【别　名】胶饴、软饴糖。

【来　源】本品为米、大麦、小麦、粟及玉蜀黍等粮食经发酵糖化制成的糖类食品。

【形态特征】为米、麦、粟或玉蜀黍等粮食经发酵糖化制成。有软、硬两种，软者称胶饴，硬者称白饴糖，均可入药，但以用胶饴为主。

【生境分布】全国各地均产。

【性味归经】甘，温。归脾、胃、肺经。

【功能主治】补脾益气，缓急止痛，润肺止咳。本品甘温，质地柔润，能补能缓能润。入中焦脾胃，补中缓急止痛，入肺经润肺燥止咳。为甘润补中缓急良品。

【药理作用】本品具有麦芽糖的一般作用，临床观察有滋养、止咳、止腹绞痛作用。

【用量用法】30～60克，入汤剂分2～3次冲服；也可熬膏或为丸服。

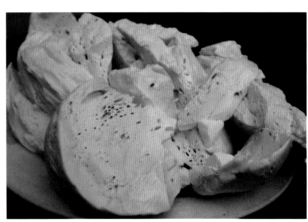

【配伍应用】消化性溃疡，胃肠功能紊乱，神经衰弱，再生障碍性贫血对脾胃虚寒，气血不足，里急腹痛者：常与桂枝、白芍、干姜、大枣、甘草配伍，如小建中汤；气虚甚者，加用黄芪、党参；脾虚寒甚者，可配伍干姜、花椒。肺结核，慢性支气管炎对肺虚咳嗽，干咳无痰者：可单用本品，又常与百部、蜂蜜等配伍；肺寒久咳者，也可与干姜、细辛合用。

使用注意

本品助湿生热，令人中满，故湿热内蕴，中满呕逆，痰热咳嗽，小儿疳积均不宜用。

黄 精　Huang Jing

【别　名】酒黄精。

【来　源】本品为百合科植物滇黄精、黄精或多花黄精的干燥根茎。按形状不同，习称大黄精、鸡头黄精、姜形黄精。

【形态特征】滇黄精：多年生草本，高可达1米。根茎横

生，有节。茎直立，单一。叶4～6片轮生，线形，长8～13厘米，宽1.5～2厘米，先端渐尖而卷曲，基部渐狭；无柄。花1～3朵腋生；花被筒状，淡绿色，6裂。浆果球形，熟时橙红色。花期4～5月。黄精：多年生草本。根茎横生，肥大肉质，黄白色，略呈扁圆形。有数个茎痕，茎痕处较粗大，最粗处直径可达2.5厘米，生少数须根。茎直立，

圆柱形，单一，高50～80厘米，光滑无毛。叶无柄；通常4～5枚轮生；叶片线状披针形至线形，长7～11厘米，宽5～12毫米，先端渐尖并卷曲，上面绿色，下面淡绿色。花腋生，下垂，花梗长1.5～2厘米，先端2歧，着生花2朵；苞片小，远较花梗短；花被筒状，长8～13毫米，白色，先端6齿裂，带绿白色；雄蕊6，着生于花被除数管的中部，花丝光滑；雌蕊1，与雄蕊等长，子房上位，柱头上有白色毛。浆果球形，直径7～10毫米，成熟时黑色。花期5～6月，果期6～7月。多花黄精：多年生草本。根茎横生，肥大肉质，近圆柱形，节处较膨大，直径约1.5厘米。茎圆柱形，高40～80厘米，光滑无毛，有时散生锈褐色斑点。叶无柄，互生；叶片革质，椭圆形，有时为长圆状或卵状椭圆形，长8～14厘米，宽3～6厘米，先端钝尖，两面均光滑无毛，叶脉5～7条。花腋生，总花梗下垂，长约2厘米，通常着花3～5朵或更多，略呈伞形；小花梗长约1厘米；花被绿白色，筒状，长约2厘米，先端6齿裂；雄蕊6，花丝上有柔毛或小乳突；雌蕊1，与雄蕊等长。浆果球形，成熟时暗紫色，直径1～1.5厘米。种子圆球形。花期4～5月，果期6～9月。

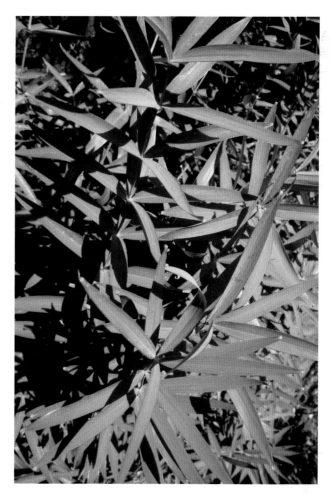

生境分布 生长于土层较深厚、疏松肥沃、排水和保水性能较好的壤土中。分布贵州、湖南、浙江、广西、河北、河南、湖北等地。目前除贵州、湖南、广西分布姜形黄精优质外，安徽九华山所产也属上品。北方河北、内蒙古大量出产为鸡头黄精。

采收加工 春、秋两季采挖，除去须根，洗净，置沸水中略烫或蒸至透心，干燥。

性味归经 甘，平。归肺、脾、肾经。

功能主治 补脾益气，润肺滋肾。本品甘平滋润。入肺、脾、肾三经。既可补气，又可补阴。但性质和平，作用缓慢，可作为久服滋补之品。

药理作用 有增加冠脉血流量及降压作用，并能降血脂及减轻冠状动脉粥样硬化的程度。对肾上腺素引起的血糖过高，呈显著抑制作用。能提高肌体免疫功能和促进DNA、RNA及蛋白质的合成，其多糖类提取物有促进淋巴细胞转化作用。能降低血浆cAMP和cTMP的含量。具抑菌作用，对常见致病真菌、结核杆菌、伤寒杆菌、金黄色葡萄球菌有抑制作用，对实验性结核杆菌有显著疗效。具抗衰老作用，能延长家蚕幼虫期和家蚕的寿命。

用量用法 10～20克，鲜品30～60克，煎汤；或入丸、散；或熬膏。外用：适量，煎水洗，或以酒、醋泡涂。

配伍应用 ①阴虚肺燥，干嗽少痰，肺肾阴虚，劳嗽久咳：与川贝母、沙参等药同用。②肺肾阴虚之劳嗽久咳：可单用熬膏久服；也与百部、熟地等同用。③脾胃气虚、倦怠乏力、食欲不振、脉象虚软者：与白术、党参等同用。④脾胃阴虚、口干食少、饮食无味、舌红无苔：与麦冬、石斛、山药等同用。⑤肾精亏虚，内热消渴：单用本品熬膏服，如黄精膏方（《千金方》）；也可与何首乌、枸杞等补益肾精之品同用。⑥内热消渴：与麦冬、生地、天花粉同用。

使用注意

本品滋腻，易助湿滞气。凡脾虚有湿，咳嗽痰多，中寒便溏及痞满气滞者不宜服。

松花粉　Song Hua Fen

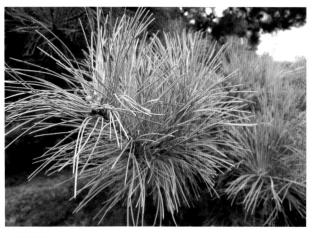

别　名　松花、松黄。

来　源　本品为松科植物马尾松、油松或其同属数种植物的花粉。

形态特征　常绿乔木，高达25米。一年生枝淡红褐色或淡灰色，无毛；二三年生枝上的苞片宿存；冬季红褐色，稍有树脂。树皮纵深裂或不规则鳞片状，少有浅裂成薄片剥落。针叶2针一束，粗硬，长10～15厘米，树脂管约10个，边生；叶鞘宿存。雄球花丛生新枝基部，雌球花生于枝端。球果卵圆形，长4～10厘米，成熟后蝉褐色，宿存；鳞盾肥厚，横脊显著，鳞脐凸起有刺尖。种子长卵圆形，长6～8毫米，种翅长约10毫米。花期4～5月，球果次年10月成熟。

生境分布　分布浙江、江苏、辽宁、吉林、湖北等地。

采收加工　4～5月开花时，将雄球花摘下，晒干，搓下花粉，除去杂质。

性味归经　甘，温。归肝、脾经。

功能主治　祛风益气，燥湿，收敛止血。本品甘，温，入肝、脾二经。甘温补脾益肝之阳气。气温散肝，所以祛风。外用燥湿、收敛、止血。

药理作用　具有增强免疫功能，抗衰老功能，降低血脂的功能，改善消化功能，抑制前列腺增生，兴奋造血功能，促进生长和强化作用，可扩张冠状动脉、降低血压、增加血管韧性，对实验性肝损伤有保护作用。

用量用法　内服：煎汤3～6克；浸酒或调服。外用：干掺或调服。

配伍应用　①风眩头旋肿痹，皮肤顽急：松树始抽花心（状如鼠尾者佳，蒸细，切）二升，用绢囊裹，入酒五升，浸五日，空腹饮三合，再服大妙（《元和纪用经》松花酒）。②酒毒发作，头痛目眩，或咽喉闭闷，或下利清水，日数十行，形神萎顿：松花一两（焙），陈皮五钱，川黄连五钱，甘草二钱。俱微炒磨为末，与松花和匀。每早晚各服二钱，白汤调服。（《本草汇言》）。③胃及十二指肠溃疡，慢性便秘：松花粉一钱，冲服。④久痢不止，延及数月，缠绵不净：松花每服三钱，食前米汤调下（《本草汇言》）。⑤婴儿湿疹：松花粉一钱，炉甘石粉一钱，鸡卵黄三个。先将鸡卵煮熟，去白取黄，再放金属小锅煎熬，即有卵黄油析出，取油去渣，用此油调松花粉、炉甘石粉涂患部，一至三次（已化脓者无效）。⑥尿布皮炎：松花粉撒布患处。⑦外伤出血：松花粉外敷伤口。

使用注意

本品甘温，多食发上焦热病。有花粉过敏史者禁用。

狼把草　Lang Ba Cao

别　名　小鬼叉、大狼把草。

来　源　本品为菊科植物狼把草的全草。

形态特征　一年生草本。茎直立，高30～80厘米，有时可达90厘米；由基部分枝，无毛。叶对生，茎顶部的叶小，有时不分裂，茎中、下部的叶片羽状分裂或深裂；裂片3～5，卵状披针形至狭披针形；稀近卵形，基部楔形，稀近圆形，先端尖或渐尖，边缘疏生不整齐大锯齿，顶端裂片通常比下方者人；叶柄有翼。头状花序顶生，球形或扁球形；总苞片2列，内列披针形，干膜质，与头状花序等长或稍短，外列披针形或倒披针形，比头状花序长，叶状；花皆为管状，黄色；柱头2裂。瘦果扁平，长圆状倒卵形或倒卵状楔形，长4.5～9毫米，直径约1.5～2.2毫米，边缘有倒生小刺，两面中央各只一条纵肋，两侧上端各有一向上的刺，刺上有细小的逆刺。花期8～9月，果期10月。

生境分布　生长于水边湿地、沟渠及浅水滩，也生长于路边荒野。全国大部分地区有分布。

采收加工　夏、秋间割取地上部分，晒干。

性味归经　苦、甘，平。归心、肺、大肠经。

功能主治　养阴润肺，厚肠止痢，解毒疗疮，清热利

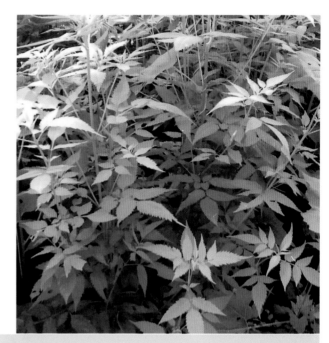

湿。本品味甘苦,性平,归心、肺、大肠经。甘润而养阴益肺,苦可燥湿解毒、疗疮、利湿、厚肠止痢。

药理作用 全草针剂注射有镇静、降压及轻度增大心跳振幅的作用,内服有利尿、发汗作用。

用量用法 内服:煎汤10~15克。外用:适量捣汁外涂或研末外撒、调涂。

配伍应用 ①气管炎,肺结核:鲜狼把草50克,水煎服。②白喉,咽喉炎,扁桃体炎:鲜狼把草150~200克,加鲜橄榄6个,或马兰鲜根25克,水煎服。③咽喉肿痛:鲜狼把草25~50克,加冰糖炖服。④血痢:狼把草二斤,捣绞取汁一小升,纳白面半鸡子许,和之调匀,空腹顿服之。若无生者,但收取苗阴干,捣为散,患痢者取散一方匕,和蜜水半盏服。⑤湿疹:鲜狼把草叶捣烂绞汁涂抹。⑥癣:狼把草叶研末,醋调涂。

红景天 Hong Jing Tian

别 名 孕都尔、扫罗玛尔布。

来 源 本品为景天科植物狭叶红景天或唐古特红景天的干燥根茎。

形态特征 多年生草本,高10~20厘米。根粗壮,圆锥形,肉质,褐黄色,根颈部具多数须根。根茎短,粗壮,圆柱形,被多数覆瓦状排列的鳞片状的叶。从茎顶端之叶腋抽出数条花茎,花茎上下部均有肉质叶,叶片椭圆形,边缘具粗锯齿,先端锐尖,基部楔形,几无柄。聚伞花序顶生,花红色。蓇葖果。

生境分布 生长于高山岩石处,野生或栽培。分布于西藏、新疆、辽宁、吉林、山西、河北。

采收加工 全草,7~9月采收,晒干。根及根茎,秋季采挖,除去粗皮,洗净,切片晒干。

性味归经 甘、涩,微寒。归肺、肝、肾经。

功能主治 滋补强壮,活血止血,清热解毒。本品味甘、涩、微寒,归肺、肝、肾经,有滋补强壮、养生抗衰老作用,有活血止血、清热解毒之功。

药理作用 增加机体的适应性,红景天可延长小鼠在常压和低压缺氧环境条件下的存活时间;增强小鼠的体力和耐力;提高士的宁、麻醉剂、有机磷中毒后的生存率;对抗破伤风类毒素等多种细菌毒素,改善布氏杆菌疫苗的免疫

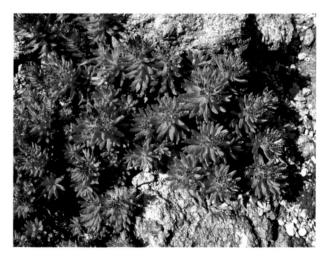

反应,具有抗微波辐射作用。遥测动物电脑波观察表明,使用红景天能使药物引起的兴奋型或抑制型脑电波恢复正常。有类似雌激素样作用,促进卵子形成和为受精卵着床创造条件。可调节肾上腺皮质功能,使垂体—肾上腺系统功能紊乱转为正常。调整机体的能量代谢,阻止能量代谢紊乱。

用量用法 内服:煎汤,3~10克。外用:捣敷或为末调敷。

配伍应用 ①脾气虚证:单用即有一定疗效。②脾虚带下:与芡实、山药、白术等同用。③血虚证:可单用或与补血药配伍使用。④肺阴不足,咳嗽痰黏,或有咯血者:可单用;或配伍百合、南沙参等药。

二、补阳药

鹿 茸　Lu Rong

别　　名 鹿茸片、鹿茸粉、鹿茸血片。

来　　源 本品为鹿科动物梅花鹿或马鹿雄鹿未骨化密生茸毛的幼角。前者称"梅花茸"，后者称"马鹿茸"。

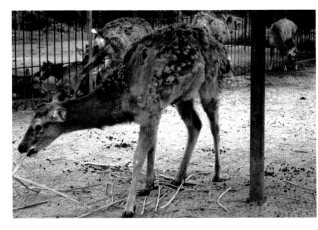

形态特征 梅花鹿：一种中型的鹿。体长约1.5米，肩高约90厘米。雄鹿有角，生长完全的共有四叉，眉叉斜向前伸；第二叉与眉叉相距较远，主干末端再分一叉。雌鹿无角。眶下腺明显，呈裂缝状。耳大直立。颈细长，颈和胸部下方有长毛。尾短，臀部有明显白斑。四肢细长，后肢外侧踝关节下有褐色腺体，名为跖腺；主蹄狭尖，侧蹄小。冬毛厚密，棕灰色或棕黄色，有白色斑点，夏季白斑更明显。腹部毛白色，四肢毛色较淡，背部有深棕色的纵纹。大都人工饲养。野生者栖息于混交林、山地草原和森林边缘附近；冬季多在山地南坡，春、秋多在旷野，夏季常在密林。晨昏活动较多。以青草、树叶、嫩芽、树皮、苔藓为食。春、夏季喜盐。雄鹿每年4～5月脱落旧角，随后长出茸角，外被天鹅绒状的茸皮。

生境分布 梅花鹿栖于混交林、山地草原及森林近缘。分布吉林、辽宁、黑龙江、新疆、甘肃等地。

采收加工 分锯茸和砍茸两种方法。锯茸，一般从第三年的鹿开始锯茸。二杠茸每年可采收2次，第一次在清明后45～50日（头茬茸），采后50～60日采第二次（二茬茸）；三岔茸则采1次，约在7月下旬。锯时应迅速将茸锯下，伤口敷上止血药。将锯下的鹿茸立即进行烫炸等加工，至积血排尽为度，阴干或烘干。砍茸，将鹿头砍下，再将茸连脑盖骨锯下，刮净残肉，绷紧脑皮，进行烫炸等加工，阴干。

性味归经 甘、咸，温。归肝、肾经。

功能主治 壮肾阳，益精血，强筋骨，调冲任，托疮毒。本品味甘主补，甘温，归肝、肾二经，补肝肾，益精血，壮筋骨。为温补肾阳，益精血的要药，凡肾阳不足、精血亏虚之证，皆可使用。

药理作用 鹿茸的粉、精、酊均有强壮作用，可使家兔红细胞、血色素增加，使小白鼠体重增加，促进物质代谢，增进食欲。所含的氨基酸对人体有强壮作用。能提高肌体的工作能力，减轻疲劳，改善睡眠，促进食欲，改善营养不良和蛋白质代谢障碍，改善糖酵解和三羧循环的能量代谢。中等剂量的鹿茸精能引起离体心脏活动明显增强，心缩幅度增大，心率加快，对疲劳的心脏恢复更为明显，对节律不齐的离体心脏能使节律恢复正常。大剂量则相反。各种鹿茸制剂具有雄性激素样作用。能促进创伤骨折和溃疡的愈合。能增强肾脏的利尿机能和胃肠道的运动、分泌功能。提高离体子宫的张力和加强其节律性收缩。促进健康人淋巴细胞转化。

用量用法 1～3克，研末服；或入丸、散。

配伍应用 ①阳痿不举，小便频数：与山药浸酒服，如鹿茸酒。②精血耗竭，面色黧黑，耳聋目昏等：与乌梅、当归膏为丸（《济生方》）。③诸虚百损，五劳七伤，元气不足，畏寒肢冷、阳痿早泄、宫冷不孕、小便频数等证：与黄芪、人参、当归同用，如参茸固本丸（《中国医学大辞典》）。④肾虚骨弱，腰膝无力或小儿五迟：与熟地、五加皮、山萸肉等同用，如加味地黄丸（《医宗金鉴》）。⑤骨折后期，愈合不良：与川断、骨碎补、自然铜等同用。⑥崩漏不止，虚损赢瘦：与龙骨、乌贼骨、川断等同用，如鹿茸散（《证治准绳》）。⑦白带过多：配白蔹、狗脊同用，如白蔹丸（《济生方》）。

⑧疮疡久溃不敛，阴疽疮肿内陷不起：与肉桂、当归等配伍，如阳和汤（《外科全生集》）。

鹿 角 Lu Jiao

别　名 鹿角片、鹿角末。
来　源 本品为鹿科动物马鹿或梅花鹿已骨化的角或锯茸后翌年春季脱落的角基，分别习称"马鹿角""梅花鹿角""鹿角脱盘"。

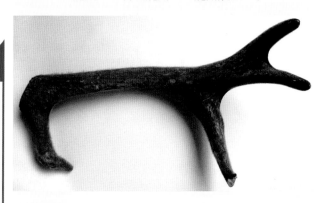

形态特征 梅花鹿：一种中型的鹿。体长约1.5米，肩高约90厘米。雄鹿有角，生长完全的共有四叉，眉叉斜向前伸；第二叉与眉叉相距较远，主干末端再分一叉。雌鹿无角。眶下腺明显，呈裂缝状。耳大直立。颈细长，颈和胸部下方有长毛。尾短，臀部有明显白斑。四肢细长，后肢外侧踝关节下有褐色腺体，名为跖腺；主蹄狭尖，侧蹄小。冬毛厚密，棕灰色或棕黄色，有白色斑点，夏季白斑更明显。腹部毛白色，四肢毛色较淡，背部有深棕色的纵纹。大都人工饲养。野生者栖息于混交林、山地草原和森林边缘附近；冬季多在山地南坡，春、秋多在旷野，夏季常在密林。晨昏活动较多。以青草、树叶、嫩芽、树皮、苔藓为食。春、夏季喜盐。雄鹿每年4～5月脱落旧角，随后长出茸角，外被天鹅绒状的茸皮。

生境分布 我国东北、西北、内蒙古、新疆及西南山区均有分布。分布吉林、黑龙江、内蒙古、新疆、青海。
采收加工 多于春季拾取，除去泥沙，风干。
性味归经 咸，温。归肝、肾经。
功能主治 温肾阳，强筋骨，行血消肿。本品生用散热行血消肿，主治恶疮痈肿，少腹血结痛，跌打损伤瘀血等证。熟用益肾补虚、强精活血。
药理作用 活血散瘀消肿的作用。
用量用法 内服：煎汤，5～10克；或研末服。外用：磨汁涂或研末敷。
配伍应用 多用于疮疡肿毒、乳痈、产后瘀血腹痛、腰痛、胞衣不下等。

鹿角胶 Lu Jiao Jiao

别　名 白胶、鹿胶。
来　源 本品为鹿角经水煎熬，浓缩制成的固体胶。
形态特征 同鹿茸。
生境分布 同鹿茸。
采收加工 熬制时间多在11月至翌年3月间。先将鹿角锯成小段，长10～15厘米。置水中浸漂，每日搅动并换水1～2次，漂至水清，取出，置锅内煎取胶液，反复煎至胶质尽出，角质酥融易碎时为止。将煎出的胶液过滤，合并（或

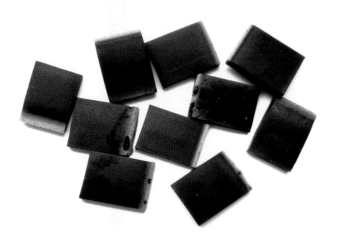

加入明矾细粉稍许）静置，滤取清胶液，用文火浓缩（或加入黄酒3%，冰糖5%）至稠膏状，倾入凝胶槽内，俟其自然冷凝，取出，分切为小块，阴干。每块重约4.5克，

弱，但优于鹿角，且具有良好地止血作用。

性味归经 甘、咸，温。归肾、肝经。

功能主治 温补肝肾，益精养血，止血。本品甘咸而温，入肝、肾经，补肝肾，益精血功同鹿茸而力

药理作用 补肾阳，益阴血，有较强的止血作用

用量用法 5～10克，开水或黄酒化服；或入丸、散、膏剂。外用：适量，溶化涂之。

配伍应用 阴疽、寒性脓疡：鹿角胶9克，熟地30克，白芥子（炒）6克，肉桂、甘草各3克，麻黄、姜炭各2克，水煎服。

使用注意

阴虚阳亢者忌服。

鹿角霜  Lu Jiao Shuang

别　名 鹿角霜。

来　源 本品为鹿角熬制鹿角胶后剩余的骨渣。

形态特征 同鹿茸。

生境分布 同鹿茸。

采收加工 春、秋两季生产，将骨化角熬去胶质，取出角块，干燥。

性味归经 咸，温。归肝、肾经。

功能主治 温肾助阳，收敛止血。本品甘，温，入肝、肾二经，有温肾壮阳，收敛止血之功。补力虽弱，但不滋腻。

药理作用 有较好的收敛止血及敛疮作用。

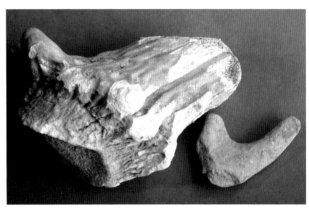

用量用法 10～15克，内服。外用：适量。

配伍应用 乳头裂：鹿角霜6克，冰片少许，共为细末，涂敷或香油调敷。

使用注意

阴虚火旺者忌服。

巴戟天 Ba Ji Tian

别　名 巴戟、盐巴戟、巴戟肉、制巴戟。

来　源 本品为茜草科植物巴戟天的干燥根。

形态特征 藤状灌木。根肉质肥厚，圆柱形，呈结节状，茎有纵棱，小枝幼时有褐色粗毛。叶对生，叶片长椭圆形，全缘，叶缘常有稀疏的短睫毛，下面中脉被短粗毛，托叶鞘状。头状花序有花2～10朵，排列与枝端，花序梗被污黄色短粗毛，花萼先端有不规则的齿裂或近平截，花冠白色，肉质。核果近球形，种子4粒。

生境分布 生长于山谷、溪边或林下。分布广东高要、德庆，广西苍梧等地。

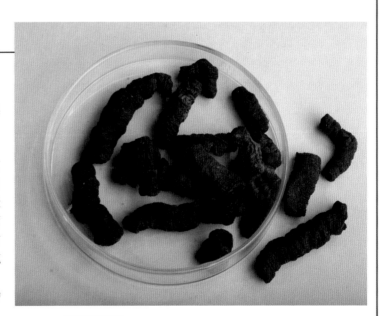

采收加工 秋冬采收为宜。栽培品5～7年后采挖，洗净泥土，除去须根，晒六七成干，用木槌轻轻

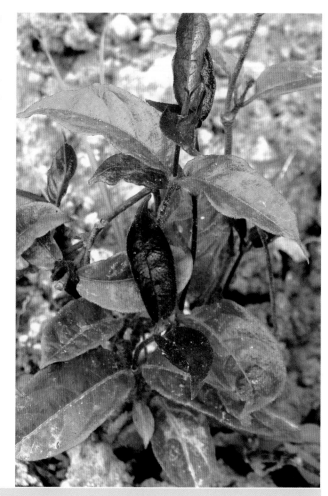

捶扁，晒干；或先蒸过，晒至半干后，捶扁，晒干。

性味归经 辛、甘，微温。归肾经。

功能主治 补肾助阳，祛风除湿。本品甘温能补，辛温能行，专入肾经，有内补肾阳、外祛风湿之功，温而不燥，补而不滞。尤宜于肾阳虚兼风湿痹痛者。

药理作用 有促肾上腺皮质激素样作用，可使幼鼠胸腺萎缩，抑制肉芽肿，使大鼠肾上腺皮质囊状带有一定程度变化，维生素C和脂类均有不同程度减少，碱性磷酸酶反应增高，肝糖元含量增加。

用量用法 10～15克，煎汤或入丸、散。

配伍应用 ①虚羸阳道不举：常配牛膝浸酒服（《千金方》）。②肾阳虚弱，命门火衰所致阳痿不育：与淫羊藿、仙茅、枸杞子等同用，如赞育丸（《景岳全书》）。③下元虚寒之宫冷不孕、月经不调、少腹冷痛：与高良姜、肉桂、吴茱萸，如巴戟丸（《和剂局方》）。④小便不禁：与菟丝子、桑螵蛸、益智仁等同用（《奇效良方》）。⑤肾虚骨痿，腰膝酸软：与肉苁蓉、杜仲、菟丝子等配伍，如金刚丸（《张氏医通》）。⑥风冷腰胯疼痛、行步不利：与羌活、杜仲、五加皮等同用，如巴戟丸（《圣惠方》）。

使用注意

阴虚火旺者不宜单用。

淫羊藿 Yin Yang Huo

别　名 仙灵脾、炙羊藿。

来　源 本品为小檗科植物淫羊藿、箭叶淫羊藿、柔毛淫羊藿、巫山淫羊藿或朝鲜淫羊藿的干燥地上部分。

形态特征 多年生草本，高30～40厘米。根茎长，横走，质硬，须根多数。叶为2回3出复叶，小叶9片，有长柄，小叶片薄草质，卵形至长卵圆形，长4.5～9厘米，宽3.5～7.5厘米，先端尖，边缘有细锯齿，锯齿先端成刺状毛，基部深心形，侧生小叶基部斜形，上面幼时有疏毛，开花后毛渐脱落，下面有长柔毛。花4～6朵成总状花序，花序轴无毛或偶有毛，花梗长约1厘米；基部有苞片，卵状披针形，膜质；花大，直径约2厘米，黄白色或乳白色；花萼8片，卵状披针形，2轮，外面4片

小，不同形，内面4片较大，同形；花瓣4，近圆形，具长距；雄蕊4；雌蕊1，花柱长。蓇葖果纺锤形，成熟时2裂。花期4～5月，果期5～6月。箭叶淫羊藿：多年生草本，高30～50厘米。根茎匍行呈结节状。根出叶1～3枚，3出复叶，小叶卵圆形至卵状披针形，长4～9厘米，宽2.5～5厘米，先端尖或渐尖，边缘有细刺毛，基部心形，侧生小叶基部不对称，外侧裂片形斜而较大，三角形，内侧裂片较小而近于圆形；茎生叶常对生于顶端，形与根出叶相似，基部呈歪箭状心形，外侧裂片特大而先端渐尖。花多数，聚成总状或下部分枝而成圆锥花序，花小，直径仅6～8毫米，花瓣有短距或近于无距。花期2～3月，果期4～5月。生长于山坡竹林下或路旁岩石缝中。分布浙江、安徽、江西、湖北、四川、台湾、福建、广东、广西等地。以上几种植物的根茎（淫羊藿根）也供药用。在云南地区应用的淫羊藿，其原植物

为尖叶淫羊藿，叶为3小叶或单叶，小叶片狭长，叶背有柔毛。总状花序具10～15朵花，小花梗长而无毛，距较内部的花萼长一倍。

生境分布 生长于山坡阴湿处或山谷林下或沟岸。分布于陕西、四川、湖北、山西、广西等地。

采收加工 夏、秋两季采收，割取茎叶除去杂质，晒干或阴干。

性味归经 辛、甘，温。归肝、肾经。

功能主治 补肾壮阳，祛风除湿，止咳平喘。本品辛甘而温，甘温壮阳，辛温行散，入肝、肾二经，补肾阳，壮筋骨，祛风湿，为临床常用。

药理作用 有雄性激素样作用，能促进精液分泌。以叶及根作用最强，果实次之，茎部最弱。有降压及增加冠状动脉血流量和提高耐缺氧能力的作用。又能扩张外周血管，增加肢端血流量，改善微循环，以及扩张脑血管，增加脑血流量。还具有类似心得安的作用，并认为可能含有某种乙型受体阻滞剂的成分。有降血脂及降血糖作用。对机体免疫功能有促进及双向调节作用。淫羊藿多糖（EPS）有诱生干扰素作用。有一定镇咳、祛痰、平喘和明显镇静作用。有抑菌、抗炎作用。对脊髓灰质炎病毒有显著抑制作用。对其他肠道病毒也有抑制作用，小剂量有利尿作用。

用量用法 10～15克，煎服；或浸酒、熬膏，入丸、散。

配伍应用 ①肾阳虚衰，阳痿尿频，腰膝无力：单用有效，也可与其他补肾壮阳药同用。单用本品浸酒服，以益丈夫兴阳，理腰膝冷痛，如淫羊藿酒（《食医心镜》）。②肾虚阳痿遗精等：与巴戟天、肉苁蓉、杜仲等同用，如填精补髓丹（《丹溪心法》）。③风湿痹痛，筋骨不利及肢体麻木：与苍耳子、威灵仙、肉桂、川芎同用，即仙灵脾散（《圣惠方》）。

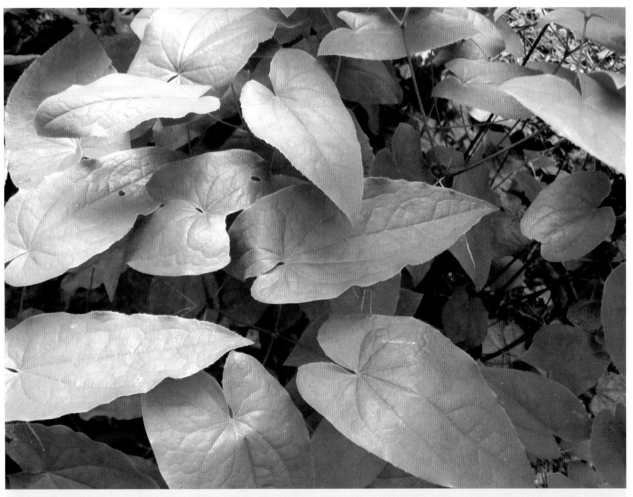

使用注意

阴虚火旺者不宜服。

仙茅 Xian Mao

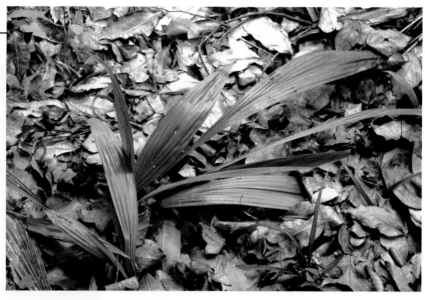

别　名 酒仙茅。

来　源 本品为石蒜科植物仙茅的干燥根茎。

形态特征 多年生草本，根茎延长，长可达30厘米，圆柱状，肉质，外皮褐色；根粗壮，肉质，地上茎不明显。叶3～6片根出，狭披针形，长10～25厘米，先端渐尖，薹部下延成柄，再向下扩大呈鞘状，绿白色，边缘膜质，叶脉显明，有中脉，两面疏生长柔毛，后渐光滑。花腋生，藏在叶鞘内，花杂性，上部为雄花，下部为两性花；苞片披针形，绿色，膜质，被长柔毛。

生境分布 生长于平原荒草地阳处或混生在山坡茅草及树丛中。分布四川、云南、贵州；广东、广西、湖南、湖北也产。

采收加工 2～4月发芽前或7～9月苗枯萎时挖取根茎，洗净，除去须根和根头，晒干。或蒸后晒干。

性味归经 辛，热；有毒。归肾、肝、脾经。

功能主治 温肾壮阳，祛寒除湿。本品辛热温散有毒，药力峻猛，主入肾经，温肾壮阳，补命门真火，善祛寒湿之邪。能蠲痹强筋，诚为壮阳祛寒峻品。

药理作用 水提取物可促进抗体生成。仙茅贰可促进巨噬细胞增生，并提高其吞噬功能。所含的石蒜碱则可使胸腺萎缩。故有增强免疫功能的作用。兴奋性机能。有镇静、镇痛、解热作用。

用量用法 3～10克，煎汤；浸酒或入丸、散。外用：适量，捣敷。

配伍应用 ①肾阳不足，命门火衰，阳痿精冷，小便频数：与巴戟天、淫羊藿、金樱子等同用，治命门火衰，阳痿早泄及精寒不育，如仙茅酒（《万氏家抄方》）。②腰膝冷痛，筋骨痿软：与附子、杜仲、独活等同用。肝肾亏虚，须发早白，目昏目暗：与生熟地、枸杞子、车前子等同用，如仙茅丸（《圣济总录》）。

使用注意

本品有毒，不宜久服。燥热性强，阴虚火旺当忌服。

海狗肾 Hai Gou Shen

别　名 腽肭脐。

来　源 本品为脊椎动物哺乳纲、鳍脚目、海豹科动物腽肭兽的干燥阴茎及睾丸。分布加拿大、夏威夷群岛等地。国产海狗肾为海豹科动物海豹（又名斑海豹、海狗）的干燥阴茎及睾丸。

形态特征 海狗：体肥壮，形圆而长，至后部渐收削。雄兽身长达2.5米，雌者身长仅及其半。头略圆，颧骨高，眼大，耳壳甚小，口吻短，旁有长须。四肢均具5趾，趾间有蹼，形成鳍足，尾甚短小。体深灰褐色，腹部黄褐色。生活于寒带或温带海洋中，常随适当的水温而洄游。食物以鱼类和乌贼类为主。海豹：体肥壮，略呈纺锤形。身长约1.3～1.5米。头圆，眼1对，大而圆，无耳壳，口须长，颊须刚硬，鼻孔和两耳均有瓣膜，可自由启闭。颈短。前后肢均具5趾，趾端有爪，趾间有蹼，形成鳍足；前肢较小，后肢大，后鳍足呈扇形。与尾相连，不能向前转动。尾短小，夹于后肢之间。体色随年龄而异，成体背部灰黄色或苍灰色，带有许多棕黑色或灰黑色的斑点；体腹面乳黄色，下颌白色少斑。幼仔皆被白色毛。生活于寒带或温带的海洋中，睡眠、交配和产仔时上陆地。

生境分布 海豹喜晒日光，多集于岩礁和冰雪上。产我国渤海及黄海沿岸，如辽宁的锦西、兴城、盘县、旅大；及欧洲大西洋和北太平洋沿岸。

采收加工 海狗四季可捕，尤宜夏季更盛。捕得壮兽，将前足高吊。用利刀将阴茎与睾丸全部割下，除去附着的肉与油，洗净后，拉直阴茎，在通风处阴干，不可日晒。海豹在春季沿海冰块开裂时捕足雄兽，割取外生殖器，阴干。

性味归经 咸，热。归肾经。

功能主治 暖肾壮阳，益精补髓。

药理作用 有雄性激素样作用。

用量用法 3~9克，煎服；或入丸、散。

配伍应用 ①阳痿精冷，精少不育：与鹿茸、人参、附子等药同用，以增强壮阳散寒，暖肾益精之效，如腽肭脐丸（《济生方》）。②精少不

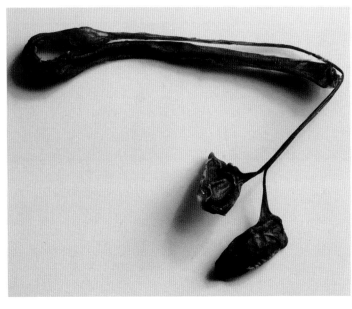

育之症：与紫河车、鹿茸、人参同用。③肾阳衰微，心腹冷痛：与甘松、吴茱萸、高良姜等同用，共收补阳散寒之功，如腽肭脐散（《圣济总录》）。

使用注意

本品壮阳作用极强，故阴虚阳盛、阳事易举、骨蒸劳嗽忌用。

黄狗肾　Huang Gou Shen

别　名 狗鞭、狗肾、广狗肾。

来　源 本品为哺乳动物犬科黄狗的阴茎和睾丸。

生境分布 全国各地均产。

采收加工 多在冬季将雄狗杀死，取出阴茎和睾丸，去掉周围的肉和脂肪，撑直挂起，晾干或烘干。

性味归经 咸，温。归肾经。

功能主治 补肾壮阳。本品咸，温，入肾经，为雄体阳物，血肉有情之品，温肾壮阳，为肾阳虚要药。

用量用法 1.5~3克，入丸、散剂、酒剂或煮食。

配伍应用 ①肾阳虚衰，阳痿不举：单用黄狗肾，洗净，焙干研成细末，每服0.3~0.9克，每日1次。②肾阳亏虚，腰膝冷痛，形寒肢冷，

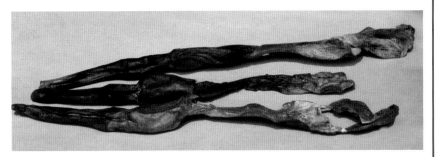

阳痿不举，精冷稀少，性欲低下，小便频数：黄狗肾1对，羊肉500克，炖服。③肾阳亏虚，精髓不足，阳痿不举，早泄遗精，精冷质稀，精少不育，妇女小腹冷痛，月经后期，宫寒不孕：黄狗肾与牛鞭、枸杞子、菟丝子、肉苁蓉、羊肉、母鸡肉合用，炖服，作为食疗。④精神性阳痿：用新鲜狗睾丸10克，不去血，切薄片，温开水送服，早晚各1次，并配合按摩和体育锻炼。

使用注意

内热多火者忌用。

海马 Hai Ma

别　名 大海马。

来　源 本品为海龙科动物线纹海马、刺海马、大海马、三斑海马或小海马（海蛆）的干燥体。

形态特征 线纹海马：体形侧扁，腹部稍凸出，躯干部呈七棱形，尾部四棱形，为海马中最大的一种。体长30～33厘米。头冠短小，尖端有5个短小的棘，略向后方弯曲。吻长，呈管状。眼较大，侧位而高。眼间隔小于眼径，微隆起。鼻孔很小，每侧2个，相距甚近，紧位于眼的前方。口小，端位，无牙。鳃盖凸出，无放射状纹。鳃孔小，位近于侧背方。肛门位于躯干第11节的腹侧下方。体无鳞，完全为骨质环所包，骨质环体部11，尾部39～40；体上各环棱棘短钝呈瘤状。背鳍长，18～19，较发达，位于躯干最后2体环及尾部最前2体环的背方。臀鳍4，短小，胸鳍18，短宽，略呈扇形。无腹鳍及尾鳍。各鳍无棘，鳍条均不分枝。尾端卷曲。全体淡黄色，体侧具白色线状斑点。刺海马：体长20～24厘米，头冠不高，尖端具4～5细而尖锐的小棘。吻细长，呈管状。吻长大于或等于眶后之头长。骨质环体部11，尾部35～36；体上各骨环接结处及头部的小棘特别发达，这是刺海马有别于其他种类的特征。背鳍长，18。臀鳍4，很小，胸鳍18，短而宽。体为淡黄褐色，背鳍近尖端具一纵列斑点，臀、胸鳍淡色，体上小棘尖端呈黑色。大海马：体长20～24厘米。头冠较低，顶端具5个短钝粗棘。吻长恰等于眶后头长。骨质环体部11，尾部35～36；头部及体环与尾环上的小棘均不甚明显。背鳍17，臀鳍4，胸鳍16。体呈黑褐色，头部及体侧有细小暗黑色斑点，且有弥散细小的银白色斑点，背鳍有黑色纵列斑纹，臀、胸鳍淡色。三斑海马：体形较大，体长10～18厘米；背鲁鳍20～21；臀鳍4；胸鳍17～18。体环11+40～41。头冠短小，顶端具5个短小突棘。吻管较短，不及头长的1/2。体节1、4、7、11骨环，尾节1、5、9、13、17骨环，背方接结呈隆起状峙，背侧方棘也较其他种类

为大。体黄褐色乃至黑褐色，眼上具放射状褐色斑纹，体侧背方第1、4、7节小棘基部各具一大黑斑，是三斑海马与其他种类的明显特征。小海马：体形很小，略侧扁。头部小刺及体环上棱棘发达。体冠较小，有不突出的钝棘。吻短口小。鳃盖突出而光滑，鳃孔小，位于鳃盖后方。体暗褐色，有时可随环境而变化。

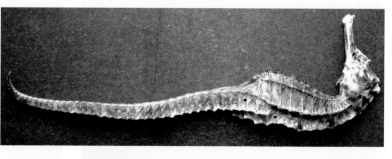

生境分布 线纹海马、刺海马多栖于深海藻类繁茂处。分布广东、福建、台湾、海南等沿海地区。

采收加工 夏、秋两季捕捞，洗净，晒干，或除去皮膜及内脏，将尾盘起，晒干。

性味归经 甘、咸，温。归肝、肾经。

功能主治 温肾壮阳，散结消肿，活血祛瘀。本品味甘主补，咸以入肾，有温肾壮阳之功，为肾虚阳痿要药，兼能活血祛瘀，散结消肿。

药理作用 克氏海马的乙醇提取物可延长正常雌小鼠的动情期，对去势鼠也可出现动情期，并能使子宫及卵巢（正常小鼠）重量增加。以小鼠前列腺、精囊、提睾肌的重量为指标，海马提取液表现雄激素样作用，其效力较蛇床子、淫羊藿弱，但比蛤蚧强。

用量用法 1～15克，研末服。外用：适量，研末敷患处。

配伍应用 ①阳痿，遗精，遗尿：与人参、鹿茸、熟地黄等配伍应用，如海马保肾丸（《北京市中药成方选集》）。②夜尿频繁：与枸杞子、鱼鳔、红枣等同用，如海马汤（《中药临床应用》）。③肾阳不足，摄纳无权之虚喘：与胡桃肉、蛤蚧、熟地黄、人参等配伍，以增强药力。④气滞血瘀，聚而成形之癥瘕积聚：与大黄、木香、巴豆等同用，如木香汤（《圣济总录》）。⑤气血不畅，跌打瘀肿：与当归、血竭、乳香、没药、川芎等配伍。气血凝滞，营卫不和，经络阻塞，肌肉腐溃之疮疡肿毒，恶疮发背：与水银、穿山甲、朱砂等配伍，如海马拔毒散（《急救仙方》）。

使用注意

孕妇及阴虚火旺者忌服。

肉苁蓉 Rou Cong Rong

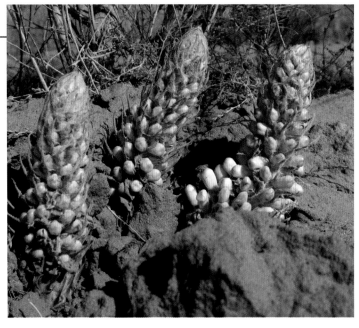

别　名 苁蓉、大芸、淡大芸、咸苁蓉。

来　源 本品为列当科植物肉苁蓉的干燥带鳞叶的肉质茎。

形态特征 肉苁蓉：多年生寄生草本，高80～100厘米。茎肉质肥厚，不分枝。鳞叶黄色，肉质，覆瓦状排列，披针形或线状披针形。穗状花序顶生于花茎；每花下有1苞片，小苞片2，基部与花萼合生；背面被毛，花萼5浅裂，有缘毛；花冠管状钟形，黄色，顶端5裂，裂片蓝紫色；雄蕊4。蒴果卵形，褐色。种子极多，细小。花期5～6月。肉苁蓉不分枝，下部较粗。叶肉质，鳞片状，螺旋状排列，淡黄白色，下部叶紧密，宽卵形或三角状卵形，上部叶稀疏，披针形或窄披针形。穗状花序顶生，伸出地面，有多数花，苞片线状披针形或卵状披针形；小苞片卵状披针形或披针形，与花萼近等长；花萼钟状，5浅裂，裂片近圆形；花冠管状钟形，长3～4厘米，淡黄白色。蒴果卵圆形，2瓣裂，褐色；种子多数，微小，椭圆状卵圆形或椭圆形，表面网状，具光泽。管花肉苁蓉：高60～100厘米，地上部分高30～35厘米。茎不分枝，基部直径3～4厘米。叶乳白色，干后变褐色，三角形，生于茎上部的渐狭为三角状披针形或披针形。穗状花序，苞片长圆状披针形或卵状披针形边缘被柔毛，两面无毛；小苞片2枚，线状披针形或匙形，近无毛。花萼筒状，顶端5裂至近中部，裂片与花冠筒部一样，乳白色，干后变黄白色，近等大，长卵状三角形或披针形，花冠筒状漏斗形，顶端5裂，裂片在花蕾时带紫色，干后变棕褐色，近等大，近圆形，两面无毛。雄蕊4枚，花丝着生于距筒基部7～8毫米处，基部膨大并密被黄白色长柔毛，花药卵形，密被黄白色长柔毛，药室基部钝圆，不具小尖头。子房长卵形，柱头扁圆球形，2浅裂。蒴果长圆形。种子多数，近圆形，干后变黑色，外面网状。花期5～6月，果期7～8月。

生境分布 肉苁蓉生长于盐碱地、干河沟沙地、戈壁滩一带。寄生在红沙、盐爪爪、着叶盐爪、珍珠、西伯利亚白刺等植物的根上。分布内蒙古、陕西、甘肃、宁夏、新疆等地。管花肉苁蓉生长于水分较充足的柽柳丛中及沙丘地，常寄生于柽柳属植物的根上。广泛分布于非洲北部、阿拉伯半岛、巴基斯坦、印度及前苏联中亚地区。

采收加工 春、秋均可采收。以3～5月采者为好，过时则中空。春季苗未出土或刚出土时采者，通常半埋于沙土中晒干，称为淡苁蓉。秋季采者，水分多，不宜晒干，须投入盐湖中1～3年，取出晒干，称咸苁蓉。

性味归经 甘、咸，温。归肾、大肠经。

功能主治 补肾阳，益精血，润肠通便。本品甘咸而温，质地柔润，甘温补阳，咸以入肾而有补肾壮阳之功，又能益精补血，入大肠经能滋润肠燥而有通便之功。补而不峻，滋而不腻，阴阳双补，药性和缓，堪称滋补之上品。

药理作用 可增加脾脏和胸腺重量，提高巨噬细胞吞噬率和腹腔巨噬细胞内cAMP的含量，增加溶血素和溶血空斑的值，提高淋巴细胞转化率，促进抗体形成。有降低血压的作用，促进唾液腺分泌及麻痹呼吸作用。

用量用法 10～20克，煎服。

配伍应用 ①男子五劳七伤，阳痿不起，小便余沥：与续断、菟丝子、杜仲同用，如肉苁蓉丸（《医心方》）。②肾虚骨痿，不能起动：与巴戟天、杜仲、紫河车等同用，如金刚丸（《张氏医通》）。③津液耗伤所致大便秘结：与麻子仁、沉香同用，如润肠丸（《济生方》）。④肾气虚弱引起的大便不通、小便清长、腰酸背冷：与牛膝、当归、泽泻等同用，如济川煎（《景岳全书》）。

使用注意

药力和缓，用量宜大。助阳滑肠，故阳事易举，精滑不固者，腹泻便溏者忌服。实热便秘者不宜。

锁阳 Suo Yang

别　名	锁阳。
来　源	本品为锁阳科植物锁阳的干燥肉质茎。
形态特征	多年生肉质寄生草本。地下茎粗短，具有多数瘤突吸收根。茎圆柱形，暗紫红色，高20～100厘米，径约3～6厘米，大部埋于沙中，基部粗壮，具鳞片状叶。鳞片状叶卵圆形、三角形或三角状卵形，长0.5～1厘米，宽不及1厘米，先端尖。穗状花序顶生，棒状矩圆形，长5～15厘米，直径2.5～6厘米；

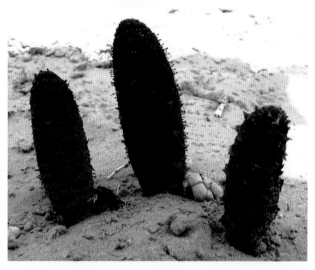

生密集的花和鳞状苞片，花杂性，暗紫色，有香气，雄花有2种：一种具肉质花被5枚，长卵状楔形，雄蕊1，花丝短，退化子房棒状；另一种雄花具数枚线形、肉质总苞片，无花被，雄蕊1，花丝较长，无退化子房；雌花具数枚线状、肉质总苞片；其中有1枚常较宽大，雌蕊1，子房近圆形，上部着生棒状退化雄蕊数枚，花柱棒状；两性花多先于雄花开放，具雄蕊雌蕊各1，雄蕊着生子房中部。小坚果，球形，有深色硬壳状果皮。花期6～7月。

生境分布	生长于干燥多沙地带，多寄生于白刺的根上。分布内蒙古、甘肃、青海等地。
采收加工	春、秋均可采收。以春采者为佳。除去花序，置沙土中半埋半露，连晒带烫，使之干燥。
性味归经	甘，温。归肝、肾、大肠经。
功能主治	补肾助阳，润肠通便。本品甘温体润，归肝、肾、大肠经，补肾壮阳，益精血，润肠通便功与肉苁蓉相类似。
药理作用	灌胃锁阳醇提物，可使吞噬功能低下小鼠的巨噬细胞吞噬红细胞能力有所恢复。静脉点滴锁阳醇提物可使幼年大鼠血浆睾酮含量显著提高，提示锁阳有促进动物性成熟作用。锁阳水浸液对实验动物有降低血压、促进唾液分泌作用，能使细胞内DNA和RNA合成率增加。
用量用法	10～15克，煎服。
配伍应用	①肾阳亏虚，精血不足，阳痿，不孕，下肢痿软，筋骨无力：与鹿茸、肉苁蓉、菟丝子等同用，如虎潜丸（《丹溪心法》）。②肾虚骨瘦，筋骨痿弱，行步艰难：与牛膝、熟地等同用。③血虚津亏肠燥便秘：单用熬膏服；或与火麻仁、肉苁蓉、生地黄等同用。④阳弱精虚，阴衰血竭，大肠燥涸，便秘不通：单用本品煎浓汁加蜜收膏服（《本草切要》）。

> **使用注意**
>
> 阴虚阳旺，脾虚泄泻，实热便秘者忌服。

补骨脂 Bu Gu Zhi

别　名	故纸、破故纸、故之纸、黑故子。
来　源	本品为豆科植物补骨脂的干燥成熟果实。
形态特征	一年生草本，高60～150厘米，全株有白色毛及黑褐色腺点。茎直立。叶互生，多为单叶，仅枝端的叶有时侧生1枚小叶；叶片阔卵形至三角状卵形，先端钝或圆，基部圆或心形，边缘有不整齐的锯齿。花多数，密集成近头状的总状花序，腋生；花冠蝶形，淡紫色或白色。荚果近椭圆形，果皮黑色，与种子黏贴。
生境分布	生长于山坡、溪边、田边。分布于河南、四川两省，陕西、山西、江西、安徽、广东、贵州等地也有分布。
采收加工	秋季果实成熟时采收，晒干。
性味归经	苦、辛，大温。归肾、脾经。
功能主治	补肾壮阳，固精缩尿，温脾止泻。本品大温，以气为用，入肾经补肾壮阳，固精缩尿，入脾经，温脾阳以止泻。
药理作用	补骨脂可使小鼠的腹腔巨噬细胞的吞噬指数及吞噬百分数明显升高，对免疫抑制剂环磷酰胺所致的白细胞下降，有明显的治疗作用。补骨脂乙素能增强心肌收缩力，扩张冠状动脉，对抗垂体后叶素引起的冠状动脉收缩。本品有致光敏作用，内服或局部用药后，使皮肤对紫外线光照敏感，容易出现色素沉着。对金黄色葡萄球菌有抑制作用，对耐药的金黄色葡萄球菌及白色葡萄球菌也能

功能主治	益气补虚，温中暖肾。本品甘温主补，入脾经而补脾益气，暖中焦，入肾经而暖肾气、强阳道。
用量用法	适量，煮食或煎汤。
配伍应用	①产妇产后无乳或乳汁缺乏：羊肉250克，猪脚1个，同煮汤，加少量盐和调料食用，每日2次，连服1周。②老年人体虚怕冷，腰酸腿软，夜多小便，小便频数，易感冒，风寒咳嗽气咽等：羊肉500～1000克，熟附子片30～60克，甘草、当归各10克，加入适量八角、桂皮、盐、生姜，同放锅内加水用小火焖熟食用。③妇女月经不调，血虚经少，血枯经闭，痛经，经期头痛，乳胀，子宫发育不良，胎动不安，习惯性流产，产后腹痛、血虚头晕，面色苍白等：羊瘦肉1000克，切块，生姜60克，先放入油锅内略炒片刻，倒

入羊肉块共炒，炒至血水干后加入适量水，放入当归100克（用纱布包好），适量盐调味，用小火焖煮至熟，分数次食用。④体弱羸瘦，腰膝酸软，腰背怕冷，男子阳气不足、肾亏阳痿、遗精早泄，女子月经不调、血虚痛经等：羊肉100～150克，粳米100克，生姜3～5片共煮粥，加适量油盐调味食用。⑤身体怕冷，食欲不振，大便溏薄，腰酸尿多等：羊肉500克切片，先用水煮至熟烂，再与山药500克（切片）、粳米250克同煮粥，也可加入适量猪肉同煮，加适量盐调味食用。⑥肾虚阳痿，腰膝酸软，性欲减退，大便干燥，肾虚面色灰暗等：肉苁蓉50克切片，先放入锅内煮1小时，捞去药渣，水中放入羊肉150～200克，粳米100克，生姜3～5片，同煮粥，加入适量油盐调味食用。

使用注意

热性病及性欲亢进者忌食。

雪莲花 　Xue Lian Hua

别　名	雪莲、大木花。
来　源	本品为菊科植物水母雪莲花、绵头雪莲花、大苞雪莲花、三指雪莲及其同属多种植物的全草。
形态特征	绵头雪莲：花多年生草本，全体密被白色或淡黄色长柔毛，高10～25厘米。茎常中空，棒状，基部有棕黑色残存叶片。叶互生，密集，无柄，披针形或狭倒卵形，长2～10厘米，宽0.5～1.5厘米，边缘羽裂或具粗齿，密被白色长茸毛。头状花序多数，密集，每序长15～25毫米；总苞片狭长倒披针形，长约12毫米，宽约2毫米，无毛，有光泽，中央草质，边缘膜质，有3条明显的纵脉；花两性，全为管状花，长约1厘米，直立，花冠管与檐部等长，裂片披针形；花药基部箭形；花柱线形。瘦果，长约7毫米，扁平，棕色，有不明显的4棱；冠毛2层，外层冠毛较短，上具短毛，内层为羽状。花期6～7月。水母雪莲花：多年生草本，高10～20厘米，全株密被白色绵毛。茎短而粗。叶密生，具长而扁的叶柄；叶片卵圆形、倒卵形，间或扇形，边缘有条裂状锯齿，齿尖急尖，上部叶成菱形、披针形，基部延伸成翅柄或否。头状花序密集，无总梗，总苞球形，总苞片2～3层，膜质。线状长圆形，不等长；花紫色。瘦果，冠毛2层，灰白色，外层刺毛状，内层

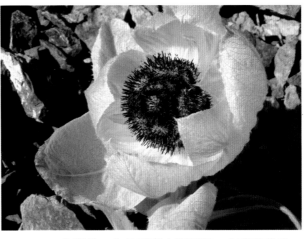

为羽状。生长于高山砾石间。大苞雪莲花：又名新疆雪莲花。多年生草本，高10～30厘米。茎粗壮，基部有许多棕褐色丝状残存叶片。叶密集，无柄，叶片倒披针形，长10～18厘米，宽2.5～4.5厘米，先端渐尖，基部抱茎，边缘有锯齿。头状花序顶生，密集；总苞片叶状，卵形，多层，近似膜质，白色或淡绿黄色；花棕紫色，全为管状花。瘦果，冠毛白色。刺毛状。花期7月。西藏雪莲花：高约15厘米，全株密被白色长绵毛。叶密集，叶片羽状分裂，被长绵毛，无柄。头状花序顶生，密集；花紫红色。毛头雪莲花：高15～25厘米。全株密被白色长绵毛。叶羽状深裂，上面绿色，下面密被白绵毛。头状花序包藏在白色绵毛中。

生境分布	生长于高山石缝、砾石和沙质河滩中。水母

雪莲花分布于四川西部、云南西北部、西藏、甘肃南部、青海；绵头雪莲花分布于四川、云南、西藏等地；大苞雪莲花分布于新疆、青海、甘肃，三指雪莲花，又名藏雪莲花，分布于西藏。

采收加工 6～7月间开花时，拔起全株，除去泥沙，晾干。

性味归经 甘、苦，温。归肾、脾、肺、肝经。

功能主治 温肾壮阳，温经散寒，温肺化饮，祛风除湿。本品甘、苦，性温。甘温补肾壮阳，苦温温经散寒，祛风除湿，入肺经有温肺化痰之功。

药理作用 对蛋清引起的大鼠关节炎有对抗作用，其强度与水杨酸钠相近。总碱能降低血管通透性，使离体兔耳血管收缩，并可被a—肾上腺素受体阻断。降低麻醉兔的血压。对离体蛙心有较强的抑制作用，使振幅减低，心率变慢。抑制兔肠平滑肌，并有解痉作用。总碱能对抗离体气管环的收缩作用。水母雪莲花有强心和消炎作用；对平滑肌有抑制作用。用5%、10%、25%的水煎剂对小白鼠分别从腹腔和子宫给药，结果表明，流产率达80%～90%。对早期流产效果好，不干扰排卵和月经等生理过程。

用量用法 内服：煎汤0.6～1.5克；或浸酒。外用：捣敷（纳西族15～30克，普米族9～15克，藏族10～15克，每日2～3次）。

配伍应用 风湿痹证：可单用泡酒服；或与桑寄生、五加皮、狗脊等同用。阳痿：可单用或与冬虫夏草酒浸饮。下元虚冷，寒凝血脉之月经不调、经闭痛经、崩漏带下：可单用蒸服；或与党参等炖鸡食。

使用注意

孕妇，阴虚火旺者忌服。过量可致大汗淋漓。酒剂量宜减少。大苞雪莲花不宜泡酒服。

薜荔果　Bi Li Guo

别　名 薜荔实、木馒头、木莲蓬。

来　源 本品为桑科植物薜荔的干燥花序托。

形态特征 生境分布　分布于江苏、四川、浙江、广东、广西等地。

采收加工 秋季采取将熟的花序托剪去柄，晒干。

性味归经 甘、涩，平。归肾、胃、大肠、小肠经。

功能主治 壮阳固精，活血通乳，利湿消肿。本品甘、涩，性平，归肾经，补肾壮阳固精，入胃经活血通乳，入大肠经利湿消肿止痢。

用量用法 内服：煎汤6～15克；或入丸、散剂。外用：煎水洗。

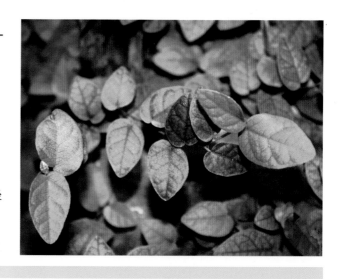

麻雀　Ma Que

别　名 麻雀肉。

来　源 本品为文鸟科动物麻雀的肉。

形态特征 嘴短而强健，呈圆锥形，稍向下弯；初级飞羽9枚，外缘具两道淡色横斑。世界共有19种。中国产5种；其中树麻雀为习见种，雌雄相似。麻雀属晚成鸟。麻雀因为其个头小，一指那么大，有的地方，如河南将麻雀称之为小雏。它是常见的一种鸟类。麻雀是与人类伴生的鸟类，栖息于居民点和田野附近。白天四出觅食，活动范围在2500～3000米以内。在地面活动时双脚跳跃前进，翅短圆，不耐远飞。鸣声喧噪。主要以谷物为食。当谷物成熟时，多结成大群飞向农田掠食谷物。繁殖期食部分昆虫，并以昆虫育雏。繁殖力强。在北方，3～4月开始繁殖，每年至少可繁殖2窝。在南方，几乎每月都可见麻雀繁殖雏鸟。巢简陋，以草茎、羽毛等构成，大都建在屋檐下和墙洞中。每窝产卵 4～6枚。卵灰白色，满布褐色斑点。雌雄轮流孵卵。孵化期11～12天。雏鸟全身裸露，15天以后才能出飞自行寻食。

生境分布 栖息于居民点和田野附近。分布于平原及丘陵地区。

采收加工 捕捉后，杀死、去毛和内脏，洗净鲜用。

性味归经 甘，温。归肾、肝、膀胱经。

功能主治 补肾阳，益精髓，暖腰膝，缩小便，调经固带。本品甘温，有补肾壮阳之功，又可益精补髓，暖腰膝，缩小便，可药可食。

用量用法 煨、炸、炒、熬膏，烧存性研末或为丸。

配伍应用 肾虚阳衰，腰膝酸软，体倦乏力，小便频数，或肾虚阳痿：麻雀5只，粟米100克，葱白少许。先将雀肉用食油炒熟。再用米酒1杯略煮，加水适量，下粟米同煮，待米将熟时，下葱白及油、盐、花椒调味。

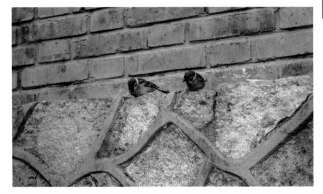

使用注意

阴虚火旺者忌食，孕妇忌用。

原蚕蛾 Yuan Can E

别　名 雄蚕蛾。

来　源 本品为蚕蛾科昆虫家蚕蛾的雄性全虫。

形态特征 家蚕蛾雌雄蛾全身均密被白色鳞片。体长1.6～2.3厘米。翅展3.9～4.3厘米。头部较小。复眼1对，黑色，呈半圆形。口器退化，下唇须细小。触角1对，羽毛状，基部粗，末端渐细，雌蛾的触角灰色，较短；雄者黑色，较雌者长。前胸节和中胸节吻合，翅2对，均被有白色鳞片；前翅位于中胸部，呈三角形，较大，有3条淡暗色的横纹；后翅生于后胸，较小，略呈圆形，有2条较深色的平行线。足3对。跗节5节，具1对黑褐色的爪，有绵状毛。雌蛾腹部肥硕，末端钝圆；雄者腹部狭窄，末端稍尖。幼虫即家蚕。圆筒形，灰白色，有暗色斑纹，全体疏生黄褐色短毛，除头部外，由13个环节组成。头小而坚硬，有单眼，触角、唇、颚及吐丝管。前3节为胸部，后10节为腹部；前胸节甚小，两侧有椭圆形的气门，中、后胸节膨大，外表有皱襞；胸足3对，腹足4对，尾足1对。第8腹节背面中央有尾角1枚。体内有丝腺，能分泌丝质，吐丝作茧。幼虫以嫩桑叶为食，经5龄而作茧；渐次化蛹，成蛾。蚕的发生次数，每年有一次及二次、四次等，故有一化蚕、二化蚕、四化蚕等名称，因发生时间不同，又有春蚕、夏蚕、秋蚕等分别。分布很广。我国大部地区，均有饲养。

生境分布 我国大部分地区均有出产。

采收加工 于秋季捕捉，以沸水烫死，晒干。

性味归经 咸，温。归肝、肾经。

功能主治 补肝益肾，壮阳涩精。本品咸、温，归肝、肾经，有壮阳涩精、补肝益肾之功。药理作

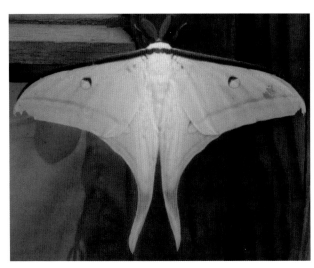

用：抑DNA合成作用，从家蚕蛾成虫的体液中分离得一种肽，能抑制人和动物T细胞DNA的合成。促进免疫功能作用，能激活人体补体旁路途径，降低人血HC50。

用量用法 内服：入丸、散剂；外用：为末外敷。

配伍应用 ①阳痿：原蚕蛾（未连者）一升，阴干，去头、足、毛羽。末之，白蜜丸如梧子。夜卧服一丸（《千金方》）。②遗精、白浊：晚蚕蛾焙干，去翅、足。为末，饭丸，绿豆大。每服四十丸，淡盐汤下（《纲目》）。③血淋，脐腹及阴茎涩痛：晚蚕蛾，研为末。每于食前，以热酒调下二钱（《圣惠方》）。④刀斧伤及一切金疮，止血生肌：晚蚕蛾为末，掺匀，绢裹之（《胜金方》天蛾散）。⑤止血定痛生肌：晚蚕蛾、白芷、当归头、陈石灰各等分。共研细末，敷（《救伤秘旨》蚕蛾散）。

使用注意

有表邪者慎用。

三、补血药

熟地黄 Shu Di Huang

别　名 熟地、大熟地、砂熟地。

来　源 本品为玄参科植物地黄的干燥块根，经加工蒸晒而成。

形态特征 本植物为多年生草木，高25～40厘米，全株密被长柔毛及腺毛。块根肥厚，叶多基生，倒卵形或长椭圆形，基部渐狭下延成长叶柄，边缘有不整齐钝锯齿。茎生叶小。总状花序，花微下垂，花萼钟状，花冠筒状，微弯曲，二唇形，外紫红色，内黄色有紫斑，蒴果卵圆形，种子多数。鲜生地呈纺锤形或条状，长9～16厘米，直径2～6厘米。表面肉红色，较光滑，皮孔横长，具不规则疤痕。肉质、断面红黄色，有橘红色油点及明显的菊花纹。

生境分布 主要为栽培，也野生于山坡及路边荒地等处。分布于河南的温县、孟州市、泌阳、济源、修武、武陟、博爱。河北、内蒙古、山西及全国大部分地区均有栽培。

采收加工 取干地黄加黄酒30%，拌和，入蒸器中，蒸至内外黑润，取出。晒至八成干时，切厚片，干燥即成。或取干地黄置蒸器中蒸8个小时以后，焖一夜，次日翻过再蒸4～8小时，再焖一夜，取出晒至八成干，切片再晒干。

性味归经 甘，微温。归肝、肾经。

功能主治 养血滋阴，补精益髓。本品味甘、微温，质地柔润，温而不燥，入肝肾二经，故有养血滋阴之效，生精补髓之功，为补益肝肾之君药首剂，凡肝肾不足，精血亏虚诸证，均可应用。

药理作用 地黄能对抗连续服用地塞米松后血浆皮质酮浓度的下降，并能防止肾上腺皮质萎缩。地黄煎剂灌胃能显著降低大白鼠肾上腺维生素C

的含量。可见地黄具有对抗地塞米松对垂体一肾上腺皮质系统的抑制作用，并能促进肾上腺皮质激素的合成。六味地黄汤对大鼠实验性肾性高血压有明显的降血压、改善肾功能、降低病死率的作用。六味地黄汤有明显对抗N-亚硝基氨酸乙脂诱发小鼠前胃鳞状上皮细胞癌的作用。

用量用法 10～30克，煎汤；或入丸、散、膏剂。

配伍应用 ①血虚萎黄，眩晕，心悸，失眠及月经不调、崩中漏下等：与白芍、当归、川芎同用，如四物汤（《和剂局方》）。②心血虚心悸怔忡：与酸枣仁、远志等同用。③崩漏下血而致血虚血寒、少腹冷痛者：与艾叶、阿胶等同用，如胶艾汤（《金匮要略》）。④肝肾阴虚，腰膝酸软、遗精、盗汗、耳鸣、耳聋及消渴等：与山茱萸、山药等同用，可补肝肾，益精髓，如六味地黄丸（《小儿药证直诀》）。⑤阴虚骨蒸潮热：与黄柏、知母、龟甲等同用，如大补阴丸（《丹溪心法》）。⑥精血亏虚须发早白：与牛膝、何首乌、菟丝子等配伍，如七宝美髯丹（《医方集解》）。⑦肝肾不足，五迟五软：与锁阳、龟甲、狗脊等同用，如虎潜丸（《医方集解》）。

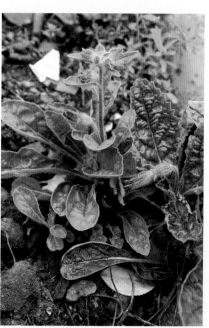

使用注意

本品滋腻、碍胃，宜与陈皮、砂仁同用以健胃行滞。凡气滞，痰多，脘腹胀满，食少便溏者忌服。传统认为，炒炭可以增强止血作用。故熟地炭用于止血。

当 归 (Dang Gui)

别　名 归头、归尾、归身、秦归、西当归、油当归、全当归、当归头、当归尾、当归身。

来　源 本品为伞形科多年生草本植物当归的干燥根。

形态特征 多年生草本，茎带紫色，有纵直槽纹。叶为二至三回奇数羽状复叶，叶柄基部膨大呈鞘，叶片卵形，小叶片呈卵形或卵状披针形，近顶端一对无柄，一至二回分裂，裂片边缘有缺刻。复伞形花序顶生，无总苞或有2片。双悬果椭圆形，分果有5棱，侧棱有翅，每个棱槽有1个油管，结合面2个油管。

生境分布 生长于高寒多雨的山区；多栽培。分布于甘肃省岷县（古秦州），产量大质优。其次四川、云南、湖北、陕西、贵州等地也有栽培。

采收加工 甘肃当归秋末采挖，去净泥土，放置，待水分稍蒸发后，当根变软时，捆成小把，架在棚顶上，先以湿木柴火猛烘上色，再以文火熏干，经过翻棚，使色均匀，全部干度达70%～80%，停火下棚。云南当归一般在立冬前后采挖，去净泥土，勿沾水受潮以免变黑腐烂，摊晒时注意翻动，每晚收进屋内晾于通风处，以免霜冻，至干即得。

性味归经 甘、辛，温。归心、肝、脾经。

功能主治 补血调经，活血止痛，润肠通便。

药理作用 当归能调整子宫的功能状态，对子宫平滑肌有兴奋和抑制作用，当子宫处于内加压状态时呈兴奋作用，使子宫收缩不规则变为规则，收缩力加强；当子宫内不加压时，呈抑制作用。当归能抗维生素E缺乏症，防止流产。本品挥发油有镇静、镇痛作用；所含蔗糖有利尿作用。有抗炎、抗过敏作用及抑菌作用。当归能润肠通便，保护肝脏，防止肝糖元减少。对小肠平滑肌有兴奋作用。当归能显著促进血红蛋白及红细胞的生长。其抗贫血作用还可能与所含叶酸、维生素B_{12}有关。能扩张冠状动脉，增加冠状动脉血流量，降低心肌耗氧量，降低血小板聚集，抗血栓形成。并有奎尼丁样抗心律失常和降血脂作用。也能扩张外周血管，缓解外周血管平滑肌痉挛，增加血流量。所含的挥发油主要引起血压上升，水溶性物质可引起血压下降。有促进非特异性免疫功能作用，能增强单核巨噬细胞吞噬功能。促进人的淋巴母细胞转化，增强细胞免疫。

用量用法 5～10克，煎汤；浸酒，熬膏或入丸、散。外用：适量，多入膏药中。

配伍应用 ①血虚诸证：若气血两虚，常配黄芪、人参补气生血，如当归补血汤（《兰室秘藏》）、人参养荣汤（《温疫论》）；若血虚萎黄、心悸失眠，常与熟地黄、白芍、川芎配伍，如四物汤（《和剂局方》）。②血虚血瘀，月经不调，经闭，痛经：常与补血

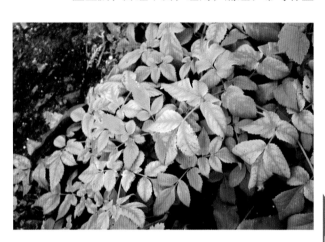

调经药同用，如《和剂局方》四物汤，既为补血之要剂，又为妇科调经的基础方；若兼气虚者，可配黄芪、人参；若兼气滞者，可配延胡索、香附；若兼血热者，可配黄连、黄芩，或地骨皮、牡丹皮；若血瘀经闭不通者，可配红花、桃仁；若血虚寒滞者，可配艾叶、阿胶等。③血虚血瘀寒凝之腹痛：与芍药、桂枝、生姜等同用，如当归生姜羊肉汤（《金匮要略》）、当归建中汤（《千金方》）。④跌打损伤瘀血作痛：与没药、乳香、红花、桃仁等同用，如复元活血汤（《医学发明》）、活络效灵丹（《医学衷中参西录》）。⑤疮疡初起肿胀疼痛：与赤芍、银花、天花粉等同用，以活血消肿止痛，如仙方活命饮（《妇人良方》）。⑥痈疽成脓不溃或溃后不敛：与人参、黄芪、肉桂等同用，如十全大补汤（《和剂局方》）；脱疽溃烂，阴血伤败：与玄参、金银花、甘草同用，如四妙勇安汤（《验方新编》）；风寒痹痛、肢体麻木：与防风、羌活、黄芪等同用，如蠲痹汤（《百一选方》）。⑦血虚肠燥便秘：与牛膝、肉苁蓉、升麻等同用，如济川煎（《景岳全书》）。

SHIYONGBENCAOGANGMUCAISETUJIAN

使用注意

本品味甘，滑肠，湿盛中满，大便溏泻者不宜。

白芍 Bai Shao

别　名	生白芍、杭白芍、炒白芍、酒白芍、白芍药、黑白芍。
来　源	本品为毛茛科植物芍药的干燥根。
形态特征	多年生草本植物，根肥大。叶互生，下部叶为二回三出复叶，小叶片长卵圆形至披针形，先端渐尖，基部楔形，叶缘具骨质小齿，上部叶为三出复叶。花大，花瓣白色、粉红色或红色。蓇葖果。
生境分布	生长于山坡、山谷的灌木丛或草丛中。分布于浙江、安徽、四川、山东等地，河南、湖南、陕西等地也有栽培。
采收加工	夏、秋两季采挖，洗净，除去头尾及细根，置沸水中煮后除去外皮，或去皮后再煮，晒干。
性味归经	苦、酸，微寒。归肝、脾经。
功能主治	补血敛阴，柔肝止痛，平降肝阳。本品酸苦，微寒，酸能收敛，苦凉泄热，入肝脾经，养血敛阴而柔肝利脾，缓急止痛，清热降泄能补益肝阴，平降肝阳，为肝家要药。
药理作用	对胃肠平滑肌及子宫平滑肌有抑制作用，对药物引起的平滑肌痉挛有解痉作用。对冠状血管有扩张作用。能扩张外周血管而有降压作用。对中枢神经系统有抑制作用，有镇静、镇痛、抗惊厥作用。有抑制胃液分泌，止汗、利尿等作用。有解热作用。
用量用法	6～15克，大剂量30克，煎服。平肝抑阳用生白芍，养血敛阴炒用。用于崩漏则炒炭。
配伍应用	①肝血亏虚，面色苍白，眩晕心悸，或月经不调，崩中漏下：与当归、熟地等同用，如四物汤（《和剂局方》）。②血虚有热，月经不调：与黄柏、黄芩、续断等药同用，如保阴煎（《景岳全书》）。③崩漏：与艾叶、阿胶等同用。④血虚肝郁，胁肋疼痛：与当归、柴胡、白芍等同用，如逍遥散（《和剂局方》）。⑤脾虚肝旺，腹痛泄泻：与防风、白术、陈皮同用，如痛泻要方（《景岳全书》）。⑥痢疾腹痛：与黄连、木香等同用，如芍药汤（《素问病机气宜保命集》）。⑦阴血虚筋脉失养而致手足挛急作痛：常配甘草缓急止痛，即芍药甘草汤（《伤寒论》）。⑧肝阳上亢，头痛眩晕：与代赭石、牛膝、牡蛎、龙骨等同用，如镇肝息风汤、建瓴汤（《医学衷中参西录》）。

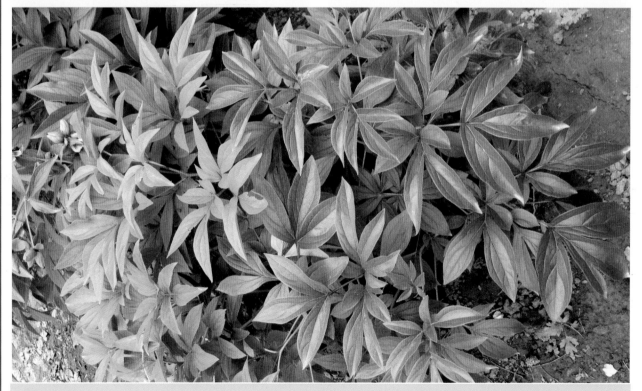

使用注意

　　腹满及虚寒泄泻者忌用。反藜芦。本品因含苯甲酸，大量服用会增加肝脏解毒的负担，故肝功能不良者不宜长期服用。

何首乌 He Shou Wu

别　名 首乌、赤首乌、生首乌、制首乌。

来　源 本品为蓼科植物何首乌的干燥块根。

形态特征 多年生缠绕草本。根细长，末端成肥大的块根，外表红褐色至暗褐色。茎基部略呈木质，中空。叶互生，具长柄，叶片狭卵形或心形，长4～8厘米，宽2.5～5厘米，先端渐尖，基部心形或箭形，全缘或微带波状，上面深绿色，下面浅绿色，两面均光滑无毛。托叶膜质，鞘状，褐色，抱茎，长5～7毫米。花小，直径约2毫米，多数，密聚成大形圆锥花序，小花梗具节，基部具膜质苞片；花被绿白色，花瓣状，5裂，裂片倒卵形，大小不等，外面3片的背部有翅；雄蕊8，比花被短；雌蕊1，子房三角形，花柱短，柱头3裂，头状。瘦果椭圆形，有3棱，长2～3.5毫米，黑色光亮，外包宿存花被，花被成明显的3翅，成熟时褐色。花期10月，果期11月。

生境分布 生长于墙垣、叠石之旁。分布于河南、湖北、广西、广东、贵州、四川、江苏等地，全国其他地区也有栽培。

采收加工 秋、冬两季叶枯萎时采挖，削去两端，洗净、个大的切成块，干燥。

性味归经 生首乌苦、寒。制首乌甘、涩、微温。归肝、肾经。

功能主治 本品生熟异性异功。生者截疟、解毒、通便，制者补肝肾，益精血、乌须发、延年益寿，自古为服食佳品。

药理作用 所含卵磷脂为构成神经组织，特别是脑脊髓的主要成分，有强壮神经作用，同时为血球及其他细胞膜的重要原料，能促进血细胞的生长与发育。有增强免疫功能的作用。因本品有效成分能与胆固醇结合，所以能减少肠道对胆固醇的吸收，对血清胆固醇增高有抑制作用，并能阻止胆固醇在肝内的沉积。本品能阻止类脂质在血内滞留或渗透到动脉内膜，故能缓解动脉硬化的形成，延缓衰老。所含的蒽醌衍生物能促进肠管蠕动，而有泻下作用。有类似肾上腺皮质激素样作用，对糖代谢有一定的影响，可使肝糖元积累升高。有兴奋神经，兴奋心脏，强心作用。对结核杆菌、痢疾杆菌、流感病毒都有抑制作用。

用量用法 10～30克，煎服。制用补益精血，生用截疟、解毒、通便。

配伍应用 ①精血亏虚，头晕眼花，须发早白，腰膝酸软：与当归、熟地黄、酸枣仁等同用。②精血亏虚，腰酸脚弱，头晕眼花，须发早白及肾虚无子：与枸杞子、当归、菟丝子等同用，如七宝美髯丹（《积善堂方》）。③肝肾亏虚，腰膝酸软，头晕目花，耳鸣耳聋：与黑芝麻、桑椹子、杜仲等同用，如首乌延寿丹（《世补斋医书》）。④久疟，痈疽，瘰疬，肠燥便秘：与当归、人参、煨姜、陈皮同用，如何人饮（《景岳全书》）。⑤瘰疬痈疮、皮肤瘙痒：与土贝母、夏枯草、当归等药（《本草汇言》）。⑥遍身疮肿痒痛：与苦参、防风、薄荷同用煎汤洗，如何首乌散（《外科精要》）。⑦年老体弱之人血虚肠燥便秘，可润肠通便：与当归、肉苁蓉、火麻仁等同用。

使用注意

大便溏泻及有痰湿者不宜用。

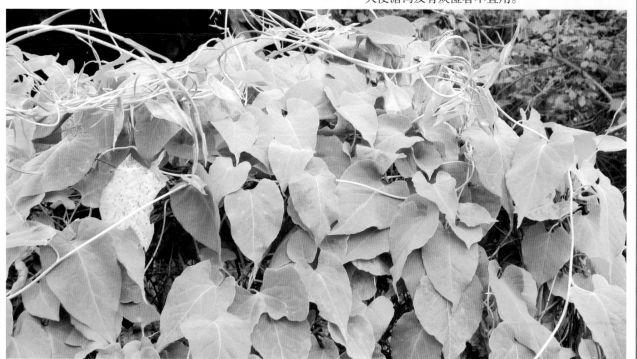

阿胶 E Jiao

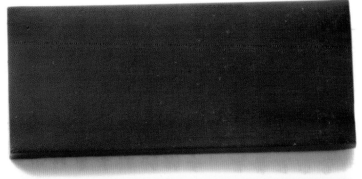

别　名 阿胶珠、蛤粉炒阿胶、蒲黄炒阿胶。

来　源 本品为马科动物驴的皮经煎煮，浓缩而制成的固体胶。

形态特征 驴为我国的主要役用家畜之一。一般体重约200千克左右。头大，眼圆，耳长。面部平直，头颈高扬，颈部较宽厚，肌肉结实。鬃毛稀少。四肢粗短，蹄质坚硬。尾基部粗而末梢细。体形成横的长方形。毛色有黑色、栗色、灰色三种。毛厚而短。全身背部及四肢外侧、面颊部如同身色，唯颈背部有一条短的深色横纹。咀部有明显的白色咀圈。耳廓背面如同身色，内面色较浅，尖端色较深，几呈黑褐色。腹部及四肢内侧均为白色。

生境分布 驴性情较温驯，饲养管理方便，饲料粗劣。分布于山东的东阿市、浙江。上海、北京、天津、武汉、沈阳、河南禹州等地也产。

采收加工 将驴皮漂泡，去毛，切成小块，再漂泡洗净，分次水煎，滤过，合并滤液，用文火浓缩（或加适量黄酒，冰糖，豆油），至稠膏状，冷凝切块，阴干。

性味归经 甘，平。归肺、肝、肾经。

功能主治 补血滋阴，止血、安胎。本品味甘质黏，入肝补血，入肾滋阴，入肺润燥，质黏又可凝固血络而止血。为阴血虚亏良品，止血常用药。

药理作用 有加速红细胞和血红蛋白生长的作用，故有补血作用。能改善体内钙的平衡，使血清钙含量增高，有促进血液凝固作用，故善止血。有升高血压的作用，还能对抗创伤性休克。还有预防进行性肌营养障碍的作用，其原理可能是能防止食物中维生素E的氧化。有抗辐射作用。有增加机体免疫功能的作用。

用量用法 5～10克，烊化服。止血宜蒲黄炒，润肺宜蛤粉炒。

配伍应用 ①血虚诸证：可单用本品即效；也常与当归、熟地、芍药等同用，如阿胶四物汤（《杂病源流犀烛》）。②气虚血少之心动悸、脉结代：与甘草、桂枝、人参等同用，如炙甘草汤（《伤寒论》）。③妊娠尿血：单味炒黄为末服（《圣惠方》）。④阴虚血热吐衄：与生地黄、蒲黄等药同用。⑤肺破嗽血：与天冬、人参、白及等药同用，如阿胶散（《仁斋直指方》）。⑥血虚血寒之崩漏下血等：与当归、熟地、芍药等同用，如胶艾汤（《金匮要略》）。⑦脾气虚寒便血或吐血等证：与灶心土、白术、附子等同用，如黄土汤（《金匮要略》）。⑧肺热阴虚，燥咳痰少，咽喉干燥，痰中带血：与牛蒡子、马兜铃、杏仁等同用，如补肺阿胶汤（《小儿药证直诀》）。⑨燥邪伤肺，干咳无痰，心烦口渴，鼻燥咽干等：与杏仁、桑叶、麦冬等同用，如清燥救肺汤（《医门法律》）。⑩热病伤阴，肾水亏而心火亢，心烦不得眠：与白芍、黄连等同用，如黄连阿胶汤（《伤寒论》）。⑪温热病后期，真阴欲竭，阴虚风动，手足瘛疭：与鸡子黄、龟甲等同用，如大、小定风珠（《温病条辨》）。

使用注意

脾胃虚弱、食少便溏者不宜。

麦 冬 Mai Dong

别 名	寸冬、麦门冬、寸门冬、杭麦冬、朱寸冬。
来 源	本品为百合科植物麦冬的干燥块根。
形态特征	多年生草本植物，地上匍匐茎细长。叶丛生，狭线形，草质，深绿色，平行脉明显，基部绿白色并稍扩大。花葶常比叶短，总状花序轴长2～5厘米，花1～2朵，生于苞片腋内，花梗长2～4毫米，关节位于近中部或中部以上，花微下垂，花被片6枚，披针形，白色或淡紫色。浆果球形，成熟时深绿色或蓝黑色。
生境分布	生长于土质疏松、肥沃、排水良好的壤土和沙质土壤。分布于浙江、四川等地。
采收加工	夏季采挖，洗净，反复曝晒，堆置，至七八成干，除去须根，干燥。
性味归经	甘、微苦，微寒。归肺、胃、心经。
功能主治	润肺养阴，益胃生津，清心除烦。本品甘寒而苦，入肺胃，养肺胃之阴，入心经清心除烦安神。

药理作用 有祛痰、镇咳、强心、利尿、抑菌作用。能提高耐缺氧能力，增加冠状动脉流量，对心肌缺血有明显保护作用，并能抗实验性心律失常及改善心肌收缩力，有一定的镇静作用。

用量用法 10～15克，煎服。传统上养肺、胃之阴多去心用，清心除烦多连心用。

配伍应用 ①热伤胃阴，口干舌燥：与玉竹、生地、沙参等品同用。②消渴：与乌梅、天花粉等品同用。③胃阴不足之气逆呕吐：与人参、半夏等同用，如麦冬汤（《金匮要略》）。④热邪伤津之便秘：与玄参、生地同用，如增液汤（《温病条辨》）。⑤肺阴虚证：与石膏、阿胶、枇杷叶、桑叶等品同用，如清燥救肺汤（《医门法律》）。⑥心阴虚有热之心烦、失眠多梦、健忘、心悸怔忡等症：与酸枣仁、生地、柏子仁等养阴安誊之品配伍，如天王补心丹（《摄生秘剖》）。⑦热伤心营，神烦少寐者：与生地、黄连、玄参等同用，如清营汤（《温病条辨》）。

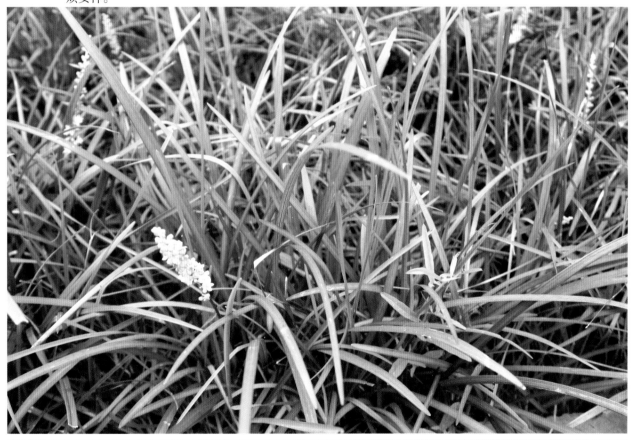

使用注意

脾胃虚寒，大便溏薄及感冒风寒或痰饮湿浊咳嗽忌服。

天冬 Tian Dong

别　名　天门冬、明天冬。

来　源　本品为百合科植物天冬的干燥块根。

形态特征　攀援状多年生草本。块根肉质，簇生，长椭圆形或纺锤形，灰黄色。茎细，常扭曲多分

性味归经　甘、苦，寒。归肺、肾经。

功能主治　养阴清热，润肺滋肾。本品甘寒清润，有养阴清热之功，入肺、肾二经，既可养阴清肺，又可滋肾润燥。

药理作用　天门冬素有一定镇咳、祛痰作用。对炭疽杆菌、甲型及乙型链球菌、肺炎双球菌、金黄色葡萄球菌、白喉杆菌、枯草杆菌等有抑制

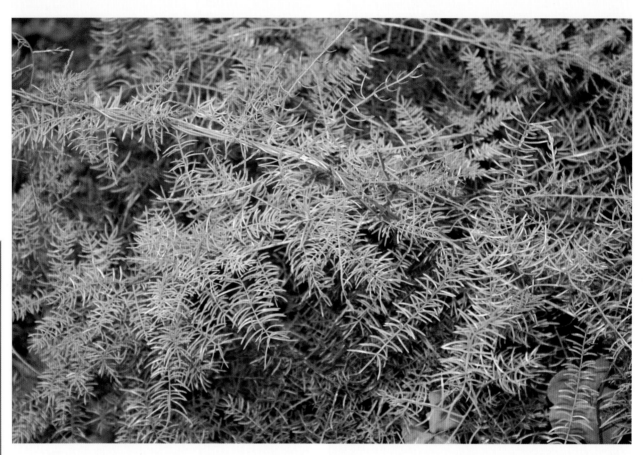

枝，有纵槽纹。主茎鳞片状叶，顶端尖长，叶基部伸长为2.5～3厘米飞硬刺，在分支上的刺较短或不明显，叶状枝2～3枚簇生叶腋，扁平有棱，镰刀状。花通常2朵腋生，淡绿色，单性，雌雄异株，雄花花被6，雄蕊6枚，雌花与雄花大小相似，具6枚退化雄蕊。浆果球形，熟时红色，有种子一粒。

生境分布　生长于阴湿的山野林边、山坡草丛或丘陵地带灌木丛中。分布贵州、四川、广西、浙江、云南等地。陕西、甘肃、湖北、安徽、河南、江西也产。

采收加工　秋、冬两季采挖，洗净，除去茎基和须根，置沸水中煮或蒸至透心，趁热除去外皮，洗净干燥。

作用。对小鼠肉瘤180及白血病细胞有抑制作用，有杀灭蚊蝇幼虫作用。

用量用法　6～15克，煎服。

配伍应用　①肺阴不足，燥热内盛之证：与沙参、麦冬、川贝母等药同用。②肾阴亏虚，眩晕耳鸣，腰膝酸痛者：与枸杞子、熟地、牛膝等同用。③阴虚火旺，骨蒸潮热者：与麦冬、生地黄、知母、黄柏等品同用。④肾阴久亏，内热消渴证：与山药、生地黄、女贞子等同用。⑤肺肾阴虚之咳嗽咯血：与玄参、生地、川贝母等同用。⑥气阴两伤，食欲不振，口渴者：与人参、生地黄等配伍。⑦津亏肠燥便秘者：与当归、生地、生首乌等同用。

使用注意

脾胃虚寒，大便溏薄及感冒风寒或痰饮湿浊咳嗽忌服。

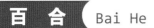

百 合 Bai He

别 名 炙百合、野百合。

来 源 本品为百合科多年生草本植物百合和细叶百合的干燥肉质鳞茎。

形态特征 多年生球根草本花卉，株高40～60厘米，还有高达1米以上的。茎直立，不分枝，草绿色，茎秆基部带红色或紫褐色斑点。地下具鳞茎，鳞茎由阔卵形或披针形，白色或淡黄色，直径由6～8厘米的肉质鳞片抱合成球形，外有膜质层。单叶，互生，狭线形，无叶柄，直接包生于茎秆上，叶脉平行。花着生于茎秆顶端，呈总状花序，簇生或单生，花冠较大，花筒较长，呈漏斗形喇叭状，六裂无萼片，因茎秆纤细，花朵大，开放时常下垂或平伸。

生境分布 生长于山野林内及草丛中。全国大部分地区均产，分布于湖南、浙江、江苏、陕西、四川等地。

采收加工 秋季采挖，洗净，剥取鳞片，置沸水略烫，干燥生用。

性味归经 甘，微寒。归心、肺经。

功能主治 润肺止咳，清心安神。本品味甘能补，寒能清热，入心、肺二经，而有润肺止咳，清心安神之功。

药理作用 煎剂对氨水引起的鼠咳嗽，有止咳作用，并能对抗组织氨引起的蟾蜍哮喘，还可防止环磷酰胺引起的白细胞减少症，具有雌激素样作用。

用量用法 10～30克，煎服，蒸食，煮粥。外用：鲜品适量捣敷。

配伍应用 ①阴虚肺燥有热之干咳少痰、咳血或咽干音哑等症：与款冬花配伍，如百花膏（《济生方》）。②肺虚久咳，劳嗽咳血：与玄参、生地、川贝母、桔梗等同用，如百合固金汤（《慎斋遗书》）。③虚热上扰，失眠，心悸：与酸枣仁、麦冬、丹参等同用。④神志恍惚，情绪不能自主，口苦、小便赤、脉微数等为主的百合病心肺阴虚内热证：与知母、生地黄等养阴清热之品同用。

第十六章 补虚药

SHIYONGBENCAOGANGMUCAISETUJIAN

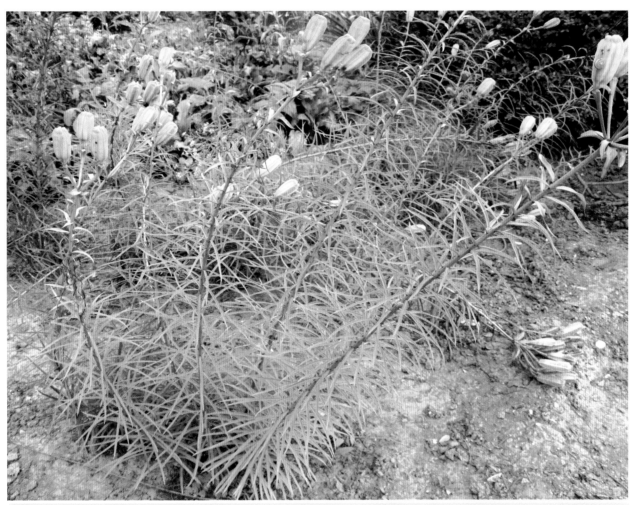

使用注意

甘寒滑利之品，风寒咳嗽，中寒便溏者忌服。

石 斛 Shi Hu

别 名 金钗、黄草、鲜石斛、川石斛、霍山石斛、耳环石斛、铁皮石斛。

来 源 本品为兰科植物环草石斛、马鞭石斛、黄草石斛、铁皮石斛或金钗石斛等的新鲜或干燥根茎。

形态特征 金钗石斛：多年生附生草本，高30～50厘米。茎丛生，直立，直径1～1.3厘米，黄绿色，多节，节间长2.5～3.5厘米。叶无柄，近革质，常3～5片生于茎的上端；叶片长圆形或长圆状披针形，长6～12厘米，宽1.5～2.5厘米，先端钝，有偏斜状的凹缺，叶脉平行，通常9条，叶鞘紧抱于节间，长1.5～2.7厘米。鲜石斛：金钗型的鲜石斛茎呈稍扁的圆柱形，基部较细，直径约1～1.5厘米，表面黄绿色，光滑，有纵棱，节明显，节上有棕黄色的环，节基部包围有灰色膜质的叶鞘，长度约占节间的1/3。黄草型的鲜石斛茎呈圆柱形，肉肥厚。铁皮石斛：茎丛生，直立，高5～30厘米，径约5毫米，圆柱形，基部稍细，绿色并带紫色；多节，节间长1～2厘米。叶少数，生于茎上部，无柄；叶片近卵形、卵状长圆形或近长圆形，长5～7厘米，宽1.5～2厘米，先端急尖而有偏斜状的凹缺，带革质；叶鞘膜质，紧抱节间，灰色，似不清洁状，干后深灰色。蒴果长圆形，长约2.5厘米，有三棱。

生境分布 生长于海拔100～3000米高度之间，常附生于树上或岩石上。分布于四川、云南、贵州、广东、广西、湖北等地；陕西、河南、江西等地也产。

采收加工 全年均可采收。但以秋后采挖者质量好。鲜用者，除去根及泥沙；干用者采收后除去杂质，用开水略烫或烘软，再边搓边烘，至叶鞘搓净，干燥备用。或将剪去部分须根的铁皮石斛边搓边扭成螺旋形或弹簧状，烘干，烘干习称"耳环石斛"。

性味归经 甘，微寒。归胃、肾经。

功能主治 养胃生津，滋阴除热，明目强腰。本品甘而微寒，入胃、肾、肺经，能益胃生津，滋肾

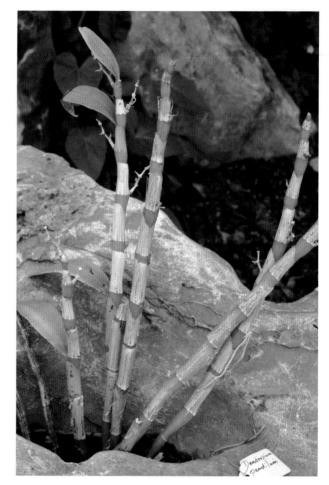

除虚热，补中有清，为养胃阴要药。

药理作用 本品能促进胃液分泌，以助消化并能加强肠蠕动。石斛碱有一定的解热，镇痛作用。本品大量能抑制心脏搏动，降低血压，抑制呼吸。石斛能引起实验动物中度血糖过高。

用量用法 6～15克，煎服，鲜品加倍。入汤剂宜久煎。热病津伤鲜用，阴虚舌干宜用干品。

配伍应用 ①胃阴虚证，热病伤津证：与鲜生地、天花粉、麦冬等品同用，如清热保津法（《时病论》）。②胃热阴虚之胃脘疼痛、牙龈肿痛、口舌生疮：与麦冬、生地、黄芩等同用。③肾阴亏虚，目暗不明者：与熟地、枸杞子、菟丝子等同用，如石斛夜光丸（《原机启微》）。④肾阴亏虚，筋骨痿软者：与山茱萸、熟地、牛膝、杜仲等同用。⑤肾虚火旺，骨蒸劳热者：与枸杞子、生地、胡黄连、黄柏等同用。

使用注意

本品有敛邪之弊，故温热病初期不宜用，又味甘助湿，湿温未化燥者忌用。

玉竹 Yu Zhu

别　名 葳蕤、萎蕤。

来　源 本品为百合科植物玉竹的干燥根茎。

形态特征 多年生草本，根茎横生。茎单一，高20～60厘米。叶互生，无柄，叶片椭圆形至卵状长圆形。花腋生，通常1～3朵，簇生，花被筒状，白色，花丝丝状。浆果球形，成熟时蓝黑色。

生境分布 生长于山野林下或石隙间，喜阴湿处。分布于湖南、河南、江苏、浙江。河南产量最大，浙江新昌产质最佳。

采收加工 秋季采挖，除去须根，洗净，晒至柔软后，反复揉搓晾晒至无硬心晒干，或蒸透后揉至半透明，晒干。

性味归经 甘，平。归肺、胃经。

功能主治 滋阴润肺、生津养胃。本品味甘多液，质柔而润，性平不腻，长于养阴润燥，生津止渴。

药理作用 小剂量有强心作用、大剂量可抑制心脏，并有降低血糖、降血脂的作用，有提高免疫功能作用。有类似肾上腺皮质激素作用，有延缓衰老、润肠通便作用。

用量用法 10～15克，煎服。清热养阴宜生用，滋补养阴多制用。

配伍应用 ①肺阴虚证：与麦冬、沙参、桑叶等同用，如沙参麦冬汤（《温病条辨》）。②阴虚火炎，咳血，咽干，失音：与地黄、麦冬、贝母等同用。③阴虚之体感受风温及冬温咳嗽、咽干痰结等症：与薄荷、淡豆豉等同用，可使发汗而不伤阴，滋阴而不留邪，如加减葳蕤汤（《重订通俗伤寒论》）。④胃阴虚证：与沙参、麦冬等同用。⑤胃热津伤之消渴：与知母、石膏、天花粉、麦冬等同用，可共收清胃生津之效。⑥热伤心阴之烦热多汗、惊悸等证：与酸枣仁、麦冬等同用。

使用注意

脾虚及痰湿内盛者，不宜使用。

枸杞 Gou Qi

别　名 杞子、杞果、枸杞子、西杞果、甘枸杞、枸杞豆。

来　源 本品为茄科植物宁夏枸杞和枸杞的成熟果实。

形态特征 为灌木或小乔木状。主枝数条，粗壮，果枝细长，先端通常弯曲下盘，外皮淡灰黄色，刺状枝短而细，生于叶腋。叶互生或丛生于短枝上。叶片披针形或卵状长圆形，花腋生，花冠漏斗状，粉红色或深紫红色。果实熟时鲜红，种子多数。

生境分布 生长于山坡、田野向阳干燥处。分布于宁夏、内蒙古、甘肃、新疆等地也有少量生产。以宁夏产者质地最优，有"中宁枸杞甲天下"之美誉。

采收加工 夏、秋两季果实呈橙黄色时采收。晾至皮皱后，再曝晒至外皮干硬，果肉柔软为度，除去果梗。生用或鲜用。

性味归经 甘，平。归肝、肾、肺经。

功能主治 滋肾，润肺，补肝明目。本品甘平质润，药性平和，药食兼用，平补肝肾，为滋肾、润肺、补肝明目要药。

药理作用 有降低血糖及胆固醇的作用。有轻微的抑制脂肪在肝细胞内沉积和促进肝细胞新生的作用。能显著增加血清及肝中磷脂含量。有中枢性及末梢性的副交感神经兴奋作用，使心脏抑制，血压下降。甜菜碱可扩张血管。对造血功能有促进作用，具有对环磷酰胺引起

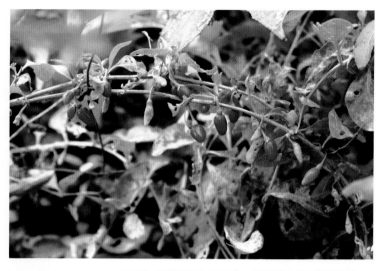

的抑制白细胞生成的作用，也有保护性影响，对小鼠S180实体瘤有一定的抑制作用。宁夏枸杞叶、果、果柄对两种人癌细胞可产生不同程度生长抑制效应。有生长刺激作用。增强耐缺氧能力，显著延长小鼠的游泳时间，具有增强非特异性免疫作用。能增强网状内皮系统的吞噬能力。

用量用法 9~12克，大剂量可用至30克，煎服；或入丸、散、酒剂。

配伍应用 ①肝肾阴虚及早衰证：可单用；或与补肝肾、益精补血之品配伍。如《寿世保元》枸杞膏单用本品熬膏服；七宝美髯丹（《积善堂方》）以之与菟丝子、怀牛膝、何首乌等品同用。②肝肾阴虚或精亏血虚之两目干涩，内障目

昏：与山茱萸、熟地、菊花、山药等同用，如杞菊地黄丸（《医级》）。

使用注意

外有表邪，内有实热，脾胃湿盛肠滑者忌用。

楮实子　Chu Shi Zi

别　　名 楮实子。

来　　源 本品为桑科植物构树的干燥成熟果实。

形态特征 落叶乔木，高达16米，有乳汁，树皮平滑，暗灰色，幼枝密生绒毛。叶互生，广卵形，边缘有细锯齿，上面粗糙，下面密被柔毛，三出脉，叶柄密生绒毛。花单性异株，聚花果球形，肉质，橙红色，熟时小瘦果借肉质子房柄向外挺出。果实呈扁圆形或扁卵圆形，表面红棕色或棕色，有网状皱纹或颗粒状突起，一侧有纵棱脊隆起，另侧略平或有凹槽，有的具果梗，偶有未除净的灰白膜质花被。

生境分布 生长于山谷、山坡或平地村舍旁，有栽培。全国大部分地区均有分布，如江苏、河南、湖北、湖南、甘肃等地。

采收加工 秋季果实成熟时采集，晒干，放在石臼内用木锤捣去外面浮皮，筛去外壳，收集细小的果实，拣净杂质即可。

性味归经 甘，寒。归肝、肾经。

功能主治 滋肾，清肝明目，利尿。本品甘寒，入肝肾经，养肝肾之阴，清肝热而明目，兼有利尿功能。

药理作用 对毛发癣菌有抑制作用。

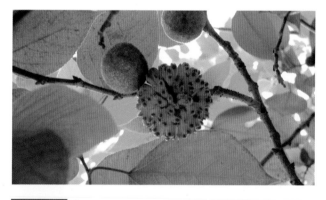

用量用法 内服：煎汤6~12克；或入丸、散。

配伍应用 ①肝肾不足的腰膝酸软、虚劳骨蒸、盗汗遗精、头晕目昏等症：常与黑豆、枸杞子配伍。②肝经有热，目生翳障之症：以楮实子单味研末，蜜汤调下，如楮实散（《仁斋直指方》）。若风热上攻，目翳流泪，眼目昏花，则配地骨皮、荆芥穗，炼蜜丸，米汤调服。③气化不利所致水液停滞之臌胀、小便不利等症：与茯苓、丁香相配，研细末，用楮实浸膏为丸，服至小便清利，如楮实子丸（《素问病机气宜保命集》）。

使用注意

脾胃虚寒者不宜。

墨旱莲 Mo Han Lian

别　名 鳢肠、旱莲草。

来　源 本品为菊科植物鳢肠的干燥地上部分。

形态特征 一年生草本，高10～60厘米，全株被白色粗毛，折断后流出的汁液数分钟后即呈蓝黑色。茎直立或倾状，绿色或红褐色。叶互生，椭圆状披针形或线状披针形，全缘或有细齿，基部渐狭，无柄或有短柄。头状花序腋生或顶生，绿色，长椭圆形。舌状花的瘦果扁四棱形，管状花的瘦果三棱形，均为黑褐色，有瘤状突起。

生境分布 生长于路边草丛、沟边、湿地或田间。全国大部分地区均有出产。

采收加工 夏季花开时割取全草，洗净，晒干。

性味归经 甘、酸，寒。归肝、肾经。

功能主治 补益肝肾，凉血止血。本品甘酸气寒，长于补肝肾之阴，且有凉血止血之效，凡肝肾亏虚及阴虚火旺，血热妄行之出血，均为主治。

药理作用 因富含鞣质，故能收敛止血。可提高淋巴细胞转化率，促进毛发生长，使头发变黑，并

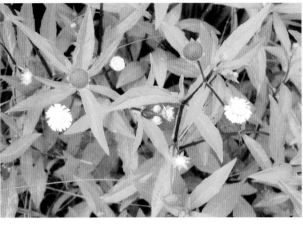

对金黄色葡萄球菌、福氏痢疾杆菌有一定抑制作用。具有扩冠、增加冠状动脉血流量及耐缺氧能力作用，还有显著镇静及镇痛活性。

用量用法 10～30克，煎汤，熬膏，捣汁；或入丸、散服。外用：适量，研末撒或捣绒塞鼻。

配伍应用 ①肝肾阴虚证：单用或与滋养肝肾之品配伍，如旱莲膏（《医灯续焰》）单用本品熬膏服；二至丸（《医方集解》）以之与女贞子同用；也常与枸杞子、熟地等配伍。②阴虚血热的失血证：单用或与阿胶、生地黄等同用。

使用注意

脾胃虚寒、大便泄泻者不宜服。肾气虚寒者也不宜服。

女贞子 Nü Zhen Zi

别　名 女贞实、冬青子。

来　源 本品为木犀科植物女贞的干燥成熟果实。

形态特征 常绿乔木，树皮光滑不裂。叶对生，叶片卵圆形或常卵状披针形，全缘，无毛，革质，背面密被细小的透明腺点。圆锥花序顶生，花白色，花萼钟状，花冠裂片长方形。浆果

状核果，成熟时蓝黑色，内有种子1～2枚。

生境分布 生长于湿润、背风、向阳的地方，尤适合深厚、肥沃、腐殖质含量高的土壤中。我国各地均有栽培。

采收加工 冬季果实成熟时采收，除去枝叶，稍蒸或置沸水中略烫后，干燥；或直接干燥。

性味归经 甘、苦，凉。归肝、肾经。

功能主治 补益肝肾，清热明目。本品甘、苦，性凉，补中有清，滋而不腻。入肝肾，滋肾水，补肝阴，明目，清退虚热。

药理作用 所含齐墩果酸，有强心利尿止咳作用。因含右旋甘露糖醇而有缓下作用。本品对于因化学疗法及放射线疗法引起的白血球下降，有使其升高作用。本品对体液免疫及细胞免疫有增强作用，而对网状内皮系统吞噬功能呈抑制作用。能降低胆固醇及甘油三酯，对实验性动脉粥样硬化斑块形成有消退作用。可降低血糖，并可对抗肾上腺素或葡萄糖引起的血糖升高，对四氧嘧啶引起的白小鼠血糖升高有预防和治疗作用。对肝损伤有保护作用，有一定抗菌、抗癌作用。

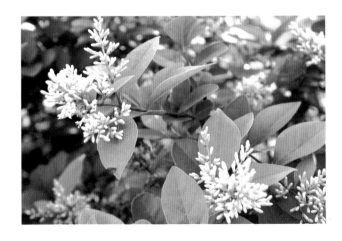

用量用法 10～15克，煎服；或入丸、散。

配伍应用 ①肝肾阴虚证：与墨旱莲配伍，如二至丸（《医方集解》）。②阴虚有热，目微红羞明，眼珠作痛者：与石决明、生地黄、谷精

草等同用。③肾阴亏虚消渴者：与天冬、生地、山药等同用。④阴虚内热之潮热心烦者：与知母、生地、地骨皮等同用。

使用注意

脾胃虚寒泄泻及阳虚者忌服。

龟 板　Gui Ban

别　名 龟甲、下甲、炙龟板、生龟板。

来　源 本品为龟科动物乌龟的背甲及腹甲。

形态特征 乌龟体呈扁圆形，腹背均有坚硬的甲，甲长约12厘米，宽8.5厘米，高5.5厘米。头形略方，头部光滑，后端具小鳞，鼓膜明显。吻端尖圆，颌无齿而形成角质喙；颈能伸缩。甲由真皮形成的骨板组成，骨板外被鳞甲，也称角板；背面鳞甲棕褐色，顶鳞甲后端宽于前端；中央为5枚脊鳞甲，两侧各有4枚肋鳞甲，缘鳞甲每侧11枚，肛鳞甲2枚。腹面鳞甲12枚，淡黄色。背腹鳞甲在体侧相连。尾短而尖细。四肢较扁平，指、趾间具蹼，后肢第5趾无爪，余皆有爪。多群居，常栖息在川泽湖池中，肉食性，常以蠕虫及小鱼等为食。生活力很强，断食数月，可以不死。

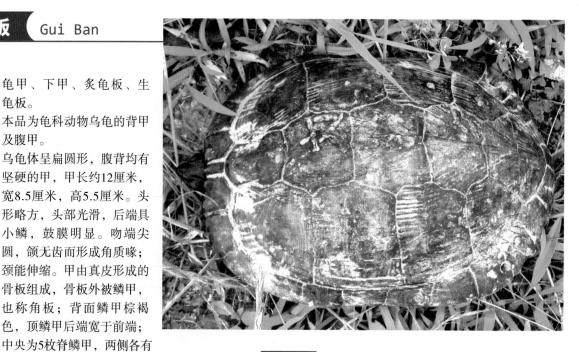

生境分布 生长于江河、水库、池塘、湖泊及其他水域。分布河北、河南、江苏、山东、安徽、广东、广西、湖北、四川、陕西、云南等地。

采收加工 全年均可捕捉，以秋冬两季为多，捕捉后杀死，或用沸水烫死，剥取背甲及腹甲，除去残肉，晒干。

性味归经 甘、咸，寒。归肝、肾、心经。

功能主治 滋阴潜阳，益肾健骨，养血补心，止血。本品味咸入肾，味甘补益，质重能潜降，故有滋阴潜阳，调补任脉，强筋健骨之效。为临证常用的滋阴补肾要药。

药理作用 有抑制结缔组织增生、提升血浆蛋白作用。

用量用法 10～30克，煎服；或入丸、散、熬膏服。外用烧灰存性。

配伍应用 ①阴虚阳亢，阴虚内热，虚风内动：与白芍、天冬、牡蛎等品同用，如镇肝息风汤（《医学衷中参西录》）。②阴虚内热，骨蒸潮热，盗汗遗精者：与知母、熟地、黄柏等品同用，如大补阴丸（《丹溪心法》）。③阴虚风动，神倦体疲者：与鳖甲、阿胶、生地等品同用，如大定风珠（《温病条辨》）。④肾虚骨痿，囟门不合：与知母、熟地、锁阳、黄柏等品同用，如虎潜丸（《丹溪心法》）；也可与山药、鹿茸、紫河车、当归等同用。⑤阴血亏虚，惊悸、失眠、健忘：与远志、石菖蒲、龙骨等品同用，如孔子大圣枕中方（现简称枕中丹）（《千金方》）。⑥阴虚血热，冲任不固之崩漏、月经过多：与黄芩、生地、地榆等同用。

使用注意

脾胃虚寒及孕妇不宜用。

枸骨叶 Gou Gu Ye

别　名 功劳叶、猫儿刺、枸骨刺、八角茶、老虎刺、十大功劳。

来　源 本品为冬青科植树枸骨的干燥叶。

形态特征 常绿乔木，通常呈灌木状。树皮灰白色，平滑。单叶互生，硬革质，长椭圆状直方形，长3～7.5厘米，宽1～3厘米，先端具3个硬刺，中央的刺尖向下反曲，基部各边具有1刺，有时中间左右各生1刺，老树上叶基部呈圆形，无刺，叶上面绿色，有光泽，下面黄绿色；具叶柄。花白色，腋生，多数，排列成伞形；雄花与两性花同株；花萼杯状，4裂，裂片三角形，外面有短柔毛；花瓣4；倒卵形，基部愈合；雄蕊4，着生在花冠裂片基部，与花瓣互生，花药纵裂；雄蕊1。核果椭圆形，鲜红色。种子4枚。花期4～5月，果期9～10月。

生境分布 野生或栽培。分布河南、湖北、安徽、江苏等地。

采收加工 8～10月采收，拣去细枝，晒干。

性味归经 苦，凉。归肝、肾经。

功能主治 补肝肾，养气血，祛风湿，滋阴清热生津。本品味苦性凉，入肝、肾二经，有补肝肾、养气血、祛风湿之功，以叶代菜生津止渴甚妙。

药理作用 有增加冠状动脉血流量，加强心收缩力的作用。有避孕作用。

用量用法 9～15克，内服：煎汤，浸酒或熬膏。外用：捣汁或煎膏涂敷。

配伍应用 ①肺痨：枸骨嫩叶50克，烘干，开水泡，当茶饮。②腰及关节痛：枸骨叶适量，浸酒饮。

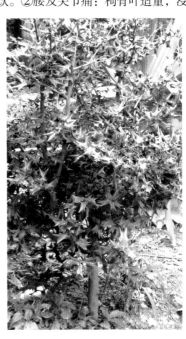

玉簪花 Yu Zan Hua

别　名 玉簪、白鹤花、白鹤仙、白玉簪、金销草、化骨莲。

来　源 本品为百合科植物玉簪花的花。

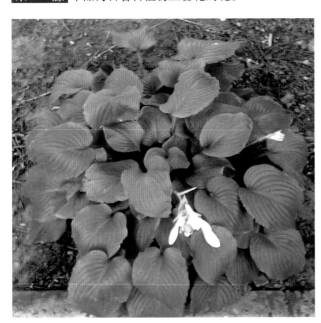

形态特征 多年生草本，根状茎粗状，有多数须根。叶茎生成丛，心状卵圆形，具长柄，叶脉弧形。花向叶丛中抽出，高出叶面，着花9～15朵，组成总状花序。花白色或紫色，有香气，具细长的花被筒，先端6裂，呈漏斗状，花期7～9月。蒴果圆柱形，成熟时3裂，种子黑色，顶端有翅。

生境分布 生长于阴湿地区。我国各地都有栽培。

采收加工 夏、秋花含苞待放时采收，及时阴干。

性味归经 甘，凉。归肺、膀胱经。

功能主治 益阴生津，润肺利咽，凉血化瘀，清热利尿。本品甘凉，入肺经，益阴润肺利咽，入膀胱经，清热利尿，兼能凉血化瘀。

用量用法 1.5～3克，内服：煎汤。外用：捣敷。

配伍应用 ①咽喉肿痛：玉簪花10克，连翘花20克，水煎服；玉簪花3克，加白糖适量拌匀，腌渍半天，放入瓷杯用沸水冲泡，温时当茶饮。②肺热咳嗽、痰中带血：鲜玉簪根30克，水炖，取汁用冰糖调服。③痛经：玉簪花20克，红糖25克，生姜3克，水煎服。④小便不利：玉簪花5克，白茅花15克，分3次放入瓷杯中，用沸水冲泡，温时当茶饮；玉簪花9克，萹蓄、车前草各12克，水煎服。⑤崩漏、白带过多：玉簪花30克，研为细末，用250克蜂蜜调匀，温开水冲服，每次1食勺。⑥顽固性溃疡：玉簪叶用米汤或开水泡软贴患处，每日3次。⑦疮疖肿痛：鲜玉簪花根、鲜蒲公英各适量，捣烂敷患处。⑧瘰疬（颈

淋巴结核）：玉簪花根适量，捣烂敷患处。⑨烧伤：玉簪花10克，用香油40克浸泡，将伤处洗干净后用消毒棉蘸油搽患处。⑩祛雀斑：清晨采摘带露的玉簪花绞成汁，脸洗净后涂上花汁，每日涂2次。

猕猴桃　Mi Hou Tao

别　名 藤梨、木子、猕猴梨。

来　源 本品为猕猴桃科植物猕猴桃的果实。

形态特征 落叶藤本；枝褐色，有柔毛，髓白色，层片状。叶近圆形或宽倒卵形，顶端钝圆或微凹，很少有小突尖，基部圆形至心形，边缘有芒状小齿，表面有疏毛，背面密生灰白色星状绒毛。花开时乳白色，后变黄色，单生或数朵生于叶腋。萼片5，有淡棕色柔毛；花瓣5～6，有短爪；雄蕊多数，花药黄色；花柱丝状，多数。浆果卵形成长圆形，横径约3厘米，密被黄棕色有分枝的长柔毛，花期5～6月，果熟期8～10月。猕猴桃的大小和一个鸡蛋差不多（约6厘米高、圆周约4.5～5.5厘米），一般是椭圆形的。深褐色并带毛的表皮一般不食用。而其内则是呈亮绿色的果肉和一排黑色的种子。猕猴桃的质地柔软，味道有时被描述为草莓、香蕉、凤梨三者的混合。因为果皮覆毛，貌似猕猴而得名。另有讹称猕猴喜食此水果，但其实猕猴可能一辈子都无缘见到猕猴桃。猕猴桃的植株是分为雌雄的，雄株多毛，而叶小，雄株花也较早出现于雌花。然而雌株却少毛，或无毛，叶一大于雄花。

生境分布 生长于山坡林缘或灌丛中，有些园圃栽培。

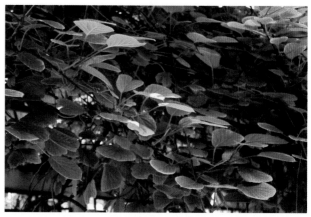

分布河南、江苏、安徽、浙江、湖南、湖北、陕西、四川、甘肃、云南、贵州、福建、广东、广西等地。

采收加工 秋季果实成熟时采摘。

性味归经 甘、酸，寒。归肾、脾、胃、胆经。

功能主治 解热生津止渴，利尿通淋。本品甘寒，入脾胃解热生津止渴，入肾经清热利尿通淋。

药理作用 具抑癌作用，鲜果汁有阻断致癌物质亚硝基吗啉合成的作用。果中的维生素C有抗氧化剂作用。

用量用法 30～60克，食鲜果或煎汤服。

配伍应用 ①热伤胃阴，烦热口渴：猕猴桃60～120克，除去外皮，捣烂，加蜂蜜适量，煎熟食。也可加水煎汤服用。②热壅中焦，胃气不和，反胃呕吐：猕猴桃180克，生姜30克，分别捣烂，绞取汁液，混合均匀，分3次服。

使用注意

脾胃虚寒者慎服。

鸡子白　Ji Zi Bai

别　名 蛋清、鸡子清、鸡卵白、鸡蛋清。

来　源 本品为雉科动物家鸡的蛋白。

形态特征 家鸡，家禽。嘴短而坚，略呈圆锥状，上嘴稍弯曲。鼻孔裂状，被有鳞状瓣。眼有瞬膜。头上有肉冠，喉部两侧有肉垂，通常呈褐红色；肉冠以雄者为高大，雌者低小；肉垂也以雄者为大。翼短；羽色雌、雄不同，

雄者羽色较美，有长而鲜丽的尾羽；雌者尾羽甚短。足健壮，跗、跖及趾均被有鳞板；趾4，前3趾，后1趾，后趾短小，位略高，雄者跗跖部后方有距。

生境分布 全国各地均产。

采收加工 将鲜鸡蛋打开取白。

性味归经 甘，凉。归肺、肝经。

功能主治 润肺利咽，清热解毒，通经活血。本品甘凉，药食兼用。除为营养佳品外，有润肺利咽、清热解毒、活血通经之功。

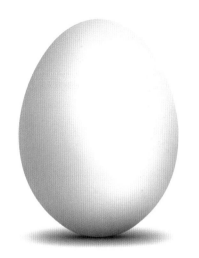

药理作用 许多鸟类的卵清富含蛋白酶抑制剂。由鸡蛋分离出的鸡卵白蛋白，积压洗脱峰蛋白中只有峰II蛋白对胰蛋白酶有强烈抑制作用，为鸡卵白蛋白胰蛋白酶抑制剂。进一步研究表明该抑制剂有较高的热稳定性，80℃保温15分钟有90%的抑制作用，95℃时其抑制作用降至20%。此外，该抑制剂在中性和酸性溶液中较稳定，在碱性溶液中则迅速丧失其活性。鸡卵白蛋白的积压洗脱峰对胰凝乳蛋白酶的活性均无抑制作用。前述鸡蛋卵白蛋白胰蛋白酶抑制剂（峰II蛋白）对枯草杆菌蛋白酶活性也有明显抑制作用，但比对胰蛋白酶的抑制程度要低些。已有研究结果表明，鸡卵粘蛋白能抑制牛、猪、羊和鸡的胰蛋白酶活性，不抑制牛和鸡的胰凝乳蛋白酶，对枯草杆菌蛋白酶则有一定抑制作用。

用量用法 内服：生服、煮食，或与药汁调服。外用：适量，涂敷。

配伍应用 ①少阴病，咽中伤生疮，不能言语，声不出者：半夏（洗，破如枣核）十四枚，鸡子一枚（开孔去黄）。纳半夏着苦酒中，以鸡子壳安火上，令三沸，去滓。少少含咽之，不瘥，更作三剂（《伤寒论》苦酒汤）。②目暴赤热毒：蕤仁一分（捣成膏），吴黄连一分，鸡子白一枚。上三味，以棉裹二味内鸡子白中，渍一宿，涂眼四、五度，厚则洗之（孟诜《必效方》）。③小儿一岁以上，二岁以下，赤白痢久不差：鸡子二枚（取白），胡粉二钱，蜡一两。上三味，熬蜡消，下鸡子、胡粉，候成饼。平明空腹与吃，可三顿（孟诜《必效方》鸡子饼）。④汤火烧、浇，皮肉溃烂疼痛：鸡清、好酒淋洗之（《海上方》）。⑤产后血晕，身痉直，戴眼、口角与目外眦向上牵急，不知人：鸡子一枚，去壳分清，以荆芥末二钱调服（《本草衍义》）。⑥产后血闭不下：鸡子一枚，打开取白，酽醋如白之半，搅调吞之（《本草拾遗》）。

使用注意

胃中有积滞未消者不宜。动心气，脾胃虚弱者不宜多食，多食发闷。

鸡子黄 Ji Zi Huang

别　名 鸡卵黄。
来　源 本品为雉科动物家鸡的蛋黄。
形态特征 家鸡，家禽。嘴短而坚，略呈圆锥状，上嘴稍弯曲。鼻孔裂状，被有鳞状瓣。眼有瞬膜。头上有肉冠，喉部两侧有肉垂，通常呈褐红色；肉冠以雄者为高大，雌者低小；肉垂也以雄者为大。翼短；羽色雌、雄不同，雄者羽色较美，有长而鲜丽的尾羽；雌者尾羽甚短。足健壮，跗、跖及趾均被有鳞板；趾4，前3趾，后1趾，后趾短小，位略高，雄者跗跖部后方有距。

生境分布 各地均产。
采收加工 将鲜鸡蛋打开，取出蛋黄。
性味归经 甘，平。归心、肺、肾经。
功能主治 滋阴润燥，养血息风。本品味甘主补，药性平和，入心、肺、肾经，有滋阴润燥，养血息风之功。也为国民膳食中主要食品。
药理作用 鸡子黄有镇静作用。
用量用法 生服。
配伍应用 ①烧伤：将鸡蛋煮熟，去壳取蛋黄，置铜锅内以小火加热，待水分蒸发后再用大火，即熬出蛋黄油，过滤装瓶，高压灭菌备用。用时，将蛋黄油直接涂在经清创处理的烧伤

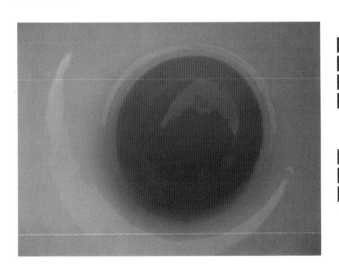

创面上，以暴露疗法为佳。②静脉曲张性溃疡：将煮熟的鸡蛋，去白留黄，研碎，置铜锅内加热熬出蛋黄油，贮于无菌磁器中备用。用时先清理创面，然后用浸有蛋黄油的棉片平敷于上，外加包扎。隔日或隔2日换药1次，至痊愈为止。③麻风溃疡：先清洗创面，并剪除疮缘过度角化皮肤组织及疮底不良肉芽组织；而后用滴管吸蛋黄油少许滴入疮口，再用复方黄连油膏（由黄连、黄柏、紫草、生地、当归、黄蜡、麻油煎熬而成）护盖包扎。隔1、2日换药1次。④皮肤湿疹：将蛋黄油直接涂抹患部，每日1次。一般用药后局部发红、渗液、瘙痒等即见减轻，经治3、5次即可获愈。如以蛋黄油和入儿茶、冰片，或三仙丹、雄黄，调抹患部，治疗皮癣、脚癣或头癣，也均有效。⑤小儿消化不良：蛋黄油每日5~10毫升，分2次服。1个疗程为4~5日。

使用注意

老年、胆固醇高者慎用。

枳椇子 Zhi Ju Zi

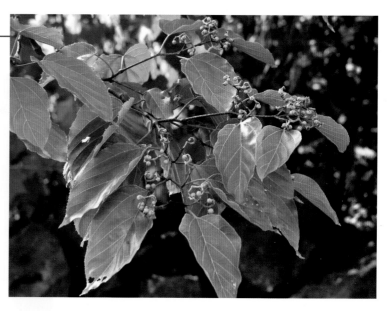

别　名	枳子、拐枣、金钩子、龙爪子、拐枣子、金果树子、万寿果子。
来　源	本品为鼠李科植物枳椇的果实或干燥成熟种子。
形态特征	落叶乔木，高达10米多，嫩枝、幼叶背面、叶柄和花序轴初有短柔毛，后脱落。叶互生，广卵形，长8~15厘米，宽6~10厘米，先端渐尖或长尖，基部圆满呈心形，常不对称，边缘有粗锯齿，表面无毛；叶柄红褐色，背面沿叶脉或脉间有柔毛。聚伞花序腋生或顶生，花杂性，同株；萼征5；花瓣5，黄绿色，直径约4.5毫米；花瓣扁圆形，两侧卷起，包裹雄蕊；花柱常裂至中部或深裂。雄花有雄蕊5，有退化子房；两性花有雄蕊5，子房埋没于花盘中，3室，柱头3裂。果实圆形或广椭圆形，生于肉质扭曲的花序轴上。花期5~6月，果期8~10月。
生境分布	生长于向阳山坡、山谷、沟边及路旁，或栽培。分布江苏、湖南、湖北、四川、贵州、陕西等地。
采收加工	10~11月，果实成熟时连果梗一并摘下，晒至干，取出种子、筛净杂质即可。
性味归经	甘、酸，平。归心、脾、肾、肺经。
功能主治	润五脏，止渴除烦，清热利尿，解酒毒。本品甘酸化阴性平，归心、脾、肺经，而有润五脏、止渴除烦之功。兼可清热利尿。
药理作用	果实对象兔有显着的利尿作用，而无任何副作用。
用量用法	10~15克，内服：煎汤；或入丸、散。
配伍应用	①酒色过度，成劳吐血：拐枣120克，红甘蔗1根，炖猪心肺服。②小儿惊风：枳椇果实30克，水煎服。③手足抽搐：枳椇果、四匹瓦、蛇莓各15克，水煎服。④小儿黄瘦：枳椇果实30克，水煎服。⑤酒醉呕吐，枳椇子9~12克，水煎顿服。

使用注意

脾胃虚寒者禁用。

燕 窝 Yan Wo

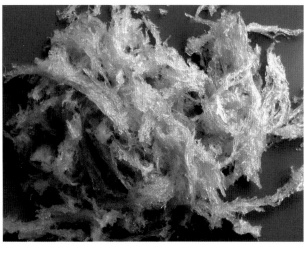

别　　名	燕菜、燕根、燕盏、菜瓢、燕窝菜、燕蔬菜。
来　　源	本品为雨燕科动物金丝燕及多种同属燕类等用唾液或唾液与绒羽混合凝结所筑的巢窝。
形态特征	为雨燕目、雨燕科金丝燕属的几种鸟类爪哇金丝燕、灰腰金丝燕、单色金丝燕、南海金丝燕等吞食海中小鱼或海藻等水生物后，用吐出的唾液凝结于悬崖峭壁而形成的窝巢。
生境分布	分布于我国福建、广东、海南（东沙、西沙、南沙群岛）、台湾等海岛上。日本、印度尼西亚、泰国、马来西亚也产。
采收加工	每年2月、4月、8月间采集。
性味归经	甘，平。归肺、胃、肾经。
功能主治	养阴润燥，益气补中。本品甘、平，归肺经，大养肺阴而润燥，入胃经益气补中，入肾经滋阴添精补髓。
药理作用	从燕窝中用水提取得到的一种粘病毒血凝反应抑制剂，大约含有50%碳氢化合物，对各种流行性感冒病毒的神经氨酸酶是敏感的。
用量用法	内服：绢包煎汤，隔汤炖，4.5～9克；或入膏剂，也可制成菜肴。
配伍应用	①胃及十二指肠溃疡：燕窝20克，水煎加入冰糖10克，溶解后分3次服，每日1剂。②老年体弱或青年劳累过度、失眠健忘：燕窝、人参各10克，水煎加冰糖适量分2次服，每日1剂。

使用注意

脾胃虚寒，痰湿内停及有表邪者忌用。

悬钩子 Xuan Gou Zi

别　　名	蔗子、山莓、木莓、悬钩子、沿钩子。
来　　源	本品为蔷薇科植物悬钩子。
形态特征	落叶灌木，高1～2米，小枝红褐色，有皮刺，幼枝带绿色，有柔毛及皮刺。叶卵形或卵状披针形，长3.5～9厘米，宽2～4.5厘米，顶端渐尖，基部圆形或略带心形，不分裂或有时作3浅裂，边缘有不整齐的重锯齿，两面脉上有柔毛，背面脉上有细钩刺；叶柄长约1.5厘米，有柔毛及细刺；托叶线形，基部贴生在叶柄上。花白色，直径约2厘米，通常单生在短枝上；萼片卵状披针形，有柔毛，宿存。聚合果球形，直径1～1.2厘米，成熟时红色。花期4～5月，果期5～6月。
生境分布	生长在溪边、路旁或山坡草丛中；分布于河北、陕西，及长江流域以南各省。本品的茎、根也入药。
采收加工	果实已饱满而尚呈绿色时采摘，除净梗、叶，用沸水浸1～2分钟后，置烈日下晒干。
性味归经	酸、甘，平。归肝、肾、肺经。
功能主治	生津止渴，解毒消肿，祛痰，解酒。本品甘、酸化阴，归肝、肾、肺经，生津止渴，祛痰、解酒。外用解毒消肿。
药理作用	抗氧化作用悬钩子植物中提取的苷类成分、花青武、维生素以及SOD（超氧化物歧化酶）均具有显著的抗氧化作用。血管方面的作用朱志华等报道，茅莓水提物可缩短小鼠出血时间，延长纤维蛋白溶解时间，从而抑制体内血栓形成。茅莓水提物还可以增加离体大鼠心脏冠脉流量，对抗垂体后叶素诱发大鼠缺血性心电图改变，增加小鼠常压和低压下的缺氧耐力。
用量用法	10～15克，内服：煎汤，或生食。外用：捣汁涂。

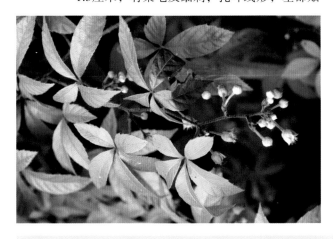

盘龙参 Pan Long Shen

别　名	绶草、扭兰、一线香、龙缠柱、胜杖草、红盘龙柱。
来　源	本品为兰科植物盘龙参的根或全草。
形态特征	陆生植物，高15～50厘米。茎直立，基部簇生数条粗厚、肉质的根，近基部生2～4枚叶。叶条状倒披针形或条形，长10～20厘米，宽4～10毫米。花序顶生，长10～20厘米，具多数密生的小花，似穗状；花白色或淡红色，螺旋状排列；花苞片卵形，长渐尖；中萼片条形，先端钝，长约5毫米，宽约1.3毫米，侧萼片等长，较狭；花瓣和中萼片等长但较薄，先端极钝，唇瓣近长圆形，长4～5毫米，宽约2.5毫米，先端极钝，伸展，基部至中部边缘全缘，中部以上呈强烈的皱波状啮齿，在中部以上的表面具皱波状长硬毛，基部稍凹陷，呈浅囊状，囊内具2枚突起。
生境分布	生长于海拔400～3500米的山坡林下、灌丛下、草地、路边或沟边草丛中。全国大部分地区均有分布。
采收加工	夏、秋采收，晒干。
性味归经	甘、苦，平。归心、肺、肾经。
功能主治	益阴清热，润肺止咳，解毒敛疮，益精壮阳。本品甘苦，性平而凉润。益阴清热，润肺止咳。入心经以清热解毒，入肾经益肾精而达壮阳之效，有上清下补之功。
配伍应用	①虚热咳嗽：盘龙参9～12克，水煎服。②病

后虚弱滋补：盘龙参30克，豇豆根五9克，蒸猪肉250克或子鸡一只内服，每3日1剂，连用3剂。③糖尿病：盘龙参根、银杏各30克，猪胰1个，酌加水煎服。④汤火伤：盘龙参30克，蚯蚓5条，白糖少量。共捣烂外敷，每日换药1次。⑤老人大便坠胀带血：盘龙参9～12克，鲜鲫鱼100克，煮熟，加白糖服。⑥带状疱疹：盘龙参根适量，晒干研末，麻油调搽。⑦痈肿：盘龙参根洗净置瓶中，加入适量麻油封浸持用，用时取根杆烂，敷患处，每日1换。⑧毒蛇咬伤：盘龙参根捣烂，再加入酒醨糟拌匀敷于伤处。或加雄黄末少许更好。⑨扁桃体炎，夏季热：盘龙参9～15克，水煎服。

使用注意

有湿热瘀滞者忌服。

蜂乳 Feng Ru

别　名	蜂乳、王浆、乳浆、蜂王浆。
来　源	本品为蜂科昆虫中华蜜蜂等之工蜂咽腺分泌的乳白色胶状物和蜂蜜配制而成的液体。
形态特征	中华蜜蜂是东方蜜蜂的一个亚种，原产中国，分布很广，家养历史悠久。中华蜜蜂体躯较小，头胸部黑色，腹部黄黑色，全身被黄褐色绒毛。嗅觉灵敏，善于采集种类多而零星分散的蜜粉源。耐寒性较强。飞行敏捷，善于逃避敌害。
生境分布	适宜于山区、半山区生态环境饲养。全国大部分地区均产。
性味归经	甘、酸，平。归肝、脾经。
功能主治	滋补强壮，益肝健脾。本品为幼蜂王之食品"王浆"。甘、酸性平，有良好的滋补强壮、健脾益肝之功。
药理作用	具有增强机体抵抗力及促进生长的作用。可

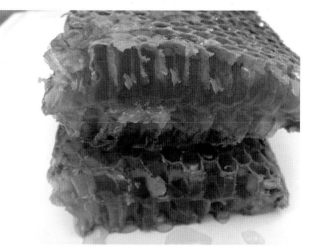

使胸腺萎缩，有促肾上腺皮质激素样作用。有降血压作用。有促进造血功能、调节心脏功能、调整内分泌和代谢功能、抗癌、抗菌、镇痛作用。

用量用法	5～20克，煎汤服。
配伍应用	①急性传染性肝炎：口服1%王浆蜂蜜（由王

浆与蜂蜜调和而成），4岁以下5克，5~10岁10克，10岁以上20克，每日1剂，2次分服，20日为1个疗程，连服3个疗程。②慢性期风湿样关节炎：每日服王浆400毫克，连服3~6个月。③神经精神病科疾病：口服王浆每日300~600毫升，连服半个月至3个月以上。

使用注意

　　有窦性心律不齐，腹泻、口干、咽干、心律加快、心动过缓、精神亢奋者不宜。有花粉过敏史者忌服。在口服蜂王浆制剂时，发现液体分层，或有苦味，不宜再服。本品不宜长期保存。

银耳 Yin Er

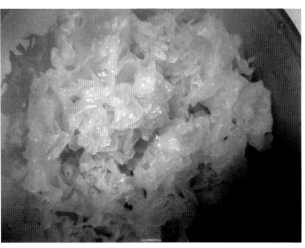

别　　名：雪耳、白木耳、白耳子。

来　　源：本品为银耳科植物银耳的子实体。

形态特征：银耳实体纸白至乳白色，胶质，半透明，柔软有弹性，由数片至10余片瓣片组成，形似菊花形、牡丹形或绣球形，直径3~15厘米干后收缩，角质，硬而脆，白色或米黄色。子实层生瓣片表面。担子近球形或近卵圆形，纵分隔，10~12×9~10毫米。夏秋李生长于阔叶树腐木上。国内人工栽培使用的树木为椴木、栓皮栎、麻栎、青刚栎、米储等一百多种。以子实体入药。春、秋采收，用老斑竹浸猪油制成竹刀采割，将鲜银耳以清水洗净后，晒干即成。

生境分布：夏秋季生长于阔叶树腐木上。全国大部分地区均有栽培。野生于我国四川、贵州、湖北、福建、浙江、黑龙江等地。

采收加工：4~9月间采收，采后除去杂质，晒干或烘干。

性味归经：甘、淡、平。归肺、胃经。

功能主治：滋阴润肺，养胃生津。本品甘平，药食兼用，入肺经养阴润肺，入胃经养胃阴生津，为滋补强身平补佳品。

药理作用：具有延缓衰老，扩张冠状动脉，增加冠脉血流量和心肌营养血流量，减慢心律，增强动物耐缺氧能力。增强机体免疫功能，抑制血小板聚集和血栓形成，促进蛋白质和核糖核酸的合成代谢。有镇咳、平喘、化痰、抗癌、抗放射作用。

用量用法：3~10克，水煎服或蒸食煮汤。

配伍应用：久病，干咳无痰或痰中带血，虚热口渴：白木耳9克，蔗糖105克，防腐剂适量。取白木耳，加水浸泡，去僵蒂，洗净，沥干；另取蔗糖和防腐剂，加水适量，煮沸溶解，滤过，用枸橼酸适量调pH至4.0~5.0，加入上述已浸泡的白木耳，制成360克，装瓶，高压灭菌，即得。本品为浅黄色的黏稠液体，内悬浮有黄白色的白木耳，味甜。本品加茚三酮试液，显蓝紫色；相对密度不低于1.12；pH应为4.0~5.0。用滤过称重法测定，每瓶白木耳装量均不得少于8.0克。口服，每次40克，每日3次。

使用注意

　　风寒咳嗽及外感初起，口干等证忌用。

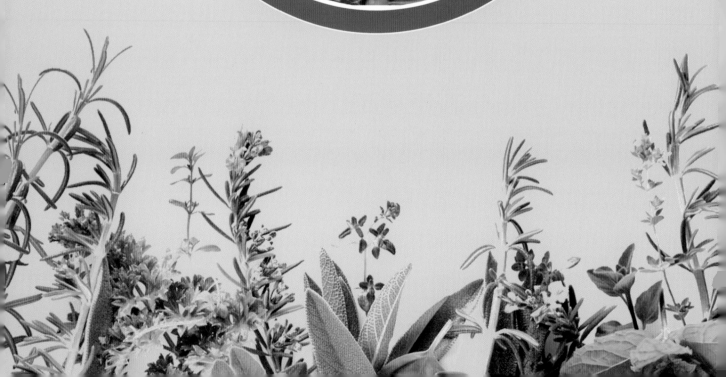

SHI YONG BEN CAO GANG MU CAI SE TU JIAN

第十七章

驱虫药

使君子 Shi Jun Zi

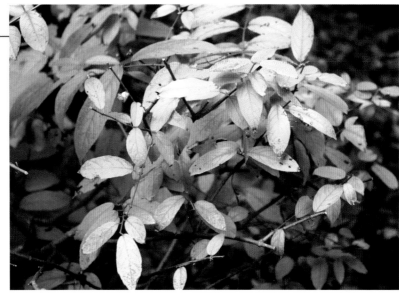

别　　名 使君子肉、使君子仁。

来　　源 本品为使君子科落叶藤本状灌木植物使君子的干燥成熟果实。

形态特征 落叶性藤本灌木，幼时各部有锈色短柔毛。叶对生，长椭圆形至椭圆状披针形，长5～15厘米，宽2～6厘米，叶成熟后两面的毛逐渐脱落；叶柄下部有关节，叶落后关节下部宿存，坚硬如刺。穗状花顶生，花芳香两性；萼筒延长成管状。果实橄榄状，有5棱。

生境分布 生长于山坡、平地、路旁等向阳灌木丛中，也有栽培。分布于四川、广东、广西、云南等地。

采收加工 秋季果皮变紫黑色时采收。晒干，去壳，取种仁生用或炒香用。

性味归经 甘，温。归脾、胃经。

功能主治 驱虫消积。本品甘温气香，归脾胃助中阳而健脾消积，况种仁油润，有缓慢滑利通肠之性，故能驱虫外出而有消积杀虫之效。

药理作用 使君子对蛔虫、蛲虫均有较强的麻痹作用，其驱虫的有效成分主要是使君子酸钾，也有报告与所含的吡啶有关。抗皮肤真菌作用，使君子的水浸剂对堇色毛癣菌、同心性毛癣菌、许兰氏黄癣菌、奥杜盎氏小芽孢癣菌、铁锈色小芽孢癣菌等多种癣菌有不同程度的抑制作用。

用量用法 10～15克，煎服；6～9克，炒香嚼服。小儿每岁，每日1～1.5粒，总量不超过20粒。空腹服用，每日1次，连用3日。

配伍应用 ①蛔虫病：轻证单用本品炒香嚼服；重证可与槟榔、楝皮等同用，如使君子散（《证治准绳》）。②蛲虫：与槟榔、百部、大黄等同用。③小儿疳积面色萎黄、形瘦腹大、腹痛有虫者：常与神曲、槟榔、麦芽等配伍，如肥儿丸（《医宗金鉴》）。④小儿五疳，心腹膨胀，不进饮食：与陈皮、厚朴、川芎等同用，如使君子丸（《和剂局方》）。

使用注意

　　大量服用可致呃逆、眩晕、呕吐、腹泻等反应。若与热茶同服，也能引起呃逆、腹泻，故服用时当忌饮茶。若致呕逆，一般停药后即可缓解，必要时对证处理。或口服丁香水液、口嚼生甘草等。

苦楝皮 Ku Lian Pi

别　　名 苦楝根皮。

来　　源 本品为楝科乔木植物楝树和川楝树的根皮或树皮。

形态特征 落叶乔木，高15～20米。树皮暗褐色，幼枝有星状毛，旋即脱落，老枝紫色，有细点状皮孔。2回羽状复叶，互生，长20～80厘米；小叶卵形至椭圆形，长3～7厘米，宽2～3厘米，基部阔楔形或圆形，先端长尖，边缘有齿缺，上面深绿，下面浅绿，幼时有星状毛，稍后除叶脉上有白毛外，余均无毛。圆锥花序腋生；花淡紫色，长约1厘米；花萼5裂，裂片披针形，两面均有毛；花瓣5，平展或反曲，倒披针形；雄蕊管通常暗紫色，长约7毫米。核果圆卵形或近球形，长约3厘米，淡黄色，4～5室，每室具种子1枚。花期4～5月，果期10～11月。

生境分布 生长于土壤湿润、肥沃的杂木林和疏林内，栽培于村旁附近或公路边。前者全国大部分地区均产，后者分布于四川、湖北、贵州、河南等地。

采收加工 四时可采，但以春、秋两季为宜。剥取根皮或干皮，刮去栓皮，洗净。鲜用或切片生用。

性味归经 苦，寒；有毒。归肝、脾、胃经。

功能主治 杀虫疗癣。本品苦寒，有毒，能除湿热，湿热除以绝生虫之源，或借毒杀虫。故能杀虫疗癣而止痒。

药理作用 驱蛔的有效成分为川楝素（苦楝素），较山道年作用缓慢而持久，特别对蛔虫头部具有麻痹作用。25%～50%的苦楝皮药液在体外对蛲虫也有麻痹作用；煎液体外实验，对狗钩虫也有驱杀作用。因川楝素对肠肌有兴奋作用，故驱虫时一般不需另加泻药。苦楝皮水浸剂及酒精浸剂对皮肤真菌有抑制作用。川楝素对肉毒毒素（毒性最强的毒素之一）中毒的实验动物有明显治疗作用。川楝对小鼠1次灌胃的LD50为2 194毫克／千克，约比山道年低3.26倍。

用量用法 6～15克，煎服；鲜品15～30克，或入丸、散，以鲜者效果为佳。外用：适量，煎水洗或研末调敷。苦楝皮外粗皮毒性甚大，应去除。

配伍应用 ①蛔虫病：可单用水煎、煎膏或制成片剂、糖浆服用；也可与使君子、大黄、槟榔等

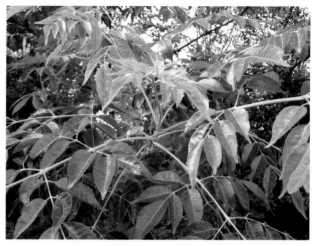

同用，如化虫丸（《全国中药成药处方集》）。②蛲虫病：与乌梅、百部同煎，取浓液于晚间作保留灌肠，连用2～4日。③钩虫病：与石榴皮同煎服之，如楝榴二皮饮（《湖北药物志》）。④疥疮、头癣、湿疮、湿疹瘙痒等证：单用本品研末，用醋或猪油调涂患处。

使用注意

本品有一定毒性，不宜过量或持续服用。体虚及脾胃虚寒者慎用。肝、肾病患者忌用。有效成分难溶于水，需小火久煎。

槟榔 Bin Lang

别　名 花槟榔、槟榔片、大白片、大腹子。

来　源 本品为棕榈科常绿乔木植物槟榔的成熟种子。

形态特征 羽状复叶，丛生于茎顶，长达2米，光滑无毛，小叶线形或线状披针形，先端渐尖，或不规则齿裂。肉穗花序生于叶鞘束下，多分枝，排成圆锥形花序式，外有佛焰苞状大苞片，花后脱落；花单性，雌雄同株，雄花小，着生于小穗顶端。坚果卵圆形或长椭圆形，有宿存的花被片，熟时橙红色或深红色。

生境分布 生长于阳光较充足的林间或林边。分布于海南、福建、云南、广西、台湾等地。

采收加工 春末至秋初采收成熟果实，用水煮后，干燥，剥去果皮，取出种子，晒干。浸透切片或捣碎用。

性味归经 苦，辛，温。归胃、大肠经。

功能主治 驱虫消积，行气利水。本品辛温宣散，入胃和大肠，以行肠胃气滞而消积行气利水，苦温燥湿而驱虫，故有驱虫消积，行气利水之功。

药理作用 本品以驱绦虫为主，对猪肉绦虫的疗效优于

牛肉绦虫，头节与未成熟节片比成熟节片敏感，其麻痹虫体作用部位可能在神经系统而不在肌肉。因南瓜子能麻痹绦虫中段和后段节片，故二者合用有协同作用，可使全虫麻痹而提高疗效。对蛲虫、蛔虫、钩虫、鞭

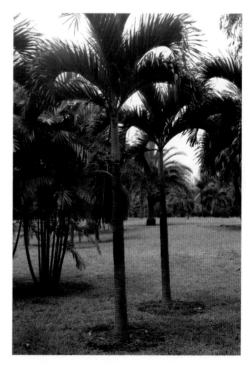

虫、姜片虫等也有驱杀作用，对血吸虫的感染有一定的预防效果。槟榔碱具拟副交感神经作用，能兴奋M胆碱受体，使胃肠平滑肌张力升高，增加肠蠕动及致泻（故驱虫时一般不需再服泻药）作用；尚可减慢心率，降低血压，促进唾液及汗腺分泌；溶液滴眼可使瞳孔缩小，并能促进胆囊收缩及子宫平滑肌收缩。槟榔碱也能兴奋N胆碱受体，表现为兴奋骨骼肌、神经节与颈动脉体，而对中枢神经系统尚有抑胆碱作用。槟榔有抗流感病毒及皮肤真菌作用。

用量用法 6 ～ 15克，煎服。单用驱杀绦虫、姜片虫时，可用至60 ～ 120克，或入丸、散。外用：适量，煎水洗或研末调。

使用注意

脾虚便溏或气虚下陷者当忌用。

配伍应用 ①绦虫证：可单用（《千金方》）；也可与木香同用，如圣功散（《证治准绳》），现代多与南瓜子同用，其杀绦虫疗效更佳。②蛔虫病、蛲虫病：与苦楝皮、使君子同用。③姜片虫病：与甘草、乌梅配伍。④食积气滞、腹胀便秘等证：与青皮、木香、大黄等同用，如木香槟榔丸（《儒门事亲》）。⑤湿热泻痢：与木香、芍药、黄连等同用，如芍药汤（《素问病机气宜保命集》）。⑥水肿实证，二便不利：与泽泻、商陆、木通等同用，如疏凿饮子（《重订严氏济生方》）。⑦寒湿脚气肿痛：与木瓜、吴茱萸、陈皮等配伍，如鸡鸣散（《证治准绳》）。⑧疟疾：与草果、常山等同用，如截疟七宝饮（《伤寒保命集》）。

南瓜子 Nan Gua Zi

别　名 南瓜仁、白瓜子。
来　源 本品为葫芦科1年生蔓生藤本植物的种子。
形态特征 一年生蔓生草本。茎有短刚毛，卷须3 ～ 4裂。叶片稍柔软，宽卵形或卵圆形，5浅裂，两面密生粗糙毛，边缘有细齿。花雌雄同株，单生，黄色；雄花花萼裂片线形，花冠钟状，雄蕊3；雌花花萼裂片显著叶状，花柱短。果柄有棱和槽，瓜蒂扩大成喇叭状。果实常有数条纵沟，开头因品种而不同。花期7 ～ 8月，果期9 ～ 10月。
生境分布 栽培于屋边、园地及河滩边。分布于浙江、江苏、河北、河南、山东、山西、四川等地。
采收加工 夏秋果实成熟时采收，取子，晒干。捣碎或去壳研粉生用，以新鲜者良。
性味归经 甘，平。归胃、大肠经。
功能主治 杀虫。本品既能杀虫，且甘平不伤正气，实乃临床实践经验之总结。
药理作用 南瓜子有效成分南瓜子氨酸对绦虫的中段及后段有麻痹作用，并与槟榔有协同作用，尤以大剂量煎服（50 ～ 300克）治绦虫显效。对血吸虫幼虫有抑制和杀灭作用；使成虫虫体

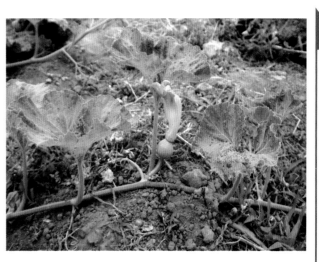

萎缩、生殖器退化、子宫内虫卵减少，但不能杀灭。

用量用法 60 ～ 120克，研粉调服，或嚼烂吞服。
配伍应用 ①绦虫病：可单用新鲜南瓜子30 ～ 60克，研烂，加水、冰糖或蜂蜜调匀，空腹顿服（《中药的药理与应用》）；也可与槟榔同用，则疗效更佳。先用本品研粉，冷开水调服60 ～ 120克，两小时后服槟榔60 ～ 120克的水煎剂，再过半小时，服玄明粉15克，促使泻下，以利虫体排出。②血吸虫病：南瓜子也可，但须较大剂量（120 ～ 200克），长期服用。

使用注意

《纲目拾遗》："多食壅气滞膈。"

雷丸 Lei Wan

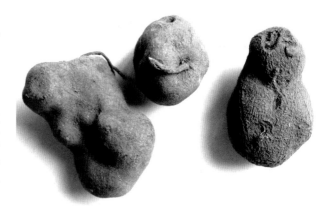

别　名	白雷丸。
来　源	本品为多孔菌科植物雷丸的干燥菌核。
形态特征	雷丸菌菌核体通常为不规则的坚硬块状，歪球形或歪卵形，直径0.8～2.5厘米，罕达4厘米，表面黑棕色，具细密的纵纹；内面为紧密交织的菌丝体，蜡白色，半透明而略带粘性，具同色的纹理。越冬后由菌核体发出新的子实体，一般不易见到。
生境分布	多寄生于病竹根部。我国西北、西南、华南诸省均产，分布于四川、云南、贵州、湖北、广西等地。
采收加工	秋季采挖，水洗，润透切片生用，或干燥后研粉用。
性味归经	微苦，寒；有小毒。归胃、大肠经。
功能主治	杀虫。本品苦寒以清热燥湿、湿热除以绝生虫之源，故有杀虫之效。
药理作用	雷丸素主杀绦虫，对蛔虫、钩虫、阴道滴虫及囊虫也有杀灭作用。
用量用法	6～15克，宜入丸、散剂，驱绦虫每次12～18克，每日3次，饭后冷开水调服，连服3日。
配伍应用	①绦虫病：可单用研末吞服，每次20克，每日3次，多数病例虫体在第2～3日全部或分段

排出。②钩虫病，蛔虫病：与槟榔、木香、牵牛子、苦楝皮等同用，如追虫丸（《证治准绳》）。③蛲虫病：与大黄、牵牛子共用。脑囊虫病：与茯苓、半夏等同用。④小儿疳积：常配伍使君子、鹤虱、槟榔、榧子肉各等分，为末，乳食前温米饮调下，如雷丸散（《杨氏家藏方》）；也可以雷丸配伍使君子、苍术，另以鸡蛋入药蒸食。

使用注意

不宜入煎剂。因本品含蛋白酶，加热60℃左右，即以破坏而失效，同时和酸作用也能破坏失效，而在碱性溶液中使用作用最强。虫积脾胃虚寒者慎用。

鹤草芽 He Cao Ya

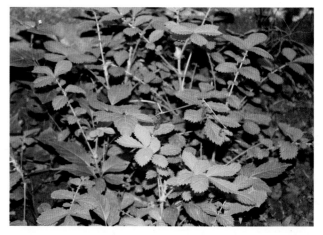

别　名	仙鹤草根芽。
来　源	本品为蔷薇科多年生草本植物龙芽草（即仙鹤草）的冬芽。
形态特征	多年生草本，高30～90厘米，全株具白色长毛。根茎横走，圆柱形。茎直立，单一或丛生，通常分枝。单数羽状复叶，互生，小叶有大小2种，相见排列，长圆形，叶缘锯齿状，2面被有稀疏柔毛，下面有较多的黄色腺点，具柔毛；托叶卵形。果实倒圆锥形。
生境分布	生长于荒地、山坡、路旁、草地。我国各地均有分布。
采收加工	深冬或早春新株萌发前挖取根茎，去老根及棕褐色绒毛，留取幼芽，晒干，研粉用。
性味归经	苦、涩，凉。归小肠、大肠、肝经。
功能主治	杀虫。本品苦凉清热燥湿，归大、小肠，故能驱杀肠道寄生虫。
药理作用	鹤草芽及根对绦虫和囊虫均有驱杀作用，鹤草酚主要作用于头节，对颈节、体节也有作用。作用原理可能是其能显著和持久地抑制虫体细胞代谢，切断维持生命的能量供给所致。鹤草酚还能明显抑制血吸虫，杀灭阴道

滴虫及抗疟，对猪蛔虫有持久兴奋作用。鹤草酚还可杀精子活性。

用量用法	30～50克，研粉吞服，不宜入煎剂，小儿0.7～0.8克/千克，每日1次，早起空腹服用。
配伍应用	①绦虫病：单用本品研粉，晨起空腹顿服即效，一般在服药后5～6小时可排出虫体。②滴虫性阴道炎：本品制成栓剂，有一定疗效。

使用注意

不宜入煎剂，有效成分几乎不溶于水，有部分患者服药后有轻度的恶心呕吐反应。

鹤虱 He Shi

别　名 北鹤虱、南鹤虱。

来　源 本品为菊科多年生草本植物天名精或伞形科2年生草本植物野胡萝卜的干燥成熟果实。

形态特征 一年生或越年生草本，茎直立，高20～50厘米，多分枝，有粗糙毛。叶互生，无柄或基部的叶有短柄，叶片倒披针状条形或条形，有紧贴的细糙毛。先短钝，基部渐狭，全缘或略显波状。花序顶生，苞片披针状条形，

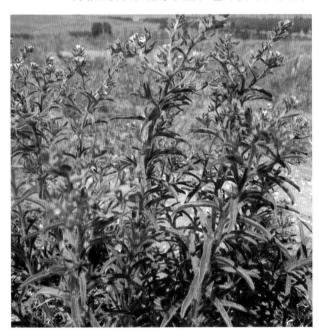

花生于苞腋的外侧，有短梗，花冠淡蓝色，较萼稍长。小坚果，卵形，褐色，有小疣状突起，边沿有2～3行不等长的锚状刺。

使用注意

本品有小毒，服数小时或第二天可有轻微头晕、恶心、耳鸣、腹痛等反应，一般可自行消失。

生境分布 前者生长于山野草丛中，分布于华北各地，称北鹤虱，为本草书籍所记载的正品；后者生长于路旁、山沟、溪边、荒地等处，称南鹤虱，也作鹤虱用。

采收加工 秋季果实成熟时采收，晒干。生用或炒用。

性味归经 辛、苦，平；有小毒。归脾、胃经。

功能主治 杀虫消积。本品辛散苦降，入脾胃以运脾化食消积，肠胃无食积则虫难滋生，故又能杀虫。

药理作用 天名精经实验有杀灭绦虫作用。野胡萝卜种子的醇提取物的水溶性部分，有两种生物碱，一种从化学及药理上均确定其为胆碱样作用，另一种尚未确定。在动物实验中还显示有罂粟碱样作用。所含黄酮类，据报道能扩张冠状血管，有用于心绞痛者。

用量用法 5～15克，煎服，或入丸、散剂服用。外用：适量，水煎外用熏洗。

配伍应用 ①杀蛔虫、蛲虫：单用本品作散剂服（《新修本草》）。②蛔咬痛：单用本品十两，捣筛为蜜丸，桐子大，以蜜汤空腹吞四十丸，日增至五十丸（《千金方》）。③虫痛发作有时，口吐清水等：与楝实、白矾、胡椒粉、槟榔等同用，如安虫散（《小儿药证直诀》）。④肠胃诸虫：与枯矾、槟榔、芜荑、使君子、胡椒粉、苦楝根皮为末，酒煮面糊为丸，如化虫丸（《医方集解》）。⑤湿热蕴结之蛔疳：与使君子、木香、槟榔同用，如下虫丸（《医宗金鉴》）。⑥虫积所致四肢羸困、面色青黄、饮食虽进、不生肌肤等：与槟榔、白矾、胡椒粉、苦楝皮同用，如化虫丸（《和剂局方》）。

榧子 Fei Zi

别　名 榧子仁、榧子肉、香榧子。

来　源 本品红豆杉科常绿乔木植物榧树的成熟种子。

形态特征 常绿乔木，高达25米，树皮灰褐色，枝开张，小枝无毛。叶呈假二列状排列，线状披针形，愈向上部愈狭，先端突刺尖，基部几成圆形，全缘，质坚硬，上面暗黄绿色，有光泽，下面淡绿色，中肋显明，在其两侧各

有一条凹下黄白色的气孔带。花单性，通常雌雄异株；雄花序椭圆形至矩圆形，具总花梗。种子核果状、矩状椭圆形或倒卵状长圆形，长2～3厘米，先端有小短尖，红褐色，有不规则的纵沟，胚乳内缩或微内缩。

生境分布 生长于山坡，野生或栽培。分布于安徽、福建、江苏、浙江、湖南、湖北等地。

采收加工 秋季种子成熟时采收，除去肉质假种皮，洗净，晒干。去壳取仁生用。或取净仁微炒至焦香，取出放凉用，即炒榧子。用时捣碎。

性味归经 甘，平。归肺、脾、胃、大肠经。

功能主治 杀虫消积，通便，润肺。本品味甘质润，入脾胃大肠，则消积杀虫而通大便，入肺则润肺止咳。

药理作用 榧子浸膏在试管内对猪蛔、蚯蚓无作用，有谓能驱除猫绦虫。日本产榧子含生物碱，对子宫有收缩作用，民间用以堕胎。

用量用法 15～30克，煎服。炒熟嚼服，每次15克。

配伍应用 ①蛔虫病：与苦楝皮、使君子同用。②钩虫病：单用或与贯众、槟榔同用。③绦虫病：与槟榔、南瓜子同用。④痔疮便秘：单用炒熟嚼服（《本草衍义》）。⑤肠燥便秘：与郁李仁、大麻仁、瓜蒌仁等同用。⑥肺燥咳嗽：与川贝母、炙桑叶、瓜蒌仁、沙参等养阴润肺止咳药同用。⑦丝虫病：以榧子肉与

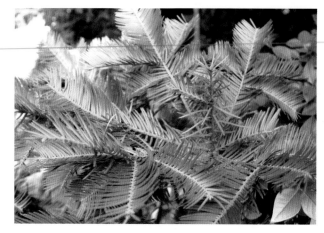

血余炭调蜜为丸服，4日为1个疗程，经1～2个疗程，使微丝蚴转阴。

使用注意

入煎剂宜生用，大便溏薄者不宜用。

芜荑 Wu Yi

别　名 臭芜荑、白芜荑。

来　源 本品为榆科落叶小乔木或灌木植物大果榆果实的加工品。

形态特征 落叶小乔木或灌木状，高15～30米。大枝斜向，开展，小枝淡黄褐色或带淡红褐色，有粗毛，枝上常有发达的木栓质翅。叶互生；叶柄长2～6毫米，密生短柔毛；叶片阔倒卵形，长5～9厘米，宽4～5厘米，先端突尖，基部狭，两边不对称或浅心形，边缘具钝单锯齿或重锯齿，两面粗糙，有粗毛。花5～9朵簇生，先叶开放；花大，长达15毫米，两性，花被4～5裂，绿色；雄蕊与花被片同数，花药大，带黄玫瑰色；雌蕊1，绿色，柱头2裂。翅果大形，倒卵形成近卵形，长2.5～3.5厘米，宽2～3厘米，全部有毛，有短

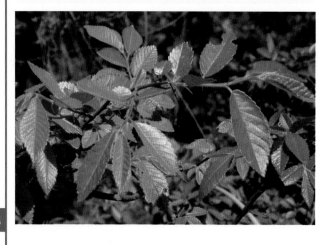

柄。种子位于翅果中部。花期春季。

生境分布 生长于山地、山麓及岩石地。分布黑龙江、吉林、辽宁、河北、山西等地。

采收加工 夏季果实成熟时采集，晒干，搓去膜翅，取出种子浸于水中，待发酵后，加入榆树皮面、红土、菊花末，用温开水调成糊状，摊于平板上，切成小方块，晒干入药。

性味归经 辛、苦，温。归脾、胃经。

功能主治 杀虫消积。本品辛散，苦温燥湿，入脾胃以除中焦之湿而健运脾胃，湿除积消以绝生虫之源。故有消积杀虫之效。

药理作用 驱虫作用。芜荑醇浸提取物在体外对猪蛔虫、蚯蚓、蚂蟥皆有显著杀灭效力。抗真菌作用。芜荑浸液（1：2）在试管内对堇色毛癣菌、奥杜益氏小芽孢癣菌等12种皮肤真菌有不同程度的抑制作用。

用量用法 3～10克，煎服；或入丸、散，每次2～3克。外用：研末调涂。

配伍应用 ①蛔虫、蛲虫、绦虫之面黄、腹痛：可单用本品和面粉炒成黄色，为末，米饮送服（《千金方》）；也可与木香、槟榔研末，石榴根煎汤送服，如芜荑散（《仁斋直指方》）。②小儿疳积腹痛有虫、消瘦泄泻者：与白术、茯苓、甘草、芦荟、人参、使君子、夜明砂同用，如布袋丸（《补要袖珍小儿方论》）。③疥癣瘙痒、皮肤恶疮：本品研末，用醋或蜜调涂患处。

使用注意

脾胃虚弱者慎用。

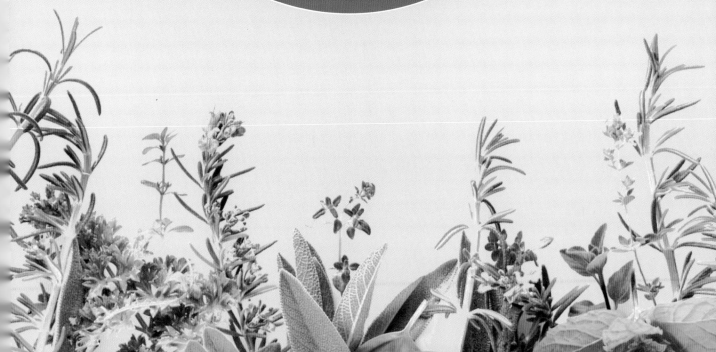

实用本草纲目彩色图鉴

SHI YONG BEN CAO GANG MU CAI SE TU JIAN

第十八章

收涩药

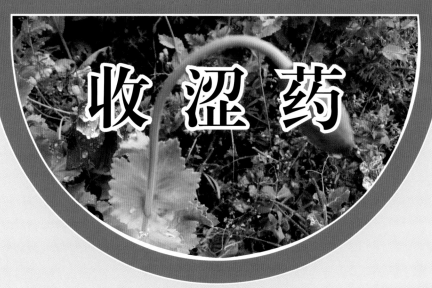

一、固表止汗药

麻黄根 Ma Huang Gen

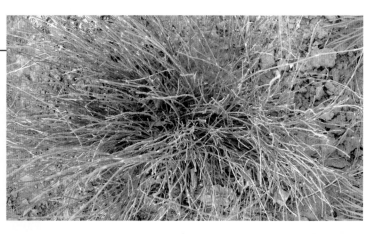

别　名 麻黄根。

来　源 本品为麻黄科植物草麻黄或木贼麻黄或中麻黄的根及根茎。

形态特征 草麻黄：多年生草本状小灌木，高30～70厘米。木质茎匍匐卧于土中；草质茎直立，黄绿色，节间细长，长2～6厘米，直径1～2毫米。鳞叶膜质，鞘状，长3～4毫米，下部1/3～2/3合生，围绕茎节，上部2裂，裂片锐三角形，中央有2脉。花成鳞球花序，雌雄异株，少有同株者；雄花序阔卵形，通常3～5个成复穗状，顶生及侧枝顶生，稀为单生；苞片3～5对，革质，边缘膜质，每苞片内各有1雄花；雄花具无色膜质倒卵形筒状假花被；雄蕊6～8，伸出假花被外，花药长方形或倒卵形，聚成一团，花丝合生1束；雌花序多单生枝瑞，卵圆形；苞片4～5对，绿色，革质，边缘膜质，最上1对合生部分占1/2以上，苞片内各有1雌花；雌花有厚壳状假花被，包围胚珠之外，珠被先端延长成细长筒状直立的珠被管，长1～1.5毫米。雌花序成熟时苞片增大，肉质，红色，成浆果状。种子2枚，卵形。花期5月，种子成熟期7月。

中麻黄：灌木，高达1米以上。茎枝较前两种粗壮，草质茎对生或轮生，常被白粉，节间长3～6厘米，直径2～3毫米。鳞叶膜质鞘状，下部2/3合生，上部3裂（稀2裂），裂片钝三角形或三角形。雄花序数个簇生节上，卵形；苞片3片1轮，有5～7轮，或2片对生，共有5～7对；假花被倒卵形或近圆形；雄蕊5～8，花丝完全合生，或大部分为2束；雌花序3个轮生或2个对生于节上，长椭圆形；苞片3～5轮或3～5对，最上1轮或1对苞片有雌花2～3，珠被管长1.5～2.5毫米，常螺旋状弯曲；雌花序成热时红色肉质，常被白粉。种子2～3。

生境分布 草麻黄生长于干燥高地、山岗、干枯河床或山田中。中麻黄生长于多沙地带、沙漠或干燥山地。分布河北、山西、内蒙古、甘肃、四川、陕西等地。

采收加工 立秋后采收。剪去须根，洗净泥土，切片，晒干，生用。

性味归经 甘，平。归肺经。

功能主治 收敛止汗。本品功专敛汗，可用于一切虚汗证，为收敛止汗专药。

药理作用 麻黄根素能升高血压。麻黄根碱甲和麻黄根碱乙能降血压，对末梢血管有扩张作用。麻黄根浸膏可使离体蛙心的收缩减弱，对肠管、子宫平滑肌呈收缩兴奋作用。

用量用法 内服：3～10克，煎汤。外用：适量，研末作扑粉。

配伍应用 ①气虚自汗：与牡蛎、黄芪同用，如牡蛎散（《和剂局方》）。②阴虚盗汗：与当归、熟地黄等同用。③产后虚汗不止：与黄芪、当归等配伍，如麻黄根散（《圣惠方》）。

使用注意

有表邪者忌用。

诃 子 He Zi

别　名 诃子肉、诃子皮、煨诃子、诃黎勒。

来　源 本品为使君子科落叶乔木植物诃子的成熟果实。

形态特征 诃子为落叶乔木，新枝绿色，被褐色短柔

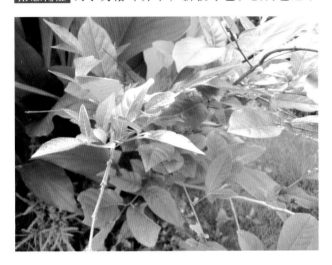

毛。单叶互生或近对生，革质，椭圆形或卵形，全缘，叶基两边各有1枚腺体。圆锥花序顶生，有数个穗状花序组成；花小，两性，无柄，淡黄色，萼杯状。核果，倒卵形或椭圆形，无毛，干时有5纵棱，呈黑褐色。

生境分布 生长于疏林中或阳坡林缘。分布于云南、广东、广西等地。

采收加工 秋末冬初果实成熟时采摘，将诃子掏净，晒干。生用或炒用。

性味归经 苦、酸、涩，平。归肺、大肠经。

功能主治 涩肠止泻，敛肺利咽。本品味苦、酸，性质平和，入肺与大肠经，酸涩收敛为功，故可敛肺止咳，涩肠止泻。又味苦，故也可下气利咽。

药理作用 本品富含鞣质，有收敛、止泻作用。于果中的诃子素，对平滑肌有罂粟碱样的解痉作用。诃子水煎剂除对各种痢疾杆菌有效外，且对绿脓杆菌、白喉杆菌作用较强，对金黄色葡萄球菌、大肠杆菌、肺炎球菌、溶血性链球菌、变形杆菌等也有抑制作用。

用量用法 3～9克，煎服。涩肠止泻宜煨用；敛肺利咽宜生用。

配伍应用 ①久泻，久痢：可单用，如诃黎勒散（《金匮要略》）。②久泻、久痢属虚寒者：与罂粟壳、干姜、陈皮配伍，如诃子皮饮（《兰室秘藏》）。③泻痢日久，中气下陷之脱肛：与黄芪、人参、升麻等同用。④肠风下血证：与秦艽、防风、白芷等同用，如肠风泻血丸（《本草汇言》）。⑤肺虚久咳、失音者：与五味子、人参等同用。⑥痰热郁肺，久咳失音者：与甘草、桔梗同用，如诃子汤（《宣明论方》）。⑦久咳失音，咽喉肿痛者：与青黛、硼酸、冰片等蜜丸噙化，如清音丸（《医学统旨》）。

使用注意

咳嗽、泻痢初起者不宜用。

石榴皮 Shi Liu Pi

别　名 炒榴皮、榴皮炭。

来　源 本品为石榴科落叶灌木或小乔木石榴的果皮。

形态特征 石榴是落叶灌木或小乔木，树冠丛状自然圆头形，树高可达5～7米，一般3～4米，但矮生石榴仅高约1米或更矮。树干呈灰褐色，上有瘤状突起，干多向左方扭转。叶对生或簇生，呈长披针形至长圆形，或椭圆状披针形，顶端尖，表面有光泽，背面中脉凸起。花两性，依子房发达与否，有钟状花和筒状花之别，前者子房发达善于受精结果，后者常凋落不实。子房下位，成熟后变成大型而多室、多子的浆果，每室内有多数子粒；外种皮肉质，呈鲜红、淡红或白色，多汁，甜而带酸，即为可食用的部分；内种皮为角质，也有退化变软的，即软籽石榴。

生境分布 生长于高原山地、乡村的房舍前后。全国大部分地区均有栽培。

采收加工 秋季果实成熟后收集，洗净，晒干，生用或炒用。

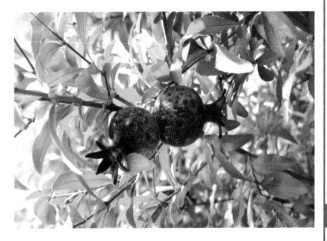

性味归经	酸、涩，温。归胃、大肠经。
功能主治	涩肠止泻，杀虫。本品味酸涩，主入大肠经，收敛为用，故可涩肠止泻，安蛔杀虫。
药理作用	其煎剂作用于寄生虫肌肉，使其持续收缩，故可驱杀虫体。据抗菌试验，对金黄色葡萄球菌、溶血性链球菌、霍乱弧菌、痢疾杆菌、伤寒及副伤寒杆菌、变形杆菌、大肠杆菌、绿脓杆菌，及结核杆菌有明显地抑制作用。对多数致病真菌也有抑制作用。
用量用法	3～10克，煎服；止血多炒炭用。外用：适量，研末调服或熏洗。

配伍应用	①久泻，久痢：可单用煎服；或研末冲服；也可配诃子、肉豆蔻等药同用。②久泻久痢而致中气下陷脱肛者：与黄芪、党参、升麻等同用。③蛔虫、蛲虫、绦虫等虫积腹痛：与使君子、槟榔等同用，如石榴皮散（《圣惠方》）。④崩漏及妊娠下血不止者：与阿胶、当归、艾叶炭等同用，如石榴皮汤（《产经方》）。⑤便血：单用煎服；或配伍槐花、地榆等药同用。

使用注意

泻痢初起忌用。

肉豆蔻 Rou Dou Kou

别名	肉果、玉果、煨肉果。
来源	本品为肉豆蔻科高大乔木植物肉豆蔻树的成熟种仁。
形态特征	高大乔木，全株无毛。叶互生，革质，叶柄长4～10毫米，叶片椭圆状披针形或椭圆形，长5～15厘米，先端尾状，基部急尖，全缘，上面暗绿色，下面常粉绿色并有红棕色的叶脉。花单性，雌雄异株，总状花序腋生，具苞片。浆果肉质，梨形或近于圆球形，黄棕色，成熟时纵裂成两瓣，露出绯红色肉质的假种皮，内含种子1枚，种皮壳状，木质坚硬。
生境分布	在热带地区广为栽培。分布于马来西亚、印度尼西亚；我国广东、广西、云南等省（区）也有栽培。
采收加工	每年4～6月及11～12月各采1次。早晨摘取成熟果实，剖开果皮，剥去假种皮，再敲脱壳状的种皮，取出种仁用石灰乳浸1天后，小火焙干。
性味归经	辛，温。归脾、胃、大肠经。
功能主治	温脾止泻，行气止痛。本品辛香温燥而涩，有涩而不滞，行而不散之特点，既能温脾涩肠止泻，又能行气止痛。
药理作用	肉豆蔻油除有芳香之性外，尚具有显著的麻醉性能。对低等动物可引起瞳孔扩大、步态

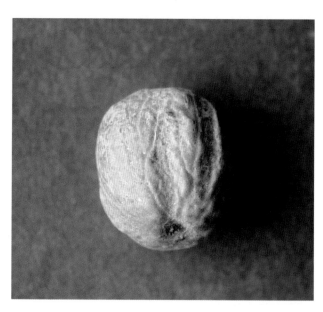

不稳，随之以睡眠、呼吸变慢，剂量再大则反射消失。人服7.5克肉豆蔻粉可引起眩晕乃至谵妄与昏睡，曾有服大量而致死的病例报告。

用量用法	3～9克，煎服；散剂1.5～3克；煨用可增强温中止泻作用。
配伍应用	①脾胃虚寒之久泻、久痢者：与干姜、肉桂、白术、党参、诃子等同用。②脾肾阳虚，五更泄泻者：与五味子、补骨脂、吴茱萸，如四神丸（《证治准绳》）。③胃寒气滞、脘腹胀痛、食少呕吐等：与干姜、木香、半夏等同用。

使用注意

凡湿热泻痢者忌用。

赤石脂 Chi Shi Zhi

别　名 赤石脂。

来　源 本品为单晶系的多水高岭土。

形态特征 为单斜晶系的多水高岭土Halloysite。本品为块状集合体，呈不规则块状，大小不一。表面粉红色、红色至紫红色，或有红白相间的

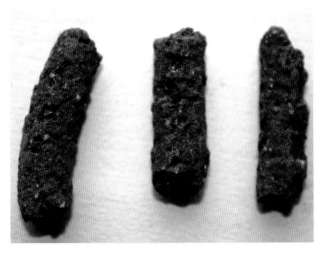

花纹，断面有的具蜡样光泽，疏松多孔的具土样光泽。质软，易碎，硬度1～2，比重2.0～2.2，吸水性强，用舌舐之黏舌，具土腥气，不溶于水，能溶于酸类。味淡，嚼之无沙粒感。

生境分布 分布于福建、河南、山东、山西等省。

采收加工 全年均可采挖，挖出后，选择红色滑腻如脂

的块状体，拣去杂石、泥土。

性味归经 甘、酸、涩，温。归大肠、胃经。

功能主治 涩肠止泻，收敛止血，生肌敛疮。本品味酸涩，性温和，入大肠、胃两经，功专收敛，故可涩肠止泻、止血；又具甘温之性，故可生肌敛疮。

药理作用 有吸附作用，内服有吸附消化道内的有毒物质，如磷、汞、细菌毒素及食物异常发酵的产物，同时对发炎的肠胃黏膜有保护作用，对胃肠出血有止血作用。

用量用法 10～20克，内服：煎汤。外用：适量。

配伍应用 ①小儿脱肛：用鲜石榴皮（干者也可）50～100克煎水洗肛门，然后将赤石脂（研为极细面）均匀洒在敷料上，敷托住肛门用胶布固定。②上消化道出血：赤石脂、白及，用量按1：1比例配制，每日3次，每次3克，温开水调成糊状空腹服用。③寻常疣、扁平疣：赤石脂、鸦胆子各300克，共研细末，备用。临床时取食醋适量调药末成糊状，涂擦患处，早晚各1次。④慢性结肠炎、慢性痢疾对于滑泻不禁者：本品配禹余粮，以收敛止泻，如《伤寒论》赤石脂禹余粮散。⑤对于腹泻日久不止，脾胃虚寒者：可以本品配人参、白术、当归等。⑥慢性阿米巴痢疾对于腹部隐痛，排出脓血胶液样便：以本品24克，配干姜6克，粳米30克，水煎服。⑦功能性子宫出血、虚寒性月经过多常与禹余粮、血余炭同用。⑧便血：常与禹余粮、血余炭同用。⑨浅表外伤出血：可用本品经消毒后外敷局部。

使用注意

湿热积滞忌用，孕妇慎用。畏官桂。

禹余粮 Yu Yu Liang

别　名 余粮石、禹粮石。

来　源 本品为斜方晶系褐铁矿的一种天然粉末状矿石。

生境分布 分布于浙江、广东、四川等地。

采收加工 全年均可采挖。采挖后去净杂石即可。研细水飞用或煅用。

性味归经 甘、涩，平。归胃、大肠经。

功能主治 涩肠止泻，收敛止血。本品味涩性平，质重下降，功专收敛，固涩下焦为主，故涩肠止泻，固崩收敛止血。

药理作用 本品所含氧化铁，有收敛、止血作用，又因其含粘土，有吸收作用，故可止血。

用量用法 10～20克，煎服。

配伍应用 ①久泻、久痢：常与赤石脂相须而用，如赤

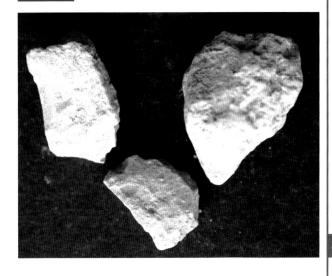

石脂禹余粮汤（《伤寒论》）。②崩漏：与赤石脂、海螵蛸、龙骨等同用，如治妇人漏下方（《千金方》）；若配白术、人参、棕榈炭等药，可用于气虚失摄之便血者。③肾虚带脉不固之带下清稀者：与煅牡蛎、海螵蛸、白果等同用。

使用注意

实证忌用，孕妇慎用。

鸡冠花　Ji Guan Hua

别　名	鸡冠头。
来　源	本品为苋科1年生草本植物鸡冠花的头状花序。
形态特征	一年生草本，植株有高型、中型、矮型三种，高的可达2~3米，矮型的只有30厘米高，茎红色或青白色。叶互生有柄，长卵形或卵状披针形，有深红、翠绿、黄绿、红绿等多种颜色。花聚生于顶部，形似鸡冠，扁平而厚软，长在植株上呈倒扫帚状。花色也丰富多彩，有紫色、橙黄、白色、红黄相杂等色。种子细小，呈紫黑色，藏于花冠绒毛内。
生境分布	生长于一般土壤，喜温暖干燥气候，怕干旱，喜阳光，不耐涝。全国大部分地区均有栽培。
采收加工	8~9月间，花序充分长大，并有部分果实成熟时，剪下花序，晒干，生用。
性味归经	甘，凉。归肝、大肠经。
功能主治	止泻，止血。
药理作用	试管法证明，煎剂对人阴道毛滴虫有良好作用，虫体与药液接触5~10分钟后即趋消失。

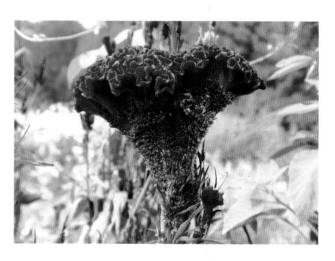

用量用法	3~10克，煎服；或入丸、散。止血可炒炭用。
配伍应用	①脾虚带下：与茯苓、白术、芡实等同用。②湿热带下：与车前子、黄柏、苍术等药同用。③血热妄行之崩漏：与赤芍药、丹皮、茜草、苎麻根等同用。④冲任虚寒之崩漏：与黄芪、党参、炮姜、山茱萸等同用。⑤血热便血、痔血：与槐花、地榆、黄芩炭等同用。⑥赤白下痢：可单用酒煎服；或与黄柏、黄连、白头翁、秦皮等同用。⑦久痢不止者：与石榴皮、椿皮、罂粟壳等同用。

使用注意

　　本品为凉性的止泻痢、止血之品，故用于赤白下痢，痔漏下血，咯血，吐血，崩漏出血兼有热象者最为适宜。

楮子　Zhu Zi

别　名	楮实子。
来　源	本品为壳斗科常绿乔木植物苦槠或青椆的种仁。
形态特征	苦槠，常绿乔木，高5~10米。枝条稠密；树皮灰褐色，小枝有棱。叶革质；椭圆状卵形或椭圆形，长8~12厘米，宽3~5厘米；上面深绿色，下面苍白色，两面均光滑；边缘在

中部以上有3~6对疏锯齿，下部全缘；羽状侧脉9~14对，纤细，不显现；叶柄长1~3厘米。雄花序穗状腋生，长8~15厘米，雄花乳白色，有香味；雌花序穗状腋生。壳斗扁球形，直径8~10毫米，包围坚果，外有5~6环贴生而成间断的和狭长而钝的鳞片，外被暗色细毛，成熟时开裂。坚果圆锥形，柱头外露。花期5月，果期10月。青椆，常绿乔木，高6~16米。树皮灰褐色。叶互生，坚纸质；披针形或椭圆状披针形至倒披针形，长3~11厘米，宽2~4.5厘米，先端渐尖或短

尾状渐尖，基部楔形，边缘上部2/3以上具锯齿，下部全缘，上面绿色光亮，无毛，下面苍白色；侧脉11～15对，隆起直达齿端；叶柄长1.5～2.5厘米。花单性，雄花4～5朵，排成腋生葇黄花序，雌花3～4朵排成短穗状花序，着生于新枝叶腋。壳斗薄而脆，杯状，高5～8毫米，宽1～1.3厘米，被微毛，鳞片连合成同心环带5～7条。坚果2/3露出壳外，卵状长形。花期3～4月，果期10月。

生境分布	苦槠生长丘陵或低山森林中。青槠生长于山地密林或疏林中。分布于云南、广东、福建、四川等地。
采收加工	10月间果实成熟时采摘，收取种仁，晒干，备用。
性味归经	苦、涩，平。归胃、大肠经。
功能主治	止泻痢，止渴。
用量用法	15～30克，煎服。

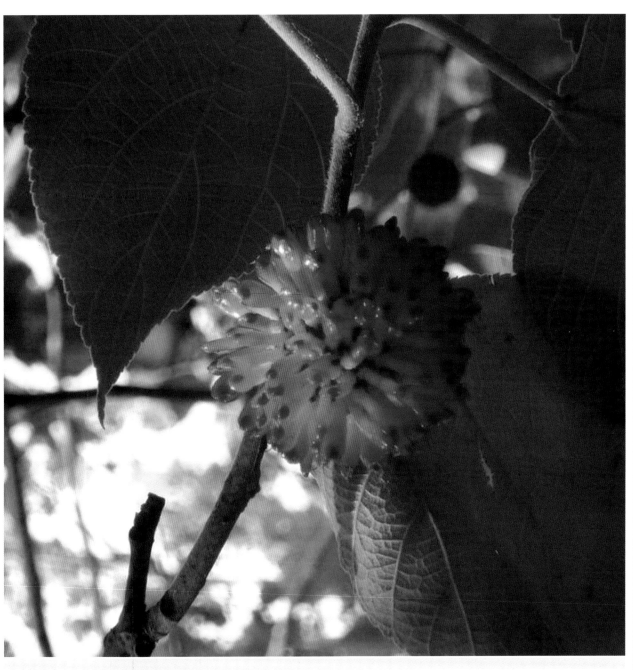

三、固精缩尿止带药

山茱萸　Shan Zhu Yu

别　名　山萸肉。

来　源　本品为山茱萸科落叶小乔木植物山茱萸的干燥成熟果肉。

形态特征　落叶小乔木。单叶对生，卵形至椭圆形，稀卵状披针形叶地生，长5～7厘米，全缘，脉腋间有黄褐色毛丛，侧脉5～8对，弧形平行排列。伞形花序，具卵状苞片4，花先叶开放，黄色。核果长椭圆形，熟时樱红色。

生境分布　生长于山沟、溪旁或较湿润的山坡。分布于浙江、安徽、河南、陕西等省。

采收加工　10～11月间果实成熟变红后采摘，采后除去枝梗或果柄，用小火焙烘，冷后，取下果肉，再晒干或用小火烘干。

性味归经　酸、涩，微温。归肝、肾经。

功能主治　补益肝肾，收敛固涩，止汗。本品酸涩而温，质地柔润，入肝、肾二经，既可收敛而固涩精气，又可补益肝肾而滋阴助阳，故为收敛、补益之良药。凡肝肾不足，阴虚、阳虚，滑脱不禁证均可应用。

药理作用　山茱萸甙，有显著的利尿降压作用，山茱萸鲜果肉中红色酸味液体，对伤寒、痢疾杆菌有抑制作用。山茱萸体外试验，能杀死腹水癌细胞。

用量用法　6～12克，煎服。止汗固脱可大剂量应用，30～60克。

配伍应用　①肝肾阴虚，头晕目眩、腰酸耳鸣：与山药、熟地等配伍，如六味地黄丸（《小儿药证直诀》）。②命门火衰，腰膝冷痛，小便不利者：与附子、肉桂等同用，如肾气丸（《金匮要略》）。③肾阳虚阳痿者：与巴戟天、补骨脂、淫羊藿等配伍，以补肾助阳。④肾虚精关不固之遗精、滑精：与山药、熟地等同用，如六味地黄丸（《小儿药证直诀》）、肾气丸（《金匮要略》）。⑤肾虚膀胱失约之遗尿、尿频：与金樱子、覆盆子、桑螵蛸等同用。⑥妇女肝肾亏损，冲任不固之崩漏及月经过多：与白芍药、熟地黄、当归等同用，如加味四物汤（《傅青主女科》）。⑦脾气虚弱，冲任不固而漏下不止：与黄芪、龙骨、五味子、白术等同用，如固冲汤（《医学衷中参西录》）。⑧大汗欲脱或久病虚脱：与附子、人参、龙骨等同用，如来复汤（《医学衷中参西录》）。⑨消渴证：与天花粉、生地等同用。

使用注意

本品酸涩收敛，实邪、湿热证不宜用。

覆盆子　Fu Pen Zi

别　名　覆盆子。

来　源　本品为蔷薇科植物华东覆盆子的未成熟果实。

形态特征　落叶灌木，高2～3米，幼枝有少数倒刺。单叶互生，掌状5裂，中裂片菱状卵形，边缘有重锯齿两面脉上被白色短柔毛，叶柄细长，散生细刺。花单生于叶腋，白色或黄白色，具长梗；花萼卵状长圆形，内外均被毛；花瓣近圆形；雌雄蕊多数，生于凸起的花托上。聚合果球形，红色。

生境分布　生长于向阳山坡、路边、林边及灌木丛中。分布于浙江、湖北、四川、安徽等地。

采收加工　6～8月果实由绿变绿黄时采收，除去梗叶，

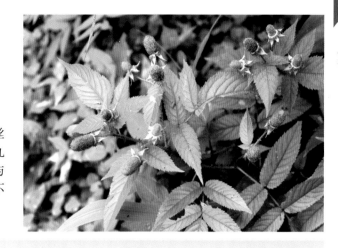

置沸水中略烫或略蒸，取出，干燥。生用。

性味归经 甘、酸，微温。归肝、肾经。

功能主治 益肾，涩精缩尿。本品性质温和，味甘酸，入肝、肾二经，故可补益肝肾，涩精缩尿。

药理作用 有雌激素样作用，能抑制霍乱弧菌生长。

用量用法 5～10克，水煎服。

配伍应用 ①肾虚遗精、滑精、阳痿、不孕：与菟丝子、枸杞子、五味子等同用，如五子衍宗丸（《丹溪心法》）。②肾虚遗尿、尿频：与益智仁、桑螵蛸、补骨脂等同用。③肝肾不足，目暗不明：可单用久服；或与桑椹子、枸杞、菟丝子等同用。

使用注意

肾虚有火，小便短涩者不宜服用。

桑螵蛸 Sang Piao Xiao

别　名 桑螵蛸。

来　源 本品为螳螂科昆虫大刀螂、小刀螂、薄翅螳螂、巨斧螳螂或华北刀螂的卵鞘。

形态特征 大刀螂：螳螂科，体形较大，呈黄褐色或绿色，长约7厘米。头部三角形。前胸背板、肩部较发达。后部至前肢基部稍宽。前胸细长，侧缘有细齿排列。中纵沟两旁有细小的疣状突起，其后方有细齿，但不甚清晰。前翅革质，前缘带绿色，末端有较明显的褐色

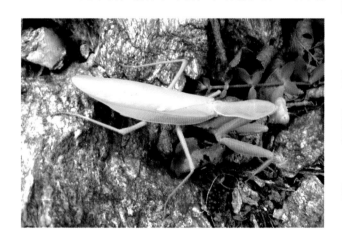

翅脉；后翅比前翅稍长，向后略微伸出，有深浅不等的黑褐色斑点散布其间。雌性腹部特别膨大。螳螂科，体形大小中等，长4.8～9.5厘米，色灰褐至暗褐，有黑褐色不规则的刻点散布其间。头部稍大，呈三角形。前胸背细长，侧缘细齿排列明显。侧角部的齿稍特殊。前翅革质，末端钝圆，带黄褐色或红褐色，有污黄斑点。后翅翅脉为暗褐

色。前胸足腿节内侧基部及胫节内侧中部各有一大形黑色斑纹。薄翅螳螂体长55～68毫米。体色绿色；前胸背板具紫灰色粉末；上翅除了侧缘绿色外，完全透明；下翅透明。巨斧螳螂雌虫体长55～57毫米，雄虫体长45～50毫米。身体粉绿至草绿色。前胸背板中部较宽呈菱形。前翅中部宽，在脉纹的偏后左方各有1个椭圆形的白色眼形斑，斑的外固镶有浅色黄边。后翅透明，呈浅茶褐色，基部棕色。中、后足细长；前足粗壮，呈镰刀形，基节内侧有短齿3个，腿节及胫节有成排小齿，为典型的捕捉式足。

生境分布 大刀螂喜欢栖息在杂草或灌木上，薄翅螳螂成虫出现于夏、秋季，生活在低、中海拔山区。也有栖息在树上，全国大部分地区均产。

采收加工 自深秋至翌年春季均可采收。采得后，除去树枝和泥土，蒸1小时，晒干。

性味归经 甘、咸，平。归肝、肾经。

功能主治 补肾助阳，固精缩尿。本品味甘能补，咸入肾，其性涩，故有补肾助阳、固精缩尿之功。

药理作用 用于肾虚遗精，早泄，阳痿，白浊，带下。治肾气虚弱，精关不固，遗精滑泄者，配龙骨、五味子，以补肾固精；肾阳不足，下元虚冷，阳痿早泄，四肢酸痛者，配仙灵脾、巴戟天、菟丝子、山萸肉，或与五味子、补骨脂、附子相伍，以温肾助阳，如《杨氏家藏方》桑螵蛸丸。若肾虚白浊，带下清稀，腰痛如折，配芡实、金樱子、补骨脂、胡桃肉，或与朱氏草薢分清饮合用，以益肾止带。用于肾虚遗尿，尿频，小便失禁。小儿肾气未充，膀胱失固，夜多遗尿，可单用

桑螵蛸炙黄研末服，或配益智仁、煅龙骨煎服；老人肾阳虚弱，尿频或失禁，配韭子、补骨脂、熟地黄等，以温肾缩尿；中气不足加以黄芪、升麻；膀胱虚冷，可与缩泉丸同用；若心肾不足，神思恍惚，前事易忘，尿频遗尿，可与养心安神之人参、菖蒲、远志、龙骨、龟板等药配伍，如《本草衍义》桑螵蛸散。

| 用量用法 | 3～10克，煎服。 |

| 配伍应用 | ①小儿遗尿：桑螵蛸、益智仁各45克（5～12岁儿童用30克），水煎服，每日1剂。②带状疱疹：桑螵蛸用文火焙焦，研为细末，加香油适量调匀，用羽毛涂于患处，每日3～4次。③冻疮：鲜桑螵蛸切成两段，用钳子夹紧，挤出黄色液体，涂于冻疮红肿灼热处，溃破者也可用，连用3～5次。 |

使用注意

本品助阳固涩，故阴虚火旺，膀胱有热而小便短赤者忌用。

海螵蛸　Hai Piao Xiao

别　名	乌贼骨。
来　源	本品为乌贼科动物无针乌贼或金乌贼的内贝壳。
生境分布	分布辽宁、江苏、浙江等省沿海地区。
采收加工	4～8月捞捕，取其内壳洗净，日晒夜露至无腥味，生用。
性味归经	咸、涩，温。归肝、肾经。
功能主治	收敛止血，固精止带，制酸止痛，收湿敛疮。本品咸能入血分，温而涩，故能收敛止血，固精止带，又可收湿敛疮。
药理作用	乌贼骨中所含的碳酸钙，可作制酸剂。新鲜乌贼中所含5—羟色胺及另一种物质，可能是一种多肽类（脑、腮、心含量较多）。人食乌贼中毒可能即此物质引起肠运动的失调所致。
用量用法	6～12克，如研末吞服，每次1.5～3克，口服

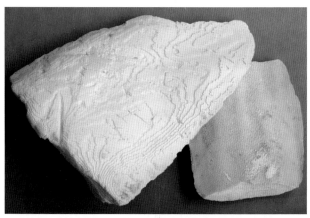

1～2次。外用：适量，研末撒敷或调敷。

| 配伍应用 | ①肾虚遗精、滑精：与五味子、龙骨、制附子等同用，如桑螵蛸丸（《世医得效方》）。②小儿遗尿：可单用为末，米汤送服。③心神恍惚，小便频数，遗尿，白浊：与龙骨、远志、石菖蒲等配伍，如桑螵蛸散（《本草衍义》）。④肾虚阳痿：与肉苁蓉、鹿茸、菟丝子等同用。 |

使用注意

本品性温，能伤阴助热，故阴虚多热者不宜用。

金樱子　Jin Ying Zi

别　名	金樱子。
来　源	本品为蔷薇科攀缘灌木植物金樱子的成熟的假果或除去瘦果的成熟花托（金樱子肉）。
形态特征	常绿攀援状灌木。茎红褐色，有钩状皮刺。三出复叶互生，小叶椭圆状卵形至卵状披针形，先端尖，边缘有细锐锯齿，下面沿中脉有刺，托叶线状披针形。花单生于侧枝顶端；萼片卵状披针形，被腺毛，花瓣白色，倒广卵形。蔷薇果熟时红色，梨形，外有刚毛，内有多数瘦果。
生境分布	生长于向阳多石山坡灌木丛中。分布于广东、四川、云南、湖北、贵州等地。
采收加工	9～10月果实成熟时采收，擦去刺，剥去核，洗净晒干，生用。
性味归经	酸、涩，平。归肾、膀胱、大肠经。
功能主治	固精缩尿，涩肠止泻。本品酸涩收敛，功专固涩，入肾与膀胱、大肠，有固精、缩尿、止泻之效。
药理作用	本品口服既能促进胃液分泌，帮助消化，又能使肠黏膜收缩、分泌减少，而能止泻。动物实验初步发现有降低血清胆固醇的作用。

据抗菌试验：对葡萄球菌、大肠杆菌、绿脓杆菌、痢疾杆菌等有抑制作用，其中尤以对葡萄球菌抑菌最强。另外对钩端螺旋体、流感病毒也有抑制作用。

用量用法 6~18克，煎汤、熬膏或为丸服。

配伍应用 ①遗精滑精，遗尿尿频，带下：单用本品熬膏服，如金樱子膏（《明医指掌》）；或与芡实相须而用，如水陆二仙丹（《仁存堂经验方》）；或配伍补骨脂、菟丝子、海螵蛸等同用。②脾虚久泻、久痢：单用浓煎服；或配伍白术、党参、五味子、芡实等同用，如秘元煎（《景岳全书》）。

使用注意

本品功专收敛，故有实邪者不宜用。

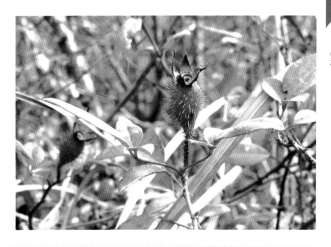

莲 子 Lian Zi

别　名 莲子肉。

来　源 本品为睡莲科多年生水生草本植物莲的成熟种仁，中心部包裹着绿色胚芽，俗称莲子心。

形态特征 多年生长在水中，草本植物，根茎最初细小如手指，具横走根状茎。叶圆形，高出水面，有长叶柄，具刺，成盾状生长。花单生在花梗顶端，直径10~20厘米，花瓣多数为红色、粉红色或白色，多数为雄蕊，心皮多，离生，嵌生在海绵质的花托穴内。坚果椭圆形或卵形，俗称莲子，长1.5~2.5厘米。

生境分布 生长于池塘、湿润的田野中。分布于湖南（湘莲）、福建（建莲）、江苏（湖莲）、浙江及南方各地池沼湖塘中。

采收加工 8~9月莲实成熟时采收，除去果皮，晒干。也有临时用，取种子，去心，打碎用。或收集莲实放入水中，取沉于淤泥内的果实洗净、晒干，或除去果壳后晒干。

性味归经 甘、涩，平。归脾、肾、心经。

功能主治 补脾止泻，养心安神，益肾固精。本品甘能补益，涩可收敛，性平力缓，为能补能涩之品，有补脾止泻、养心安神、益肾固精之功，用之可奏标本兼顾之效。

药理作用 莲子的生物碱有抗自由基作用，莲子能使果蝇平均寿命延长，而有抗衰老作用。具收

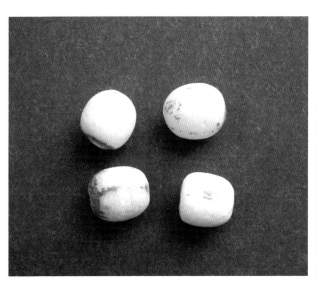

敛，镇静作用，其所含氧化黄心树宁碱有抑制鼻咽癌的作用。

用量用法 6~15克，煎服。

配伍应用 ①遗精滑精：与龙骨、芡实等同用，如金锁固精丸（《医方集解》）。②脾虚带下：常与白术、茯苓等药同用。③脾肾两虚，带下清稀，腰膝酸软者：与山药、山茱萸、芡实等药同用。④脾虚久泻，食欲不振者：与茯苓、党参、白术等同用，如参苓白术散（《和剂局方》）。⑤心肾不交之虚烦、心悸、失眠者：与茯神、酸枣仁、远志等药同用。

使用注意

中满痞胀及大便燥结者忌服。

附药：莲须、莲房、莲子心、荷叶、荷梗

1.莲须　Lian xu

为莲花中的雄蕊。味甘、涩，性平。功能固肾涩精。主治遗精、滑精、带下、尿频。煎服。1.5～5克。

2.莲房　Lian fang

为莲的成熟花托。味苦、涩，性温。功能止血化瘀。主治崩漏、尿血、痔疮出血、产后瘀阻、恶露不尽。炒炭用。煎服。5～10克。

3.莲子心　Lian zi xin

莲子中的青嫩胚芽。味苦，性寒。功能清心安神，

交通心肾，涩精止血。主治热入心包，神昏谵语；心肾不交，失眠遗精；血热吐血。煎服。1.5～3克。

4.荷叶　He ye

为莲的叶片。味苦、涩，性平。功能清暑利湿，升阳止血。主治暑热病证、脾虚泄泻和多种出血证。煎服。3～10克。

5.荷梗　He geng

为莲的叶柄及花柄。味苦，性平。功能通气宽胸，和胃安胎。主治外感暑湿、胸闷不畅、妊娠呕吐、胎动不安。煎服。10～15克。

芡实　Qian Shi

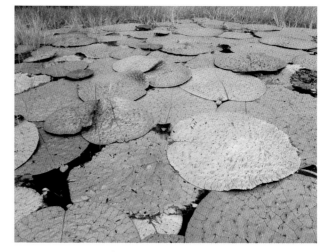

别名 芡实米、鸡头实、苏芡实。

来源 本品为睡莲科一年生水生草本植物芡的成熟种仁。

形态特征 一年生水生草本，具白色须根及不明显的茎。初生叶沉水，箭形；后生叶浮于水面，叶柄长，圆柱形中空，表面生多数刺，叶片椭圆状肾形或圆状盾形，直径65～130厘米，表面深绿色，有蜡被，具多数隆起，叶脉分歧点有尖刺，背面深紫色，叶脉凸起，有绒毛。花单生；花梗粗长，多刺，伸出水面；萼片4，直立，披针形，肉质，外面绿色，有刺，内面带紫色；花瓣多数，分3轮排列，带紫色；雄蕊多数；子房半下位，8室，无花柱，柱头红色。浆果球形，海绵质，污紫红色，外被皮刺，上有宿存萼片。种子球形，黑色，坚硬，具假种皮。花期6～9月，果期7～10月。

生境分布 生长于池沼湖泊中。分布湖南、江苏、安徽、山东等地。

采收加工 秋末冬初采收成熟果实，除去果皮，取出种子，洗净，再除去硬壳（外种皮），晒干。

性味归经 甘、涩，平。归脾、肾经。

功能主治 固肾涩精，补脾止泻，祛湿止带。本品味甘

涩，入脾、肾二经，既能补益脾肾，又可涩精止泻，然其以收敛之功为长。

药理作用 本品具有收敛、蛋白质、脂肪、碳水化合物、钙、磷、铁、硫胺素、核滋养作用。

用量用法 10～15克，煎服。

配伍应用 ①肾虚不固之腰膝酸软，遗精滑精者：与金樱子相须而用，如水陆二仙丹（《仁存堂经验方》）；也可与莲须、莲子、牡蛎等配伍，如金锁固精丸（《医方集解》）。②脾虚湿盛，久泻不愈者：与茯苓、白术、扁豆等同用。③脾肾两虚之带下清稀：与白术、党参、山药等同用。④湿热带下黄稠：与车前子、黄柏等同用，如易黄汤（《傅青主女科》）。

使用注意

芡实为滋补敛涩之品，故大小便不利者不宜用。

林檎 Lin Qin

别　名 沙果、花红。

来　源 本品为蔷薇科植物林檎的果实。

形态特征 小乔木，高4～6厘米。小枝粗壮，幼时密生柔毛，老时暗紫褐色，无毛。叶互生；叶柄长1.5～5厘米，有短柔毛；叶片卵形或椭圆形，长5～11厘米，宽4～5.5厘米，先端急尖或渐尖，基部圆形或宽楔形，边缘有细锐锯齿，上面有短柔毛，逐渐脱落，下面密被短柔毛。花两性；伞房花序，具花4～7朵，集生于小枝顶端；花梗长1.5～2厘米，密被柔毛；花直径3～4厘米；萼筒钟状，外面密被柔毛；萼片5，三角披针形，长4～5毫米，先端渐尖，全缘，内外两面密被柔毛，萼片比萼筒稍长；花瓣5，倒卵形或长圆倒卵形，长8～13毫米，宽4～7毫米，基部有短爪，淡粉红色，雄蕊17～20，花丝长短不等，比花瓣短；花柱4（5），基部具长颈毛，比雄蕊稍长。梨果卵形或近球形，直径4-5厘米，黄色或红色，宿存萼肥厚隆起。花期4～5月，果期8～9月。

生境分布 长山坡阳处、平原砂地，我国长江流域及黄

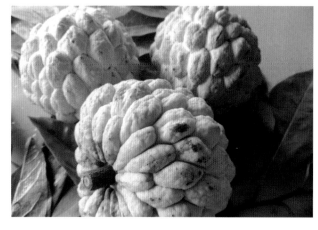

河一带普遍栽培。

采收加工 8～9月采其果实。晒干、生用。

性味归经 酸、甘、平。归心、肝、肺经。

功能主治 止渴，化滞，涩精。

用量用法 内服：煎汤，生食，捣汁。外用：研末调敷。

配伍应用 ①水痢：林檎半熟者十枚。以水二升，煎取一升，和林檎空心食（《食医心镜》）。②小儿痢：林檎、构子各适量，杵取汁服（《子母秘录》）。③小儿闪癖，头发竖黄，瘰疬羸瘦：杵林檎末，以和醋敷上（《子母秘录》）。

使用注意

不可多用。

黄海葵 Huang Hai Kui

别　名 黄海葵。

来　源 本品为海葵科动物黄海葵的全尸。

形态特征 黄海葵，体态多变，伸展时呈圆筒形；收缩时呈左右对称的相合状，体高30～90毫米，

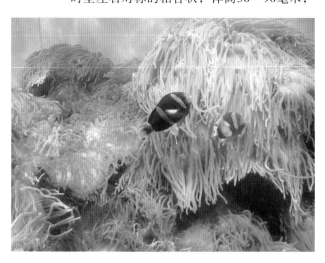

体宽30～70毫米，多数为中等大小。体的顶端为口盘，其上有放射条纹和环纹构成的图案，口盘底色为深浅不一的灰白色和青褐色。口位于口盘中央，呈裂缝状，周围有浅粉红色的口唇。口盘边缘环生数圈触手，触手细长可伸缩，呈浅褐色，有的为粉红色，排列整齐，按12的倍数排列，总数为96根，长度约等于口盘直径，各触手长度略相等。触手向口面有白斑；反口面的基部有灰白色结节约20个。体色变异较大，上部为灰褐色或灰绿色，下部为黄褐色或肉色。体壁上有疣状吸盘，上部比下部多，下部近平滑，吸盘上常吸有小沙或碎壳。体常埋于沙中，下端有圆形足盘，固着于沿海高潮线岩石上或残水坑沙中石上。当退潮时，触手伸展如菊花状，若遇惊动即缩于泥沙中。为极普通的种类。

生境分布 体常埋于沙中，下端有圆形足盘，固着于沿海高潮线岩石上或残水坑沙中石上。当退潮时，触手伸展如菊花状，若遇惊动即缩于泥沙中。分布于渤海、黄海及东海。

采收加工 当潮水退落时，触手伸展与泥沙的表面平行，若受触动则退缩于泥沙中，需用锹采掘。四季采挖，洗净，鲜用。

性味归经 苦、涩，寒。归肝、脾、大肠经。

功能主治 收敛固涩，杀虫。本品苦涩收敛，性寒凉，主入脾、大肠经，故收敛固涩，杀虫。

药理作用 黄海葵强心肽具有显著的强心作用。

用量用法 1个，煎汤。外用：适量。

使用注意

本品有毒，多作外用，内服宜慎。

刺猬皮　Ci Wei Pi

别　名 刺猬皮。

来　源 本品为刺猬科动物刺猬的皮。

形态特征 刺猬：体形较大，体长约22厘米，尾长约2厘米。头宽，吻尖。耳短，不超过其周围之棘长。足及爪较长。身体背面被粗而硬的棘刺，头顶部之棘略向两侧分列。棘之颜色可分二类：一类纯白色，或尖端略染棕色；另一类棘之基部白色或土黄色，其上为棕色，再上段复为白色，尖梢呈棕色。整个体背呈土棕色。脸部、体侧和腹面以及四肢的毛为灰白或浅灰黄色。四足浅棕色。头骨之额关节窝后突甚小，显然低于颞乳突之高。栖息于平原、丘陵或山地的灌木丛中，也见于市郊、村落附近。昼伏夜出，冬眠期长达半年。遇敌则卷缩成一刺球。食物以昆虫及其幼虫为主，也食幼鸟、鸟卵、蛙、蜥蜴，以及瓜果、蔬菜等。

短刺猬：外形同刺猬而略小。耳甚大，长于周围棘刺。棘由耳基前端稍后方起始，向后经背至尾部以上。头顶部棘不向两侧分列。棘较细而短，有棕褐色与白色相间，整个背部呈浅褐色。全身无白色之棘。腹毛土黄色。额关节窝后突与颅乳突等高，二者连成半圆形的管状。栖息于北方草原地带，低洼地方较多。也有冬眠习惯。食昆虫、小鼠或蛙等小动物。

生境分布 刺猬栖息于平原、丘陵或山地的灌木丛中，也见于市郊、村落附近。短刺猬栖息于北方

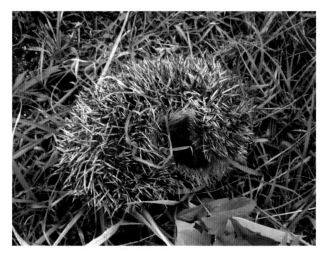

草原地带，低洼地方较多。分布于河北、江苏、山东、河南、陕西、甘肃、内蒙古、浙江、安徽、吉林、湖北、湖南等地。

采收加工 四季均可捕捉，捕得后用刀纵剖腹部、剥皮，将其翻开，撒上一层石灰，于通风处阴干。

性味归经 苦，平。归胃、肾、大肠经。

功能主治 固精缩尿，收敛止血。本品味苦性平，入肾和大肠经，故可固精缩尿，收敛止血。

药理作用 具有收敛、止血作用。

用量用法 3～10克，煎服。研末服，1.5～3克。

配伍应用 ①遗精滑精，遗尿尿频：可单用炒炙研末服；或配伍龙骨、益智仁、金樱子等药同用。②肠风：与木贼同用，如猬皮散（《杨氏家藏方》）。③痔漏：与槐角同用，如猬皮丸（《寿世保元》）。④胃痛，呕吐：可单用焙干研末黄酒送服；或与香附、延胡索等同用。

使用注意

孕妇忌服。

碧桃干　Bi Tao Gan

别　名	桃奴。
来　源	本品为蔷薇科植物桃或山桃的未成熟果实。
形态特征	桃为落叶小乔木，高达3～8米。小枝绿色或半边红褐色，无毛。叶互生，在短枝上呈簇生状；叶柄长1～2厘米，通常有1至数枚腺体；叶片椭圆状披针形至倒卵状披针形，边缘具细锯齿，两面无毛。花通常单生，生于叶开放，直径约2.5～3.5厘米，具短梗；萼片5，基部合生成短萼筒，无毛。叶柄长7～12毫米，具腺点。花柱细长，柱头小，圆头状。核果近球形，直径5～7厘米，表面有短绒毛；果肉白色或黄色；离核或粘核。种子1枚，扁卵状心形。花期3～4月，果期6～7月。山桃为落叶小乔木，高5～9米，互生；托叶早落；叶柄长1.5～3厘米；叶片卵状披针形，长4～8厘米，宽2～3.5厘米，花单生，萼片5，花瓣5，阔倒卵形，粉红色至白色。核果近圆形，黄绿色，表面被黄褐色柔毛。果肉离核；核小，坚硬。种子1颗，棕红色。花期3～4月，果期6～7月。
生境分布	生长于海拔800～1200米的山坡、山谷沟底或荒野疏林及灌丛内，分布江苏、浙江、安徽等地。
采收加工	4～6月采收。摘收未成熟的果实，晒干。
性味归经	苦，微温；有小毒。归肝经。
功能主治	生津，止汗。
用量用法	4.5～9克，内服：煎汤；或入丸、散。外用：研末调敷或烟熏。
配伍应用	①盗汗不止：树上干桃子一个，霜梅二个，葱根七个，灯芯二茎，陈皮一钱，稻根、大麦芽各一撮。水二钟煎服（《经验方》）。②内伤吐血：桃枭（煅存性）、棕灰、蒲黄、朱砂、京墨。为末，临卧以童便调服三钱，小便解，色渐淡为度（《本草经疏》）。③疟：树上自干桃子二七枚，黑豆一两，巴豆七粒（去皮、心膜，出尽油）。上三味，捣罗为细末，滴冷水丸如梧桐子大，丹砂为衣。每服一丸，凌晨井华水吞下（《圣济总录》干桃丸）。④伏梁气，在心下结聚不散：桃奴三两。捣细，罗为散，每服食前，温酒调下二钱（《圣惠方》）。⑤妊娠下血不止：桃枭烧存性，研，水服（《肘后方》）。⑥小儿头疮：树上干桃烧研，入腻粉、麻油调搽（《圣惠方》）。⑦食桃成病：桃枭烧灰三钱，水服取吐（《纲目》）。

第十八章　收涩药

SHIYONGBENCAOGANGMUCAISETUJIAN

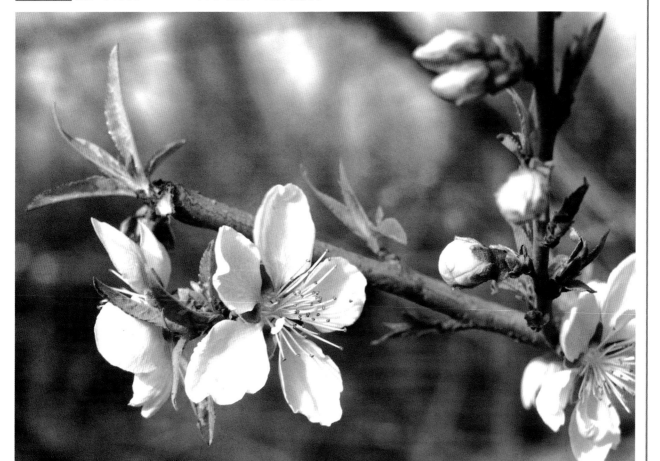

SHI YONG BEN CAO GANG MU CAI SE TU JIAN

第十九章

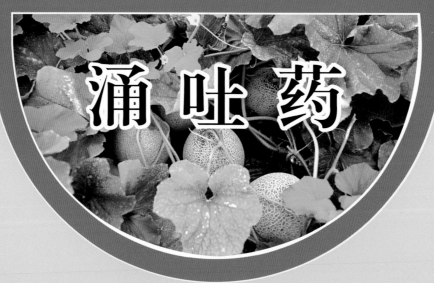

涌吐药

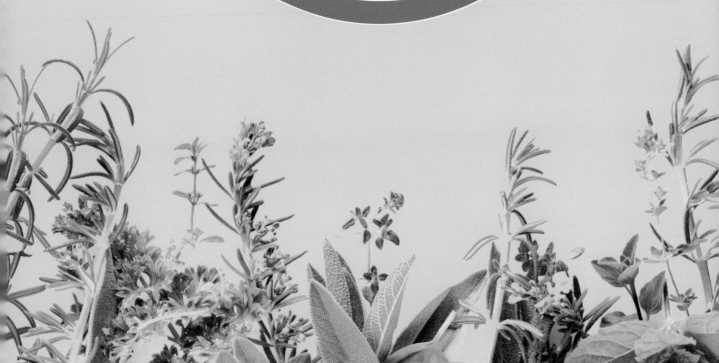

常　山　Chang Shan

别　名 黄常山、酒常山、醋常山、炒常山、鸡骨常山。

来　源 本品为虎耳草科植物常山的干燥根。

形态特征 落叶灌木，高可达2米。茎枝圆形，有节，幼

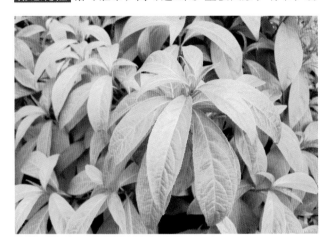

时被棕黄色短毛。叶对生，椭圆形，广披针形或长方状倒卵形，先端渐尖，基部楔形，边缘有锯齿，幼时两面均疏被棕黄色短毛。伞房花序，着生于枝顶或上部的叶腋；花浅蓝色；苞片线状披针形，早落；花萼管状，淡蓝色。花瓣蓝色，长圆状披针形或卵形。

浆果圆形，蓝色，有宿存萼和花柱。

生境分布 生长于林荫湿润山地，或栽培于林下。四川、贵州、湖南、江西、湖北、云南、广东、广西等地均产。

采收加工 秋季采挖，除去茎苗及须根，洗净，晒干即可。

性味归经 性味：辛、苦，寒；有毒。归肺、心、肝经。

功能主治 涌吐痰涎，截疟。本品辛开苦泄，宣可去壅，善开痰结，能涌吐胸中、胁下痰水，又能杀虫截疟。故为劫痰截疟之要药。

药理作用 有抗疟、抗阿米巴原虫、抗钩端螺旋体、抗病毒、抗肿瘤、解热、催吐作用。

用量用法 5～10克，煎服；入丸、散酌减。涌吐者生用，截疟宜酒炒用。治疗疟疾宜在寒热发作前半天或2小时服用。

配伍应用 ①胸中痰饮证：以本品配甘草，水煎和蜜温服。②一切疟疾，寒热往来，发作有时者：以常山酒浸蒸焙，与槟榔共研末，糊丸服之，如胜金丸（《和剂局方》）。③疟疾寒热，或二、三日一发者：与草豆蔻、厚朴、槟榔、肉豆蔻等同用，如常山饮（《圣济总录》）。④虚人久疟不止者：与人参、黄芪、乌梅等同用，如截疟饮（《医宗必读》）。⑤疟久不愈，而成疟母者：与三棱、鳖甲、莪术等同用，如截疟常山饮（《丹溪心法》）。

使用注意

因能催吐，用量不宜过大，体虚及孕妇不宜用。故治疟时，均应酒制，用量不宜大。

瓜　蒂　Gua Di

别　名 瓜丁、甜瓜蒂、苦丁香。

来　源 本品为葫芦科一年生草质藤本植物甜瓜的果蒂。

形态特征 甜瓜，一年生攀援或匍匐草本。茎上具深槽，生多数刺毛；卷须先端卷曲或攀援它物，具刺毛。叶互生；具长柄，柄长约10厘米；叶片圆形或近肾形，长4～12厘米，宽长几相等，掌状3或5浅裂，边缘具不整齐锯齿，叶面具多数刺毛；叶脉掌状，主脉5条。花单性同株，单生于叶腋；花萼管状，5裂，裂片先端尖，密被白柔毛；花冠黄色，直径约2厘米，5裂，裂片先端锐尖，有小尖头；雄花具长梗，雄蕊5，联生成3枚，其中2枚较宽，花丝极短，紧贴于花冠筒内；雌花梗较雄花梗短，子房下位。瓠果肉质，一般为

椭圆形，果皮通常黄白色或绿色，有时具花纹，果肉一般黄绿色，芳香；果梗圆柱形，具纵槽。种子多数，黄色或灰白色，扁长卵形。花期6～7月，果期7～8月。

生境分布 全国各地多有栽培。

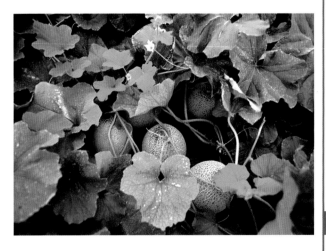

采收加工	夏季甜瓜盛产时，将尚未老熟果实摘下，切取果蒂，阴干，生用。
性味归经	苦，寒；有毒。归胃经。
功能主治	涌吐痰食，祛湿退黄。本品苦寒有毒，功专涌泄。可用于痰热郁积胸中，发为癫痫惊狂，或宿食、毒物停聚于胃脘而致胸脘痞硬等证。若研末吹鼻，可祛湿退黄。
药理作用	甜瓜素和甜瓜蒂有强烈的催吐作用，葫芦素B、E、B贰，均有保肝、降酶作用，能提高机体的细胞免疫功能，瓜蒂及葫芦素均有相当毒性。
用量用法	2.5~5克，煎服。入丸、散剂0.3~1克。外用小量，研末吹鼻，待鼻中流出黄水即停药。
配伍应用	①风痰、宿食停滞及食物中毒诸证：皆可单用本品取吐；或与赤小豆为散，用香豉煎汁和服，共奏酸苦涌吐之效，如瓜蒂散《伤寒论》）。②风痰内扰，上蒙清窍，发为癫痫，发狂欲走者，或痰涎涌喉，喉痹喘息者：也可单用本品为末取吐。③黄疸目黄不除：以本品为细末，纳鼻中（《千金翼方》）。④诸黄：以一味瓜蒂锉末，水煎去渣顿服（《金匮要略》）。

使用注意

体虚、失血及上焦无实邪者忌服。服药后含砂糖一块，下咽，能增强药力。

胆矾 Dan Fan

别　名	石胆、蓝矾、鸭嘴绿胆矾。
来　源	本品为硫酸铜矿氧化分解形成或为人工制成的含水硫酸铜。
形态特征	呈不规则粒块状结晶集合体，单体可呈板状或短柱状，大小不一。深蓝色或淡蓝色，或微带绿色。在空气中失水后可呈白色粉末状，附于表面。晶体具玻璃样光泽，透明至半透明。质脆、易碎，硬度2.5，比重2.1~2.3，条痕无色或带浅蓝，断口贝壳状，碎块呈棱柱状。用舌舐之，先涩而后甜。
生境分布	分布云南、山西、江西、广东、陕西、甘肃等地也产。
采收加工	可于铜矿中挖得，选择蓝色透明的结晶，即得。人工制造者，可用硫酸作用于铜片或氧化铜而制得。
性味归经	辛、酸，寒；有毒。归肝、胆经。
功能主治	涌吐痰涎，解毒收湿，祛腐蚀疮。本品辛散、酸涩，寒以清热，涌吐之功甚捷，内服涌吐风痰，外用燥湿解毒。
药理作用	胆矾能刺激胃黏膜，引起呕吐中枢兴奋而催吐。
用量用法	0.1~0.3克，温汤化服。外用：适量，研细末撒布或调敷，或水溶外洗。
配伍应用	①喉痹，喉间痰壅闭塞：与白僵蚕共为末，

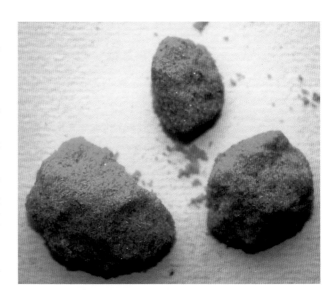

吹喉，使之痰涎吐而喉痹开，如二圣散（《济生方》）。②风痰癫痫：单用本品研末，温醋调下，服后吐出痰涎便醒（《谭氏小儿方》）。③误食毒物：可单用本品取吐，以排出胃中毒物。④风眼赤烂：本品煅研，泡汤洗眼如（《明目经验方》）。⑤口疮：以之与蟾皮共研末，外敷患处（《圣惠方》）。⑥牙疳：以本品末，加麝香少许和匀，外敷（《小儿药证直诀》）。⑦胬肉疼痛：用本品煅研外敷（《圣济总录》）。⑧肿毒不溃：以之与雀屎同用，研末点疮（《仁斋直指方》）。

使用注意

体虚者忌服。

藜 芦 Li Lu

别　名 山葱、鹿葱、黑藜芦。

来　源 本品为百合科多年生草本植物黑
藜芦的根及根茎。

形态特征 根茎圆柱形，长2～4厘米，直径
0.7～1.5厘米。表面棕黄色或土黄
色，上端残留吐基及毛鳞状物，
四周生有很多细长根，略弯曲，
长10～20厘米，直径4毫米。表面
灰褐色或黄白色，有较密的横皱
纹，下端多纵皱纹；质坚脆，断
面类白色，中心有淡黄色的中柱，
易与皮部分离。气微，味苦，粉末有强烈的
催嚏性。

生境分布 分布于山西、河南、河北、山东、辽宁等
省。均为野生。

采收加工 5～6月未抽花茎时采挖，除去苗叶，晒干或
用开水浸烫后晒干。

性味归经 辛、苦，寒；有毒。归肺、胃、肝经。

功能主治 涌吐风痰，杀虫。本品内服催吐作用较强，
善吐风痰，外用有杀虫疗疮之功。

药理作用 有降压作用，降压作用持久而显著，无急速
耐受现象，在降压的同时伴有心率减慢、呼
吸抑制或暂停；对家蝇有强大的毒杀效力。

用量用法 0.3～0.9克，宜作丸、散。外用：适量，研末
油调涂。

配伍应用 ①食物中毒：用藜芦粉1.5～3克，口服，可催
吐，排出胃中毒物，作用较强，不可多服。
②肺癌：藜芦、山栀、细辛、生川军、急性
子各30克，轻粉、冰片各20克，黑膏药500
克。将上药研极细末，慢慢调入溶化的黑膏
药油内，每50～70克药膏制成1帖呕痰膏。取
2帖分别贴在肺部肿块（根据胸片提示）相
应的胸背部体表部位。6～10小时可见呕痰，

呕甚则揭去。③精神分裂症：藜芦球茎部分
和根磨成粉，成人2.5～4.59／次（儿童量酌
减），以糯米酒100～150克（小火烧开）冲
药并搅拌均匀。上午10时空腹给药，当日中
午禁食，隔1～3日服1剂，连服3～5剂。④斑
秃：藜芦、蛇床子、黄柏、百部、五倍子各
4.5克，斑蝥3克，用95％酒精100毫升浸泡1周
后，用棉签蘸药酒涂擦皮损处，每日1～2
次。⑤寻常疣：藜芦、乌梅、千金子、急
性子各30克，加入75％酒精500毫升浸泡1
周。同时以药液涂患处，一般3～5日疣体
消失。若一次未愈则继续应用。⑥足癣：藜
芦、蜀椒、蛇床子、白附子、煅明矾、水银
各10克。将上药共研细末过筛，瓶装备用。
将瘙疮散撒布于患处（水泡挑破），反复加
药用手指揉搓。⑦疥疮：藜芦、大枫子、蛇
床子、硫磺各20～30克，川椒8～10克，随
证加减。每剂加水约4000毫升，煎2次，至
药液3000毫升左右，以桶盛之，先用清水、
肥皂洗澡，后用药液稍加力擦洗患处，以致
将皮损擦破，每次洗20分钟，每日1次，连
洗2～4日。

使用注意

本品毒性强烈，内服宜慎。体弱、失血患者及孕妇忌服。反细辛、芍药及五参。

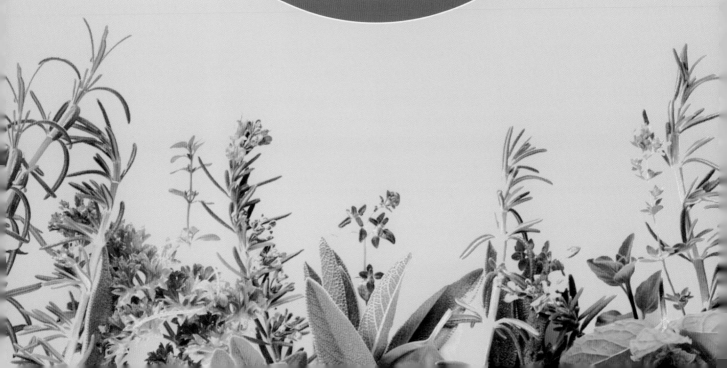

SHI YONG BEN CAO GANG MU CAI SE TU JIAN

第二十章

解毒杀虫燥湿止痒药

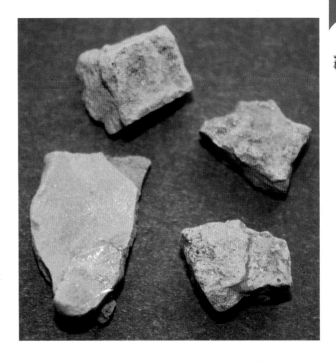

雄黄 Xiong Huang

别　　名 雄精、腰黄、明雄黄。

来　　源 本品为硫化物类矿物雄黄的矿石。

形态特征 单斜晶系雄黄矿石，雄黄为主与雌黄、方解石、石英、辰砂等共生。本品呈柱状、粒柱状单晶呈放射状粒状集合体，成为不规则块状或粉末，大小不一。橙红色或深红色。块状的表面覆有橙黄色粉末，手摸染指。具金刚光泽，断面呈树脂光泽或脂肪光泽，半透明至微透明。质松脆，易碎，硬度1.5～2.0，比重3.4～3.6，条痕橙黄色。断面色更鲜艳，具细砂孔。其中颜色鲜艳、半透明、有光泽、质松脆的习称"明雄"、"雄黄精"或"腰黄"。微有特异蒜臭气，味淡。

生境分布 分布于湖南、贵州、云南、四川等地。

采收加工 随时可采，除去杂质，研成细粉或水飞用。切忌火煅。

性味归经 辛、苦、温；有毒。归心、肝、肾经。

功能主治 解毒杀虫，燥湿祛痰。本品辛苦温，性燥有毒。外用以毒攻毒而有解毒杀虫之效；内服性燥而有燥湿祛痰之功。

药理作用 本品对多种皮肤真菌有不同程度的抑制作用，对人型、牛型结核杆菌、耻垢杆菌有抑制生长作用，有抗血吸虫及疟原虫作用。

用量用法 0.15～0.30克，内服：入丸、散。外用：适量，研末敷，调搽或烧烟薰。

配伍应用 ①痈肿疔毒：可单用或入复方，且较多外用，如《千金方》以本品为末涂之；或配白矾等分，名二味拔毒散（《医宗金鉴》）；或配伍没药、乳香、麝香为丸，名醒消丸（《外科全生集》），陈酒送服，治痈疽肿毒，均有良效。②瘑疥：与松脂、黄连、发灰为末，猪脂为膏外涂（《肘后方》）。③蛇虫咬伤：轻者单用本品香油调涂患处；重者内外兼施，当与五灵脂共为细末，酒调灌服，并外敷（《瑞竹堂经验方》）。④虫积腹痛：与槟榔、牵牛子等同用，如牵牛丸（《沈氏尊生书》）。⑤癫痫：与朱砂同用（《仁斋直指方》）。⑥小儿喘满咳嗽：与巴豆、杏仁同用，如雄黄丹（《证治准绳》）。

使用注意

孕妇忌服。切忌火煅，煅烧后即分解氧化为三氧化二砷（AS_2O_3），有剧毒。雄黄能从皮肤吸收，故局部外用也不能大面积涂搽及长期持续使用。

硫磺 Liu Huang

别　　名 硫黄、石硫磺。

来　　源 本品为自然元素类矿物硫族自然硫，采挖后，加热熔化，除去杂质；或用含硫矿物经加工制得。

形态特征 斜方晶系。晶体的锥面发达，偶尔呈厚板状。常见者为致密块状、钟乳状、被膜状、土状等。颜色有黄、浅黄、淡绿黄、灰黄、褐色和黑色等。条痕白色至浅黄色。晶面具金刚光泽，断口呈脂肪光泽。半透明。解理不完全，断口呈贝壳状或参差状。硬度1～2。比重2.05～2.08。性脆。易碎。用手握紧置于耳旁，可闻轻微的爆裂声。体轻。有特异的臭气。味淡。

生境分布 常见于温泉、喷泉、火山口区域；沉积岩中也常有之。分布于山西、陕西、河南、山东、湖北、湖南、江苏、四川、广东、台湾等地。

采收加工 将泥块状的硫磺及矿石，在坑内用素烧罐加热熔化，取其上层之硫磺溶液，倒入模型内，冷却后，取出。

性味归经 酸，温；有毒。归肾、大肠经。

功能主治 外用杀虫止痒；内服壮阳通便。本品温热有毒，能以毒攻毒。外用解毒杀虫；其质纯

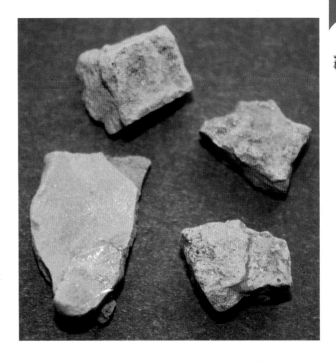

阳，内服能益火助阳，疏利大肠。

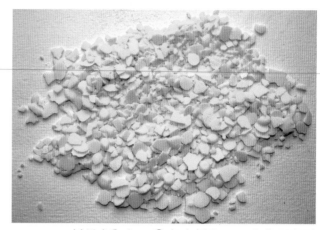

药理作用 外用与皮肤接触后形成硫化物，有软化表皮和杀霉菌、疥虫的作用；内服在肠内部分可变化为硫化氢及硫化砷，刺激肠壁而促进蠕动，使粪便软化而缓泻。对氯丙嗪及硫喷妥纳的中枢抑制作用有明显的加强作用。

用量用法 1～3克，内服：入丸、散。外用：适量，研末撒，或油调涂，或烧烟熏。

配伍应用 ①疥：即单取硫黄为末，麻油调涂（《肘后方》）。②疥疮：与铅丹、风化石灰、腻粉研末，猪油调涂，如硫黄散（《圣济总录》）。③顽癣瘙痒：与斑蝥、轻粉、冰片为末，同面粉、香油为膏，涂敷患处，如臭灵丹（《医宗金鉴》）。④疮疽：与白面、荞麦面为末贴敷患处，如痈疽发背方（《仁斋直指方》）。⑤肾虚阳痿：与补骨脂、鹿茸、蛇床子等同用。⑥肾不纳气之喘促等：与肉桂、附子、沉香同用，如黑锡丹（《和

剂局方》）。⑦虚冷便秘：以硫黄配半夏用，即半硫丸（《和剂局方》）。

使用注意

阴虚火旺及孕妇忌服。不宜过量或久服。

白 矾 Bai Fan

别　名 矾石、明矾、枯矾。

来　源 本品为硫酸盐类矿物明矾石经加工提炼制成的结晶。

形态特征 晶形呈细小的菱面体或板状，通常为致密块状、细粒状、土状等。颜色为无色、白色，常带淡黄及淡红等色。条痕白色。光泽玻璃状，解理面上有时微带珍珠光，块状者光泽暗淡或微带蜡状光泽。透明至半透明。解理平行不完全。断口晶体者呈贝状；块体者呈多片状、参差状，有时土状。硬度3.5～4。比重2.6～2.8。性脆。

生境分布 常为碱性长石受低温硫酸盐溶液的作用变质而成，多分布于火山岩中。分布于甘肃、安徽、山西、湖北、浙江等地。

采收加工 采得后，打碎，用水溶解，收集溶液，蒸发

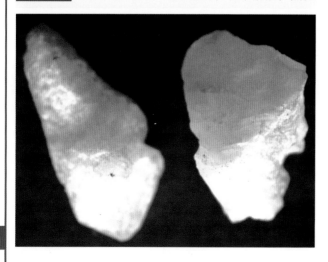

浓缩，放冷后即析出结晶。

性味归经 酸，寒；有毒。归肺、肝、脾、大肠经。

功能主治 解毒杀虫，燥湿止痒，止血止泻，清热消痰。本品酸寒，有燥湿收敛之功。外用能燥湿杀虫止痒；内服能祛痰，有止泻、止血作用。煅后收敛作用增强。

药理作用 对金黄色葡萄球菌和变形杆菌有抑制作用，有抗阴道滴虫作用；内服有抗癫痫、利胆、降血脂（白金丸）等作用；外用低浓度明矾有消炎、收敛、防腐作用，并能凝固蛋白、硬化皮肤、止血，高浓度会侵蚀肌肉，引起溃烂。

用量用法 1～3克，内服，多入丸、散。外用：适量，研末撒、调敷或化水外洗。

配伍应用 ①痈疽：与朴硝研末外用，如二仙散（《卫生宝鉴》）。②口疮、聍耳、鼻息肉、酒齄鼻：单用白矾或配伍乳香、硫黄等（《证治准绳》）。③痔疮、脱肛、子宫脱垂：以五倍子、白矾为主组成的消痔灵注射液。④金疮出血：用煅矾、生矾配松香研末，外敷伤处。⑤衄血不止：以枯矾研末吹鼻（《圣济总录》）。⑥崩漏：与地榆、五倍子同用。⑦久泻久痢：配煨诃子肉为散，粥饮调下治之，如诃黎勒散（《圣惠方》）。⑧痰壅心窍癫痫发狂：又当配郁金为末，薄荷糊丸服，如白金丸（《医方集解》）。⑨女劳疸：与硝石配伍，如硝石散（《金匮要略》）。

使用注意

体虚胃弱及无湿热痰火者忌服。

474

大枫子 Da Feng Zi

别　名 大枫子。

来　源 本品为大枫子科常绿乔木泰国大枫子、海南大枫子的成熟种子。

形态特征 为大枫子科二种植物的种子。泰国大枫子种子略呈不规则卵圆形，或带3～4面形，稍有钝棱；长1～2.5厘米，直径1～2厘米。表面灰

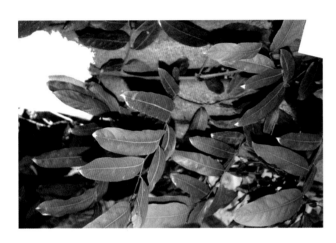

棕色至黑棕色，较小一端有凹纹射出至种子1/3处，全体有细的纵纹。种皮坚硬，厚1.5厘米～2厘米，内表面浅黄色至黄棕色，种仁与皮分离，种仁外被红棕色或黑棕色薄膜，较小，一端略皱缩，胚乳肥大，乳白色至淡黄色，富油性；子叶2枚，浅黄色或黄棕色，心脏形；下接圆柱形胚根。气微；味淡，有油性。2.海南大枫子种子略呈四面体，一面隆起，三面稍平坦；长1～2厘米，宽0.5～1厘米表面灰黄白色至灰棕色，有多数隆起的纵脉纹，种脐位于种子的一端。种皮硬而脆，厚0.5毫米，易碎。种仁不规则长卵形，外被暗紫褐色薄膜，具微细皱纹；胚乳黑棕色.子叶心脏形稍尖，色较浅。

使用注意

　　本品有毒，过量可引起肢体颤动、惊厥、呼吸困难，甚至昏迷等中毒症状，故须严格控制剂量。并注意炮制，孕妇忌服。

土荆皮 Tu Jing Pi

别　名 土槿皮。

来　源 本品为松科植物金钱松的干燥根皮或近根树皮。

形态特征 落叶乔木，高20～40米。茎干直立，枝轮生平展；长枝有纵纹细裂，叶散生其上，短枝

生境分布 大枫子分布于泰国、越南，以及印度尼西亚、印度、柬埔寨等国；我国台湾、云南南部及海南省也有少量生产。

采收加工 夏秋采收成熟果实，取出种子，洗净，晒干即可。

性味归经 辛、热；有大毒。归肝、脾、肾经。

功能主治 祛风燥湿，攻毒杀虫。本品辛热有毒，有祛风燥湿，攻毒杀虫之功，临床以外用为主。

药理作用 大枫子油及其脂肪酸钠盐在试管中对结核杆菌及其他抗酸杆菌均有抑制作用，后者的作用较强。大枫子油及其衍生物对机体组织有刺激性，口服大枫子油可引起呕吐。继续应用则可逐渐耐受。

用量用法 外用：适量，捣敷或煅存性研敷，或制成散、膏剂外用。内服一次量0.3～1克，入丸剂。大枫子油：外用涂擦；内服和药作丸。

配伍应用 ①荨麻疹：大枫子30克，大蒜15克，捣烂并加水100毫升，煮沸5分钟。用时涂患部。②酒皶鼻：大枫子、胡桃仁各9克，防风、樟脑粉各6克，冰片、水银各1.5克。上药共研细末，用两层纱布包裹，在患部扑擦，每日数次，用后置密闭容器保存。以上药物为1料，可用10日。一般用药1料皮损减轻。③绣球风：大枫子、山奈、白芷、甘草各等分，以白矾、荆芥为引。剂量一般10～15克，病甚者可增至15～20克，随证加减。每日晚饭后水煎熏洗1次。④神经性皮炎：大枫子、苍术、黄柏、苦参、防风、独活、五倍子、白鲜皮各等量。上药拌匀后分装两布袋，放蒸笼内蒸熟，敷于皮损上，冷即换另一热袋，交替热敷1小时左右，每日1次，直至痊愈。⑤肛门湿疹：大枫子、苦参各50克，苍耳子30克，蛇床子、浮萍、豨莶草各15克，加水2000～3000毫升，煮沸15～20分钟，倒入面盆，患部对准盆中热气熏蒸；待药液转温时局部湿敷3～5分钟；待药液冷后坐浴。每日2～3次。

有轮纹密生，叶簇生其上，作辐射状，叶线形，长约3～7厘米，宽1～2毫米，先端尖，基部渐狭，至秋后叶变金黄色。花单性，雌雄同株；雄花为荑荑状，下垂，黄色，数个或数十个聚生在小枝顶端，基部包有无数倒卵状楔形之膜质鳞片；雌花单生于有叶之短枝顶端，由多数螺旋状排列的鳞片组成。球果卵形，直立，长约5～7.5厘米，径约3～6厘

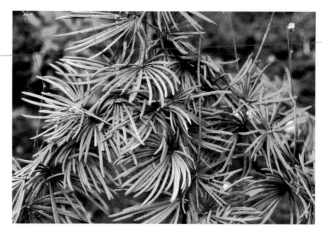

米，鳞片木质，广卵形至卵状披针形，先端微凹或钝头，基部心脏形，成熟后脱落，苞片披针形，长6～7毫米，先端长尖，中部突起。种子每鳞2个，长8毫米，富油脂，有膜质长翅，与鳞片等长或梢短。花期4～5月，果期10～11月。

生境分布 喜生长于多阳光处。分布于浙江、安徽、江苏等地。

采收加工 秋末剥取树皮或根皮，晒干。

性味归经 辛、苦，温；有毒。归肺、脾经。

功能主治 燥湿止痒，杀虫疗癣。本品辛苦温，功专杀虫止痒，治皮肤疥癣。

药理作用 本品的乙醇浸膏、苯浸膏对多种致病菌有抑制作用。本品的根皮乙醇提取物，对犬股动脉出血、肝及脾创面出血均呈现良好的止血作用。此外，所含土槿皮乙酸对大鼠、兔与狗在剂量10～40毫克/千克时有明显抗早孕作用。

用量用法 外用：适量，酒浸外搽，或研细粉以醋调敷。抑制卵子受精；但抗着床作用不明显。其提取物和制成的止血粉，均有良好止血作用。

配伍应用 ①体癣、手足癣、头癣等多种癣病：可单用浸酒涂擦或研末加醋调敷。现多制成10%～50%土槿皮酊，或配合苯甲酸、水杨酸等制成复方土槿皮酊外用，如鹅掌风药水。②皮肤瘙痒：可单用浸酒外搽，或配苦参、大黄、黄柏等同用。

使用注意

本品有毒，一般不作内服。

蜂 房 Feng Fang

别　　名 蜂窠、蜂窝、露蜂房、黄蜂窠。

来　　源 本品为胡蜂科昆虫马蜂、日本长脚胡蜂或异腹胡蜂的巢。

形态特征 雌蜂体形狭长，长20～25毫米，呈黑色。头部三角形。复眼1对，暗褐色，分列于头之两侧；单眼3个，位于头之前上方。触角1对，细长弯曲，基部黑色，鞭节12节，呈也褐色。颜面、头顶、后头、唇基、上颚及颊部都有黄褐色斑纹。胸部有刻点，前胸背部后缘及中胸背板中，有2条黄色纵线。翅2对，透明膜质，带也色。前翅大，后翅小，静止时，其翅半开。翅基片及小盾片黑色，中央有两条黄褐色线。胸腹节呈黑色，有4条黄褐色纵线。足3对，细长，5节，黄褐色，腹部呈纺锤形，两侧稍狭，第1腹节并入胸部，形成并胸腹节；第1腹节与第2腹节间紧缩成狭腰状。各节中央，有黑色纵线，尾端有能自由伸缩的毒针。春季产卵。幼虫乳白色，形略如蛆，头部小，节明显。

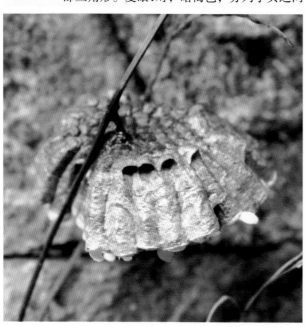

生境分布 群栖性，营巢于树木上或屋檐下。我国各地均有，南方地区尤多。

采收加工 秋、冬两季采收，晒干，或略蒸，除去死蜂死蛹，晒干。

性味归经 甘，平；有毒。归胃经。

功能主治 攻毒，杀虫，祛风。本品有毒，有祛风、杀虫之效，既可外用，又可内服。

药理作用 本品的醇、醚及丙酮浸出液皆能促进血液凝固，尤以丙酮浸出液为强。其挥发油可驱绦虫、毒杀蚯蚓。但毒性很强，能导致急性肾炎。体外实验，能抑制人肝癌细胞，美蓝法对胃癌细胞有效。

用量用法 外用：适量，煎汤漱洗，或研末调敷，或烧灰研末调敷。内服2.5～4.5克，煎服；或入丸、散，每次1～2克，每日2次。

配伍应用 ①疮肿初发：与生草乌、生南星、赤小豆、白矾共为细末，淡醋调涂（《证治准绳》）。②瘰疬：与黄芪、蛇蜕、玄参、黄丹等为膏外用，如蜂房膏（《圣惠方》）。③头上癣疮：以本品为末，调猪脂涂擦（《圣惠方》）。④瘰肿：与全蝎、莪术、僵蚕等配用。⑤风湿痹痛：与草乌、川乌同用，酒精浸泡外涂痛处。⑥关节炎、骨髓炎：与蜈蚣、全蝎、地鳖虫各等份，研末为丸服（《虫类药的应用》）。⑦牙痛：可配细辛水煎漱口用，《普济方》内即载有多个以蜂房为主的治牙痛方。⑧风疹瘙痒：与蝉衣等同用。

使用注意

气血虚弱者不宜服。

大蒜 Da Suan

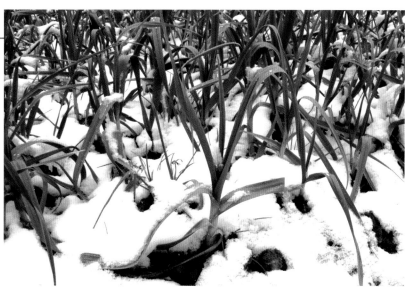

别　名 独头蒜、紫皮蒜。

来　源 本品为百合科多年生草本植物大蒜的鳞茎。

形态特征 多年生草本，具强烈蒜臭气。鳞茎大形，具6～10瓣，外包灰白色或淡棕色于膜质鳞被。叶基生，实心，扁平，线状披针形，宽约2.5厘米左右，基部呈鞘状。花茎直立，高约60厘米；佛焰苞有长喙，长7～10厘米；伞形花序，小而稠密，具苞片1～3枚，片长8～10厘米，膜质，浅绿色；花小形，花间多杂以淡红色珠芽，长4毫米，或完全无珠芽；花柄细，长于花；花被6，粉红色，椭圆状披针形；雄蕊6，白色，花药突出；雌蕊1，花柱突出，白色，子房上位，长椭圆状卵形，先端凹入，3室。蒴果，1室开裂。种子黑色。花期夏季。

生境分布 全国各地均有栽培。

采收加工 夏初叶枯萎时采挖，除去泥沙，于通风处晾干或烘烤至外皮干燥，生用。

性味归经 辛，温。归脾、胃、肺经。

功能主治 消肿，解毒，杀虫。本品为辛温之品，解毒作用较强，目前应用广泛，并有一定的杀虫作用。

药理作用 大蒜挥发油、大蒜辣素、大蒜汁、大蒜浸出液均有强大的广谱抗菌作用，对多种致病菌均有明显的抑制或杀灭作用。有抗阿米巴原虫及滴虫作用及抗肿瘤、降血脂、抑制动脉粥样硬化斑块作用。此外，还有抗炎、兴奋子宫、降血糖及改善慢性铅中毒症状等。

用量用法 10～15克。外用：适量。

配伍应用 ①疮疖初发：可用独头蒜切片贴肿处（《外科精要》）。②皮肤或头癣瘙痒：用大蒜切片外擦或捣烂外敷。③肺痨咯血：以大蒜煮粥送服白及粉。④泻痢：单用或以10%大蒜浸液保留灌肠。⑤蛲虫病：可将大蒜捣烂，加茶油少许，睡前涂于肛门周围。

使用注意

阴虚火旺及有目疾、舌喉口齿诸疾均不宜服。外敷易引起皮肤发红。灼热起泡，故不可敷之过久。

儿茶 Er Cha

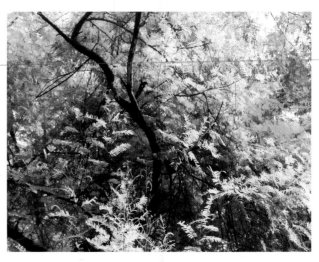

别　　名 孩儿茶、乌爹泥。

来　　源 本品为豆科植物儿茶的去皮枝、干的干燥煎膏。

形态特征 落叶乔木，皮棕色或灰棕色，常呈条状薄片开裂，不脱落，小枝细，有棘刺。叶为偶数二回羽状复叶，互生。总状花序腋生，花黄色或白色。荚果扁而薄，紫褐色，有光泽，有种子7～8枚。

生境分布 生长于向阳坡地。分布于云南西双版纳傣族自治州，广西等地也有栽培。另一种为茜草科常绿藤本植物儿茶钩藤的带叶嫩枝煎汁浓缩而成，称方儿茶、棕儿茶。分布于印度尼西亚及中南半岛诸国。

采收加工 儿茶膏：一般在12月至翌年3月，采收儿茶的枝干，剥去外皮，砍成碎片，加水煎熬后，过滤，浓缩成糖浆状，冷却，倾于特制的模型中，干后即成。方儿茶：割取儿茶钩藤的带叶小枝，入铜锅内，加水煮沸6～8小时，并经常搅拌。使叶破碎，待叶变黄色时，取出枝叶，将浸出液过滤后，浓缩成糖浆状，倾入木盘中，待冷却凝固，切成方块状，干燥即成。

性味归经 苦、涩，凉。归肺经。

功能主治 收湿敛疮，生肌止血，清热化痰。本品苦涩，能燥湿敛疮而用于湿疮、溃疡等证，又能收敛止血用于各种出血证。本品性凉归肺经，故可清肺化痰，用于肺热咳喘。

药理作用 本品有收敛、止血作用。体外试验对多种皮肤真菌及金黄色葡萄球菌、多种杆菌有不同程度的抑制作用，能降低肝脏以外其他脏器组织的毛细血管通透性。表儿茶素有抑制癌细胞的作用。

用量用法 1～3克，内服：多入丸、散，煎汤可适当加量。外用：适量，研末撒或调敷。

配伍应用 ①外伤出血：与血竭、白及、降香、龙骨等同用，如止血散（《实用正骨学》）。②内伤出血，如吐血、便血、崩漏等：可单用内服；也可配虎杖、大黄等同用。③诸疮溃烂，久不收口：可与冰片、乳香、血竭、没药、龙骨等同用，研末外敷，如腐尽生肌散（《医宗金鉴》）。④皮肤湿疮：配轻粉、龙骨等同用。⑤口疮：可配硼砂等份为末，外搽患处。⑥下疳阴疮：单用研末；或配冰片、珍珠，研末外敷。⑦痔疮肿痛：以本品为末，配少许麝香，调敷患处。⑧肺热咳嗽有痰：配伍硼砂、桑叶、苏子等同用，如安肺宁嗽丸（《医学衷中参西录》）。

使用注意

寒湿之证忌用。

蓖麻子 Bi Ma Zi

别　　名 蓖麻仁、大麻子、草麻子。

来　　源 本品为大戟科植物蓖麻的干燥成熟种子。

形态特征 干燥种子略呈扁的广卵形，长0.8～1.8厘米，宽0.5～1厘米。表面光滑，有灰白色与黑褐色或黄棕色与红棕色相间的花斑纹，腹面平坦，背面稍隆起，较小的一端，有似海绵状突出的种阜，并有脐点，另一端有合点，种脐与合点间的种脊明显。外种皮质坚硬而脆；内种皮白色薄膜质状，包裹白色油质的内胚乳；子叶2枚菲薄，位于种子中央。气微弱，味油腻性。

生境分布 全国大部分地区有栽培。

采收加工 秋季果实变棕色、果皮未开裂时分批采摘，晒干，除去果皮。

性味归经 辛、甘，平；有毒。归肺、大肠经。

功能主治 消肿拔毒，泻下通滞。本品辛甘平，取其以毒攻毒之性而用于痈疽肿毒、喉痹、瘰疬等。又本品为植物种子富含油脂，故能滑肠而用于肠燥便秘等证。

用量用法 5～10枚，内服：入丸剂、生研或炒食。外用：适量，捣敷或调敷。

药理作用 泻下作用。蓖麻油本身刺激性小，可作为皮肤滑润剂用于皮炎及其他皮肤病。作成油膏剂用于烫伤及溃疡，种子的糊剂用于皮肤黑

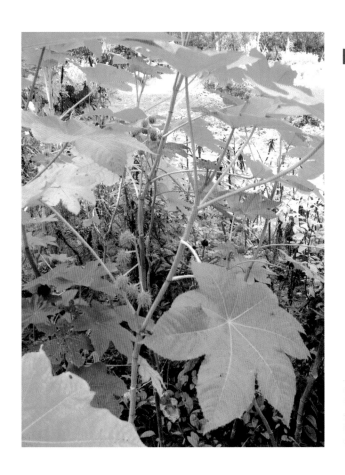

热病的溃疡，此外可用于眼睑炎。

配伍应用 ①宫颈癌：用3%～5%蓖麻毒蛋白的冷霜式软膏加3%二甲亚砜，以增加渗透作用，将软膏掺入胶囊，推入宫颈内，每日1次，每周5～6次，月经期停药。②面神经麻痹：蓖麻仁10粒，全虫、冰片各3克，葱5克，露蜂房6克。合之捣烂如泥，摊于敷料上，贴于面部下关穴（左歪贴右下关，右歪贴左下关），每日1次。③淋巴结核瘘：蓖麻子、生山药各等份，共捣如泥膏，以无菌敷料摊膏盖在瘘口上，每个瘘孔可用4～6克，每日1次。④酒渣鼻：蓖麻子、大枫子各30克，木鳖子10克，研成细末，加樟脑用力研磨，加核桃仁30克捣泥后，再加水银30克研磨，看不见水银珠为止，搽抹患处。⑤粉刺：本品与白果、枣肉、瓦松、肥皂荚捣丸洗面用。⑥鹅掌风顽癣久不瘥：与木鳖子仁、大枫子仁、轻粉、斑蝥为末，姜汁米醋调搽。

使用注意

孕妇及便滑者忌服。

松香 Song Xiang

别　名 黄香、松胶香、松脂香。

来　源 本品为松科常绿乔木植物马尾松或其同属植物树干中取得的油树脂，经蒸馏除去挥发油后的遗留物。

形态特征 乔木，高达45米，胸围1.5米。树皮红褐色，下部灰褐色，成不规则长块状裂。小枝常轮生，淡黄褐色，无白粉，无毛；冬芽卵状圆柱形，褐色，先端尖，芽鳞边缘丝状，先端尖或有长尖头。叶针形，2针一束，稀3针一束，长12～30厘米，细长而柔软，叶缘有细锯齿，树脂道约4～8个，在背面边生，或腹面也有2个边生；叶鞘初呈褐色，后渐变成灰黑色，宿存。雄球花淡红褐色，圆柱形，弯垂，长1～1.5厘米，聚生于新枝下部苞腋，穗状；雌球花单生或2～4个聚生于新枝顶端，淡紫红色。球果卵圆形或圆锥状卵形，长4～7厘米，径2.5～4米，有短梗，下垂，熟时栗褐色；中部种鳞近长圆状倒卵形，长约3厘米；鳞盾菱形，微隆起或平，鳞脐微凹，无刺。种子长卵圆形，长4～6毫米，连翅长2～2.7厘米。花期4～5月，果熟期翌年10～12月。

生境分布 生长于海拔1500米以下山地。分布于广东、广西、福建、湖南、江西、浙江、安徽等地。

采收加工 多于夏季在松树上用刀挖成V字形或螺旋纹槽，使边材部的油树脂自伤口流出，收集后，加水蒸馏，使松节油馏出，剩下的残渣，冷却凝固后，即为松香。

性味归经 甘，苦，温。归肝、脾、肺经。

功能主治 燥湿杀虫，拔毒生肌，祛风止痛。本品味苦温燥，善燥湿杀虫兼止痒，用于疥癣湿疮。又能拔毒生肌而用于痈疽疖疗，且善祛风止痛而用于风湿痹痛。

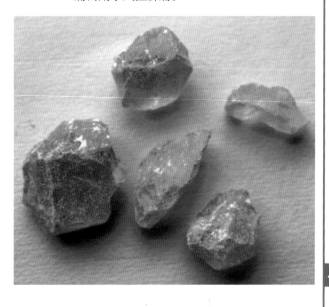

药理作用 15%～35%松香乙醇溶液涂于家兔皮肤，能防止血吸虫蚴感染。

用量用法 每次0.5～1克，内服：入丸、散或酒浸。外用：适量，研末撒或调敷。

配伍应用 ①慢性气管炎：松香粉与等量的甘草粉混合调匀成散剂，每日3次，每次1.5克，10日为1个疗程。②疥癣湿疮：松香末、轻粉调匀外搽。③银屑病：纯净松香粗粉口服，每次3～4克，早、晚各服1次。④腱鞘囊肿：松香60克，银珠、血竭、朱砂各9克，冰片0.5克，分别研成细末，除冰片外，余4药加75%乙醇适量，放水浴上溶化，熬成膏至滴水成珠，待温度降至50%左右，入冰片搅匀。将药膏

涂于囊肿处，用塑料布包扎固定，每日1次。⑤血栓闭塞性脉管炎：将炮炙好的松香散（也可装入胶囊中）供患者口服，每次3～5克，每日3次。服用时应从小剂量开始，逐步加量，每日3次。最大量每次不超过0.5克，30～60日为1疗程。服药3～10天后，多数患者有副作用，如胃肠道反应，精神症状等，一般不需停药。

使用注意

本品性温，火实有热者勿服。忌见火。

樟脑 Zhang Nao

别　名 潮脑、脑子、樟冰。

来　源 本品为樟科常绿乔木樟的枝、干、根、叶，经提炼制成的颗粒状结晶。

形态特征 樟脑樟，常绿乔木，高20～30米。树皮灰褐色或黄褐色，纵裂；小枝淡褐色，光滑；枝和叶均有樟脑味。叶互生，革质，卵状椭圆形以至卵形，长6～12厘米，宽3～6厘米，先端渐尖，基部钝或阔楔形，全缘或呈波状，上面深绿色有光泽，下面灰绿色或粉白色，无毛，幼叶淡红色，脉在基部以上3出，脉腋内有隆起的腺体；叶柄长2～3厘米。圆锥花序腋生；花小，绿白色或淡黄色，长约2毫米；花被6裂，椭圆形，长约2毫米，内面密生细柔毛；能育雄蕊9，花药4室；子房卵形，光滑无毛，花柱短；柱头头状。核果球形，宽约1厘米，熟时紫黑色，基部为宿存、扩大的花被管所包围。花期4～6月，果期8～11月。

生境分布 栽培或野生于河旁，或生于较为湿润的平地。分布于台湾及长江以南地区。贵州、广西、福建、江西、四川。广东、浙江、安徽、云南、湖南等地也产。

采收加工 一般在9～12月砍伐老树，取其树根、树干、树枝，锯劈成碎片（树叶也可用），置蒸馏器中进行蒸馏，樟木中含有的樟脑及挥发油随水蒸气馏出，冷却后，即得粗制樟脑。粗制樟脑再经升华精制，即得精制樟脑粉。将此樟脑粉入模型中压榨。则成透明的樟脑块。

性味归经 辛，热；有毒。归心、脾经。

功能主治 除湿杀虫，温散止痛，开窍辟秽。本品辛热，外用除湿杀虫，温散止痛而用于疥癣、牙痛、跌打伤痛；内服开窍辟秽用于痧胀腹痛，甚则昏厥。

药理作用 能兴奋中枢神经系统。对正常心肌无作用，

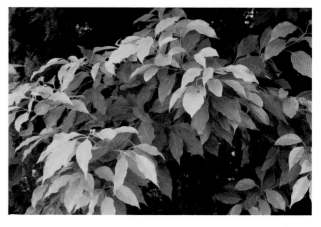

高浓度反而抑制。涂于皮肤有清凉感，为刺激冷觉感受器所致，并有止痛、止痒及微弱局麻和防腐作用。对胃肠道黏膜有刺激作用，使胃感到温暖及舒适，大量则能产生恶心及呕吐。

用量用法 0.1～0.2克，内服：入散剂，或用酒溶化服。外用：适量研末撒或调敷。

配伍应用 ①癣：与川椒、土槿皮、白矾等配伍应用。②臁疮：与轻粉、枯矾共为细末，湿则干掺，干则油调敷，如香白散（《外科大成》）。③瘰疬溃烂：与雄黄等份为末，用时先以荆芥煎汤洗患处，再用麻油调涂，如雄脑散（《外科全生集》）。④跌打伤痛，肌肤完好者：可泡酒外擦。⑤龋齿牙痛：与皂角（去皮、核）、黄丹各等份为末，蜜丸，塞孔中（《余居士选奇方》）。⑥感受秽浊疫疬或暑湿之邪，而致腹痛闷乱、吐泻昏厥诸证：本品与乳香、没药（1:3:2）共为细末，每次以茶水调服0.1克（《本草正义》）。

使用注意

本品有毒，内服宜慎，并当控制剂量，以防中毒。孕妇忌服。

狼 毒 Lang Du

别　名 白狼毒、川狼毒。

来　源 本品为瑞香科植物瑞香狼毒或大戟科植物狼毒大戟及月腺大戟的根。

形态特征 为大戟科两种同属植物的根。月腺大戟：多为横、斜或纵切片，呈类圆形、长圆形或块状，直径1.5~6厘米，厚0.5~1厘米。栓皮灰褐色，呈重叠的薄片状，易剥落而显棕黄色；切面黄白色，有异形维管束，形成黄褐色或黄色的大理石样纹理或环纹，黄褐色或黄色部分常为凝聚的分泌物。质轻，折断面有粉性。气微，味甘。狼毒大戟：栓皮灰棕色，易剥落而显棕黄色或棕红色；切面黄白色，可见异形维管束形成较明显的同心环纹。

生境分布 前者分布于内蒙古、山西、四川、青海、甘肃、陕西、河南等地；后二者分布于安徽、河南、辽宁、黑龙江、吉林、江苏等地，均系野生。

采收加工 春、秋采挖，除去茎叶，泥沙，晒干。

性味归经 辛、苦，平；有毒。归肝、脾、肺经。

功能主治 攻毒散结，破积杀虫，祛痰逐水。本品辛散有大毒，能以毒攻毒，又可散结消肿而治瘰疬疮毒。取其攻毒散结杀虫之功，又可用于疥癣。本品性味辛苦平，辛以宣肺平喘，苦能燥湿利水，故可用于咳喘、痰饮、水饮等证。

药理作用 狼毒对大肠杆菌、宋内氏痢疾杆菌、变形杆菌、伤寒杆菌、副伤寒杆菌、绿脓杆菌及霍乱弧菌等肠内致病菌有完全抑制作用。川狼毒素（又称狼毒甙）能抑制金黄色葡萄球菌、链球菌等的生长。狼毒煎剂有一定镇痛作用。狼毒大戟能抑制肿瘤生长，其根可杀蛆、灭孑孓。

用量用法 0.5~3克，内服：煎汤或入丸、散。外用：适量，磨汁涂，研末调敷或煎汁收膏敷。

配伍应用 ①皮肤病：月腺大戟加水煎煮至用手一捻即成碎末为止，用纱布过滤，滤液继续煎煮浓缩至一定黏度，冷却后，用以涂抹患处，每日或隔日1次。②结核病：狼毒与大枣按3：4的比例，狼毒入锅煎煮，大枣放于笼屉，约蒸煮2.5小时即成狼毒枣。成人每日3次。开始服狼毒枣每次10粒，视其有无副作用，逐渐递增或减少，每次最多20粒，连服3个月为1个疗程。③肿瘤：以狼毒、鸡血藤、苡米、半枝莲等配伍制成复方狼毒注射液，每日1次，每次20~40毫升加于5%葡萄糖液中静滴；或制成复方狼毒片内服。④慢性气管炎：用狼毒煎剂或丸剂，每次0.5克，每日3次饭后服。

使用注意

本品有毒，内服宜慎；体弱及孕妇忌服。

蛇 蜕 She Tui

别　名 蛇退、龙衣。

来　源 本品为游蛇科动物黑眉锦蛇、锦蛇或乌梢蛇等蜕下的干燥表皮膜。

形态特征 品呈圆筒形的半透明皮膜，常压成或稍皱缩，或有碎断。完整者形似蛇，长可达1米以上。背部银灰色或淡灰棕色，有光泽具菱形或椭圆形的半透明鳞片纹，鳞纹衔接处呈白色，略抽皱或凹下；腹部乳白色或略显黄色，鳞迹长方形，呈覆瓦状排列。质韧体轻，易碎，手捏有润滑感和弹性，轻轻搓揉，沙沙作响。气微腥，味淡或微咸。

生境分布 分布安徽、江苏、浙江、福建、台湾、广东、江西、湖北、四川、云南等地。

采收加工 全年皆可收集，但以3~4月间为最多。取得后抖去泥沙，晒干或晾干。

性味归经 甘、咸，平，有毒。归肝经。

功能主治 搜风，定惊，退翳，消肿，杀虫。本品甘咸平，有祛风定惊，消肿杀虫及解毒之功，常用于小儿惊风、目翳、喉痹、疔疮及癣疮、蛲虫等证。

药理作用 蛇蜕水提取物对实验性大鼠的白细胞游走、足跖浮肿、血管透通性亢进及红血球热溶血

均具有抑制作用，显示较强抗炎作用。急性
毒性试验无明显的毒性。

用量用法 2~3克，内服：煎汤；研末服，0.3~0.6克。
外用：适量，煎汤洗涤或研末调敷。

配伍应用 ①脑囊虫病：将蛇蜕研成细粉，开水送服，每次3克，每日2次。同时配服大戟汤（槟榔、大戟、木瓜、钩藤）。②流行性腮腺炎：蛇蜕6克（成人及12岁以上儿童用量加倍），洗净切碎，加鸡蛋2只搅拌，用油炒熟（可加盐），1次服。③麦粒肿：将完整的蛇蜕置于陈醋内浸泡，数日后取出剪成约5×8毫米的小块，贴敷局部，上盖浸有醋的棉片，固定，24小时换药1次，至痊愈为止。④中耳炎：将蛇蜕烧成灰研末，调以麻油。同

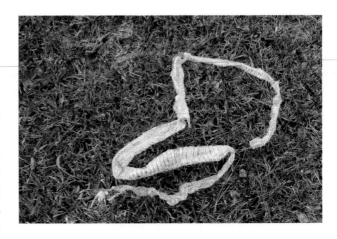

时先以双氧水洗净患耳，擦干后用棉棒蘸药涂于患部，每日或隔日1次。

使用注意

孕妇忌服。

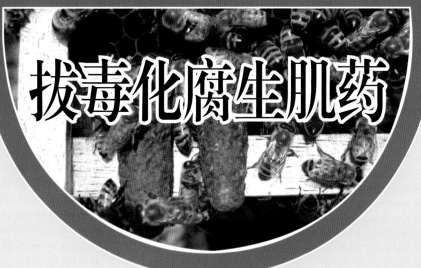

SHI YONG BEN CAO GANG MU CAI SE TU JIAN

第二十一章

拔毒化腐生肌药

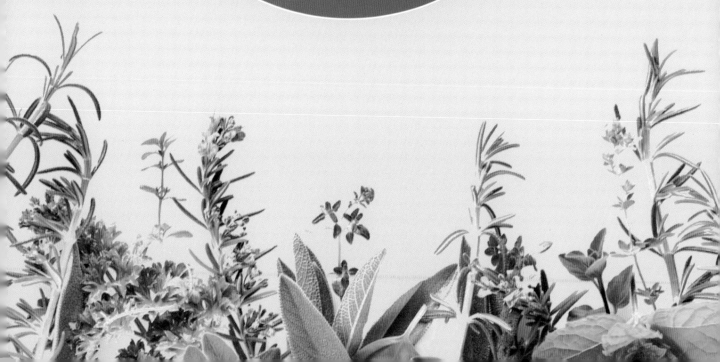

轻 粉　Qing Fen

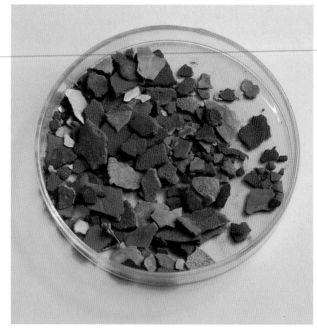

别　名　峭粉、腻粉、汞粉。

来　源　本品为以水银、明矾（或胆矾）、盐等用升华法制成的氯化亚汞结晶。

形态特征　呈无色透明的鳞片状或雪花状结晶，或结晶性粉末。具玻璃到金刚光泽，性脆。体轻，易碎。无气，味淡，久之有"甜"感。遇光颜色渐渐变暗。

生境分布　分布于湖北、山西、陕西、湖南、贵州、云南等地。

采收加工　水银180克，盐90克，胆矾105克，红土1碗。先把盐、胆矾放在乳钵内研细，加水适量混合，倾入水银调匀后，倒在铁锅当中，上覆一只瓷碗，碗内空隙处再用红土搅拌成糊状封固填满，使不致泄气。待炉中炭火生好后，将铁锅安置炉上，开始时火力不宜太大，但要均匀。这时，锅中的水银和盐等起化学反应，至一炉木炭烧尽时，将锅取下，待冷揭开瓷碗，有雪片状白色结晶体粘在碗底，即是轻粉。

性味归经　辛，寒；有毒。归大肠、小肠经。

功能主治　外用攻毒杀虫，内服利水通便。本品辛寒有毒，外用攻毒杀虫，内服则有泻下和利尿作用。但毒性强，内服宜慎。

药理作用　内服后，直肠内变为可溶性汞盐，能刺激肠壁，增加蠕动，并促进肠液分泌而有泻下作用。轻粉有蓄积作用，久服能发生慢性中毒。服用过量，会引起急性中毒。水浸剂（1∶3）对皮肤真菌有抑制作用，所含之汞能抑制寄生虫及细菌，且于局部无刺激作用，故可外治梅毒病。

用量用法　每次0.06～0.15克，每日不超过2次，内服：入丸散或装入胶囊服。外用：适量，研末调敷或干掺。

配伍应用　①黄水疮痒痛：与蛤粉、黄柏、煅石膏共为细末，凉水或麻油调涂，如蛤粉散。②臁疮不合：与黄连末，猪胆汁调涂。③湿癣：与铅丹、风化石灰、硫黄为细末，生油调涂，如如圣散。④酒齄鼻、痤疮：与硫黄、大黄加凉水调涂，如加味颠倒散。⑤水肿胀满，二便不利：与甘遂、大黄、大戟等同用。

使用注意

　　本品毒性强烈，内服不能过量，也不可持续服用，以防中毒；服后要及时漱口，以免口腔糜烂。孕妇忌服。与水共煮则使毒性增强，故忌入汤剂。

砒 石　Pi Shi

别　名　信石、白砒、红砒、人言。

来　源　本品为氧化物类矿物砷华的矿石，或由毒砂、雄黄等含砷矿物的加工品。

形态特征　常以含砷矿物，如毒砂、雄黄、雌黄为原料加工制造而成。且未见直接用天然砒石药用。商品分红信石、白信石两种，药用以红信石为主，白信石少见。红信石（红砒）。呈不规则块状，大小不一。粉红色，具灰、黄、白、红、肉红等彩晕，透明或不透明，具玻璃样光泽或无光泽。质脆，易砸碎，断面凸凹不平或呈层状纤维样的结构。无臭。本品极毒，不能口尝。白信石（白砒）。无色或白色，为柱状集合体，五色透明者，具近金刚光泽。本品较纯净，含 Ag_2O_3 约 96～99%。

生境分布　分布江西、湖南、广东、贵州等地。

采收加工　选取砷华矿石，但数量极少。多数为人工加工制成。加工方法：老法将毒砂（硫砷铁矿）与煤、木炭或木材烧炼后升华而得，此法设备简单，但有害健康；新法将雄黄燃烧生成三氧化二砷及二氧化硫，使三氧化二砷充分冷凝制得，即为砒石，二氧化硫由烟道排出。

性味归经　辛，大热；有大毒。归肺、肝经。

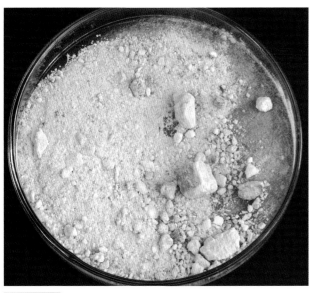

用。长期吸收少量本品，可使同化作用加强，促进蛋白合成，脂肪组织增厚，皮肤营养改善，加速骨骼生长，使骨髓造血机能活跃，促使红细胞和血色素新生。本品易溶于水，大量误服后，生成离子砷，其中二价离子砷等有原浆毒作用。

用量用法 内服1次量为1～4毫克，入丸、散。外用：适量，研末撒，调敷；或入药膏、药捻、药饼中用。

配伍应用 ①恶疮日久：与苦参、硫黄、蜡、附子同用，调油为膏，柳枝煎汤洗疮后外涂，如砒霜膏（《圣惠方》）。②瘰疬、疔疮等：与雄黄、明矾、乳香为细末，如三品一条枪（《外科正宗》）。③寒痰喘咳，久治不愈：与淡豆豉为丸服，如紫金丹（《普济本事方》）。

功能主治 外用蚀疮去腐，内服祛痰平喘。本品辛热大毒，外用有强烈的腐蚀作用，内服有化痰平喘之效。

药理作用 本品对皮肤、黏膜有强烈的腐蚀作用。对疟原虫及阿米巴原虫和其他微生物均有杀灭作

使用注意

不能持续服用，孕妇忌服。又不能作酒剂服用。外用也不宜过多，以防局部吸收中毒。

铅 丹 Qian Dan

别 名 广丹、黄丹、东丹。

来 源 本品为用铅加工制成的四氧化三铅。

形态特征 为用纯铅经加工制成的四氧化三铅。本品为橙黄色或橙红色的细粉末，质重，用手指搓揉，先有沙性触感，后觉细腻，并使手指染成橙黄色或橙红色。

生境分布 分布于河南、广东、福建、湖南、云南等地。

采收加工 将纯铅放在铁锅中加热，炒动，利用空气使之氧化，然后放在石臼中研成粉末。用水漂洗，将粗细粉末分开，漂出之细粉，再经氧化24小时，研成细粉过筛即得。

性味归经 辛，微寒；有毒。归心、肝经。

功能主治 外用拔毒生肌，内服坠痰截疟。本品辛寒有毒，外用能拔毒生肌，收敛疮口而用于疮痈肿毒、黄水湿疮等证；内服可坠痰截疟，用于疟疾、癫狂等证。

药理作用 能直接杀灭细菌、寄生虫，并有抑制黏膜分泌作用。铅为多亲和性毒物，作用于全身各个系统，主要损害神经、造血、消化及心血管系统。铅的中毒量为0.04克，可溶性铅盐（如醋酸铅）的致死量为20克，而微溶性铅盐（如碳酸铅）的致死量为30克。口服每日少于2毫克，连服数周后，将会出现慢性中毒。

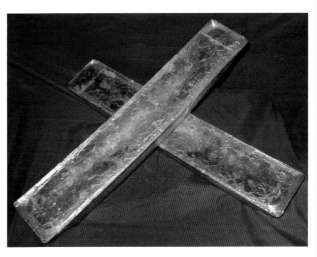

用量用法 内服，每次0.3～0.6克，入丸、散，或研末冲服。外用：适量，研末撒、调敷；或熬膏贴敷。

配伍应用 ①皮肤皲裂：用黄丹不拘多少，加入醋中磨成糊状，涂擦患处，每日3次，连用1周。②小儿鹅口疮：先用干净纱布蘸二道淘米水洗口，再用纱布蘸铅丹少许，轻擦患处，每日2～3次，连用2～4日。③湿疹皮炎：以黄丹、铅粉、密陀僧分别制成3种不同的霜剂外用，每日3次，连用2～12周。

使用注意

不宜过量或持续服用，以防蓄积中毒。孕妇及寒性吐逆者忌用。

炉甘石 Lu Gan Shi

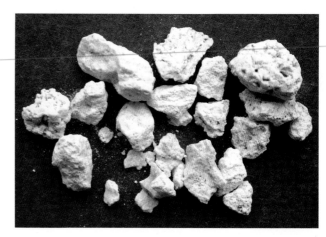

别 名 甘石、白甘石。

来 源 本品为碳酸盐类矿物方解石族菱锌矿石。

形态特征 为三方晶系菱锌矿的矿石，从古至今入药用菱锌矿皆为含锌矿床风化带中闪锌矿等风化产物。为疏松的钟乳或皮壳状菱锌矿集合体。呈不规则块状，大小不一。表面白色、淡红色或黄褐色，凹凸不平，多孔，似蜂窝状。暗淡无光泽，半透明。体轻而稍硬，可打碎，硬度5，比重4.1~4.5，条痕白色。断面灰白色或呈淡红与白色相间的海绵状，有吸湿性。气无，味淡，有土腥气，微涩。

生境分布 分布于广西、湖南、四川、云南等地。

采收加工 采挖后，洗净，晒干，除去杂石。

性味归经 甘，平。归肝、胃经。

功能主治 明目去翳，收湿生肌。本品甘平无毒，药力平和，刺激性小，有明目退翳、收湿生肌之功效。

药理作用 能收敛、防腐及保护创面，并具有一定抑菌作用。

用量用法 外用：适量为末，油调或干掺，点眼需水飞过。用炉甘石洗剂时，须先摇匀，再用排笔或棉球蘸涂患处，每日多次。

配伍应用 ①缺锌症：醋制炉甘石600毫克，加水100毫升，糖20克，制成糖浆口服，每次10毫升，每日3次（成人每日量2~10克）。②外痔：炉甘石30克，研细，与香油15克调成稠糊，均匀涂于大瓷碗内，再用艾叶30克点燃烟熏上药糊，熏后调入冰片粉3克。根据痔核大小，用本药1~2克，香油调成糊状涂擦患处，每晚1次。③结膜炎、睑缘炎：以本品同黄连、黄柏、冰片合用，配制成炉甘石散，外用点眼。④目赤肿痛：可用本品火煅经黄连汁淬，并配伍珍珠粉、朱砂，外用点眼，如玉华丹。⑤口腔溃疡：煅炉甘石、青黛各2克，配入中白（煅）1克，冰片0.3克，枯矾0.5克，共为细末，取适量搽患处，每日1次。⑥湿疹、疮疡多脓、阴部湿痒：多与铅丹、煅石膏、枯矾等配伍，研末外撒，以保护创面，促进愈合。⑦乳头皲裂：用炉甘石、花蕊石、寒水石各10克，研极细末，加冰片少许，和匀，以菜油调敷患处，每日2~3次。

使用注意

本品宜炮制后使用，专作外用，不作内服。

硼 砂 Peng Sha

别 名 月石、盆砂、蓬砂。

来 源 本品为硼砂矿经精制而成的结晶。

形态特征 本品呈棱形、柱形或粒状结晶。白色透明或半透明，有时显淡黄或淡灰色，具玻璃光泽。日久则风化成白色粉末而不透明，微有脂肪样光泽。体轻，质脆，易碎，比重1.7，易溶于热水，燃之易熔融，初则体积膨大、酥松如絮状，继则熔化成透明的玻璃球状。

生境分布 分布于青海、西藏；云南、四川、新疆、甘肃、陕西等地也产。

采收加工 一般于8~11月间采挖矿砂，将矿砂溶于沸水中，滤净后，倒入缸内，在缸上放数条横棍，棍上系数条麻绳，绳下端吊一铁钉，使绳垂直沉于溶液内。冷却后在绳上与缸底都有结晶析出，取出干燥。结在绳上者名"月石坠"，在缸底者称"月石块"。

性味归经 甘、咸，凉。归肺、胃经。

功能主治 外用清热解毒，内服清肺化痰。本品甘咸凉，入肺、胃二经。凉可清热，咸可软坚，外用有清热、解毒、防腐等功效，且局部刺激小，故为五官科外治常用之品。内服有清肺化痰之功效，但目前较少运用。

药理作用 硼砂为弱碱性，其溶液内服可用于防止尿路感染，特别当尿为酸性时，可使其变为碱性。与硼酸一样，有一定的抑菌作用。外用对皮肤黏膜有收敛和保护作用。

用量用法 1.5~3克，内服：入丸、散。外用：适量，研极细末，干撒或调涂；或沸水溶解，待温，冲洗创面。作用随给药次数的增加而增强，

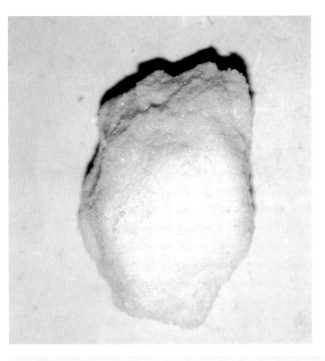

最大抗惊厥作用产生于1周左右。

配伍应用 ①鹅口疮：用本品配冰片、雄黄、甘草共研末，蜜水调涂，如四宝丹。②口腔炎、咽喉炎：用4%硼砂水溶液含漱。对十口舌糜烂，咽喉肿痛，久嗽所致声哑喉痛，可用本品同冰片、玄明粉、朱砂研末吹患处，如冰硼散。③目赤肿痛、目生翳膜：可与炉甘石、冰片、玄明粉等配制成滴眼剂，如白龙丹，也可将本品溶于水中，作洗眼剂。④急性气管炎,用于肺热咳嗽，咳痰稠黏，或久咳喉痛声嘶，能清肺热并稀释稠痰，使之易于咳出：常与天花粉、青黛、贝母等配伍。属阴虚内热、咳嗽痰稠者，可与天冬、柿霜等合用，嚼化或吞服。⑤食道癌、贲门痉挛：本品研末服。⑥癫痫：口服本品0.3~1.0克，用于大发作及持续状态，同时给予大仑丁、维生素D、钙剂辅助治疗，对持续状态者加静脉注射10%葡萄糖酸钙1.0克。

使用注意

多作外用，内服宜慎。

硇 砂 Nao Sha

别 名 北庭砂、白硇砂、紫硇砂。

来 源 本品为卤化物类矿物硇砂的晶体。

形态特征 为非金属盐类氯化铵矿石（白硇砂）或紫色石盐晶体（紫硇砂）。白硇砂呈不规则的结晶块状，表面白色或污白色。质坚、稍轻而脆，易砸碎。断面洁白色，呈柱状、纤维状或粒状晶体，有光泽。易溶于水。放火燃烧产生蓝色火焰。气微臭，味咸、苦辛。有强烈的刺舌感。紫硇砂呈不规则的结晶块状。表面暗紫色，稍有光泽或无光泽。质坚重而脆，易砸碎，新断碎面紫红色，呈砂粒样结晶，闪烁发光。手摸之有凉感。易溶于水，放入炉火中易熔，且发生爆裂，并将火焰染成黄色起白色烟雾。气臭，味咸。

生境分布 分布于青海、甘肃、新疆等地。

采收加工 采得后除去杂质，打成碎块，即可入药。或由人工合成。

性味归经 辛、苦、咸，温；有毒。归肝、脾、胃经。

功能主治 消积软坚，破瘀散结。本品苦辛性温行散而能破瘀散结，味咸有毒而能软坚攻毒，且兼腐蚀之性，故可治痈肿疮毒、瘰疬疮肿、喉痹、癥瘕等证。

药理作用 紫硇砂对小鼠肉瘤180、大鼠腹水癌及瓦克氏

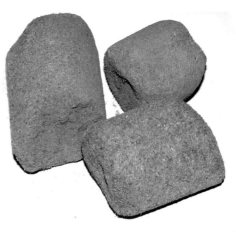

癌256均有一定抑制作用。对金黄色葡萄球菌与绿脓杆菌有抑制作用。白硇砂所含的氯化铵，口服后能局部刺激胃黏膜，反射地增加呼吸道分泌而祛痰。吞服过量可引起胃刺激症状。

用量用法 每次0.3~1克，每日不超过2克，内服：入丸散，外用：适量，点、撒，或油调敷，或入膏中贴，或化水点涂。

配伍应用 ①食道癌、胃癌：用本品和生姜为末，与平胃散同服。②鼻腔和鼻咽肿痛：可用硇砂注射液。③慢性鼻炎：将硇砂用热水溶解，用活性炭脱色，制得纯品结晶，制5%~7.5%的注射液，作局部注射时，先以1%的卡因棉片表面麻醉，然后于每侧鼻甲下注入硇砂液1毫升，

每周1次，6周为1个疗程。④鸡眼：用硇砂2克溶于2%普鲁卡因2毫升中，密闭备用（不得超过2天，最好用时配制）。先将患处用75%酒精消毒，再以三棱针蘸药液2滴滴入鸡眼中心，即将三棱针向中心点直刺，达基底部见血为止（速度要快），最后用绊创膏敷盖，3~4日除去。⑤鼻息肉：硇砂三份，雄黄二份，冰片一份。共为细末，过筛备用。施行鼻息肉手术后，取一块浸有生理盐水的明胶海绵，贴于息肉残体，或手术创面，鼻腔以油纱细条充填，24小时后取出油纱条，保留明胶海绵于鼻内，待其吸收后自行脱落。

使用注意

内服切勿过量；体虚无实邪积聚及孕妇忌服。

石 灰　Shi Hui

别　名 陈石灰、生石灰、熟石灰。

来　源 本品为石灰岩经加热煅烧而成的石灰。

形态特征 石灰岩主要成分是碳酸钙，常见夹杂物为硅酸、铁、铝、镁等。石灰岩加高热，则发生二氧化碳而遗留氧化钙，即生石灰（石灰）。生石灰遇水，则成消石灰，成分是氢氧化钙。生石灰或消石灰露于大气中，不断吸收大气中的二氧化碳而成碳酸钙；因此，石灰陈久，成分都成为碳酸钙。主要由方解石所组成，为致密块状体。光泽暗淡，呈土状或石头光泽。颜色变化甚大，视其所含杂质的种类及多少而定。透明度也较差。非常致密时多呈贝状断口。

生境分布 全国各地均产。

采收加工 将初出窑的白色或灰白色石灰块取出后，除去杂质，即生石灰。加水发热崩坏为粉末，或久暴露在空气中吸收水分后也能崩坏为粉末，即为熟石灰。

性味归经 辛，温；有毒。归肝、脾经。

功能主治 解毒蚀疮，燥湿杀虫，止血。本品辛温，具解毒蚀疮、燥湿杀虫及止血之功，临床上多用于水火烫伤、痈疽丹毒、恶疮、湿疹及创伤出血等证。

药理作用 石灰水与香油相混成为油包水乳剂，生成钙皂及甘油。钙可促使毛细血管收缩，抑制体液外溢。甘油有吸水作用，使创面迅速干

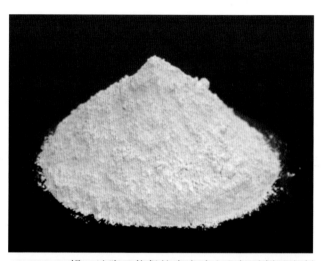

燥。油脂又能保护表皮减少空气对创面之刺激，有利于上皮之生成。大黄石灰水能缩短凝血时间，并能防腐。

用量用法 外用：适量，研末调敷或水溶化澄清涂搽。

配伍应用 ①慢性气管炎：石灰250克，加净水2500毫升，搅拌后沉淀24小时，取上清液，过滤。每日3次，每次20~30毫升。或再取黄芩250克，水煎两次去渣，将药液浓缩至200毫升左右，加入石灰液中，使成2000毫升，黄芩含量约10%，每日3次，每次20~30毫升。②下肢溃疡：取陈石灰去浮污后研成细末，撒布创面。用时先将创面清洗干净；上药后再用硼酸油膏敷料外贴。如创口湿水淋漓，单用药粉即可。③头癣：取刚风化的石灰半碗，加水至1碗，搅拌后沉淀3分钟，取上层乳状液，加入桐油约4滴，用力搅拌，去多余水分使成膏状，外搽患部。

使用注意

疮口红肿，脓毒未清者忌用。一般不作内服。

藤黄 Teng Huang

别　名 玉黄、月黄。

来　源 本品为藤黄科植物藤黄的胶质树脂。

形态特征 为管状或不规则的块状物，直径3～5厘米，显红黄色或橙黄色，外被黄绿色粉霜，有纵

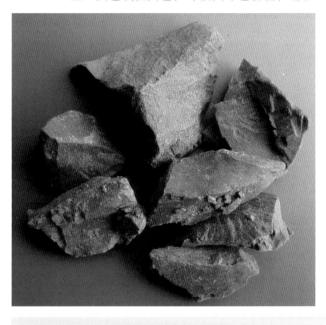

条纹。质脆易碎，断面平滑，呈贝壳状或有空腔，具黄褐色而带蜡样光泽，用水研和则呈黄色乳剂，投入火中则燃烧。气微，味辛辣。

生境分布 分布于印度及泰国。

采收加工 在开花之前，于离地约3米处将茎干的皮部作螺旋状的割伤，伤口内插一竹筒，盛受流出的树脂，加热蒸干，用刀刮下，即为藤黄。

性味归经 酸、涩；有毒。

功能主治 消肿，化毒，止血，杀虫。本品酸涩有毒，具消肿化毒、止血杀虫之功，用于痈疽肿毒、顽癣恶疮、损伤出血、牙疳蛀齿及汤火伤。

药理作用 藤黄宁对金黄色葡萄球菌有抑制作用，新藤黄宁也有抗金黄色葡萄球菌的作用。藤黄素在体外对非致病性原虫有抑制作用。8－藤黄素、α1－藤黄素在超过治疗量时可引起小鼠腹泻。

用量用法 外用：研末调敷、磨汁涂或熬膏涂。内服：入丸剂（1次量0.03～0.06克）。

配伍应用 宫颈糜烂：藤黄糊剂（藤黄细粉加硼砂，冰片制成）。先拭净宫颈分泌物，用棉蘸糊剂涂布糜烂面，再用蘸有糊剂的棉球或小纱布贴敷患处，然后用棉球填塞。每1～3日换1次药，连用3～10次。

使用注意

体质虚弱者忌服，多量易引起头昏、呕吐、腹痛、泄泻，甚或致死。

铜绿 Tong Lü

别　名 铜青。

来　源 本品为铜器表面经二氧化碳或醋酸作用后生成的绿色锈衣。

采收加工 取铜器久置潮湿处，或用醋喷在铜器上，其表面产生青绿色的铜锈，刮取后，干燥。

性味归经 酸、涩、平；有毒。归肝、胆经。

功能主治 退翳明目，去腐敛疮，杀虫，吐风痰。本品酸涩平，具退翳、敛疮、杀虫及吐风痰之功，用于目翳，烂弦风眼，恶疮，顽癣及风痰卒中等证。

用量用法 0.9～1.5克，内服：入丸、散。外用：研末撒或调敷。

配伍应用 ①眼生肤翳垂珠管：铜青一两，细墨半两。上二味含研为末，和醋丸如白豆大，每用一丸，以乳汁、新汲水各少许浸化，以铜箸点之（《圣济总录》铜青丸）。②烂弦风眼：铜青，水调涂碗底，以艾熏干刮下，涂烂处（《卫生易简方》）。③风眩赤跟：铜青黑

豆大一块，防风一寸许，杏仁二粒（去尖，不去皮）。上各细切，于盏中，新汲水浸，汤瓶上顿令极热，洗之。如痛者，加当归数片（《奇效良方》铜青汤）。④痈疽肿毒，脓头不出：铜青一钱（为末），沥青一两，麻油二钱。先将油熬滚，入沥青熔化，再入铜青末搅匀，用单油纸摊贴毒上，脓头即

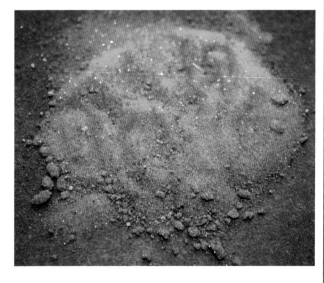

出，后换长肉膏贴之（《窦氏外科方》）。⑤走马牙疳：铜青、滑石、杏仁等分。为末，擦之（《秘传经验方》）。⑥口鼻疳疮：铜青、枯矾等分。研敷之（《本草纲目》）。⑦肾经黑色铁皮疳及牙宣：铜绿五分，腰黄一钱，冰片七厘五毫。如牙龈与口唇内皮烂如云片，或龈中出血，或口碎，吹之（《囊秘喉书》铜绿散）。⑧舌上生疮：铜绿、铅白霜。等分，为细末。每用少许，干撒舌上（《杨氏家藏方》绿云散）。⑨臁疮顽癣：铜绿七分（研），黄蜡一两。化熬，以厚纸拖过表里，别以纸隔贴之，出水妙。也治杨梅疮及虫咬（《卫生杂兴》）。⑩杨梅毒疮：铜绿醋煮研末，烧酒调搽，极痛出水，次日即干。或加白矾等分，研撒（《简便单方》）。

使用注意

体弱血虚者忌服。不可多服，多量可引起剧烈呕吐、腹痛、血痢、痉挛等证，严重的可致虚脱。

蜜 蜡　Mi La

别　名 蜂蜡。

来　源 本品为蜜蜂科昆虫中华蜜蜂或意大利蜂分泌的蜡质，经精制而成。

形态特征 中华蜜蜂，是东方蜜蜂的一个亚种，原产中国，分布很广，家养历史悠久。中华蜜蜂体躯较小，头胸部黑色，腹部黄黑色，全身被黄褐色绒毛。嗅觉灵敏，善于采集种类多而零星分散的蜜粉源。耐寒性较强。飞行敏捷，善于逃避敌害。意大利蜂个体比欧洲黑蜂略小。腹部细长，腹板几丁质为黄色。工蜂腹部第2～4节背板的前缘有黄色环带，在原产地，黄色环带的宽窄及色调的深浅变化很大；体色较浅的意蜂常具有黄色小盾片，特浅色型的意蜂仅在腹部末端有一棕色斑，称为黄金种蜜蜂。绒毛为淡黄色。工蜂的喙较长，平均为6.5毫米；腹部第4节背板上绒毛带宽度中等，平均为0.9毫米；腹部第5背板上覆毛短，其长度平均为0.3毫米；肘脉指数中等，平均为2.3。

生境分布 中华蜜蜂适宜于山区、半山区生态环境饲养。意大利蜂原分布于意大利的亚平宁半岛，是典型的地中海型气候和生态环境的产物，全国大部分地区均有生产。

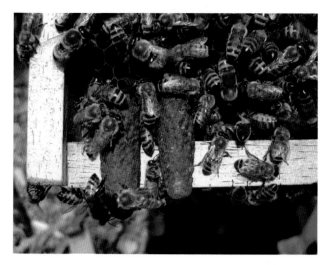

采收加工 春、秋两季，将取出蜂蜜后的蜂巢，入水锅中加热溶化，除去上层泡沫杂质，趁热过滤，放冷，蜂蜡即凝结成块，浮于水面，取出，即为黄蜡。黄蜡再经熬炼、脱色等加工过程，即成白蜡。

性味归经 甘、淡，平。归脾、胃、大肠经。

功能主治 解毒，生肌，定痛。本品甘淡平，有解毒、生肌、定痛之功，治急心痛，下痢脓血，疮痛内攻，水火烫伤等证。

用量用法 4.5～9克，内服：溶化和服，或入丸剂。外用：溶化调敷。常作成药赋型剂及油膏基质。

使用注意

湿热痢初起者忌服。

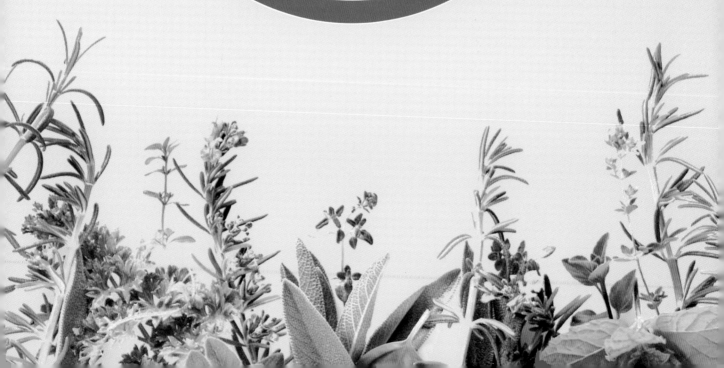

SHI YONG BEN CAO GANG MU CAI SE TU JIAN

第二十二章

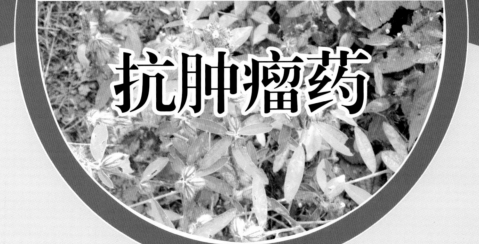

抗肿瘤药

白花蛇舌草　Bai Hua She She Cao

别　名　白花蛇舌草。

来　源　本品为茜草科植物白花蛇舌草的带根全草。

形态特征　一年生披散小草本；茎扁圆柱形，从基部分枝。单叶对生，膜质，线形，长1～3厘米，宽1～3毫米，顶端急尖，侧脉不显，无柄；托叶合生，长1～2毫米，上部芒尖。花4数，单生或成对生于叶腋，花梗长0.1～1.5厘米不等；萼管与子房合生，球形，略扁，宿存；花冠白色，筒状，长3.5～4毫米，裂片卵状矩圆形；雄蕊生于花冠筒喉部，花药2室；雌蕊1。蒴果扁球形，径2～3毫米，灰褐色，全草扭缠成团状，灰绿色或灰棕色。有主根1条，须根纤细。茎细而卷曲，扁圆柱形，从基部分枝。质脆易折断，中央有白色髓部。单叶对生，膜质，叶多破碎，极皱缩，易脱落，完整者水泡展开呈线形，长1～3厘米，宽1～3毫米；有托叶，长1～2毫米。花单生或成对腋生，花冠白色，筒伏。多具梗。

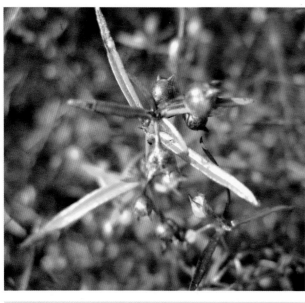

生境分布　生长于潮湿的沟边、草地、田边和路旁。分布于福建、广东、广西等地。

采收加工　夏、秋季节挖取全草，除去杂质，洗净，晒干或鲜用。

性味归经　微苦、甘，寒。归胃、大肠、小肠经。

功能主治　清热解毒，利湿通淋。

药理作用　本品有抗肿瘤作用，体外试验高浓度对艾氏腹水癌、吉田肉瘤、多种白血病癌细胞有抑制作用；对小鼠有镇痛、镇静、催眠作用；有保肝利胆作用；对生精能力有抑制作用；体外抗菌作用不明显，但体内能刺激网状内皮系统增生，促进抗体形成，使网状细胞、白细胞的吞噬能力增强，起到抗菌消炎作用。

用量用法　15～60克，内服：煎汤。外用：适量。

配伍应用　①痈肿疮毒：单用鲜品捣烂外敷；也可与连翘、金银花、野菊花等药同用。②肠痈腹痛：常与红藤、牡丹皮、败酱草等药同用。③咽喉肿痛：多与玄参、黄芩、板蓝根等药同用。④毒蛇咬伤：可单用鲜品捣烂绞汁内服或水煎服。⑤渣敷伤口：可与半枝莲、蚤休、紫花地丁等药配伍应用。⑥膀胱湿热，小便淋沥涩痛：单用本品；也常与白茅根、石韦、车前草等同用。

使用注意

阴疽，脾胃虚寒，孕妇慎用。

半枝莲　Ban Zhi Lian

别　名　半枝莲。

来　源　本品为唇形科植物半枝莲的干燥全草。

形态特征　一二年生草本花卉，株高30～40厘米。茎下部匍匐生根，上部直立，茎方形、绿色。叶对生，叶片三角状卵形或卵圆形，边缘有波状钝齿，下部叶片较大，叶柄极短。花小，2朵对生，排列成偏侧的总状花序，顶生；花梗被黏性短毛；苞片叶状，向上渐变小，被毛。花萼钟状，外面有短柔毛，二唇形，上唇具盾片。花冠唇形，蓝紫色，外面密被柔毛；雄蕊4，二强；子房4裂，柱头完全着生在子房底部，顶端2裂。小坚果卵圆形，棕褐色。花期5～6月，果期6～8月。

生境分布　多见于沟旁、田边及路旁潮湿处。分布于江

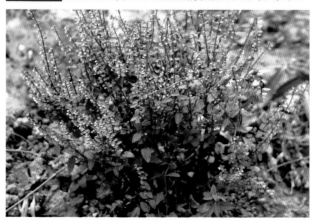

苏、江西、福建、广东、广西等省（区）。

采收加工 夏、秋季开花时采集，去根和泥土，洗净，晒干或鲜用。

性味归经 辛、微苦，寒。归肺、肝、肾经。

功能主治 清热解毒，活血化瘀，利尿。本品寒清辛散，能泻火热之盛，散热毒之聚，长于清热解毒；其入血分而散血分之凝滞，有化瘀之功。

药理作用 本品动物试验，对肉瘤180、艾氏腹水癌、脑瘤22有抑制作用，体外对急性粒细胞性白血病血细胞有轻度抑制作用。有止咳、平喘、祛痰作用。有利尿作用。浸剂静脉注射对实验动物有降压作用；对金黄色葡萄球菌、福氏痢疾杆菌、伤寒杆菌、绿脓杆菌、大肠杆菌有抑制作用。

用量用法 干品15～30克，鲜品30～60克，煎服。外用：适量，鲜品捣烂敷患处。

配伍应用 ①清热，解毒，散瘀排脓：配鱼腥草同用。②活血散瘀通经止痛：配红花同用。③解肝毒，补肝血：配红枣合用。

使用注意

孕妇和血虚者慎服。

龙 葵 Long Kui

别　名 龙葵草。

来　源 本品为茄科植物龙葵的全草。

形态特征 一年生草本，高30～100厘米。茎直立，多分枝。叶卵形，似辣椒叶，长2.5～10厘米，宽1.5～3厘米，顶端尖锐，全缘或有不规则波状粗齿，基部楔形，渐狭成柄；叶柄长达2厘米。花序为短蝎尾状或近伞状，侧生或腋外生，有花4～10，白色，细小；花序梗长1～2.5厘米，花柄长约1厘米；花萼杯状，绿色，5浅裂；花冠辐状，裂片卵状三角形，长约3厘米；雄蕊5；子房卵形，花柱中部以下有白色绒毛。浆果球形，直径约8毫米，熟时黑色；种子近卵形，压扁状。花、果期9～10月。

生境分布 生长于路边，荒地，分布于全国各地。

采收加工 夏、秋季采收，洗净，晒干。

性味归经 苦，寒；有小毒。归肺、膀胱经。

功能主治 清热解毒，活血消肿，利尿。本品味苦性寒，清降泻火解毒，入肺和膀胱经以降泻湿热火邪，通行气化而利尿。又可清血热以活血消肿。

药理作用 本品有抗炎作用；有抗过敏作用。有解热镇痛作用。有祛痰止咳平喘作用。有降压作

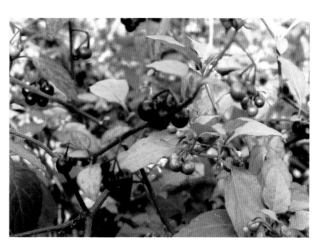

用。有强心作用。有升高白细胞、升高血糖作用，但大剂量反致白细胞下降。有抗肿瘤作用。有抗菌作用，对金黄色葡萄球菌、痢疾杆菌、伤寒杆菌、变形杆菌、大肠杆菌、绿脓杆菌、猪霍乱杆菌有一定抑制作用。有抗蛇毒作用。

用量用法 15～30克，煎服。外用：适量，捣烂敷患处。

配伍应用 ①咽喉肿痛：可配合土牛膝、筋骨草、大青叶等药同用。②痈肿疔毒：可用鲜草洗净，捣烂外敷；内服可配合地丁草、野菊花、蒲公英等药同用。③水肿、小便不利等：可配合泽泻、木通等药同用。④癌肿：可配合蛇莓、白花蛇舌草、白英等药同用。

使用注意

本品过量可引起头痛、腹痛、吐泻、瞳孔散大、精神错乱。本品有溶血作用，又可致流产、胎儿畸形，故妇女妊娠期忌用。

藤梨根 Teng Li Gen

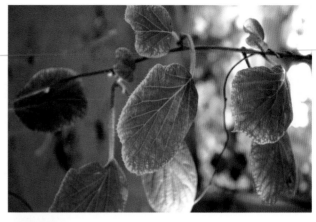

别　名	猕猴桃根。
来　源	本品为猕猴桃科植物软枣猕猴桃或猕猴桃的根。
形态特征	大型藤本，长可达30米以上。嫩枝有时被灰折色疏柔毛，老枝光滑；髓褐色，片状。单叶互生；叶柄及叶脉干后常带黑色；叶片膜质或纸质，卵圆形、椭圆状卵形或长圆形，长6～13厘米，宽5～9厘米，先端突尖或短尾尖，基部圆形或心形，少有近楔形，边缘有锐锯齿，下面脉腋有淡棕色或灰白色柔毛，其余无毛。聚伞花序腋生，有花3～6朵；花单性，雌雄异株或单性花与两性花共存；花白色，直径1.2～2厘米；花被5数，萼5数，萼片仅边缘有毛，雄蕊多数，花柱丝状，多数浆果球形至长圆形，光滑，花期6～7月，果期9月。
生境分布	分布于我国南北多数省区。
采收加工	秋、冬季采挖，洗净，砍切成块，晒干。

性味归经	甘、酸，寒。归胃、肝、膀胱经。
功能主治	清热解毒，活血消肿，祛风除湿，利尿。
药理作用	本品乙醇提取物腹腔给药对实验小白鼠肉瘤180有抑制作用，有报告称其抑制率为30%～40%。
用量用法	15～30克，煎服。
配伍应用	①各种癌症：常与野葡萄藤、半枝莲、半边莲、白茅根等配伍。②风湿骨痛：可配合寻骨风、络石藤、防己等同用。③黄疸：配蒲公英、田基黄同用。

壁 虎 Bi Hu

别　名	守宫、天龙。
来　源	本品为壁虎科动物无蹼壁虎或其他同属壁虎的干燥全体。
形态特征	无蹼壁虎：全长约12厘米，体与尾几等长。头扁宽，吻斜扁，比眼径长；鼻孔近吻端；耳孔小，卵圆形；吻鳞达鼻孔，其直后方有3片较大的鳞。头、体的背面覆以细鳞，枕部有少数较大之圆鳞，躯干部圆鳞交错成12～14纵行；胸腹鳞较大，成覆瓦状；尾背面的鳞多少排列成环状，每隔9～10排为一排整齐而略大之鳞。尾腹面中央的1纵排鳞较宽。指、趾间无蹼迹；指、趾膨大，底部具有单行褶襞皮瓣；除第1指、趾外，末端均有小爪。尾基部较宽厚。体背灰棕色；躯干背面常有5～6条深宽纹；四肢及尾部有深色横纹。尾易断，能再生。
生境分布	喜栖于墙壁间、屋檐下等隐僻处，夜间出没于天花板及墙壁上，无蹼壁虎主要分布于华北地区，其他几种壁虎如蹼趾壁虎、无疣

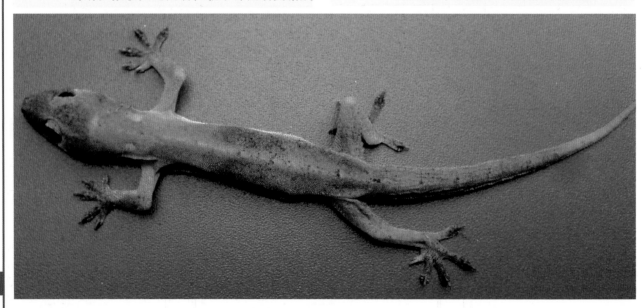

壁虎和多疣壁虎则分布于两广、东南和中部省区。

采收加工　夏、秋季夜间用灯光诱捕。捕得后用竹片贯穿头腹，并将尾用绳固定于竹片上。用微火烘烤至干。

性味归经　咸，寒；有小毒。归肝经。

功能主治　散结解毒，祛风活络止痛，定惊止痉。本品咸寒有小毒，归肝经入血分、清肝热息风解痉定惊；除风通络止痛；有小毒以攻毒散结。

药理作用　其水溶液在体外可抑制人体肝癌细胞呼吸。

使用注意

气血虚弱者慎服。

对结核杆菌及常见致病性真菌和细菌有一定抑制作用。尚有抗惊厥及溶血作用。

用量用法　2～5克，煎服；1～1.5克，研末吞服。外用：适量，研末调敷。

配伍应用　①原发性肝癌、肺癌：壁虎注射液，每支2毫升，含生药2克。肌肉注射每次4～6毫升，每日2次。②食管癌：用壁虎50克（夏季用活壁虎10条），泽漆100克，锡块50克，用黄酒100毫升浸泡5～7日，滤去药渣，制成壁虎酒。每日3次，口服，每次25～50毫升。

喜树　Xi Shu

别　名　喜树。

来　源　本品为珙桐科植物喜树的果实、树根或树皮根皮。

形态特征　落叶乔木，高可达20余米，树干端直；枝条伸展，树皮灰色或浅灰色，有稀疏圆形或卵形皮孔。叶互生，纸质，卵状椭圆形或长圆形，长10～26厘米，宽6～10厘米，先端渐尖，基部圆形，上面亮绿色，嫩时叶脉上被短柔毛，其后无毛，下面淡绿色，被稀疏短柔毛，侧脉显着，10～12对，弧形平行，全缘，叶柄带红色，长1.5～3厘米，嫩时被柔毛，其后无毛。头状花序近于球形，顶生或腋生，顶生的花序具雌花，腋生的花序具雄花，总花梗长4～6厘米；花杂性，同株，苞片3枚，三角状卵形；花萼杯状，5浅裂，裂片齿状；花瓣5枚，淡绿色，长圆形或长圆卵形，长2毫米，早落；花盘显着，微裂；雄蕊10枚，外轮5枚，较长，常伸出花冠外，内轮5枚较短，花丝细长，无毛，花药4室；子房在两性花中发育良好，下位，花柱无毛，长4毫米，顶端分2支。翅果长圆形，长2～2.5厘米，顶端具宿存的花盘，两侧具窄翅，着生于近球形的头状果序上。

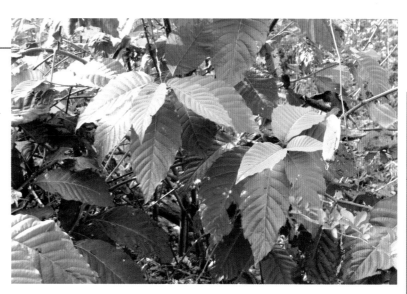

生境分布　海拔1000米以下较潮湿处，分布于长江以南诸省。

采收加工　秋、冬季成熟时采收果实，晒干；根和树皮全年可采，洗净，切段，晒干。

性味归经　苦，寒；有毒。

功能主治　化瘀散结。

药理作用　本品有抗肿瘤作用，对多种动物肿瘤有抑制作用，主要作用于DNA合成期，为DNA合成抑制剂，与其他抗肿瘤药无交叉耐药性。本品可改变表皮的角化过程，可用于银屑病。对金黄色葡萄球菌、卡他球菌、绿脓杆菌有抑制作用。对疱疹病毒有抑制作用；有抗早孕作用。

用量用法　果实3～10克，树皮10～15克，煎服。或制成片剂、注射剂应用。

使用注意

本品长期或大量应用可引起恶心呕吐、腹泻、白细胞下降、尿血、尿痛、脱发等毒副作用。加工过程中忌用铁器。孕妇忌用。

农吉利 Nong Ji Li

别　名 农吉利。

来　源 本品为豆科植物野百合的全草。

形态特征 野百合为一年生直立草本，高20～100厘米。通体被紧贴的长毛，略粗糙。单叶互生，狭披针形或线状披针形，有时线形，长2.5～8厘米，宽0.5～1厘米，两端狭尖，顶端通常有成束的毛，上面略被毛或几无毛。下面被丝毛，有光泽；叶柄极短；托叶刚毛状。花夏末秋初开放，紫蓝色，多朵组成顶生或腋生的总状花序，每花序有花2～20朵；苞片和小苞片相似，线形，小苞片着生于花梗上部，均略被粗糙的长毛；花梗极短，结果时下垂；花萼长10～15毫米，密被棕黄色长毛；花冠蝶形，紫蓝色或淡蓝色，约与花萼等长，旗瓣圆形，翼瓣较旗瓣短，倒卵状长圆形，龙骨瓣与翼瓣等长，内弯，具喙；雄蕊10，单体；子房无柄，花柱细长。荚果无毛，长圆形，约与花萼等长；种子10～15粒。

生境分布 多见于路边，山坡、荒地的草丛中。分布于我国东北和长江以南各省（区）。

采收加工 夏、秋季采割全草，晒干或鲜用。

性味归经 苦，平；有毒。

功能主治 清热解毒。

药理作用 本品所含农吉利甲素有抗肿瘤作用，对小鼠肉瘤180、白血病L615、大鼠瓦克癌256等均有抑制作用，能使瘤细胞受到毒害而停止生长。

用量用法 9～15克，煎服。外用：适量。

配伍应用 ①疮肿极毒：农吉利15克，紫花地丁、金银花各9克，水煎服。另用鲜农吉利捣敷。②恶疮肿毒：农吉利适量，研末，麻油调敷，也可煎浓汤外洗。③热毒下痢：农吉利、三颗针各15克，水煎分2次服。④农药中毒：农吉利，研末，每服9克，开水送。也宜于食物及野菌中毒。⑤湿热黄疸：农吉利30克，水煎2次分服。⑥气管炎：农吉利60克，加水1000毫升，煎20分钟后，去渣取汁，再以文火浓缩成400毫升，加糖适量，每服100毫升，早、晚2次，2日量，连续服用，连用3～4日。

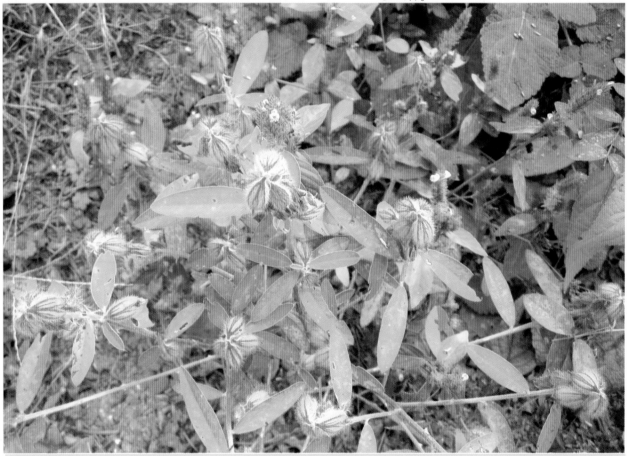

使用注意

　　本品长期或大量应用对消化道、肝、肾有损害，可引起恶心、腹泻，肝功能下降和尿频、蛋白尿等毒副反应。

蟾 蜍　Chan Chu

别　名 蟾蜍。

来　源 本品为蟾蜍科动物中华大蟾蜍或黑眶蟾蜍的全体。

形态特征 中华大蟾蜍，体长一般在10厘米以上，体粗壮，头宽大于头长，吻端圆，吻棱显著；鼻孔近吻端；眼间距大于鼻间；鼓膜明显，无犁骨齿，上下颌也无齿。前技长而粗壮，指、趾略扁，指侧微有缘膜而无蹼，指长顺序3、1、4、2，指关节下瘤多成对，常突2，外侧者大。后肢粗壮而短，胫跗关节前达肩部，左右跟部不相遇，趾侧有缘膜，蹼常发达，内跖变形长而大，外跖突小而圆。皮肤极粗糙，头顶部较平滑，两侧有大而长的耳后膜，其余部分满布大小不等的圆开瘰疣，排列较规则的为头的之瘰疣，斜行排列几与耳后腺平行。此外，沿体侧之瘰疣排列也较规则，胫部之瘰疣更大，个别标本有不明显这跗褶，腹面皮肤不光滑，有小疣。颜色也异颇大，生殖季节雄性背面多为黑绿色，体侧有浅色的斑纹；雌性背面色较浅，瘰疣乳黄色，有时自眼后沿体侧有斜行之黑色纵斑，腹面乳黄色，有棕色或黑色细花纹。雄性个体较小，内侧三指有黑色婚垫，无声囊。黑眶蟾蜍，体长7～10厘米，雄性略小；头高，头宽大于头长；吻端圆，吻棱明显，鼻孔近吻端，眼间距大于鼻间距，鼓膜大，无犁骨齿，上下颌均无齿，舌后端无缺刻。头部沿吻棱、眼眶上缘、鼓膜前缘及上卜颌缘有十分明显的黑色骨质棱或黑色线。头顶部显然下凹，皮肤与头骨紧密相连。前肢细长；指、趾略扁，末端色黑；指长序为3、1、4、2；指关节下瘤多成对外常突大，内侧者略小，均为棕色，后肢短，胫跗关节前达肩后方，左右跟部不相遇；足短于胫；趾侧有缘膜，相连成半蹼，关节下瘤不明显；内跖突略大于外跖突。皮肤极粗糙，除头顶部无疣外，其余布满大小不等之圆形疣粒，疣粒上有黑点或刺；头两侧为长圆形之耳腺；近脊中线由头后至臀部有2纵行排列较规则的大疣粒。体大的黑眶蟾蜍腹面满布小棘。生活时体色变异较大，一般为黄棕色略具棕红色斑纹。雄性第1、2指基部内侧有黑色婚垫，有单咽下内声囊。

生境分布 中华大蟾蜍生活在泥土中或栖居在石下或草间，夜出觅食。黑眶蟾蜍栖息于潮湿草丛，夜间或雨后常见。捕食多种有害昆虫和其他小动物。分布于全国各地。

采收加工 夏、秋季捕捉，先采蟾酥，然后杀死，晒干；或杀死后除去内脏，将体腔撑开晒干。

性味归经 辛，凉；有毒。归心、肝、脾、肺经。

第二十二章　抗肿瘤药

SHIYONGBENCAOGANGMUCAISETUJIAN

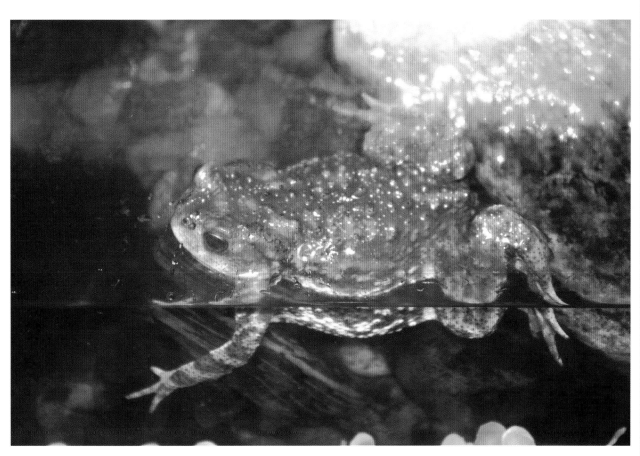

功能主治 散结消癥，止痛解毒，利湿，杀虫。本品味辛有毒以散结消癥，解毒止痛，复因其辛以行气利湿，毒以攻毒杀虫。

药理作用 本品药理作用与蟾酥大体相近。

用量用法 内服：3~6克，煎汤；0.3~0.9克，研末吞服。外用：适量研末撒布或熬膏敷贴。

配伍应用 ①一切疮肿、痈疽、瘰疬等疾，经月不瘥，将作冷瘘：蟾蜍一枚（去头用），石硫黄（别研）、乳香（别研）、木香、楝（去粗皮）各半两，露蜂房一枚（烧灰用）。上六味，捣罗为末，用清油一两，调药末，入瓷碗盛，于桃子内重汤熬，不住手搅，令成膏，绢上摊贴之。候清水出，更换新药，疮患甚者，厚摊药贴之（《圣济总录》蟾蜍膏）。②发背肿毒未成者：活蟾一个，系放疮上半日，蟾必昏愦，再易一个，如前法，其蟾必同前；再易一个，其蟾如旧，则毒散矣。若势重者，以活蟾一个，或二三个，剖开连肚乘热敷疮上，不久必臭不可闻，再易二三次即愈（《医林集要》）。③早期瘰疽：蟾蜍，将其腹切开一厘米创口，不去内脏，放入少许红糖。将患指伸入其腹内，经二小时后，可另换一只蟾蜍，共用十只左右可愈。治其他炎症也有效。④疔毒：蟾蜍一个，黑胡椒七粒，鲜姜一片。将上药装入蟾蜍腹内，再放砂锅或瓦罐内，慢火烧焦研细末。每次五厘，每日二次。⑤胸壁结核和淋巴结核破溃成漏孔：癞蛤蟆一个，白胡椒三钱，硫黄二钱。先将胡椒、硫黄塞入蛤蟆腹内，后用黄泥包裹蛤蟆厚约一、二寸，火内煨透，取出去泥，研细末，香油调成糊状，灭菌后，涂于无菌纱布条放入漏孔内，外盖纱布，每二至四天换药一次。⑥气臌：大蟾蜍一个，砂仁不拘多少。为末，将砂仁装入蟆内令满，缝口，用泥用身封固，炭火煅红，候冷，将蟆研末，作三服，陈皮汤送下（《绛囊撮要》蟾砂散）。⑦腹中冷癖，水谷阴冷，心下停痰，两胁痞满，按之鸣转，逆害饮食：大蟾蜍一枚（去皮及腹中物，支解之），芒硝（大人一升，中人七合，瘦弱人五合）。以水六升，煮取四升，一服一升，一服后，未得下，更一升；得下则九日十日一作（《补缺肘后方》）。⑧破伤风：虾蟆二两半，切烂如泥，入花椒一两，同酒炒热，再入酒二盏半温热，去渣服之，通身汗出效（《奇效良方》）。⑨五疳八痢，面黄肌瘦，好食泥土，不思乳食：大干蟾蜍一枚（烧存性），皂角（去皮、弦，烧存性）一钱，蛤粉（水飞）三钱，麝香一钱。为末，糊丸粟米大。每空心米饮下三、四十丸，日二服（《全婴方论》五府保童丸）。⑩小儿疳瘦成癖几危者：蟾蜍去头皮脏腑，以桑叶包裹，外加厚纸再裹，火内煨熟，口唵二只，十余日愈。若口混，咽梨汁解之（《本草蒙筌》）。

使用注意

孕妇忌服，年老体弱者及小儿慎服。

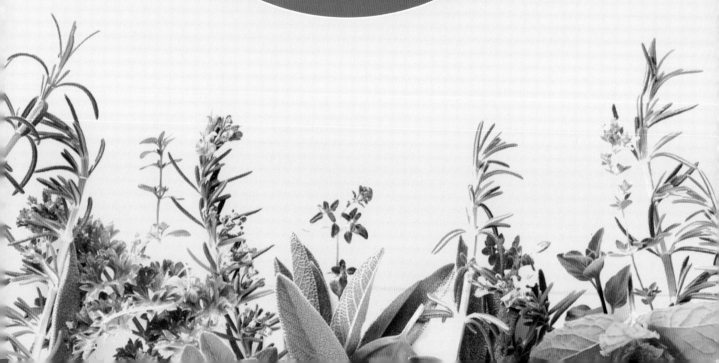

实用本草纲目彩色图鉴

SHI YONG BEN CAO GANG MU CAI SE TU JIAN

第二十三章

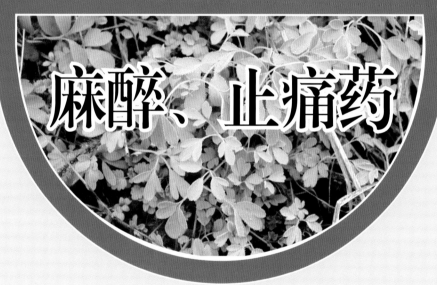

麻醉、止痛药

羊踯躅 Yang Zhi Zhu

别　　名	闹羊花、八厘麻、六轴子。
来　　源	本品为杜鹃花科植物羊踯躅的花序、果实和根。
形态特征	落叶灌木，高1~2米。老枝光滑，带褐色，幼枝有短柔毛。单叶互生，叶柄短。被毛；叶片椭圆形至椭圆状倒披针形，先端钝而具短尖，基部楔形，边缘具向上微弯的刚毛，幼时背面密被灰白色短柔毛。花多数，成顶生短总状花序，与叶同时开放；萼5裂，宿存，被稀疏细毛；花金黄色，花冠漏斗状，外被细毛，先端5裂，裂片椭圆状至卵形，上面一片较大，有绿色斑点；雄蕊5，与花冠等长或稍伸出花冠外；雌蕊1，子房上位，5室，外被灰色长毛，花柱细，长于雄蕊。蒴果长椭圆形，熟时深褐色，具疏硬毛，胞间裂开，种子多数。细小。花期4~5月，果期6~7月
生境分布	常见于山坡、石缝、灌木丛中。分布于长江流域、华南诸省（区），分布于浙江、江苏、湖南、安徽。
采收加工	春季花盛开时选择晴天采花，并立即晒干。秋季果实成熟而未开裂时采果，用水浸后晒干，防止开裂。秋季挖根，洗净，晒干。
性味归经	辛、苦，温；有大毒。归心、肝经。
功能主治	祛风除湿，散瘀，止痛。本品祛风除湿，活血散瘀，镇静麻醉，而具良好止痛作用。
药理作用	本品有明显的镇痛作用，但治疗指数低，安全范围较窄。有减慢心率和降低血压作用。对离体兔支气管和肠平滑肌有兴奋作用。
用量用法	花0.3~0.6克，果实0.9~2.4克，根1.5~3克，煎服；入丸、散或酒剂时酌减。外用：适量。
配伍应用	①风湿痹，身体手足收摄不遂，肢节疼痛，言语謇涩：踯躅花不限多少，以酒拌蒸一炊久，取出晒干，捣罗为末。用牛乳一合，暖

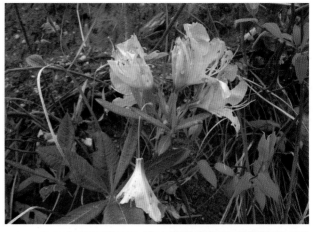

令热，调下一钱。②风痰注痛：踯躅花、天南星。并生时同捣作饼，甑上蒸四、五遍，以稀葛囊盛之，临时取焙为末，蒸饼丸梧子大。每服三丸，温酒下。腰脚骨痛，空心服；手臂痛，食后服。③妇人血风走注，随所留止疼痛：踯躅花、干蝎、乌头各半两，地龙二十条。上四味，捣罗为末，炼蜜丸如小豆大。每服五丸至七丸，煎荆芥酒下，日二。④左瘫右痪：生干地黄、蔓荆子、白僵蚕各一两，五灵脂半两，踯躅花、天南星、白胶香、草乌头各一两。上为细末，酒煮半夏末为糊，丸如龙眼大。每服一丸，分作四服，酒吞下，日进二服。⑤神经性头痛、偏头痛：鲜闹羊花捣烂，外敷后脑或痛处二至三小时。⑥疟疾：羊踯躅花一分，嫩松树梢五钱。水煎服。⑦风虫牙痛：踯躅一钱，草乌头二钱半。为末，化蜡丸豆大。绵包一丸，咬之，追涎。⑧皮肤顽癣及瘙痒：鲜闹羊花五钱。捣烂擦患处。⑨瘌痢头：鲜闹羊花擦患处；或晒干研粉调麻油涂患处。

使用注意

　　本品毒性强烈，需慎重应用。严格控制剂量，随时注意中毒反应。体虚或孕妇忌用。

曼陀罗 Man Tuo Luo

别　　名	洋金花、曼陀罗花、曼陀罗子、曼陀罗叶、曼陀罗根。
来　　源	本品为茄科植物白曼陀罗或毛曼陀罗的花、叶、种子和根。
形态特征	为茄科植物白曼陀罗的干燥花。习称"南泽金花"。为一年生草本，高0.5~2米，全体近于无毛。茎上部呈二歧分枝。单叶互生，上部常近对生，叶片卵形至广卵形，先端尖，

基部两侧不对称，全缘或有波状短齿。花单生于枝的分叉处或叶腋间；花萼筒状，黄绿色，先端5裂，花冠大漏斗状，白色，有5角棱，各角棱直达裂片尖端；雄蕊5枚，贴生于花冠管；雄蕊1个，柱头棒状。蒴果表面具刺，斜上着生，成熟时由顶端裂开，种子宽三角形。花常干缩成条状，长9~15厘米，外表面黄棕或灰棕色，花萼常除去。完整的花冠浸软后展开，呈喇叭状，顶端5浅裂，裂开顶端有短尖。质脆易碎，气特异，味微苦。

生境分布	生长于山坡草地或住宅附近。多为栽培，也

有野生。白曼陀罗的花称南洋金花，分布江苏、福建、广东；毛曼陀罗的花称北洋金花，分布河北、山东、河南。

采收加工 8～11月间，花初开放时采卜，阴干、晒干或烘干；采叶多在7～8月间，晒干或烘干；采种子多在夏、秋果实成熟期。

性味归经 辛，温；有毒。归心、肺、肝、脾经。

功能主治 止痛，止咳平喘，镇痉。

药理作用 本品有显著的中枢镇静作用，可使动物进入麻醉状态。但对呼吸中枢则有兴奋作用，并

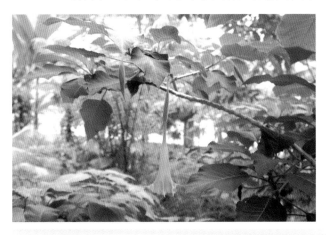

使用注意

本品剧毒，应严格控制剂量。青光眼患者忌用；心脏病、高血压、体弱、孕妇、表证未解、热痰咳嗽、咯痰稠黏不利者慎用。

能扩张支气管，抑制呼吸道腺体的分泌。能解除迷走神经对心脏的抑制，使心跳加快，并能解除血管痉挛，改善微循环和组织器官的血液灌注。可降低胃肠道平滑肌的张力，减轻胃肠蠕动。使膀胱逼尿肌松弛，尿道括约肌收缩，产生尿潴留。

用量用法 0.3～0.6克，入丸、散剂服；卷烟分次燃吸，每日总量不得超过1.5克。外用：适量。

配伍应用 ①哮喘：洋金花40克，火硝3克，川贝母30克，法半夏24克，泽兰18克，款冬花15克，共为细末，装瓶封固，隔水炖1小时，风干，掺烟丝中，点燃后吸之（《外科十三方考》立止哮喘烟）。②阳厥气逆，多怒而狂：洋金花4～5克，朱砂（水飞）15克，为细末，每服0.3～1克（《症治准绳》祛风一醉散）。③慢性气管炎及支气管哮喘：民间用曼陀罗花卷成纸烟、燃烧吸入，以缓解喘息。最大用量为0.1～0.3克。④溃疡病：复方洋金花汤（洋金花0.4～0.5克，甘草粉9克，炒白芍21克，陈皮12克，煅瓦楞15克，白及、贝母各9克，水煎浓缩至100毫升，每次50毫升，每日2次）对胃溃疡有治疗作用。

夏天无 Xia Tian Wu

别　名 夏天无。

来　源 本品为罂粟科植物伏生紫堇的干燥块茎。

形态特征 多年生草本，无毛，高16～30厘米。块茎近球形，茎细弱，2～3枝丛生，不分技。基生叶常1枚，具长柄，叶片轮廓三角形，二回三出全裂，未回裂片无柄，狭倒卵形，全缘，叶下面有白粉，茎生叶3～4枚，互生或对生，生于茎中、上部，似基生叶而小，柄短。总状花序顶生，疏列数花，苞片卵形或狭倒卵形，花冠淡紫红色。蒴果细长椭圆形，略呈念珠状。

生境分布 生长于土层疏松肥沃、富含腐殖质、排水良好的壤土。分布于湖南、福建、台湾、浙江、江苏、安徽、江西等省（区）。

采收加工 冬、春或初夏时采挖，除去茎、叶、须根，洗净，鲜用或晒干。

性味归经 辛、苦，温。归肝经。

功能主治 行气活血，通络止痛。本品辛散温通，走行于气分、血分，促进气血运行，经络畅通，

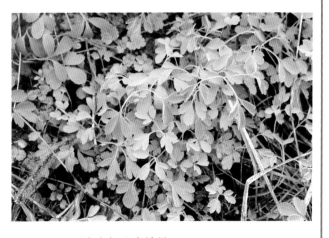

而有良好止痛效果。

药理作用 本品能显著提高痛阈，产生镇痛作用。对麻醉动物有持久扩张血管和降血压作用。

用量用法 5～15克，煎服；研末吞服每次2～4克。

配伍应用 ①中风偏瘫、手足不遂及肝阳上亢引起的头痛、头晕：常与夏枯草、桑寄生、钩藤、地龙等药同用。②跌仆损伤，瘀肿疼痛：可单用；也可配伍鸡血藤、没药、乳香等药同用。③风湿痹痛，关节拘挛不利：与当归、独活、羌活、威灵仙等药同用。

八角枫　Ba Jiao Feng

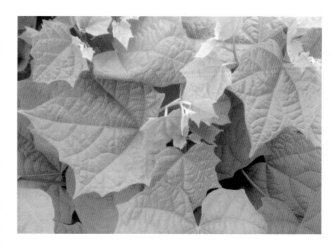

别　名　八角枫。

来　源　本品为八角枫科植物八角枫或瓜木的根、须根、根皮、叶和花。

形态特征　落叶乔木，高达15米，胸径40厘米。常成灌木状。树皮淡灰色、平滑，小枝呈"之"字形曲折，疏被毛或无毛。叶柄下芽，红色。单叶互生，卵圆形，基部偏斜。全缘或微浅裂，表面无毛，背面脉腋簇生毛，基出脉3～5，入秋叶转为橙黄色。花为黄白色，花瓣狭带形，有芳香，花丝基部及花柱疏生粗短毛。核果卵圆形，黑色。花期5～7月，果期9～10月。

生境分布　分布于我国南北各省（区）。

采收加工　全年各季均可采集其根，但以秋季药效成分含量最高。支根、根皮和须根分别晒干。夏秋两季采集叶，春夏之交采集其花，采后晒干或鲜用。

性味归经　辛，温；有毒。归心、肝经。

功能主治　祛风，活血，通络，止痛。主治风湿筋骨疼痛，跌打损伤。

药理作用　本品对横纹肌有松弛作用。对中枢神经系统有先兴奋后抑制作用，有一定镇痛作用。对心脏收缩和呼吸，小剂量呈现兴奋作用，大剂量则抑制。对金黄色和白色葡萄球菌、卡他球菌、甲型链球菌、绿脓杆菌、弗氏痢疾杆菌、宋氏痢疾杆菌、大肠杆菌、肠炎杆菌、猪霍乱杆菌、钩端螺旋体均有一定抑制作用。

用量用法　根、茎枝、树皮6～12克，须根1.5～3克，煎服；作散剂内服当减量。外用：适量。

配伍应用　①跌打损伤：八角枫根3～6克，水煎，临睡前服，每日1剂。②劳伤腰痛：八角枫根去皮6克，牛膝（醋炒）、生杜仲各30克，水煎服。③风湿性关节炎：八角枫侧根30克，白酒1000毫升，浸7日，每日早晚各饮酒15毫升。

使用注意

　　本品有毒，使用时需严格掌握剂量，一般宜从小量开始，至病人出现软弱无力、疲倦时即不应再增用量。本品持续服用也能引起中毒。孕妇、小儿、老弱患者忌用，肝、肾、肺功能欠佳、心律不齐者忌用。

铁棒锤　Tie Bang Chui

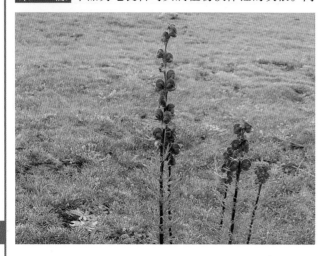

别　名　铁棒锤、铁牛七、一支箭。

来　源　本品为毛茛科乌头属植物铁棒锤的块根。同属植物伏毛铁棒锤，也同等入药。

形态特征　多年生草本，高50～70厘米。块根直立，纺锤状圆柱形，长5～8厘米，外皮棕黄色。茎直立，疏生反曲的短柔毛。叶互生，掌状3深裂、裂片又2～9深裂，再作深浅不等的细裂，最终小裂片线状披针形或线形，两面几无毛。茎下部叶具长柄，开花时枯萎，中部以上叶较密集，有短柄。总状花序顶生，花序袖被反曲短柔毛；花萼片5，蓝紫色，花瓣状，上萼片膨大呈帽状，高约2.5厘米；花瓣一对，有长爪，距短；雄蕊多数，不等长，花丝疏生短毛；子房3～5个，密被直而伸展的黄色长柔毛。蓇葖果3～5个，种子多数。花期8～9月，果期9～10月。

生境分布　生长于高山草地、山坡及疏林下。分布陕西、甘肃、宁夏、青海、河南、四川、云南等地区。

采收加工　秋季采收，去须根，洗净，晒干。

性味归经	苦、辛，热；有大毒。归肺、心经。
功能主治	止痛消肿，活血祛瘀，驱风除湿。本品味辛能行、能散、味苦能降，温热能胖寒止痛，活血祛瘀，祛风除湿，消肿拔毒，用治多种疼痛。
药理作用	具有镇痛、局麻、抗炎等作用。
用量用法	0.06～0.09克，内服：水煎服或研末凉开水冲服。外用：适量，煎洗或研末调敷，或磨汁涂，也可研末放入膏药内贴敷。

天仙子　Tian Xian Zi

别　名	莨菪子。
来　源	本品为茄科植物莨菪的干燥成熟种子。
形态特征	二年生草本植物，高15～70厘米，有特殊臭味，全株被粘性腺毛。根粗壮，肉质，茎直立或斜上伸。密被柔毛。单叶互生，叶片长卵形或卵状长圆形，顶端渐尖，基部包茎，茎下部的叶具柄。花淡黄绿色，基部带紫色；花萼筒状钟形；花冠钟形；花药深紫色；子房略呈椭圆形。蒴果包藏于宿存萼内。种子多数，近圆盘形，淡黄棕色。
生境分布	生长在海拔1700～2600米的山坡、林旁和路边。分布于华北、东北、西北诸省（区），诸如河南、河北、辽宁省等。
采收加工	夏、秋季果实成熟、果皮变黄色时割取全株或果枝，曝晒，打下种子，筛去枝梗、果皮，晒干。
性味归经	苦、辛，温；有大毒。归心、胃、肺、肝经。
功能主治	止痛，止痉，止喘咳，安神。
药理作用	本品所含东莨菪碱对家兔行腹腔、静脉、侧脑室注射，均能提高动物痛阈，并能增加杜冷丁止痛效果。所含阿托品对腺体分泌有抑制作用，对活动过强或痉挛状态的平滑肌有明显的抑制作用。本品能解除迷走神经对心脏的抑制而加快心率和纠正传导阻滞、心律失常。对微循环，可以调节微血管管径，解除痉挛，减轻血管内皮细胞损伤，改善血液流动状态，降低全血比黏度，使团聚血细胞解聚，增加微血管自律运动。对眼能散瞳、升高眼压
用量用法	0.06～0.6克，研末服。外用：适量，煎水外洗或研末调敷。
配伍应用	①五癫，反侧羊鸣，目翻吐沫，不知痛处：猪卵一具（阴干百日），莨菪子三升，牛黄八分（研），鲤鱼胆五分，桂心十分（研）。上五味，切，以清酒一升，渍莨菪子，暴令干，尽酒止，乃捣令下筛。酒服五分匕，日再，当如醉，不知稍增，以知

配伍应用	①风湿痹痛、神经痛、牙痛、跌打伤痛、术后疼痛及癌肿疼痛等：可单用研末服；或泡酒外擦，或制成注射剂用。②疮疡肿毒，毒虫及毒蛇咬伤、蜂叮等：可单用泡酒外擦。

使用注意

本品有大毒，服后忌热饮食、酒及烟2小时，孕妇忌用。

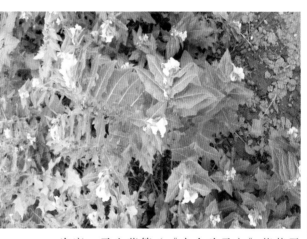

为度。忌生葱等（《古今验录方》莨菪子散）。②风痹厥痛：天仙子三钱（炒），大草乌头、甘草半两，五灵脂一两。为末，糊丸，梧子大，以螺青为衣。每服十丸，男子菖蒲酒下，女子芫花汤下（《圣济总录》）。③积冷痃癖，不思饮食，四肢羸困：莨菪子三分（水淘去浮者），大枣四十九枚。上药，以水三升相和，煮水尽，即取枣去皮核。每于食前吃一枚，粥饮下也得，觉热即止（《圣惠方》）。④年久呷嗽：莨菪子、木香、熏黄等分。为末，以羊脂涂青纸上，撒末于上，卷作筒，烧烟熏吸之（《崔氏纂要方》）。⑤水泻日久：青州干枣十个，去核，入莨菪子填满，扎定，烧存性。每粟米饮服一钱（《圣惠方》）。⑥赤白痢，脐腹疼痛，肠滑后重：大黄半两，莨菪子一两。上捣罗为散，每服一钱，米饮调下，食前（《普济方》妙功散）。⑦石痈坚如石，不作脓者：醋和莨菪子末，敷头上（《千金方》）。⑧恶疮似癞者：烧莨菪子末敷之（《千金方》）。⑨被打伤破，腹中有淤血：末莨菪子敷疮上（《千金方》）。⑩猁犬毒：服莨菪子七枚，日一（《千金方》）。

使用注意

本品大毒，内服宜慎重，不能过量或持续服用。心脏病、青光眼、肺热痰稠和孕妇忌服。

蟾 酥　Chan Su

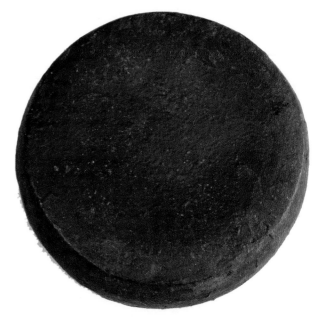

别　名　蟾酥。

来　源　本品为蟾蜍科动物中华大蟾蜍或黑眶蟾蜍的耳后腺、皮肤腺的干燥分泌物。

形态特征　中华大蟾蜍：体粗壮，长约10厘米以上，雄者较小。全体皮肤极粗糙，除头顶较平滑外，其余部分，均满布大小不同的圆形瘰疣。头宽大，口阔，吻端圆，吻棱显著。口内无锄骨齿，上下颌也无齿。近吻端有小形鼻孔1对。眼大而凸出，后方有圆形的鼓膜。头顶部两侧各有大而长的耳后腺。躯体短而宽。在生殖季节，雄性背面多为黑绿色，体侧有浅色的斑纹；雌性背面色较浅，瘰疣乳黄色，有时自眼后沿体侧有斜行的黑色纵斑；腹面不光滑，乳黄色，有棕色或黑色的细花斑。前肢长而粗壮，指趾略扁，指侧微有缘膜而无蹼；指长顺序为3、1、4、2；指关节下瘤多成对，掌突2，外侧者大。后肢粗壮而短，胫跗关节前达肩部，趾侧有绿膜，蹼尚发达，内跖突形长而大，外跖突小而圆。雄性前肢内侧3指有黑色婚垫，无声囊。穴居在泥土中，或柄于石下及草间；冬季多在水底泥中。白昼潜伏，晚上或雨天外出活动，以捕获蜗牛、蛞蝓、蚂蚁、甲虫与蛾类等动物为食。黑眶蟾蜍：体长约7～10厘米。背部有黄棕色而略具棕红色的斑纹，腹面色浅，在胸腹部具有不规则而较显著的灰色斑纹。雄性第1、2指基部内侧有黑色婚垫。

生境分布　中华大蟾蜍生活在泥土中或栖居在石下或草间，夜出觅食。分布于东北、华北、华东、华中及陕西、甘肃、青海、四川、贵州等地。黑眶蟾蜍栖息于潮湿草丛，夜间或雨后常见。捕食多种有害昆虫和其他小动物。分布于浙江、江西、福建、台湾、湖南、广东、广西、四川、贵州、云南等地。多为野生品种。

采收加工　夏、秋季捕捉活蟾蜍后将其身体表面洗净，晾干，挤压刺激耳后腺和皮肤腺，使之分泌浆液，盛于瓷器或玻璃上，立即加工，干燥。

性味归经　辛，温；有毒。归心经。

功能主治　解毒，止痛，开窍醒神。本品辛温走窜，能消散结肿，解毒止痛；其归于心经，能开启心窍之闭塞，有苏醒神志之效能。

药理作用　本品有洋地黄样强心作用，但无蓄积性；有中枢性呼吸兴奋作用，能升高正常人收缩压；有镇痛作用，能提高实验动物的痛阈；有表面麻醉作用，其中蟾蜍灵的局麻作用相当于可卡因的90倍；本品对横纹肌、子宫有兴奋作用；有抗炎、抗肿瘤、抗放射等作用；有抗休克作用，与山莨菪碱合用可使该作用加强。

用量用法　0.015～0.03克；内服：入丸、散。外用：适量。

配伍应用　①痈疽及恶疮：与朱砂、麝香等同用，用葱白汤送服取汗，如蟾酥丸（《外科正宗》）。②咽喉肿痛及痈疖：与冰片、牛黄等配用，如雷氏六神丸。③牙痛：单用本品研细少许点患处（《本草正》）。④五官科手术的黏膜麻醉：与生南星、川乌、生半夏为末，烧酒调敷患处，如外敷麻药方（《医宗金鉴》）。⑤痧胀腹痛，神昏吐泻：与丁香、麝香、雄黄等药配伍，用时研末吹入鼻中取嚏收效，如蟾酥丸（《集验简易良方》）。

使用注意

本品有毒，内服不可过量，不宜久服。外用不可入目。孕妇忌用。本品不入煎剂。

祖师麻 Zu Shi Ma

别　　名 祖帅麻。

来　　源 本品为瑞香科植物黄瑞香的根皮或茎皮。

形态特征 直立落叶小灌木，高达50厘米或较高，通体平滑无毛。根红黄色。小枝绿色或紫褐色。叶互生，常集生于小枝梢端；倒披针形，长3~6厘米，先端尖或钝，全缘，基部长楔形，下延成极短的柄，上面绿色。下面被粉白色霜。顶生头状花束，有花3~8朵，着生于光滑无毛的短梗上；无苞片；花被黄色，筒部长6~8毫米，裂片4，尖形，长约为筒长之半；雄蕊8，2列，着生于花被管的近顶部；子房1室。浆果卵形，鲜红色。花期6月，果期7月。

生境分布 生长于山地疏林中。分布于陕西、甘肃、四川等省（区）。

采收加工 春、秋季采收，去掉枝叶，剥取外皮，晒干。

性味归经 辛、苦，温；有小毒。归心、肝经。

功能主治 祛风湿，活血通络，止痛。

药理作用 本品有明显的镇痛作用、镇静作用、催眠作用。所含皂甙有抗炎消肿作用。所含祖师麻甲素有扩冠，增加冠脉流量，扩张末梢血管、减少心肌耗氧量，改善心肌代谢，促进心功能恢复等作用。祖师麻甲素还有抗血栓、抗凝血作用。祖师麻丙素有止血作用。平板划线法显示祖师麻甲素对金黄色葡萄球菌、大肠杆菌、福氏痢疾杆菌、绿脓杆菌有明显抑制作用。

用量用法 3~9克，内服：煎汤。外用：适量。

配伍应用 ①心胃疼痛：祖师麻一钱五分，甘草三钱。水煎服。②腰腿疼痛：祖师麻、防风、土青木香、羌活、独活、透骨消、乳香、小茴、甘草，黄酒煎服；女加四物汤，男加四君子汤。③四肢麻木：祖师麻三钱，水煎，煮鸡蛋十个。每日早晚各吃一个，并喝汤一、两口（冬天用较好）。④风寒感冒：祖师麻二钱，生姜、葱白为引，水煎服。

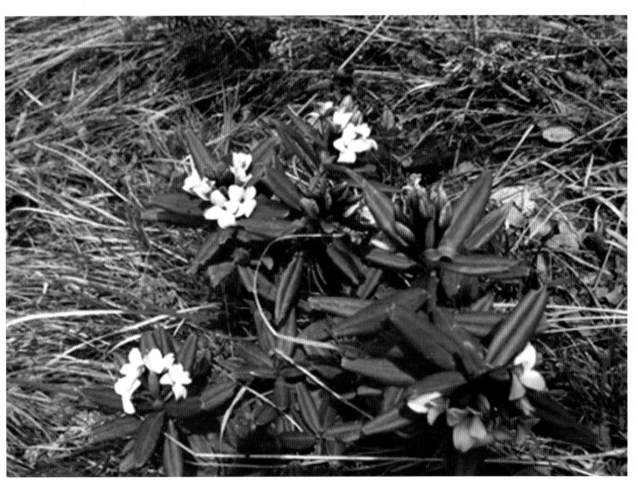

使用注意

　　有出血倾向者和孕妇慎服。本品外用，对局部有强烈刺激性，可致皮肤发赤起泡；内服对黏膜有刺激性，而有口舌麻感。

茉莉根　Mo Li Gen

别　名 茉莉根。

来　源 本品为木犀科植物茉莉的根。

形态特征 直立或攀援灌木，高达3米。小枝圆柱形或稍压扁状，有时中空，疏被柔毛。叶对生，单叶；叶柄长2～6毫米，被短柔毛；具关节。叶片纸质，圆形、卵状椭圆形或倒卵形，长4～12.5厘米，宽2～7.5厘米，两端圆或钝，基部有时微心形，除下面脉腋间常具簇毛外，其余无毛。聚伞花序顶生，通常有花3朵，有时单花或多达5朵；花序梗长1～4.5厘米，被短柔毛，苞片微小，锥形；花梗长0.3～2厘米；花极芳香；花萼无毛或疏被短柔毛，裂片线形；花冠白色，花冠管长0.7～1.5厘米，裂片长圆形至近圆形。果球形，径约1厘米，呈紫黑色。花期5～8月，果期7～9月。

生境分布 分布于江苏、浙江、福建、台湾、广东、四川、云南等省（区）。

采收加工 秋后挖根，洗净，晒干。

性味归经 苦，温；有毒。

功能主治 止痛，安神。

药理作用 本品经小鼠热板试验证实有一定镇痛作用；对蛙、鼠、兔、犬等动物均有中枢抑制作用，随剂量的不同可产生不同程度的镇静催眠效果。

用量用法 1～1.5克，磨汁服。外用：适量捣敷局部。

配伍应用 ①续筋接骨止痛：茉莉根捣绒，酒炒包患处。②龋齿：茉莉根研末，熟鸡蛋黄调匀，塞龋齿内。③头顶痛：茉莉根、蚤休根，捣烂敷痛处；并先以磁针轻扎头部。④失眠：茉莉根三至五分，磨水服。

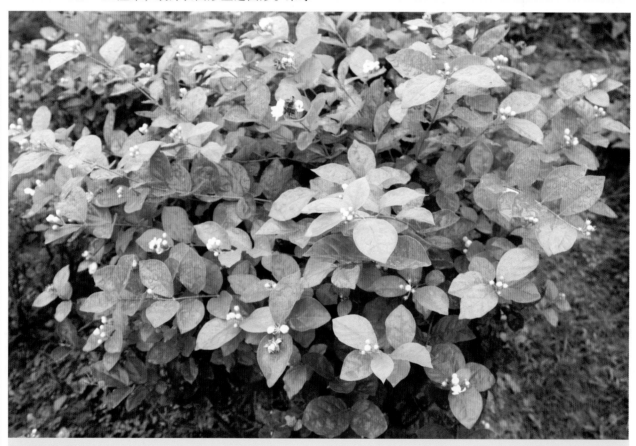

使用注意

本品有毒，内服宜慎。过量，可使人昏迷不醒。

附录：

拼音索引